R. Haas   S. C. Amberg – Kurzlehrbuch Physiologie

R. Haas   S. C. Amberg

# Kurzlehrbuch Physiologie

## zum Gegenstandskatalog 1

## 12., erweiterte Auflage

Jungjohann Verlagsgesellschaft
Neckarsulm   Stuttgart

Zuschriften an: Jungjohann Verlag, Postfach 1252, 7107 Neckarsulm

Wie allgemein üblich, wurden Warenzeichnen bzw. geschützte Namen (z.B. bei Pharmapräparaten) nicht besonders gekennzeichnet.

**Wichtiger Hinweis:** Die (pharmakotherapeutischen) Erkenntnisse in der Medizin unterliegen laufendem Wandel durch Forschung und klinische Erfahrungen. Die Autoren dieses Werkes haben große Sorgfalt darauf verwendet, daß in diesem Werk gemachten (therapeutischen) Angaben dem derzeitigen Wissensstand entsprechen. Das entbindet den Benutzer dieses Werkes aber nicht von der Verpflichtung, anhand der Beipackzettel zu verschreibender Präparate zu überprüfen, ob die dort gemachten Angaben von denen in diesem Buch abweichen, und seine Verordnung in eigener Verantwortung zu bestimmen.

CIP-Titelaufnahme der Deutschen Bibliothek

**Haas, Rainer:**
Physiologie: Kurzlehrbuch zum Gegenstandskatalog /von Rainer Haas und S. C. Amberg – 12., erw. Aufl. – Neckarsulm; Stuttgart: Jungjohann, 1992
ISBN 3-8243-1190-9

**Alle Rechte vorbehalten**

1. Auflage Juni 1979
2. Auflage Mai 1980
3. Auflage Juni 1981
4. Auflage Januar 1982
5. Auflage Juli 1985
6. Auflage Oktober 1986
7. Auflage Januar 1988
8. Auflage Juli 1988
9. Auflage Januar 1989
10. Auflage Juli 1989
11. Auflage Januar 1991
12. Auflage Juli 1992

© 1992 Jungjohann Verlagsgesellschaft mbH, Neckarsulm - Stuttgart

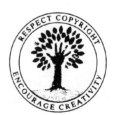

Satz: Satzbüro S&R, Ulm/Lübeck
Umschlag: Arne Schäffler, Gerda Raichle, Ulm
Grafiken: Anke Fahrenkamp, Udo Schlot und Thomas Wittig
Druck: Druckhaus Schwaben, Heilbronn

Printed in W.-Germany

# Vorwort zur 12. Auflage

Der rege Zuspruch, den das vorliegende Kurzlehrbuch seit seinem ersten Erscheinen gefunden hat, bestätigt die Richtigkeit der Konzeption dieses Kompendiums, das sich durch eine straffe, gleichzeitig jedoch auch erläuternde und erklärende Darstellung der vom Gegenstandskatalog geforderten Wissensinhalte auszeichnet.

Das Kompendium liegt nun in der zwölften, erweiterten Auflage vor, wobei versucht wurde, die kritischen Hinweise und Vorschläge von seiten der Leserschaft und gleichzeitig die notwendigen Änderungen durch die Neufassung des Gegenstandskataloges 1 zu berücksichtigen.

Für kritische Hinweise und Verbesserungsvorschläge sind wir weiterhin sehr dankbar.

Heidelberg, im Mai 1992
R. Haas
S. C. Amberg

# Vorwort zur 1. Auflage

Der Gegenstandskatalog "Physiologie" aus dem Jahre 1976 gibt die in der Ärztlichen Vorprüfung für das Fach Physiologie verlangten Wissensinhalte an, mit denen der Medizinstudent vertraut sein sollte, um die Fragen im Examen beantworten zu können.

Ziel des vorliegenden Kompendiums ist es, sämtliche im Gegenstandskatalog vorgeschriebenen Lerninhalte in einer Weise zu vermitteln, die es erlaubt, mit einem vergleichsweise geringen Zeitaufwand ein Optimum an Wirkung zu erzielen. Dazu ist eine komprimierte, eng an den Gegenstandskatalog angelehnte Darstellung des Stoffes notwendig. Gleichzeitig jedoch habe ich mit diesem Kompendium den Versuch unternommen, nicht nur eine Auflistung der vom Gegenstandskatalog verlangten Wissensinhalte in "ausgeschmückter" Form zu liefern, sondern vielmehr eine – für das Verständnis physiologischer Tatbestände erforderliche – erklärende und erläuternde Darstellung. Zahlreiche Abbildungen und Tabellen sollen dabei das Lernen erleichtern.

Über den Gegenstandskatalog hinausreichende Fragestellungen wurden indessen nicht berücksichtigt; sie müssen in den bewährten Standardlehrbüchern der Physiologie nachgeschlagen werden.

Dem Bedürfnis des Studenten, kurz vor dem Examen noch einmal – gewissermaßen im Kurzdurchlauf – die prüfungsrelevanten Fakten zu wiederholen, versuchte ich insofern nachzukommen, als ich die in den bisherigen Prüfungen (seit 1974) geforderten Lernzielinhalte durch einen schwarzen Pfeil am Buchseitenrand besonders gekennzeichnet habe.

Für kritische Hinweise und Verbesserungsvorschläge bin ich dankbar.

Heidelberg, im Juni 1979 R. Haas

# Inhaltsverzeichnis

(40)

[66]

# 1. Allgemeine Physiologie

## 1.1 Stoffmenge und Konzentration

Zur quantitativen Beschreibung eines Stoffes werden verwendet:

- **Masse** (m) Einheit: kg
- **Volumen** (V) Einheit: m³
- **Teilchenzahl** (N) Ohne Einheit: wenig gebräuchlich

- **Stoffmenge** (n) Einheit: Mol,
  1 Mol = 6,022 x 10²³ Teilchen (Atome oder Moleküle)

Als Stoffmengenkonzentration bezeichnet man die Stoffmenge bezogen auf ein Volumen.

*Beispiel: Na⁺-Gehalt des Bluts, Einheit: mmol/l.*

## 1.2 Passive und aktive Transportprozesse

**Überblick**
Fast alle biologischen Funktionen von Zellen und Gewebe – Wachstum, Stoffwechsel, Regeneration, Reproduktion, Kontraktion und Sekretion – erfordern einen ständigen Transport von Stoffen innerhalb des Organismus. Größere Wegstrecken innerhalb des Körpers werden bei höheren Organismen durch konvektiven Transport überbrückt, wobei neben spezialisierten Organen, wie z. B. dem Herzen, vor allem glatte Muskulatur die Transportarbeit leistet.

Die Transportprozesse auf mikroskopischer Ebene im Bereich von Kapillaren, Zellmembranen und Zellorganellen werden jedoch durch andere Vorgängere gewährleistet. Dabei unterscheidet man:
- **Passive Transportprozesse,** die ohne Energieverbrauch stattfinden. Hierzu zählen Diffusion, erleichterte Diffusion, Osmose und Filtration
- Sowie **aktive Transportprozesse,** das sind vor allem energieverbrauchende Transportsysteme an Membranen.

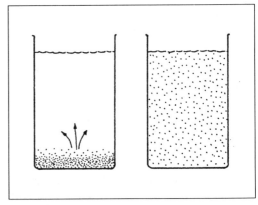

Abb 1.1: Passiver Stofftransport durch Diffusion, Wanderung der Moleküle entlang dem Konzentrationsgefälle

Passive Stofftransporte gleichen Konzentrationsunterschiede aus, aktive Transportprozesse bauen Konzentrationsgefälle auf (Beispiel: (Na⁺-K⁺-Pumpe).

dativen Stoffwechsels ist von einer ausreichenden Sauerstoffversorgung abhängig. Durch den Sauerstoffverbrauch der intrazellulären Mitochondrien entstehen lokale Sauerstoffdruck-(pO2)-Gradienten – um die Mitochondrien herum ist der pO2 aufgrund des lokalen Verbrauches praktisch gleich Null, während er im Zytoplasma bereits um den Faktor 10 und in der Interzellulärsubstanz in der Nähe von O2- zuführenden Arteriolen um den Faktor 100 -1000 höher ist (pO2 im Mitochondrium 0,1 mm Hg, pO2 im arteriolennahen Interstitium 50-90 mm Hg). Diese extremen O2-Partialdruckunterschiede sind nur durch die "Trägheit" der Diffusionskräfte zu erklären, durch die zwar der Sauerstoff ständig zum Ort des Verbrauchs (Mitochondrien) "gesogen" wird – jedoch nicht ausreichend schnell, daß ein vollständiger O2-Partial- druckausgleich zwischen O2-Quelle Arteriole und O2-Senke Mitochondrium erreicht würde.

Aus dieser Trägheit ergibt sich auch, daß jede weitere Verschlechterung der Diffusionsverhältnisse, sei es durch

- verlängerten Diffusionsweg (Ödem, Herzmuskelhypertrophie)
- erhöhten Diffusionswiderstand (z.B. Gefäßwandverdickung

rasch zur Hypoxie des Funktionsgewebes führt.

Quantitativ wird die Diffusion durch das Fick'sche Diffusionsgesetz beschrieben. Es besagt, daß der Teilchenfluß M proportional der Konzentrationsdifferenz $\Delta C$ und der Austauschfläche F und umgekehrt proportional dem Diffusionsweg $\Delta x$ ist:

$$\dot{M} = D \times F \times \Delta C / \Delta x$$

Der Proportionalitätsfaktor D repräsentiert die Diffusionseigenschaften des Diffusionsmediums, z. B. der Zellmembran oder der Kapillarendothelwand (siehe auch 5.1.*) und wird **Diffusionskoeffizient** genannt. Er entspricht, wenn man die Analogie zwischen Diffusion und elektrischem Leiter zur Hilfe nimmt, der elektrischen Leitfähigkeit eines Leiters. Der Kehrwert wäre dann der Diffusionswiderstand – analog zum elektrischen Widerstand.

### Erleichterte Diffusion

Den bevorzugten Transport einiger Substanzen durch Zellmembranen, der durch ortsfeste Membranproteine gewährleistet wird, bezeichnet man als erleichterte Diffusion.

Als Beispiel sei der beschleunigte Sauerstofftransport von Hb-Molekülen in Erythrozyten genannt.

### Diffusion durch Membranen

Die Diffusion durch Membranen, wie z. B. Zellmembranen oder Zellorganell-Membranen ist ein Sonderfall der Diffusion. Anstelle eines homogenen Diffusionsmediums mit einem kon-stanten Diffusionskoeffizienten tritt eine räumlich inhomogene, z. T. mehrschichtige Membran, die

- einerseits für viele Substanzen *völlig undurchlässig* ist
- für manche an sich unpassierbare Substanzen (z. B. hydrophile Moleküle) durch Membranporen *selektiv durchlässig* ist
- für andere, (z. B. lipidlösliche Stoffe) *gut durchlässig* ist:

Man spricht hier von **selektiver Membranpermeabilität**.

### Osmose

Unter Osmose versteht man den Lösungsmitteltransport durch halbdurchlässige (semipermeable) Membranen, welche zwei Lösungen unterschiedlicher Teilchenkonzentration trennen. Dies verdeutlicht die Abbildung 1.2, S. 3. Wie die Abbildung zeigt, wandern die Lösungsmittelmoleküle durch die für die gelösten Teilchen (z. B. Ionen oder Proteine) undurchlässige Membran in die Richtung der höheren Teilchenkonzentration, bis ein Konzentrationsausgleich erreicht ist, oder andere Kräfte (z. B. der hydrostatische Druck) den Konzentrationsausgleich stoppen.

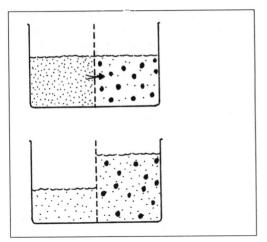

Abb 1.2:  Osmose: Wanderung des Lösungsmittels Wasser zum Ort der höheren Ionenkonzentration und entgegen dem Gravitationsgefälle.

Als physikalische Maßeinheit des osmotischen Drucks (präziser: Einheit der osmotischen Druckdifferenz zwischen zwei Lösungen) verwendet man deshalb auch den gleichstarken hydrostatischen Druck (präziser wieder: die hydrostatische Druckdifferenz zwischen zwei Lösungen). Die Einheit des osmotischen Drucks ist *mmHg*.

In vielkomponenten Lösungen wie z. B. dem Blutplasma ist der osmotische Druck der Gesamtkonzentration aller gelösten Teilchen proportional und wird als **Osmolarität** bezeichnet

und in der Einheit osmol/l angegeben. Nimmt man als Bezugsgröße nicht das Volumen des Lösungsmittels, sondern das Gewicht (also z.B. 1 kg statt 1 l $H_2O$), so erhält man die **Osmolalität** einer Lösung mit der Einheit osmol/kg $H_2O$. Das Blutserum beispielsweise hat eine Osmolalität von 280-295 mosmol/kg $H_2O$.

### Aktive Transportprozesse

Aktiver Stofftransport für Stoffe, die *rasch* transportiert werden müssen (Diffusionsprozesse erfolgen, wie erwähnt, träge), oder bei Stoffen, die *entgegen* einem Konzentrationsgefälle transportiert werden müssen, wird durch *Carrier* (Trägermoleküle) gewährleistet. Es handelt sich hier um schnell wechselnde Bindungen, die den zu transportierenden Stoff auf der einen Membranseite aufnehmen und auf der anderen wieder freisetzen.

Aktive Transportprozesse sind in besonderem Maße
* *strukturspezifisch*, es besteht hohe Affinität zu Struktur und Konfiguration eines Substrates (z. B. auch eines Pharmakons)
* *hemmbar* sowie
* *sättigbar* – für die Kinetik des aktiven Transportes gilt die *Michaelis-Menten-Gleichung* (siehe GK-Biochemie).

Bestimmte Prozesse laufen nur im "Doppelpack" ab *(Cotransport)*, andere dagegen nur im Austausch *(Countertransport*, z. B. Natrium-Kalium-Pumpe).

# 1.3  Zellorganisation

Alle Zellen des menschlichen Organismus sind in Teilräume gegliedert, die als Zellorganellen bezeichnet werden. Jede Zellorganelle hat unterschiedliche Aufgaben, wie z. B. Energiegewinnung (Mitochondrien), Proteinsynthese (Endoplasmatisches Retikulum) oder Sekretion (Golgi-Apparat).

Analog zum Gesamtorganismus, dessen einzelne Gewebe untereinander Stoffe und Informationen austauschen müssen, existiert auch in

der Zelle ein intrazelluläres Transport- und Kommunikationssystem. Es dient neben Aufgaben für den Gesamtorganismus der **Homöostase** der Zelle, d. h. der Konstanthaltung von Volumen, pH-Wert, Ionenkonzentration und Funktionsfähigkeit für das Gewebe (z. B. Ruhemembranpotential).

Innerhalb eines Zellverbandes kommunizieren einander benachbarte Zellen über interzelluläre Verbindungen:

- *Gap-Junctions* oder *Nexus* stellen Haftstellen zwischen benachbarten Zellen dar und ermöglichen den Stofftransport von Zelle zu Zelle sowie die Übertragung elektrischer Potentialänderung, z. B. bei der glatten Muskulatur
- *Tight-Junctions* oder *Zonulae occludentes* sind punktförmige Verschmelzungen der äußeren Zellmembranschichten gegenüberliegender Zellen. Hierdurch wird der Interzellularraum unterbrochen und in Kompartimente unterteilt.
- *Desmosomen* oder *Maculae adhaerentes* sind mit Glykoproteinen ausgefüllte Interzellulärspalten. In diese Verdichtungen strahlen Zellfilamente (z. B. Tonofibrillen) hinein. Desmosomen erhöhen die mechanische Festigkeit von Zellverbänden.

Über größere Abstände kommunizieren Zellen entweder durch die Exkretion chemischer Botenstoffe (z. B. Gewebshormone) oder über elektrischen Informationstransport, z. B. über spezialisiertes Gewebe (z. B. Herzleitungsgewebe oder Nervenfasern). Die Details werden im Kapitel 3.1 sowie im Kapitel 12.2 besprochen.

# 2. Blut

## 2.1 Blutvolumina

### 2.1.1 Blut- und Plasmavolumen

Das makroskopisch als einheitliche Phase erscheinende Blut stellt eine Suspension zellulärer Elemente in einer eiweiß- und elektrolythaltigen Flüssigkeit (Blutplasma) dar. Ein Wert von 7-8% des Körpergewichts kann als repräsentativ für die Menge des Gesamtblutvolumens betrachtet werden (für eine 70 kg schwere Person ergibt sich somit ein durchschnittliches Blutvolumen von 5 bis 5,5 l). Auf das Plasmavolumen entfällt davon ein Anteil von 55%.

Die Bestimmung von Plasma- und Blutvolumen erfolgt nach dem Prinzip der **Indikatorverdünnung:**

Dieses Verfahren basiert auf einer Massenbilanzbetrachtung für eine injizierte Menge an Testfarbstoff. Nach gleichmäßiger Verteilung über das gesamte Gefäßsystem wird die Konzentration der nun verdünnten Testsubstanz bestimmt. Es muß gelten:

$$c_1 \times V_1 = c_2 \times V_2 \quad \text{(Gleichung I)}$$

$c_1$ = Konzentration des injizierten Testfarbstoffs
$V_1$ = Volumen des injizierten Testfarbstoffs
$c_2$ = bestimmte Plasmakonzentration des
        verdünnten Testfarbstoffes nach
        gleichmäßiger Verteilung
$V_2$ = gesuchtes Volumen

An den Testfarbstoff sind dabei folgende Bedingungen zu stellen:

- keine zu rasche renale Ausscheidung
- keine Adsorption an die Erythrozytenoberfläche
- kein Übertritt des Farbstoffs in den interstitiellen Raum
- Konstanz der Farbcharakteristik.

Bei Applikation eines Farbstoffs, der den oben gestellten Anforderungen genügt, entspricht das aus obiger Gleichung errechnete Volumen $V_2$ dem Plasmavolumen. Unter Berücksichtigung des Hämatokrits erhält man schließlich die Größe des Gesamtblutvolumens.

### 2.1.2 Relatives Blutzellvolumen

*Der* **Hämatokritwert** *gibt den Volumenanteil der Zellen am Blut an; er beträgt durchschnittlich 45 Vol.%, davon entfallen auf die Erythrozyten mehr als 99%, auf die Leukozyten rund 0,3% und auf die Thrombozyten ca. 0,5%.*

Durch Calciumkomplexbildner (z.B. Natriumcitrat) ungerinnbar gemachtes Blut wird zentrifugiert, wobei es aufgrund der höheren Dichte zu einer Sedimentation der zellulären Bestandteile kommt. Ordnet man der Gesamthöhe der Flüssigkeitssäule den Wert 100% zu, so gibt die Höhe des Sediments direkt den Hämatokritwert in Vol.% an. Beispiel zur Bestimmung des Blutvolumens mit Hilfe des **Indikatorverdünnungsverfahrens:**

- Injektion von 10 ml einer 0,3%igen Farbstofflösung.
- Nach sieben Minuten: Bestimmung der Konzentration des Testfarbstoffs im Blutplasma liefert einen Wert von 0,001%.
- Einsetzen in Gleichung I ergibt für $V_2$, das dem Plasmavolumen entspricht:
  $$0,3 \text{ g/100 ml} \times 10 \text{ ml} = 0,001 \text{ g/100 ml} \times V_2$$
  $$3000 \text{ ml} = V_2$$
- Durch Einsetzen von $V_2$ in folgende Gleichung erhält man das gesuchte Blutvolumen:

$$\frac{BV}{100} = \frac{V_2 \text{ (Plasmavol.)}}{100 - HK} = \frac{3}{100-45} \times 100 = 5,45 \text{ l}$$

(BV = Blutvolumen, HK = Hämatokritwert)

## 2.2  Blutplasma

### 2.2.1  Bestandteile

| Die verschiedenen Eiweißfraktionen des Blutplasmas nach elektrophoretischer Auftrennung | | | | | |
|---|---|---|---|---|---|
| | | Plasmakon-zentration (g/100 ml) | Funktion | Bildungsort | proz. Anteil am Gesamt-plasmaeiweiß |
| Albumin | | 3,6 | Osmoregulation Transportfunktion | Leber | 55-65% |
| $\alpha_1$-Globul. | $\alpha_1$-Glykoprotein | 0,09 | | | 2,5-4% |
| | $\alpha_1$-Lipoprotein | 0,8-1 | Lipidtransport | Leber | |
| | Antithromin III | 0,03 | Thrombinhemmung | | |
| $\alpha_2$-Globul. | Coeruloplasmin | 0,02 | Cu-Transport | | 7% |
| | $\alpha_1$-Makroglobulin | 0,25 | Proteinaseinhibitor | Leber | |
| | $\alpha_2$-Haptogobulin | 0,1 | Hämoglobinbindung | | |
| ß-Globuline | ß-Lipoprotein | 0,5 | Lipidtransport | | 8-12% |
| | Transferrin | 0,3 | Fe-Transport | | |
| | Fibrinogen | 0,2-0,4 | Gerinnung | Leber | |
| | Prothrombin | - | Gerinnung | | |
| | Plasminogen | 0,03 | Fibrinolyse | | |
| $\gamma$-Globuline | | 1,6 | spezifische humorale Abwehr | lymphatisches Gewebe | 15-20% |

| Plasmabestandteile | |
|---|---|
| | Konzentration (mg/100 ml) |
| Lipide | 550-800 |
| Glucose | 60-90 |
| "Rest-Stickstoff" (stickstoffhaltige Substanzen außer Proteine) | 20-40 |

Das **Blutplasma** besteht zu ca. 90% aus Wasser und zu rund 10% aus festen Bestandteilen. Neben Elektrolyten, Kohlenhydraten, Lipiden, Vitaminen und Enzymen stellen die Proteine mit 6 bis 8% den größten Anteil davon.

### 2.2.2  Kolloidosmotischer Druck

Der von den Teilchen einer Lösung erzeugte Druck wird als **osmotischer Druck** bezeichnet, seine Höhe ist bei gegebener Temperatur proportional der molaren Konzentration der gelösten Substanzen. Als physikalische Größe zur Angabe der osmotisch wirksamen Konzentration dient die Osmolarität mit der Einheit osmol/l bzw. mosmol/l. Bei nicht dissoziieren-den osmotisch wirksamen Teilchen ist die Osmolarität identisch mit der Molarität, bei dissoziierenden Substanzen muß die Molarität mit einem Faktor multipliziert werden. Dieser Faktor entspricht der Zahl der Teilchen, die bei der Dissoziation aus einem Molekül der Ausgangssubstanz entstehen (für NaCl beträgt dieser Faktor 2, da aus einem Molekül NaCl zwei osmotisch wirksame Teilchen, ein $Na^+$- und $Cl^-$-Ion, entstehen).

Charakteristisch für das unterschiedliche physikalische Verhalten einer Lösung gegenüber dem reinen Lösungsmittel ist die Dampfdruck-erniedrigung und die daraus resultierende Siedepunkterhöhung bzw. **Gefrierpunkternied-rigung.** Durch Ermittlung der Gefrierpunkterniedrigung in einer Lösung (z.B. im Blutplasma) ist eine Aussage über deren Osmolarität bzw. deren osmotischen Druck möglich. So zeigt eine Lösung mit einer Teilchenkonzentration von 1 osmol/l eine Gefrierpunkterniedrigung auf -1,86 °C. Entsprechend einer Gefrierpunkterniedrigung von 0,54 °C ergibt sich für das Blutplasma eine Osmolarität von ca. 300 mosmol/l und ein osmotischer Druck von rund 5600 mm Hg.

Als **kolloidosmotischen Druck** bezeichnet man den von den Plasmaproteinen erzeugten osmotischen Druck, der Werte zwischen 25 und 28 mm Hg annimmt. Er beträgt damit weniger als 1% des osmotischen Drucks des Plasmas. Obwohl Albumin zu den kleinsten Plasmaeiweißen (MG 69 000) gehört, stellt es mit 60% den höchsten Anteil an den Gesamtplasmaproteinen. Aus der daraus resultierenden hohen Molekülzahl ergibt sich, daß 80% des kolloidosmotischen Drucks von Albumin gebildet werden. In diesem Zusammenhang sei schon auf die entscheidende Bedeutung des kolloid-

osmotischen Drucks für den Flüssigkeitsaustausch in den Kapillaren hingewiesen. Dort ist der kolloidosmotische Druck neben den hydrostatischen Druckwerten in Interstitium und Kapillarlumen der bestimmende Parameter für die Prozesse der Filtration und Reabsorption (s. Abschnitt 4.3.10).

### 2.2.3   Eletrolyte im Plasma

| Plasmakonzentration wichtiger Elektrolyte | |
|---|---|
| | Konzentration (mVal/l) |
| Natrium (Na$^+$) | 135-142 |
| Kalium (K$^+$) | 4-5 |
| Calcium (Ca$^{2+}$) | 4-5,5 |
| Chlorid (Cl$^-$) | 100-110 |
| Bikarbonat (HCO$_3^-$) | 24-29 |

### 2.2.4     Osmotische Konzentration
siehe 2.2.2

# 2.3   Blutzellen

## 2.3.1   Einteilung

Die zellulären Bestandteile des Blutes werden gebildet von den Erythrozyten, den Thrombozyten und der heterogenen Klasse der Leukozyten. Zu letzteren zählt man neben den Monozyten und Lymphozyten die morphologisch und funktionell verschiedenen Formen der Granulozyten.

### A. Granulozyten
Die Granulozyten werden überwiegend im Knochenmark gebildet. Aufgrund ihres unterschiedlichen Färbeverhaltens lassen sie sich in drei verschiedene Gruppen einteilen. Mit etwa 60% haben die **neutrophilen Granulozyten** den größten Anteil an der Gesamtzahl der Leukozyten. Sie zeichnen sich aus durch einen hohen Gehalt an lysosomalen Enzymen (Nucleasen, Peptidasen, Proteasen etc.), die in den intrazel-

lulär gelegenen Granula gespeichert werden. Die neutrophilen Granulozyten sind wichtige Elemente innerhalb des körpereigenen Abwehrsystems. Durch Bakterien, Fremdkörper oder auch Gewebstrümmer angezogen (**Chemotaxis**), sind sie in der Lage, die Gefäßwände zu passieren (Emigration) und die für den Organismus potentiell schädlichen Mikroorganismen bzw. Stoffe zu inkorporieren (**Phagozytose**). Das phagozytierte Material wird dann unter Einwirkung der lysosomalen Enzyme intrazellulär abgebaut. Die neutrophilen Granulozyten versehen ihre Aufgabe demnach in erster Linie im Extravasalraum, was in ihrer vergleichsweise kurzen mittleren Verweildauer im Blut von nur 7-10 Stunden zum Ausdruck kommt.

Die **eosinophilen Granulozyten** machen nur ca. 2-4% der Leukozytenmasse aus. Ihr Cytoplasma enthält rötliche, kugelig geformte Granula, in denen hauptsächlich Peroxidasen, Katalasen sowie Phosphatasen gespeichert sind. Auch dieser Zelltyp ist zur Phagozytose befähigt. Ein vermehrtes Auftreten von eosinophilen Granulozyten (Eosinophilie) ist vor allem zu verzeichnen bei allergischen Reaktionen, bei einem Befall des Organismus durch Parasiten (z.B. Wurminfektionen), wie bei Erkrankungen, die ätiologisch den Autoimmunerkrankungen zugerechnet werden (Periarteriitis nodosa).

Nur etwa 1% der Leukozyten wird von den **basophilen Granulozyten** gestellt, die eine mittlere Zirkulationsdauer von 10-12 Stunden aufweisen. Ihr Zytoplasma ist angefüllt mit großen basophilen Granula, die in erster Linie Heparin und Histamin in komplex gebundener Form enthalten. Die Freisetzung dieser Substanzen geschieht vorwiegend als Antwort auf einen gewebsschädigenden Reiz (mechanisch, thermisch oder chemisch), sowie im Rahmen einer anaphylaktischen Reaktion. Weitere Einzelheiten dazu können dem Abschnitt 2.5.4 entnommen werden.

**B. Lymphozyten (s. Abschnitt 2.5)**

**C. Monozyten (s. Abschnitt 2.5)**

**D. Thrombozyten (s. Abschnitt 2.4.2)**

| Blut | Blutplasma 55 Vol.-% | |
|---|---|---|
| | Blutzellen 45 Vol.-% | Erythrozyten ca. 44 Vol.-% Leukozyten ca. 0,6 Vol.-% Thromboz. ca. 0,4 Vol.-% |

## 2.3.2  Erythrozyten

Wie die obige Tabelle, die einen groben Überblick über den relativen Anteil der einzelnen Zellfraktionen am Gesamtzellvolumen des Blutes geben soll, deutlich macht, stellen die Erythrozyten mit nahezu 99% den Hauptanteil. Eine genügend hohe Zahl von Erythrozyten ist von entscheidender Bedeutung für den Atemgastransport, wird dieser doch nahezu ausschließlich - zumindest für den Sauerstoff - von dem im Erythrozyteninneren lokalisierten Protein Hämoglobin (Molekulargewicht 67 000) bewerkstelligt. Gegenüber den Leukozyten

zeichnet sich der reife Erythrozyt in allererster Linie aus durch das Fehlen eines Zellkerns und weiterer wichtiger Zellorganellen, wie Mitochondrien und endoplasmatischem Retikulum, Das Hämoglobin muß also als zellspezifisches Syntheseprodukt einer noch kernhaltigen Vorläuferzelle des Erythrozyten betrachtet werden. Im folgenden sei schematisch die Entwicklung des Erythrozyten aus der Blutstammzelle des roten Knochenmarks (**Hämozytoblast**) nebst den durchlaufenen Zwischenstadien skizziert.

Entwicklung des Erythrozyten aus der Blutstammzelle des roten Knochenmarks

| | |
|---|---|
| **Hämozytoblast** | ("basophile Stammzelle") |
| **Proerythroblast** | |
| **Erythroblast** | (Aufnahme von Eisen) |
| **Normoblast** | (azidophil, enthält schon Hämoglobin),(Abstoßung des pyknotischen Zellkerns) |
| **Erythrozyt** | |

Dieser eben dargestellte Reifungsprozeß dauert im Durchschnitt sechs bis neun Tage; die mittlere Lebensdauer eines Erythrozyten wird mit rund 120 Tagen angegeben. Als **Retikulozyten** bezeichnet man den im Blut nachweisbaren Anteil nicht völlig ausgereifter Erythrozyten, bei denen sich lichtmikroskopisch im Zellinneren netzförmige Strukturen erhalten gebliebener RNA (Substantia granulofilamentosa) nachweisen lassen.

Bei verschiedenen physiologischen (z.B. Höhenaufenthalt), aber auch bei pathologischen Zuständen (Anämien, Lungenfunktionsstörungen), kann es in den einzelnen Geweben zu einem relativen Sauerstoffmangel (**Hypoxie**) kommen. Unter diesen genannten Bedingungen läßt sich im Knochenmark eine deutliche Steigerung der Erythrozytenbildung nachweisen, die mit einer erheblichen Zunahme der Zahl der unreifen Retikulozyten im strömenden Blut verknüpft ist. Ursache für die Proliferation der Stammzellen ist das in der Niere gebildete proteolytisch wirksame Hormon **Erythropoietin I** (REF = renal erythropoetic factor), das aus einem in der Leber synthetisierten und im Plasma zirkulierenden Polypeptid den eigentlichen Wirkstoff **Erythropoietin II** durch hydrolytische Spaltung freisetzt. Adäquater Reiz für die Produktion und Ausschüttung von Erythropoietin I in der Niere ist die allgemeine Gewebshypoxie, gleichgültig, ob durch eine Senkung des arteriellen Sauerstoffdrucks (arterielle Hypoxie) oder durch eine Abnahme der Hämoglobinkonzentration (anämische Hypoxie) hervorgerufen.

## 2.3.3 Osmotische Resistenz

Der von den Inhaltsbestandteilen des Erythrozyten bewirkte osmotische Druck entspricht vergleichsweise dem der Plasmaflüssigkeit, wobei der von den intrazellulär lokalisierten Eiweißmolekülen erzeugte kolloidosmotische Druck den des Blutplasmas übersteigt. Diese Druckdifferenz wird aber durch einen an der Erythozytenmembran stattfindenden aktiven Auswärtstransport von Elektrolyten weitgehend kompensiert. Unter experimentellen (z.B. durch Gabe von Stoffwechselgiften, die den Membrantransport blockieren) und pathologischen Bedingungen (Hämoglobinopathien) kann es jedoch entlang dem bestehenden osmotischen Druckgefälle zu einem Wassereinstrom in den Erythrozyten kommen, was zu einem Anschwellen und schließlich Platzen des Erythrozyten führt. Derselbe Vorgang der osmotischen **Hämolyse** läßt sich beobachten, wenn man den Erythrozyten von vornherein einem stark hypotonischen Medium aussetzt. Umgekehrt wird man beim Einbringen von Erythrozyten in eine hypertone Lösung eine Schrumpfung des Erythrozyten (**Stechapfelform**) feststellen können, was sich durch den vermehrten Wasserreflux erklären läßt.

Die **osmotische Resistenz** einer Erythrozytenpopulation kann empirisch ermittelt werden durch stufenweise Herabsetzung der osmotischen Konzentration einer Testflüssigkeit (NaCl-Lösung) unter Bestimmung der Konzentrationswerte, bei denen die Hämolyse einsetzt (minimale Resistenz) bzw. vollständig abläuft (maximale Resistenz). Diese beiden Werte markieren die Grenzen der möglichen Resistenzbreite.

Osmotische Resistenzbreite von Erythrozyten:
- Minimale Resistenz (Beginn der Hämolyse) bei ca. 0,5 g%
- Maximale Resistenz (vollständige Hämolyse) bei ca. 0,25 g%.

## 2.3.4 Pathologische Zellkonzentrationen

Kommt es beim Mann zu einem Absinken der Hb-Konzentration im Blut auf Werte unter 14 g/100 ml, bzw. bei der Frau auf Werte unter 12 g/100 ml, so ist eine Abnahme der $O_2$-Bindungskapazität die direkte Folge; es resultiert ein Krankheitsbild, das allgemein als **Anämie** bezeichnet wird. Um eine exakte Einteilung der verschiedenen Anämieformen treffen zu können, bedarf es der Bestimmung des Hämoglobingehalts, des Hämatokritwertes und der Erythrozytenzahl. Mit Hilfe dieser drei Parameter erfolgt die Bestimmung der sogenannten Zellindices, die als Grundlage für die Einteilung der verschiedenen Anämieformen dienen:

**Mittlere corpusculäre Hämoglobinkonzentration (MCHC)**

$$MCHC\ (\%) = \frac{Hb-Konzentration\ (g/100ml)\cdot 100}{Hämatokrit\ (\%)}$$

**Mittleres corpusculäres Hämoglobin (MCH)**

$$MCH\ (pg) = \frac{Hb-Konzentration\ (g/100\ ml)\cdot 10}{Erythrozytenzahl\ (10^6/mm^3)}$$

Normwert: 28 − 32 pg

**Mittleres corpusculäres Volumen (MCV)**

$$MCV\ (\mu m^3) = \frac{Hämotokrit\ (\%)\cdot 10}{Erythrozytenzahl\ (10^6/mm^3)}$$

Normwert: 87−95 $\mu m^3$

So ist – ausgehend vom mittleren corpusculären Volumen (MCV) – folgendes Klassifikationsschema gebräuchlich:
- **Normozytäre Anämien** (MCV = normal) z.B. bei
  - akutem Blutverlust
  - neoplastischen Erkrankungen
  - entzündlichen Prozessen

– renaler Anämie
– bestimmten Formen hämolytischer Anämien
• **Mikrozytäre Anämien** (MCV $<87\,\mu m^3$) z.B.
  – bei Eisenmangelanämie und
  – Thalassämie
• **Makrozytäre Anämien** (MCV $> 95\,\mu m^3$) z.B.
  – bei Vitamin-$B_{12}$-Mangel
  – Folsäure-Mangel
  – bestimmten Formen aplastischer Anämie.

Eine weitere Einteilungsgrundlage bietet die mittlere corpusculäre Hämoglobinkonzentration (MCHC):
• **Normochrome Anämien** (MCHC = normal)
  – z.B. bei akutem Blutverlust
• **Hypochrome Anämien** (MCHC $<30\%$) z.B.
  – z.B. bei Eisenmangelanämie
• **Hyperchrome Anämien** (MCHC $>35\%$) z.B.
  – z.B. bei Vitamin-$B_{12}$- und Folsäuremangel

Eine Erhöhung der Erythrozytenzahl über den Normalwert von 4 bis 5 Millionen/$\mu l$ Blut unter pathologischen und physiologischen Bedingungen (z.B. Höhenaufenthalt) wird als **Erythrozytose** bezeichnet.

Bestimmte Krankheiten (entzündliche Vorgänge, Tumorerkrankungen) gehen einher mit einer vermehrten Bildung von weißen Blutkörperchen ($>10\,000$/$\mu l$ Blut), ein pathologisches Erscheinungsbild, das als **Leukozytose** bezeichnet wird. Eine Verminderung der Leukozytenzahl ($<2000$/$\mu l$ Blut), eine sogenannte **Leukopenie,** deutet auf krankhafte Prozesse in den Bildungsstätten der Zellen hin.

Unter **Thrombozytopenie** versteht man ein Absinken der Thrombozytenzahl auf Werte unter 40 000/$\mu l$ Blut. Die Folgen einer derartigen Abnahme werden im Zusammenhang mit der Darstellung der Funktion der Blutplättchen am Vorgang der Blutstillung beschrieben.

## 2.3.5   Normbereiche

| Normwerte einiger wichtiger Blutbestandteile | | | | | |
|---|---|---|---|---|---|
| | bei Geburt | im Kindesalter | | beim Mann | bei der Frau |
| | | 3 Monate | 10 Jahre | | |
| Hb-Konzentration (g/100 ml Blut) | 17-18 | 11,3 | 13,5 | 15-16 | 14-15 |
| Erythrozyten (pro $\mu$l Blut) | $4,8 \times 10^6$ | $3,9 \times 10^6$ | $4,7 \times 10^6$ | $5,4 \times 10^6$ | $4,8 \times 10^6$ |
| Thrombozyten (pro $\mu$l Blut) | 1000 000- 250 000 | 150 000- 350 000 | | 150 000- 400 000 | |
| Leukozyten (pro $\mu$l Blut) | 15 000 | 12 000 | 8 000 | 4 000 - 8 000 | |

### Bestimmungsverfahren

#### A. Hämoglobinkonzentration

Die Ermittlung der Hämoglobinkonzentration im Blut kann grundsätzlich mit Hilfe verschiedener Verfahren erfolgen. So kann aufgrund der bestehenden stöchiometrischen Beziehung zwischen dem Hb-Gehalt und der $O_2$-Bindungskapazität (1 g Hb bindet 1,34 ml $O_2$) aus der Bestimmung der in einem bestimmten Blutvolumen vorhandenen $O_2$-Menge auf die darin enthaltene Menge Hb geschlossen werden. Auf demselben Prinzip fußend ist auch eine Angabe der Hb-Konzentration nach der Erfassung des Bluteisengehalts möglich (der Anteil des Eisens am Molekulargewicht des Hb beträgt 0,34%). Gegenüber diesen beiden Verfahren und der recht ungenauen Methode der Colorimetrie (subjektiver Farbvergleich) hat sich für den klinischen Gebrauch in erster Linie das Bestimmungsverfahren der **Spektralphotometrie** (Extinktionsmessung) durchgesetzt.

Grundlage dieses Meßverfahrens ist die Eigenschaft des Chromoproteins Hämoglobin, elektromagnetische Strahlung bestimmter Frequenzbereiche zu absorbieren. Die Abnahme der Strahlungsintensität beim Passieren einer Hb-Lösung gegebener Schichtdicke ist bei definierter Ausgangsintensität einer monofrequenten Strahlung direkt proportional der in der Lösung enthaltenen Hb-Menge:

$$\Delta I \sim I \times c \times d$$

Nach Integration ergibt sich das Lambert-Beersche Gesetz:

$$I = I_0 \times e^{-\varepsilon \times c \times d}$$

I  = Strahlungsintensität nach Durchstrahlung der Lösung
$I_0$ = Ausgangsintensität der Strahlung
d  = Schichtdicke der Lösung
$\varepsilon$  = molarer Extinktionskoeffizient
c  = Konzentration der absorbierenden Substanz in der Lösung

Logarithmieren der Gleichung führt zu:

$$\ln \frac{I_0}{I} = \varepsilon \times c \times d$$

Der Wert $\ln I_0/I$ wird auch als Extinktion bezeichnet. Um bei der Extinktionsbestimmung für eine Hämoglobinlösung konstante Meßbedingungen zu schaffen, wird zunächst nach Hämolyse das in freier Lösung befindliche Hämoglobin (Fe-Ion zweiwertig) durch Zugabe von Kaliumferricyanid ($K_3[Fe(CN)_6]$) in Hämiglobin (Fe-Ion dreiwertig) übergeführt, das durch Anlagerung von $CN^-$ in das wochenlang stabile Cyanhämiglobin übergeht. Für diese Verbindung erfolgt dann bei einer Wellenlänge von 546 nm die Extinktionsmessung und damit indirekt die Hämoglobinbestimmung.

#### B. Bestimmung der Erythrozytenzahl:

Nach Verdünnung (50- bzw. 100fach) einer Blutprobe aus dem Ohrläppchen bzw. der Fingerbeere mit einer ca. 1%igen NaCl-Lösung wird ein kleiner Teil dieses Gemischs in eine standardisierte Zählkammer mit genormter Quadranteneinteilung gegeben. Bei einer Kantenlänge von 0,05 mm und einem Abstand von 0,1 mm zwischen Kammerboden und Deckglas ergibt sich für das Flüssigkeitsvolumen unter einem solchen Quadrat ein Wert von $(0,05 \text{ mm})^2 \times 0,1 \text{ mm} = 25 \times 10^{-5} \text{ mm}^3$ bzw. $25 \times 10^{-5} \mu l$. Nach Auszählen 80 solcher Quadrate ergibt sich nach Multiplikation dieser Zahl mit dem Faktor 50 unter Berücksichtigung der Verdünnung (Verdünnungsfaktor 50 bzw. 100) die Zahl der Erythrozyten pro $\mu l$ Blut. Die Genau-

igkeit dieser Methode korreliert mit der Zahl der ausgezählten Quadrate.

### C. Bestimmung der Leukozytenzahl

Die Bestimmung der Leukozytenzahl geschieht bei geringerer Verdünnung prinzipiell gemäß dem oben beschriebenen Verfahren zur Ermittlung der Erythrozytenzahl. Zur besseren Sichtbarmachung der Leukozyten wird die entnommene Blutprobe zunächst mit 0,3%iger Essigsäure zwecks Hämolyse der enthaltenen Erythrozyten und mit Methylenblau zur Anfärbung der Leukozyten versetzt.

# 2.4  Blutstillung und Blutgerinnung

## 2.4.1  Allgemeines

Der umfassende Begriff der **Blutstillung** beschreibt das Ineinandergreifen zahlreicher physikalischer und biochemischer Prozesse, die den Organismus nach Verletzung des Gefäßsystems vor übermäßigem Blutverlust schützen sollen.

Außer dem eigentlichen Vorgang der **Blutgerinnung** sind bei der Blutstillung auch die Thrombozyten und die von der Verletzung betroffenen Gefäßregionen maßgeblich beteiligt.

Kommt es aufgrund äußerer Gewalteinwirkung oder als Folge entzündlicher Prozesse zu einer Verletzung des Gefäßes oder auch nur der Gefäßintima, so heften sich innerhalb kürzester Zeit Thrombozyten aus dem zirkulierenden Blut an die verletzten Gewebsränder. Der Kontakt der Thrombozyten mit den subendothelial gelegenen Bindegewebsfasern führt über eine Permeabilitätsänderung der Thrombozytenmembran zur Freisetzung von ATP und ADP sowie des Plättchenfaktors 3 (Phospolipid) und von vasokonstriktorischen Substanzen wie Serotonin und Katecholaminen. Letztere verursachen eine Konstriktion der Widerstandsgefäße im Bereich der betroffenen Gefäßregionen und fördern damit die in dem als **primäre Hämostase** bezeichneten Funktions-

abschnitt ablaufende Aggregation und Verklebung der Thrombozyten. Diese durch ADP noch beschleunigte Bildung eines Verschlußpfropfes führt zu einem Stillstand der Blutung (**Blutungszeit** 1 bis 3 Minuten).

Im Zuge der anschließenden **sekundären Hämostase** kommt es dann zu einer irreversiblen Thrombozytenaggregation und zur eigentlichen Blutgerinnung. Hierbei erfolgt eine Vernetzung des bestehenden Thrombus durch das fadenförmige Protein Fibrin, welches in dem folgenden als Nachgerinnung oder **Retraktion** bezeichneten Stadium die Wundränder zusammenzieht und dem Thrombus dadurch seine endgültige Festigkeit auch gegen einen wieder ansteigenden Blutdruck verleiht.

## 2.4.2  Thrombozyten

Die Thrombozyten sind die kleinsten korpuskulären Bestandteile des Blutes. Sie sind Zellbruchstücke, die aus den Megakaryozyten im Knochenmark entstehen. Ihre Zahl im Blut beträgt normalerweise 200 000 bis 400 000 pro $\mu l$, die mittlere Lebensdauer beträgt etwa zehn Tage. Die krankhafte Erniedrigung der Thrombozytenzahl auf weniger als ein Zehntel des Normalwertes bezeichnet man als **Thrombozytopenie**. Das Krankheitsbild ist u.a. durch eine erhöhte Blutungsneigung bei bereits kleinsten Gefäßrupturen und eine Verlängerung der Retraktionszeit gekennzeichnet.

### 2.4.3    Blutungszeit

Die Bestimmung der Blutungszeit, das heißt der Zeit, die beispielsweise nach einem Stich in die Fingerbeere verstreicht, bis die Blutung zum Stehen kommt, kann als unspezifischer Test für die Gerinnungsfähigkeit des Blutes betrachtet werden. Die Blutungszeit beträgt normalerweise 1 bis 3 Minuten und gibt vor allem Aufschluß über die Funktionsfähigkeit der Thrombozyten. Mögliche Ursachen einer verlängerten Blutungszeit sind Thrombozytopenie, also eine Verminderung der Thrombozytenzahl, und Thrombozytopathie, eine Funktionsminderung der Thrombozyten krankhafter Art. Von der Blutungszeit nicht erfaßt wird ein Mangel an plasmaständigen Gerinnungsfaktoren.

### 2.4.4    Fibrinolyse

Im gesunden Organismus laufen Blutgerinnung und der antagonistische Prozeß der Fibrinolyse ständig gleichzeitig nebeneinander ab. Dies ist von entscheidender Bedeutung für die Homöostase des Organismus, wird doch auf diese Weise einer nach Gefäßverletzungen möglichen überschießenden Blutgerinnung, die zu einer kritischen Beeinträchtigung der gesamten Hämodynamik führen könnte, entgegengewirkt.

Das fibrinspaltende Enzym ist das Plasmin (ein Plasmaprotein), das analog zu den Gerinnungsfaktoren erst durch körpereigene oder pharmakologische Kinasen aus einer inaktiven Vorstufe, dem Plasminogen, gebildet werden muß. Das Plasmin spaltet nun Fibrin in lösliche Oligopeptide, die dann nach Phagozytose proteolytisch weiter abgebaut werden.

Da sich die hydrolytische Wirkung des Plasmins auch auf Fibrinogen, Prothrombin, Faktor V, Faktor VII und Faktor XII erstreckt, besteht schon physiologischerweise eine latente Blu-

tungsneigung, die in vivo durch sogenannte **Antiplasmine** unterdrückt wird, unter pathologischen Bedingungen bei Fehlen dieser Substanzen jedoch manifest werden kann. Therapeutisch wird zur Hemmung einer gesteigerten Fibrinolyse $\varepsilon$-**Aminocapronsäure** eingesetzt.

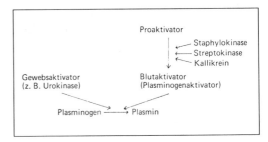

Abb. 2.1: Fibrinolyseschema

### 2.4.5    Gerinnungsfaktoren

Die Blutgerinnung führt letztlich zur Bildung des Fibrins, eines Faserproteins, das netzartig stabilisierend den Gerinnungsthrombus durchzieht und anschließend die Retraktion des Blutkuchens ermöglicht. Die Bildung des Fibrins aus der löslichen Vorstufe Fibrinogen vollzieht sich unter dem Einfluß von Thrombin. Letzteres entsteht selbst erst durch enzymatische Freisetzung aus einer inaktiven Form, dem Prothrombin, unter Einfluß der **Thrombokinase**. In diesem Zusammenhang sollte darauf hingewiesen werden, daß unter dem Begriff Thrombokinase keine physiko-chemisch definierte Substanz zu verstehen ist, sondern vielmehr eine aktuelle enzymatische Aktivität, durch die eine Bildung von Thrombin aus Prothrombin ermöglicht wird. Die zur Bildung der Thrombokinaseaktivität führenden Reaktionen laufen ab unter Beteiligung eines spezifischen Phospholipids. Dieses stammt entweder aus verletzten Gewebszellen, oder aber von den im Blut zirkulierenden Thrombozyten. Aufgrund der unterschiedlichen Herkunft dieses Faktors unterscheidet man ein zur Gewebsthrombokinase führendes extravaskuläres (**extrinsic**) von einem zur Plasmathrombokinase führenden intravaskulären (**intrinsic**) System.

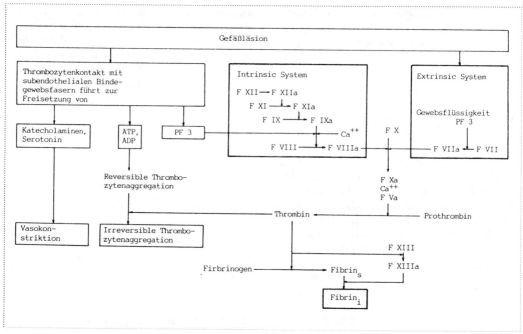

Abb. 2.2: Gerinnungsschema

## 2.4.6   Gerinnungshemmung

Der Möglichkeit, die Gerinnung durch sogenannte Antikoagulantien in ihrem Ausmaß
steuernd zu beeinflussen, kommt in vivo große
Bedeutung zu. Der wichtigste körpereigene
Gerinnungshemmer ist der Thrombin-Antago-
nist **Heparin** (Antithrombin II), ein Mucopo-
lysaccharid, welches die Bildung von Fibrin aus
Fibrinogen in Kooperation mit einem als He-
parin-Cofaktor bezeichneten $\alpha_2$-Plasmaglobu-
lin (**Antithrombin III**) hemmt. Dieselbe Wirkung kann selbstverständlich auch durch intravenöse Applikation des Heparins oder des
ähnlich wirkenden **Hirudins** (aus der Speichel-
drüse des Blutegels) zu therapeutischen
Zwecken erzielt werden. Vorteilhaft ist hierbei
die Möglichkeit einer zu jedem Zeitpunkt
möglichen raschen Inaktivierung des Heparins
durch injiziertes **Protaminsulfat**. Auch sogenannte Vitamin K-Antagonisten (z.B. **Dicumarol**) bewirken – wenn auch erst nach mehreren
Stunden – eine Hemmung der Blutgerinnung.

Der Wirkungsmechanismus dieser Substanzen
beruht auf einer Synthesehemmung von Gerinnungsfaktoren (Faktor II, Faktor VII, Faktor
IX und Faktor X), für deren Bildung in der
Leber Vitamin K erforderlich ist.

**Für Untersuchungszwecke in vitro** läßt sich
eine Verzögerung oder Aufhebung der Blutgerinnung – außer durch Applikation von Heparin oder Hirudin – durch folgende Methoden
erreichen:

- Zusätze von **Na-Oxalat** und **Na-Fluorid** zu
  entnommenem Blut wirken durch die Bindung von Calciumionen in Form schwerlös-
  licher Salze gerinnungshemmend
- **Na-Citrat** und **EDTA** (Äthylendiamintetraessigsäure) binden Calcium in Chelatkom-
  plexen.
- **Temperaturerniedrigung** wirkt verzögernd
  auf die Gerinnung.

# 2.5 Abwehrfunktionen

## 2.5.1 Unspezifische Abwehr

Die Fähigkeit des Organismus, in den Körper eingedrungene Krankheitserreger augenblicklich, ohne vorausgegangenen Kontakt, unschädlich zu machen, ist eine Leistung des unspezifischen zellulären und humoralen Abwehrsystems.

So sind die weißen Blutkörperchen als Träger der unspezifischen zellulären Abwehr in der Lage, pathogene Fremdsubstanzen zu phagozytieren und durch intrazellulären Abbau mit Hilfe lysosomaler Enzyme zu beseitigen. Zur Phagozytose sind prinzipiell neben den Granulozyten (hauptsächlich die als **Mikrophagen** bezeichneten neutrophilen Granulozyten) und Monozyten (**Makrophagen**) auch die Lymphozyten befähigt.

## 2.5.2 Unspezifische humorale Abwehr

Bei dieser Form der unspezifischen Abwehr kommt es zu einer Reaktion der körperfremden Substanzen mit im Blutplasma enthaltenen **Antikörpern**, wobei deren Bildung ohne vorherige Stimulierung der sie produzierenden Plasmazellen vonstatten gegangen war. Eine Erklärung für das Vorhandensein dieser zunächst als "natürlich" bezeichneten Antikörper ist die Gegenwart antigener Strukturen in den Zellwänden obligater Darmbakterien, die in der Perinatalzeit während der Reifung des Immunsystems die Besiedelung des Dickdarms eingeleitet und eine Antikörpersynthese provoziert haben.

## 2.5.3 Spezifische Abwehr

Träger des spezifischen Abwehrsystems ist die funktionell inhomogene Klasse der **immunkompetenten Lymphozyten**. Die Unschädlichmachung eines körperfremden Stoffes mit Antigenwirkung vollzieht sich im Rahmen einer komplexen Reaktion biochemischer Natur. Es kommt dabei zu einer Verbindung eines spezi-

fischen, von den Lymphozyten synthetisierten Abwehrstoffes, dem **Antikörper**, mit der Fremdsubstanz, wodurch diese ihre pathogenen Eigenschaften verliert.

Als **Antigene** kann man grundsätzlich solche Substanzen bezeichnen, die nach Eindringen in den Organismus die Synthese spezifischer Antikörper stimulieren und mit diesen dann unter Ausbildung eines Antigen-Antikörper-Komplexes eine Verbindung eingehen. Voraussetzung für den Antigencharakter einer Substanz ist der Besitz einer spezifischen Oberflächenstruktur (**antigene Determinante**) und eines Mindestmolekulargewichts von 5000 bis 10 000. Niedermolekulare Stoffe wirken deshalb selbst nicht antigen, können aber sehr wohl nach Bindung an ein makromolekulares Trägermolekül eine Antikörpersynthese induzieren. Die vom Träger isolierte niedermolekulare Komponente des Vollantigens wird auch als **Hapten** bezeichnet. Als antigene Substanzen wirken in erster Linie Makromoleküle, die in Form von Glyko- und Lipoproteinen als Bausteine der Zellmembranen bzw. Zellwände bei allen Lebewesen anzutreffen sind. Daneben besitzen auch Polysaccharide und Nucleinsäuren antigenen Charakter. Unter pathologischen Bedingungen kann es auch zu einer Antikörperbildung gegen organismuseigene Proteine kommen, was vielfach auf einer Entgleisung des Immunsystems beruht (**Autoimmunkrankheit**).

Die Antikörper sind ihrer chemischen Struktur nach Glykoproteine . Bei elektrophoretischer Auftrennung der Plasmaproteine wandern sie in der $\gamma$-**Globulin-Fraktion**, wobei aufgrund struktureller und funk- tioneller Unterschiede eine weitere Differenzierung in fünf verschiedene Klassen von Anti- körpern vorgenommen werden kann.

Die Antikörper als die eigentlichen Effektoren im System der spezifischen Abwehr können ihre Aufgabe grundsätzlich in zwei unterschiedlichen Funktionsformen wahrnehmen. Zum

körper-Reaktion eingehen, zum anderen besteht aber auch die Möglichkeit, daß sie als membranständige Proteine spezieller Lymphozyten mit dem eingedrungenen Antigen reagieren.

| Die verschiedenen Antikörperklassen | | |
|---|---|---|
| Klasse | Molekulargewicht | Funktion |
| Ig A | 150 000 | |
| Ig G | 150 000 | Antikörper der späten Abwehrphase, plazentagängig |
| Ig M | 800 000 | Antikörper der frühen Abwehrphase |
| Ig D | 150 000 | Oberflächenrezeptor von B-Lymphozyten |
| Ig E | 200 000 | zum größten Teil an Mastzellen gebundene Antikörper (verantwortlich für die Überempfindlichkeitsreaktionen vom Typ der Anaphylaxie) |

Die Ausbildung eines derart komplexen Immunsystems geschieht im menschlichen Organismus kurz nach der Geburt, indem aus dem Knochenmark große, noch nicht immunkompetente Lymphozyten auswandern und den Thymus besiedeln. Unter starker Zellvermehrung findet dort der Prozess der Prägung zu den **immunkompetenten T-Lymphozyten** (T wie Thymus) statt. Diese verlassen den Thymus und gelangen schließlich auf dem Blutweg zu den peripheren lymphatischen Geweben, wo jeweils ein Teil von ihnen durch die Anwesenheit eines speziellen Antigens (primärer Antigenkontakt) zur Proliferation und Bildung membranständiger Antikörper stimuliert wird (**Killerzellen**). Nicht alle derart stimulierten T-Lymphozyten nehmen gleich an den Abwehrreaktionen teil, einige verbleiben auch als sogenannte Gedächtniszellen (**"Memory Cells"**) im Blut, um bei erneutem Auftreten desselben Antigens (sekundärer Antigenkontakt) sich noch rascher und heftiger zu vermehren.

Eine Prägung immunologisch noch inkompetenter Zellen findet im menschlichen Organismus außer im Thymus noch an anderer Stelle statt. Das morphologische Korrelat dieser Prägungsstätte ist allerdings noch nicht bekannt

(bei Vögeln Bursa fabricii, beim Menschen eventuell Peyersche Plaques im Ileum, Appendix, Lymphknoten usw.). Die aus diesen Zentren stammenden **immunkompetenten B-Lymphozyten** (B wie Bursa fabricii) besiedeln dann analog den T-Lymphozyten das übrige lymphatische Gewebe. In Gegenwart einer antigenen Fremdsubstanz beginnen sich die gegen dieses Antigen spezialisierten B-Lymphozyten zu sogenannten Plasmazellen zu differenzieren, die sich durch eine hohe Antikörpersynthese und -sekretion auszeichnen. Auch innerhalb der B-Lymphozyten kommt es zur Bildung langlebiger spezifischer Gedächtniszellen. T- und B-Lymphozyten üben im Rahmen der körpereigenen Abwehr demnach unterschiedliche Funktionen aus:

So sind die T-Lymphozyten die Träger der sogenannten **zellulären Abwehr**, indem sie mit den eingedrungenen Krankheitserregern nach primärem Antigenkontakt unmittelbar in Wechselwirkung treten, um diese im nächsten Schritt unter Mitwirkung der Makrophagen zu zerstören. Die von den T-Lymphozyten vermittelte Abwehrfunktion bezeichnet man auch – wegen der vergleichsweise längeren Dauer bis zu ihrem Wirksamwerden – **als Abwehr vom verzögerten bzw. "delayed" Typ.**

Die B-Lymphozyten hingegen reagieren selbst nicht unmittelbar mit den eingedrungenen Krankheitskeimen, sondern produzieren und sezernieren spezifisch gegen diese gerichtete Antikörper. Im Zuge der sich daran anschließenden Antigen-Antikörper-Reaktion kommt es dann, meistens unter Beteiligung des Komplementsystems, zur Vernichtung der pathogenen Keime. Da diese Form der Abwehr relativ rasch abläuft, nennt man sie auch **Abwehr vom Soforttyp.**

Abschließend sollte noch einmal darauf hingewiesen werden, daß bei einer Vielzahl von Abwehrvorgängen die B- und T-Lymphozyten gemeinsam in Aktion treten, indem die T-Lymphozyten entweder fördernd (**Helfer-T-Lymphozyten**) oder aber hemmend (**Suppressor-T-Lymphozyten**) auf die B-Lymphozytenfunktion einwirken.

Daß das organismuseigene spezifische Abwehrsystem in der Lage ist, zwischen Fremdsubstanzen und körpereigenen Stoffen zu unterscheiden, beruht auf Lernvorgängen während der Perinatalzeit. Man vermutet, daß es in dieser Zeit aufgrund eines Selektionsnachteils zu einer Eliminierung der Lymphozyten kommt, die gegen körpereigene Antigene gerichtet sind. Auf diese Weise erwirbt sich der Organismus eine lebenslange **Immuntoleranz** für körpereigene Strukturen.

Eine vorübergehende Immuntoleranz läßt sich beim Erwachsenen (genauer: nach der Perinatalzeit) durch Anwendung sogenannter **immunsupressiver Maßnahmen** "künstlich" erzeu- gen. Das Prinzip all dieser Verfahren, zu denen neben der Gabe von Glucocorticoiden und Zytostatika auch die Anwendung ionisierender Strahlen gezählt werden muß, beruht auf einer unspezifischen Inaktivierung des Immunsystems (so kommt es im Zuge der durch Glucocorticoide allgemein unterdrückten Proteinbiosynthese auch zu einer Abnahme der Antikörpersynthese). Die Injektion von Antilymphozytenserum führt ebenfalls zur Ausbildung einer zeitlich beschränkten Immunto- leranz.

## 2.5.4   Überempfindlichkeitsreaktionen

Die auf das Eindringen eines Antigens hin ablaufenden Prozesse der unspezifischen und spezifischen Abwehr führen in der Regel zu einer Inaktivierung der möglicherweise gewebsschädigenden Fremdsubstanz; der Organismus befindet sich im Zustand der **Immunität**. Den Gegensatz dazu bilden die ebenfalls beobachtbaren **Überempfindlichkeitsreaktionen**, die pathologischerweise als Folge der ablaufenden Antigen-Antikörper-Reaktionen auftreten können. Sie treten entweder direkt oder mit einer gewissen zeitlichen Verzögerung nach Exposition mit dem spezifischen Antigen auf. Man unterscheidet entsprechend (s.a. 2.5.3):

### Überempfindlichkeitsreaktionen vom Soforttyp

- **Anaphylaktische Hypersensibilität**
Diese Form der Überempfindlichkeitsreaktion bezeichnet man auch als **Allergie;** sie geht in erster Linie einher mit Symptomen wie Asthma bronchiale, einer vermehrten Durchblutung der Schleimhäute, einer Quaddelbildung im Bereich der Haut usw. Ursache dieser Störungen ist die Reaktion spezifischer Antigene mit IgE-Antikörpern, die in der Membranoberfläche von basophilen Granulozyten verankert sind. Die ablaufende Antigen-Antikörper-Reaktion führt u.a. zu einer Freisetzung von intrazellulär gespeichertem Heparin und Histamin, Substanzen, die für die oben aufgeführten pathologischen Veränderungen zumindest teilweise verantwortlich gemacht werden können

- **Zytotoxische Hypersensibilität**
Bei Anwesenheit spezifischer gegen Erythrozytenantigene gerichtete Antikörper kann es im Zuge einer Antigen-Antikörper-Reaktion sekundär durch Komplementbindung zu einer Hämolyse (Zerstörung der Erythrozyten) kommen

- **Hypersensibilität durch Immunkomplexbildung**
Nicht selten heften sich Antigen-Antikörper-Komplexe an Gewebszellen an – insbesondere an Endothelzellen der Blutgefäße –, wobei dann in einer zweiten Phase eine Komplementbindung stattfindet, die in den meisten Fällen zu erheblichen Gewebsschädigungen führt (**Serumkrankheit**).

### Überempfindlichkeitsreaktionen vom verzögerten Typ

Zu dieser Kategorie gehören hauptsächlich die verschiedenen Formen der Kontaktallergien, wie z.B. gegen bestimmte Kunststoffe und Metalle. In diesen Fällen kommt es zu Reaktionen spezifisch sensibilisierter T-Lymphozyten mit vornehmlich subcutan gelegenen Antigenen

# 2.6  Blutgruppen

## 2.6.1  ABO-System

Die Einteilung des Blutes in verschiedene
Blutgruppen erfolgt aufgrund der unterschiedlichen antigenen Eigenschaften der Erythrozyten verschiedener Individuen. Innerhalb des
**ABO-Systems**, das neben dem **Rh-System** für
die klinische Praxis gegenüber der Vielzahl der
noch bekannten Blutgruppensysteme die größte Bedeutung besitzt, wirken Oligosaccharid-
Einheiten bestimmter Glykolipide der Erythrozytenmembran als determinante antigene
Strukturen. Diese funktionellen Gruppen unterscheiden sich jeweils um einen Zuckerrest
und bilden so die innerhalb des ABO-Systems
unterschiedlichen antigenen Gruppeneigen-
schaften **A, B, AB** oder **O**.

Die spontane Bildung der Antikörper (**Isoagglutinine**) gegen die einzelnen Blutgruppenan-
tigene des ABO-Systems erfolgt im Laufe der
ersten Lebensjahre. Daß es im organismusei-
genen Gefäßsystem dennoch nicht zu einer
ständigen Antigen-Antikörper-Reaktion mit
anschließender Agglutination kommt, erklärt
sich aus der Tatsache, daß zum Beispiel das
Isoagglutinin (**Anti-A**) bei Personen der Blutgruppe A mit der antigenen Erythrozyteneigen-
schaft A nicht gebildet wird. Entsprechend fehlt
Angehörigen der Blutgruppe B das Isoagglutinin B (**Anti-B**).

| Schema zum Verständnis der Blutgruppeneinteilung (ABO-System) | | | | |
|---|---|---|---|---|
| Blutgruppenbezeichnung | 0 | A | B | AB |
| Genotyp | 00 | 0A AA | 0B BB | AB |
| Antigen der Erythrozyten (An-tigentyp) | 0 | A | B | AB |
| Isoagglutinin im Serum | Anti-A Anti-B | Anti-B | Anti-A | - |

## 2.6.2  Methoden

Zur Bestimmung einer Blutgruppe des ABO-
Systems gibt man auf einen Objektträger zu
einem Tropfen der Testseren A und B jeweils
einen zweiten Tropfen vom Blut des Proban-
den. Nach Verrühren der beiden Blut-Serum-
Gemische beobachtet man eventuell in einem
oder in beiden Gemischen eine Agglutination.
Verklumpt beispielsweise das Blut mit dem
Testserum A, so bedeutet dies, da Serum A das
Isoagglutinin B enthält und dies mit dem
Antigen des Blutes reagiert hat, daß der
Proband Blutgruppe B hat. Umgekehrt bedeu-
tet die Verballung mit Serum B Blutgruppe A;
Agglutination mit beiden Testseren bedeutet
Blutgruppe AB. Kommt es in keinem der
Blut-Serum-Gemische zu einer Agglutination,
so stammt das Blut von einem Träger der
Blutgruppe O. Sicherheitshalber führt man
nach dem beschriebenen Verfahren denselben
Agglutinationstest auch mit einem Serum der
Gruppe O durch. Mit diesem Serum muß das
Blut aller Gruppen mit Ausnahme des Blutes
der Gruppe O agglutinieren.

Das zweite wichtige Blutgruppensystem neben
dem ABO-System ist das Rhesus-System. Das
Rhesus-Merkmal, wonach eine Unterscheidung in Rh-negatives und Rh-positives Blut
getroffen wird, bezeichnet man als Antigen D.
Ein Testserum kann, wenn es die spezifisch
gegen dieses Antigen gerichteten Antikörper
besitzt, Erythrozyten mit der antigenen Eigenschaft D agglutinieren. Wird also ein Tropfen
Probandenblut auf einem Objektträger mit
einem Tropfen Anti-D-Serum vermischt und
findet eine Agglutination statt, so handelt es
sich, da der Proband offensichtlich über das
Rh-Antigen im Blut verfügt, um Rh-positives
Blut. Bleibt eine Agglutination aus, so bezeichnet man das Blut als Rh-negativ.

Um vor Bluttransfusionen neben ABO- und
Rh-Unverträglichkeiten auch im Blut selten
vorkommende Agglutinine und agglutinierbare
Substanzen in einem Test zu erfassen, bedient
man sich der sogenannten **Kreuzprobe.** Man
mischt hierzu Serum des Spenderbluts mit dem

Blut des Empfängers und umgekehrt Serum des Empfängerbluts mit dem Blut des Spenders (20 ·Minuten bei 37°C). Eine Transfusion darf nur durchgeführt werden, wenn in beiden Fällen keine Agglutination eintritt.

## 2.6.3 Transfusionsprobleme

Das pathologische Zustandsbild einer Blutgruppenunverträglichkeitsreaktion nach Transfusion von zur Empfängerblutgruppe nicht identischem Spenderblut ist Folge der Reaktion der Isoagglutinine des Empfängerbluts mit den an der Oberfläche der Spendererythrozyten lokalisierten Antigenen. In der anschließenden Phase der Komplementaktivierung erfolgt dann eine Zellauflösung der Erythrozyten (Hämolyse). Aufgrund der Tatsache, daß ein Organismus nur gegen die Erythrozytenantigene, die er selbst nicht besitzt, Antikörper bildet, ergibt sich zwangsläufig, daß immer dann Transfusionszwischenfälle eintreten, wenn eine Transfusion von Blut anderer antigener Blutgruppeneigenschaften als der des Empfängers erfolgt.

Blutgruppenkonstellationen, bei denen es zu Unverträglichkeiten kommt:

| Empfängerblutgruppe | Spenderblutgruppe |
|---|---|
| A (im Serum Anti-B) | B AB |
| B (im Serum Anti-A) | A AB |

Da Blut von Angehörigen der Blutgruppe O keine zum ABO-System gehörigen Antigene an der Erythrozytenoberfläche besitzt, galt dieses Blut lange Zeit als Universalspenderblut. Bei dieser Betrachtungsweise ließ man aber die im Plasma der Gruppe O vorhandenen Isoagglutinine Anti-A und Anti-B zu leichtfertig außer acht, so daß die Interpretation des Blutes der Gruppe O als Universalspenderblut insgesamt nicht ohne weiteres haltbar ist (nur die relativ

starke Verdünnung der im Plasma der Gruppe O enthaltenen Isoagglutinine Anti-A und Anti-B im Blut des Empfängers verhindert zumeist eine stärkere hämolytische Krise).

## 2.6.4 Rhesusfaktor

Neben dem ABO-System besitzt eigentlich nur noch das Rh-System eine größere praktische Bedeutung. Die häufigsten an der Erythrozytenmembran lokalisierten **Rh-Antigene** werden als C, D, E, c und e bezeichnet. Entscheidend für die antigene Eigenschaft des Blutes und damit für die Unterteilung in Rh-positives und Rh-negatives Blut ist das Vorhandensein der antigenen Eigenschaft D.

Übertragung von Rh-positivem Blut auf Träger von Rh-negativem Blut führt beim Empfänger zu einer Stimulierung der Antikörpersynthese gegen das Antigen D. Aufgrund der relativ längeren Latenz für die Antikörperbildung nach Primärkontakt mit dem Antigen kommt es im Verlauf einer ersten Übertragung zumeist zu keinen Komplikationen; erst bei einer zweiten Transfusion kann es wegen der nach Sekundärkontakt heftiger einsetzenden Antikörpersynthese · zu schweren Unverträglichkeitsreaktionen kommen.

Entsprechend beobachtet man bei einer Rh-negativen Mutter mit Rh-positivem Fetus eine Sensibilisierung mit anschließender Antikörperbildung, wenn während des Geburtsvorgangs ein Übertritt von fetalem Blut in das Gefäßsystem der Mutter erfolgt. Auf diese Weise kann es im Verlauf einer zweiten Schwangerschaft, bei der der Fetus Rh-positiv ist, durch den Übertritt mütterlicher Anti-D-Antikörper in die fetalen Gefäße zu schweren hämolytischen Krisen, gegebenenfalls sogar zu einem Absterben der Frucht im Uterus kommen (**Erythroblastosis fetalis**).

Bei Rh-negativen Müttern von Rh-positiven Kindern wird eine **Anti-D-Prophylaxe** durchgeführt.

# 3. Herz

## 3.1 Elektrophysiologie des Herzens

### 3.1.1 Ruhepotential, Erregung und Erregungsleitung

Der Herzmuskel zeichnet sich gegenüber dem Skelettmuskel durch eine vergleichsweise ungerichtete, eher netzartige (synzytiale) Anordnung seiner zellulären Elemente aus. Die einzelnen Fasern sind dabei gegeneinander durch die quer zur Faserrichtung verlaufenden Glanzstreifen (Disci intercalares) abgegrenzt. Diese erlauben aufgrund ihres geringen elektrischen Widerstandes eine enge funktionelle Koppelung der Muskelfasern des Myokards und tragen dadurch wesentlich zur Besonderheit des elektromechanischen Verhaltens des Herzens gegenüber dem Skelettmuskel bei.

Histologisch lassen sich am Herzen zwei unterschiedliche Fasertypen darstellen: zum einen sarkoplasmareiche Zellen mit nur wenigen Fibrillen, die zum sogenannten **Erregungsleitungssystem** (ELS) zählen, zum anderen fibrillenreiche, jedoch sarkoplasmaarme Zellen, welche als Hauptmasse des Herzens das **Arbeitsmyokard** bilden.

Die vollständige Isolierung des Herzens zeigt, daß es auch außerhalb des Organismus zu spontaner rhythmischer Erregungsbildung und Kontraktion befähigt ist. Diese Automatie beweist, daß die Erregungsbildung im Herzen selbst stattfinden muß und nicht zentralnervösen Ursprungs ist. Jedoch besitzen nicht alle Regionen des Herzens in gleicher Weise die Fähigkeit zur spontanen Erregungsbildung. Es ist vielmehr erwiesen, daß sich unter physiologischen Bedingungen die Erregung in charakteristischer Weise auf die einzelnen Herzmuskelabschnitte ausbreitet; prinzipiell besteht also eine gerichtete Erregungsleitung.

Das führende Reizbildungszentrum, auch Schrittmacher oder primäres Automatiezentrum genannt, ist im Bereich der Einmündung der oberen Hohlvene in den rechten Vorhof lokalisiert und wird als **Sinusknoten** bezeichnet. Da dieser normalerweise die schnellsten spontanen rhythmischen Depolarisationen zeigt, bestimmt er die Herzschlagfrequenz. Ein weiteres sekundäres Automatiezentrum mit langsamer Frequenz, der **Atrioventrikular-Knoten** (AV-Knoten), ist an der rechten Vorhof-Kammer-Grenze im Septum interatriale gelegen. Nach Ausfall des Sinusknotens kann letzterer stellvertretend die Schrittmacherfunktion übernehmen. Eine weitere zur autonomen Erregungsbildung befähigte Struktur, die ebenso wie der Sinusknoten und der AV-Knoten zum eingangs erwähnten ELS gehört, ist das vom AV-Knoten ausgehende **His-Bündel**, das sich in die zu beiden Seiten der Herzscheidewand verlaufenden Kammerschenkel aufteilt. Die **Purkinje-Fasern** als Fortsetzung der Kammerschenkel verzweigen sich jeweils fächerartig im unteren Ventrikelseptum und in den Kammerwänden, wobei sie mit ihren Ausläufern kontinuierlich in das Arbeitsmyokard übergehen.

Die Eigenschaft der Erregbarkeit einer Herzmuskelzelle ist – wie auch bei Nerven- und Skelettmuskelfasern – an die Existenz eines Ruhemembranpotentials ausreichender Größe (ca. -90 mV) gebunden. Dieses Membranpotential kann vereinfacht als Kaliumgleich- gewichtspotential interpretiert werden.

Erreicht die **spontan-rhythmische Depolarisation** in einzelnen Zellen des Sinusknotens nach einem vorangegangenen Aktionspotential die Schwelle von ca. -60 mV, kommt es zur Auslösung einer fortgeleiteten Erregung, die sich über das ELS von den Vorhöfen auf die Kammermuskulatur ausbreitet und über den Vorgang der elektromechanischen Koppelung eine Kontraktion des gesamten Herzens bewirkt.

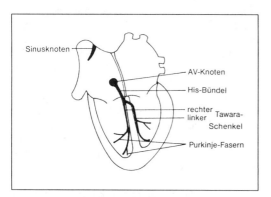

Abb. 3.1:    Schematische Darstellung des kardialen Erregungsleitungsgewebes

Die Schwelle für die Entstehung eines fortgeleiteten Aktionspotentials ist zwar in allen Strukturen des ELS gleich hoch, doch wird sie in den Zellen des Sinusknotens zuerst erreicht, da hier die diastolische Depolarisation mit der größten Geschwindigkeit erfolgt. Eine vom Sinusknoten ausgehende Erregung breitet sich über die niederohmigen Kontaktstellen der Disci intercalares entlang dem **ELS** und den Myokardfasern über das gesamte Herz aus. Jedes fortgeleitete Aktionspotential ist so von einer das ganze Herz erfassenden Kontraktion begleitet, die in ihrer Größe nicht abstufbar ist. Der Herzmuskel zeigt also ein **Alles-oder-nichts-Verhalten.**

## 3.1.2  Aktionspotential des Myokards

Das Herzaktionspotential zeigt im Vergleich zum Aktionspotential der Skelettmuskelfaser oder der Nervenfaser hinsichtlich seiner Dauer und seines Verlaufs einige charakteristische Besonderheiten. Es erstreckt sich über ca. 250 bis 400 ms und deckt sich damit zeitlich ungefähr mit der mechanischen Systole des Herzzyklus. Ausgehend vom Ruhemembranpotential bei ca. -90 mV, das in der Nähe des

K⁺-Gleichgewichtspotentials liegt (-95 mV), kommt es nach Depolarisation bei Erreichen der kritischen Schwelle zur Auslösung eines Aktionspotentials.

Die Ursache einer derartigen Erregungsentstehung ist, wie auch bei Nervenzellen, eine mit der Schwellendepolarisation plötzlich einsetzende Permeabilitätsänderung für $Na^+$-Ionen, die entlang einem elektrochemischen Gradienten in die Zelle strömen und dabei eine Ent- bzw. Umladung des "Membrankondensators" bewirken.

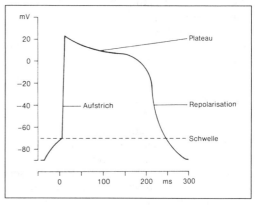

Abb. 3.2:    Zeitverlauf des Aktionspotentials einer Myokardfaser

Der eben beschriebenen raschen Umladung des "Membrankondensators" entspricht der bei intrazellulärer Ableitung registrierbare, ca. 1ms dauernde, **steile Aufstrich** des Aktionspotentials, der jedoch infolge der verzögert einsetzenden Inaktivierung des schnellen **$Na^+$-Systems** lediglich einen Spitzenwert von ca. +20 mV erreicht.

An den durch den raschen $Na^+$-Ioneneinstrom bedingten Aufstrich des Aktionspotentials schließt sich eine für die Fasern des Herzmuskels charakteristische **Plateauphase** an. In diesem Stadium kommt es nach Inaktivierung des schnellen $Na^+$-Systems durch einen langsamen $Ca^{2+}$-Ioneneinstrom bei gleichzeitig gedrosseltem $K^+$-Ionenausstrom zu einer Verzögerung der **Repolarisation**. Die endgültige Rückkehr des Membranpotentials auf den Ruhewert erfolgt daher beim Herzmuskel erst, wenn nach

Abklingen des $Ca^{2+}$-Ioneneinstroms das Membranpotential wieder Werte erreicht, bei denen die $K^+$-Leitfähigkeit zunimmt und somit der repolarisierende $K^+$-Ionenausstrom ansteigt.

Form und Dauer des Aktionspotentials sind durch eine Fülle physiologischer und pathologischer Faktoren zu beeinflussen. Natürlicherweise ist das Aktionspotential der Vorhöfe (ca. 100 ms) immer kürzer als das der Fasern des ventrikulären Arbeitsmyokards (ca. 250 bis 300 ms). Die längsten Aktionspotentiale mit einer Dauer von etwa 450 ms werden in den Strukturen des Reizleitungssystems gemessen. Abgesehen von diesen regionalen Unterschieden ist die Dauer des Aktionspotentials auch stark abhängig von der jeweiligen Herzfrequenz. Es wird, wie auch die vom Aktionspotential abhängigen Kontraktionen, um so kürzer, je mehr die Schlagfrequenz ansteigt.

### 3.1.3  Refraktärphasen

Während gewisser Stadien des Erregungszyklus bleibt jeder Reiz, sei er durch spontane Depolarisation oder durch Anwendung elektrischer Spannungen verursacht, ohne Wirkung. Diesen Zustand nennt man **absolute Refraktärphase** (Dauer ca. 200-300 ms); sie beginnt mit dem Aktionspotential, hält auch nach dem Einsetzen der mechanischen Systole an und geht erst nach Repolarisation der Membran auf Werte von ca. -50 bis -60 mV in die **relative Refraktärphase** über (Dauer ca. 100 ms). Während dieses Stadiums ist die Auslösung eines Aktionspotentials durch eine Membrandepolarisation prinzipiell möglich, jedoch ist die Erregbarkeit gegenüber einer vollständig ruhenden Membran noch deutlich herabgesetzt.

Die funktionelle Bedeutung dieser langen Refraktärzeit ist zum einen darin zu sehen, daß das Herz während dieser Phase durch mehrere aufeinanderfolgende Reize nicht **tetanisierbar** ist; auch bedeutet eine derart ausgedehnte Refraktärphase einen **Schutz vor frühzeitiger Wiedererregung**. Der koordinierte Ablauf der einzelnen Abschnitte der mechanischen Herzaktion ist dadurch weitgehend garantiert.

Elektrische Reize, die in die relative Refraktärphase fallen, können wegen der unterschiedlichen Dauer der Aktionspotentiale in den verschiedenen Herzregionen Erregungen auslösen, die sich regellos über Vorhöfe und Ventrikel ausbreiten, wobei die verschiedenen Herzmuskelabschnitte völlig unabhängig voneinander kontrahieren (**Herzflimmern**). Die in der relativen Refraktärphase ausgelösten Aktionspotentiale zeichnen sich durch eine geringe Amplitude und eine vergleichsweise kürzere Dauer – mit gleichzeitig verkürzter absoluter und relativer Refraktärphase – aus. Ein weiteres Aufschaukeln unkontrollierter Erregungen ist häufig die direkte Folge. Unter dem Einfluß solcher "kreisenden Erregungen" ist das Herz zu keiner Förderleistung mehr in der Lage. Man bezeichnet die relative Refraktärphase daher auch als **vulnerable Periode.**

In ihren Folgen weniger gravierend sind die ebenfalls im Zuge einer verfrühten Wiedererregung (insbesondere ab der zweiten Hälfte der Repolarisationsphase) gelegentlich entstehenden **Extrasystolen.** Dabei kontrahiert sich im Gegensatz zum Herzflimmern immer das gesamte Herz; die Kontraktionsstärke ist allerdings aufgrund der noch herabgesetzten Erregbarkeit der Herzmuskelzelle und der damit einhergehenden verminderten Anstiegssteilheit und Dauer des Aktionspotentials deutlich abgeschwächt. Die folgende, im normalen Rhythmus entstehende Erregungswelle bedingt jedoch wegen der noch zu besprechenden verbesserten elektromechanischen Koppelung meist eine verstärkte Kontraktion (**postextrasystolische Potenzierung**).

### 3.1.4  Erregungsausbreitung

Die relativ exzentrische Lage des primären Erregungsbildungszentrums erfordert eine gerichtete Erregungsausbreitung, um einen zeitlichen koordinierten Ablauf der Herzaktion zu gewährleisten. Dem ELS kommt dabei die Rolle eines **Verteilersystems** zu. Bei einer durchschnittlichen Leitungsgeschwindigkeit von ca. 2 m/sec. erfaßt die Erregung innerhalb von etwa 30 ms das gesamte Herz; die Erregungsausbreitung auf rein myokardialem Weg würde ein Zehnfaches an Zeit beanspruchen.

Dadurch werden die Innenschichten der Kammern wie auch die äußeren Abschnitte der Ventrikelwände nahezu gleichzeitig erfaßt.

Morphologische Substrat des ELS sind, wie schon erwähnt, der Sinusknoten, der AV-Knoten, das His-Bündel mit den Kammerschenkeln und die Purkinje-Fasern, die letztlich kontinuierlich in das Myokard übergehen. Die Ausbreitung der Erregung erfolgt nach denselben Prinzipien wie auch in Nervenfasern (s. Kap. 12). Es soll an dieser Stelle genügen, sich anhand der folgenden Tabelle über die unterschiedlichen Leitungsgeschwindigkeiten der einzelnen Strukturen des ELS zu informieren.

| Leitungsgeschwindigkeiten im ELS des menschlichen Herzens | |
|---|---|
| **Verlauf der Erregung** | **Leitungs-geschwindigkeit** |
| Sinusknoten | – |
| Vorhofmyokard | 0,8-1 m/sec |
| AV-Knoten | 0,05 m/sec |
| Kammerschenkel | 2,5 m/sec |
| Kammermyokard (von innen nach außen) | 0,5-2 m/sec |

Die deutlich verlangsamte Erregungsüberleitung in den Fasern des AV-Knotens ist auf den relativ geringen Querschnitt derselben zurückzuführen. Daraus resultiert eine erhöhte Anfälligkeit gegenüber pathologischen Einflüssen. Der Effekt einer in diesem Abschnitt verzögerten Erregungsleitung besteht letztlich jedoch darin, daß sich die Kammern immer erst nach erfolgter Vorhofsystole kontrahieren können. Eine wichtige Voraussetzung für die wirkungsvolle Pumpleistung des Herzens ist dadurch garantiert.

## 3.1.5  Kardioplege Lösungen

Bringt man ein isoliertes Herz in eine Lösung, die reich an $K^+$-Ionen, dagegen arm an $Na^+$-Ionen ist, kommt es zu einem Abbau der natürlicherweise bestehenden Ionenkonzentrationsgradienten. Durch Erhöhung der extrazellulären $K^+$-Konzentration wird die Ausbildung des für die Entstehung einer Erregung notwendigen Ruhemembranpotentials verhindert. Dadurch kommt es im Zuge der damit verbundenen Dauerdepolarisation der Herzmuskelfasern zu einer fast vollständigen Inaktivierung des schnellen $Na^+$-Systems. Andererseits wird durch den Entzug extrazellulärer $Na^+$-Ionen der für die Membrandepolarisation obligate $Na^+$-Ionenstrom verhindert. Die Folge ist eine reversible Stillegung des Herzens.

## 3.1.6  Herzflimmern

Auf die relative Refraktärphase als vulnerable Periode bei der Herzerregung wurde schon in Abschnitt 3.1.3 hingewiesen. Von einem Flimmern spricht man bei Frequenzen über 350/min. Liegt die Frequenz zwischen 250 und 350/min, so handelt es sich um **Herzflattern**. Zum Unterschied zwischen Vorhof- und Kammerflimmern sei zunächst angemerkt, daß ein Flimmern der Vorhöfe durchaus als pathologische Störung der Erregungsabläufe betrachtet werden kann, es kommt bei irregulärer atrioventrikulärer Überleitung zu einer absoluten Arrhythmie, ohne jedoch dabei ernstere Konsequenzen für die Hämodynamik des Gesamtkreislaufs zu besitzen. Kammerflimmern dagegen ist tödlich, da die Pumpleistung in diesem Fall vollständig zum Erliegen kommt. Die lebensbedrohliche Situation des Kammerflimmerns kann mitunter durch Applikation starker Wechselströme während einer geeigneten Phase des Erregungszyklus beseitigt werden. Bei einer derartigen **Defibrillation** erreicht man durch künstliche Erregung des gesamten Herzens eine Synchronisation der vielfältig entstandenen Erregungsherde, so daß nach regelhafter Repolarisation ein geordneter Erregungsablauf wieder möglich ist.

# 3.2   Erregungsbildung

## 3.2.1   Zentren der Erregungsbildung

Schon in Abschnitt 3.1.1 wurde beschrieben, daß bestimmte Strukturen des Reizleitungsgewebes, die sogenannten Automatiezentren, zu spontan-rhythmischer Erregungsbildung befähigt sind. Bei Jugendlichen und Vagotonikern kann es bei Inspiration zu einer Herzfrequenzzunahme, bei Exspiration zu einer Frequenzabnahme kommen, dieses Phänomen wird als **respiratorische Sinusarrythmie** bezeichnet. Normalerweise wird die Schlagfrequenz des Herzens durch den Sinusknoten, dem führenden Zentrum des ELS, bestimmt. Neben diesem primären gibt es aber auch sekundäre Automatiezentren, was sich experimentell mittels der Stannius-Ligaturen nachweisen läßt.

**Erste Stannius-Ligatur**
Bindet man durch eine feine Schlinge den an der Einmündung der oberen Hohlvene in den rechten Vorhof lokalisierten Sinusknoten vom übrigen Herzen ab, so schlägt dieser mit dem ihn umgebenden Gewebe weiter, während die Vorhöfe und Kammern nach einiger Zeit des Stillstandes unabhängig vom Sinusknoten im AV-Rhythmus (45-60 Schläge/min) weiterschlagen. Der AV-Knoten hat also die Schrittmacherfunktion des Sinusknotens übernommen.

**Zweite Stannius-Ligatur**
Legt man gleichzeitig auch eine Ligatur in Höhe der Vorhof-Kammer-Grenze an, so wirkt diese infolge mechanischer Reizung direkt auf den AV-Knoten. Vorhöfe und Kammern beginnen diesmal sofort nach Ausschalten des Sinusknotens durch die erste Ligatur im AV-Rhythmus zu schlagen.

Auf diese Weise kann nach Ausfall des primären Automatiezentrums ein sekundäres – bei diesen Versuchen der AV-Knoten – die Schrittmacherfunktion für das ganze Herz übernehmen. Auch ein tertiäres Zentrum, etwa nach Ausfall des AV-Knotens, mit noch langsamerer Frequenz (Kammerrhythmus 25-45 Schläge/min) kann ersatzweise in Aktion treten.

## 3.2.2   Automatie

Die natürliche Erregungsbildung wird durch eine **spontane diastolische Depolarisation** bewirkt. Sie beginnt im Anschluß an die Repolarisationsphase eines vorangegangenen Aktionspotentials und nimmt im weiteren Verlauf so lange zu, bis bei einem Potential von ca. -60 mV die **Schwelle** zur Auslösung eines fortgeleiteten Aktionspotentials erreicht wird. Unter den zur spontanen Erregungsbildung fähigen Strukturen des ELS erreicht der Sinusknoten am schnellsten diese Schwelle, so daß er normalerweise zum Schrittmacher für das ganze Herz wird. Die von diesem primären Automatiezentrum ausgehende fortgeleitete Erregung erfaßt die sekundären und tertiären Automatiezentren, bevor diese selbst eine Erregung auslösen können. Bei der gegebenen Darstellung zur Erklärung der Schrittmacherfunktion des Sinusknotens wurde vorausgesetzt – wie es unter physiologischen Bedingungen auch zutrifft –, daß die Schwelle für ein fortgeleitetes Aktionspotential im gesamten ELS gleich hoch ist.

Mit Hilfe der Ionentheorie läßt sich das **Schrittmacherpotential** folgendermaßen erklären:

Die hohe $K^+$-Leitfähigkeit und der damit korrelierende hohe $K^+$-Ionenauswärtsstrom fallen nach der Repolarisationsphase am Ende eines Aktionspotentials im weiteren Verlauf kontinuierlich auf einen Ruhewert ab. Im Zuge dieser langsamen Abnahme der $K^+$-Leitfähigkeit entfernt sich das Membranpotential allmählich vom $K^+$-Gleichgewichtspotential in Richtung Schwellenpotential, da der gleichzeitige Einstrom positiver Ladungsträger in Form von $Na^+$-Ionen überwiegt und durch den abnehmenden $K^+$-Ionenausstrom nicht mehr kompensiert werden kann.

## 3.2.3   Ektopische Erregungsbildung

Erregungsbildungszentren in myokardialen Strukturen außerhalb des eigentlich spezifischen Reizleitungsgewebes werden **ektopisch** genannt.

Ektopische Erregungen sind häufig die Ursache für die Ausbildung von Extrasystolen, die zeitlich versetzt im Grundrhythmus auftreten oder ihn auch für einige Schläge ganz ersetzen können. Extrasystolen brauchen nicht immer pathologischen Wert zu haben. Kommt es unter Belastung zu einem Verschwinden der Extrasystolen, z.B. bei Jugendlichen bzw. Vagotonikern, haben die Extrasystolen keinen Krankheitswert.

Es existieren ferner Theorien, wonach ektopische Erregungsherde die Ursache des Kammerflimmerns sein können.

Extrasystolen können grundsätzlich überall im Herzen – am häufigsten jedoch in den ventrikulären Teilen des ELS – entstehen, so vor allem unter dem Einfluß schädigender Noxen, wie z.B. Sauerstoffmangel. Extrasystolen haben ihre Ursache meist in einem gestörten Repolarisationsvorgang, der bereits bei -50 bis -60 mV sistiert und in eine erneute, wenn auch abgeschwächte Erregung übergehen kann. Da letztere aus der jeweiligen vorangegangenen Repolarisationsphase hervorgeht, wird die relativ fixe Koppelung der Extrasystole an die vorausgegangene reguläre Systole verständlich, ande-

rerseits, da es sich immer um ein verkürztes Aktionspotential handelt, die erhöhte Gefahr einer **kreisenden Erregung** im Sinne des Kammerflimmerns (siehe auch 3.1.3).

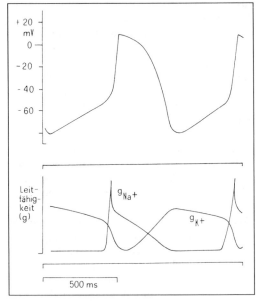

Abb. 3.3: Membran-Potentialverlauf einer Faser des Sinusknotens sowie der zugrunde liegende Verlauf der Membranleitfähigkeit für $Na^+$- und $K^+$-Ionen

# 3.3 Innervation des Herzens

## 3.3.1 Parasympathikus

Die nervöse Versorgung des Herzens erfolgt durch vegetative efferente Nervenfasern des **N. vagus** und des **Sympathikus**, über die eine regulierende Anpassung der Herztätigkeit an die wechselnden Stoffwechselbedürfnisse der peripheren Organsysteme erreicht wird.

Die präganglionären parasympathischen Fasern spalten sich als **Rami cardiaci** vom rechten und linken N. vagus ab, wobei die Fasern der rechten Seite vorwiegend zum Sinusknoten und

rechten Vorhof ziehen, während die Anteile des linken N. vagus vornehmlich den AV-Knoten innervieren. Eine parasympathische Innervation der Kammern scheint erwiesen; ihre funktionelle Bedeutung hingegen ist noch weitgehend unbekannt. Entsprechend beeinflußt der **rechte Vagus** in erster Linie die Impulsfrequenz des Sinusknotens (**chronotrope Wirkung**), während der linke Vagus Einfluß auf die Überleitung der Erregung im AV-Knoten nimmt (**dromotrope Wirkung**).

Im allgemeinen hat der Parasympathikus auf die von ihm innervierten Strukturen eine depressorische Wirkung. Hieraus erklärt sich, daß nach Durchschneidung des N. vagus eine Erhöhung der Förderleistung und der Schlagfrequenz des Herzens resultiert. Das Herz steht also normalerweise unter einem ständigen "Vagotonus", dem durch die antagonistische Wirkung des "Sympathikotonus" die Waage gehalten wird.

Die Vermittlung der Vaguswirkung geschieht durch den Überträgerstoff **Acetylcholin**, der an den präsynaptischen Endigungen der parasympathischen postganglionären Fasern bei Eintreffen eines Aktionspotentials freigesetzt wird. Daher läßt sich außer durch elektrische oder mechanische Reizung der Nerven auch durch direkte Applikation von Acetylcholin die Vaguswirkung auf das Herz untersuchen.

Acetylcholin wirkt, wie auch andere Überträgersubstanzen, auf spezifische Rezeptormoleküle in der Effektorzellmembran. Aus dieser "Transmitter-Rezeptor-Interaktion" resultiert eine Permeabilitätszunahme vorwiegend für $K^+$-Ionen; das Membranpotential nähert sich stark dem $K^+$-Gleichgewichtspotential. Die Folge ist zum einen die Abnahme der Anstiegssteilheit der diastolischen Depolarisation im Sinusknoten (Senkung der Herzfrequenz), zum anderen die Verminderung der Aufstrichgeschwindigkeit des Aktionspotentials im AV-Knoten (Zunahme der Überleitungszeit).

- **Negativ chronotrope Wirkung:** Ein mäßiger Vagusreiz äußert sich am Sinusknoten in Form einer Herzfrequenzerniedrigung (durch Abnahme der Steilheit der diastolischen Depolarisation) sowie einer Verkürzung des Aktionspotentials und der Refraktärzeit. Starke Reizung kann durch Hyperpolarisation einen Herzstillstand bewirken
- **Negativ dromotrope Wirkung:** Verlängerung der Überleitungszeit der Erregung zwischen Vorhof- und Kammermyokard (Wirkung wahrscheinlich auf AV-Knoten beschränkt)
- **Negativ inotrope Wirkung:** Da im wesentlichen nur die Vorhofmuskulatur innerviert wird, läßt sich eine Verringerung der Kontraktionskraft bei Vagusreizung nur an den

Vorhöfen nachweisen. Die Wirkung des Parasympathikus am Ventrikelmyokard ist physiologisch bedeutungslos
- **Negativ bathmotrope Wirkung:** Hohe Acetylcholindosen vermögen die Erregbarkeit des Herzens zu vermindern oder gar aufzuheben. (Der Begriff der Bathmotropie ist nicht mehr gebräuchlich.)

### 3.3.2 Sympathikus

Die postganglionären Fasern des Sympathikus versorgen als **Nn. cardiaci** (Nn. accelerantes) das gesamte Herz gleichmäßig. Sie haben, wie schon aus der Bezeichnung hervorgeht, eine erregende Wirkung.

Auch die Sympathikuswirkung wird, wie die des Parasympathikus, durch spezifische Überträgersubstanzen vermittelt, und zwar durch die Katecholamine **Noradrenalin** (alleiniger Transmitter der postganglionären sympathischen Fasern) und **Adrenalin** (zusammen mit Noradrenalin als Inkret des Nebennierenmarks).

Die Substanzen wirken dabei auf unterschiedliche Rezeptoren, die als $\alpha$- und ß-Rezeptoren bezeichnet werden und deren Aktivierung zu unterschiedlichen Reaktionen führen kann. Deshalb kann ein und dieselbe Überträgersubstanz in verschiedenen Erfolgsorganen – je nach Art der vorhandenen Rezeptortypen – unterschiedliche Wirkungen erzielen. Diese lassen sich am besten durch selektive pharmakologische Blockierung der einen oder anderen Rezeptorart untersuchen.

Adrenalin wirkt auf $\alpha$- und $\beta$-Rezeptoren. Speziell am Herzen hat auch Noradrenalin starke $\beta$-Rezeptorenwirkung; in der Regel besitzt Noradrenalin jedoch ausschließlich Affinität zu $\alpha$-Rezeptoren.

Die adrenergen Überträgerstoffe vermitteln ihre kardialen Effekte über **spezifische ß₁-Rezeptoren**. Eine ß₁-Rezeptoraktivierung am Herzen äußert sich in einer Steigerung der Kontraktilität und der Schlagfrequenz des Herzens; ß₁-Rezeptorblockade bewirkt **Bradykardie** (Verlangsamung der Schlagfrequenz) und negative Inotropie (Verminderung der Kontraktilität).

Die physiologisch wichtigsten Wirkungen des Sympathikus bzw. der Katecholamine Noradrenalin und Adrenalin sind:

- **Positiv chronotrope Wirkung:** Sympathikusreizung bewirkt eine Erhöhung der Schlagfrequenz über eine Versteilerung der diastolischen Depolarisation, so daß die Schwelle schneller erreicht wird. Diese Wirkung erstreckt sich auch auf den AV-Knoten und die ventrikulären Teile des ELS
- **Positiv dromotrope Wirkung:** Die Erregungsüberleitung im AV-Knoten wird beschleunigt, die Zeit zwischen Vorhof- und Kammersystole wird verkürzt
- **Positiv inotrope Wirkung:** Die Kontraktionskraft wird durch Sympathikusreize ohne Verlängerung des Aktionspotentials erhöht. Die schnellere und stärkere Druckentwicklung führt zu einem erhöhten systolischen Druckgipfel, der entsprechend früher erreicht wird
- **Positiv bathmotrope Wirkung:** Die Erregbarkeit des Herzens, sowohl des Arbeitsmyokards als auch des ELS, wird lediglich im geschädigten Herzen meßbar verbessert.

Die unter Sympathikuswirkung nachweisbar erhöhte Automatiefrequenz auch der Zellen des AV-Knotens und der ventrikulären Teile des ELS birgt die Gefahr in sich - besonders am vorgeschädigten Herzen -, ektopische Reizbildungszentren entstehen zu lassen, die ihrerseits die Entstehung des Herzflimmerns begünstigen.

### 3.3.3 Inotroper Sympathikuseffekt

Während beim Skelettmuskel die Abstufung der Kontraktionskraft über eine Summation von Einzelzuckungen zu einem unvollständigen bzw. vollständigen Tetanus sowie über die Rekrutierung einer variablen Zahl motorischer Einheiten erfolgt, muß dies beim Herzmuskel, der als nicht tetanisierbare geschlossene motorische Einheit funktioniert, über andere Mechanismen bewerkstelligt werden.

Die Grundlage dieser Mechanismen sind:
- Die positive Korrelation zwischen Sarkomerenlänge und Kontraktionskraft bei unveränderter Kontraktilität (**Frank-Starling-Mechanismus**)
- Die **Inotropie**, d.h. die Änderung der Kontraktilität.

Dieser letztgenannte Mechanismus unterliegt der steuernden Wirkung des Sympathikus bzw. der Wirkstoffe Noradrenalin und Adrenalin. Wenn es unter der positiv inotropen Sympathikuswirkung zu einer Zunahme der Kontraktilität, d.h. zu einer Steigerung der Kontraktionsgeschwindigkeit und -größe kommt, ohne daß sich dabei die Zahl der Aktin-Myosin-Interaktionsorte, sprich die Sarkomerenlänge, ändert, so muß die Ursache dafür in einer Verbesserung der elektromechanischen Koppelung gesehen werden (siehe Kapitel 13).

Wird durch eine vom Sinusknoten ausgehende Erregungswelle die einzelne Herzmuskelzelle depolarisiert, so pflanzt sich die Erregung entlang dem extrazellulären T-System bis tief in das Zellinnere fort. Dieses elektrische Signal kann als der Auslöser für eine Freisetzung von $Ca^{2+}$-Ionen aus den intrazellulären Speichern des L-Systems betrachtet werden.

Daneben trägt auch der während der Plateauphase des Aktionspotentials erfolgende Einstrom extrazellulärer $Ca^{2+}$-Ionen wesentlich zu einer Erhöhung der intrazellulären $Ca^{2+}$-Konzentration bei. Letztere steigt dadurch von $5 \times 10^{-8}$ mol/l auf $5 \times 10^{-5}$ mol/l und erlaubt damit die Aktin-Myosin-Interaktion; die Filamente können gegeneinander gleiten (**Sliding-filament-Theorie**). Über den erwähnten $Ca^{2+}$-Einstrom, der seinerseits wiederum von der Verfügbarkeit extrazellulärer $Ca^{2+}$-Ionen abhängig ist, kann die Kontraktionskraft in gewissen Grenzen variiert werden. Außerdem wird ein Teil dieses $Ca^{2+}$-Ionenstroms zum Nachfüllen der sarkoplasmatischen $Ca^{2+}$-Speicher verwandt.

Die positiv inotrope Sympathikuswirkung beruht wahrscheinlich auf einem vergrößerten $Ca^{2+}$-Einstrom während eines Aktionspotentials; so läßt sich zwischen der extrazellulären $Ca^{2+}$-Konzentration und der Änderung der Kontraktionskraft eindeutig eine positive Korrelation nachweisen. Die Form des Aktionspotentials wird durch die Sympathikuswirkung dagegen nicht verändert.

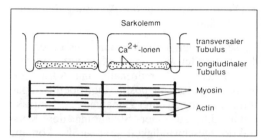

Abb. 3.4:   Schematische Darstellung der Anordnung des T- bzw. L-Systems in einer Myokardfaser

Auch die sogenannten **Digitalis-Glykoside**, die bei Herzinsuffizienz zur Verbesserung der Kontraktilität verabreicht werden, wirken wahrscheinlich über eine erhöhte intrazelluläre Bereitstellung von $Ca^{2+}$-Ionen, d.h. über eine Verbesserung der elektromechanischen Koppelung. Das Aktionspotential wird jedenfalls kaum verändert.

### 3.3.4 Afferente Herznerven

Die vegetativen Afferenzen vom Herzen verlaufen zum einen über den Sympathikus, zum anderen über den N. vagus.

Die parasympathischen afferenten Fasern nehmen ihren Ursprung von **Barorezeptoren** des Herzens und bilden, zum dorsalen Vaguskern ziehend, den afferenten Bogen der Herzreflexe. Innerhalb der Barorezeptoren, die hauptsächlich in den Vorhöfen und im linken Ventrikel lokalisiert sind, unterscheidet man zwei verschiedene Typen voneinander. Die eine Population reagiert vorwiegend auf passive Dehnung **(B-Rezeptoren)**, während für die zweite Gruppe eine aktive Spannungszunahme den adäquaten Reiz darstellt **(A-Rezeptoren)**.

Entsprechend den Effekten efferenter vagaler Herznerven besitzen die über den N.vagus

vermittelten Herzreflexe in erster Linie depressorische Wirkung. Die wichtigsten Reflexe dieser Art sind:

- **Bezold-Jarisch-Reflex:** Reizung der Barorezeptoren (B-Typ) des linken Ventrikels durch Injektion von Veratridin (in Mistelextrakt enthalten) oder physiologischerweise durch füllungsbedingte Dehnung verursacht Bradykardie sowie eine periphere Vasodilatation zur Entlastung des Herzens
- **Vorhofdehnungsreflex:** Reizung der Dehnungsrezeptoren der Vorhofwand bewirkt eine periphere Vasodilatation und in geringem Ausmaß eine Verringerung der Herzfrequenz.

Der Vorhofdehnungsreflex leistet einen wesentlichen Beitrag zur Regulation des Wasserhaushalts.

Bei einer vermehrten Dehnung des linken Vorhofs kommt es zu einer vermehrten Erregung der Vorhofrezeptoren. Hierdurch werden osmoregulatorische Strukturen im Hypothalamus beeinflußt, und es kommt über eine Verminderung der Freisetzung hormonaler Effektoren (ADH sowie Aldosteron) zu einer Steigerung der Diurese

- **Gauer-Henry-Reflex:** Bei verminderter Erregung der Vorhofrezeptoren nimmt aufgrund einer vermehrten ADH-Sekretion die renale Flüssigkeitsausscheidung ab
- **Bainbridge-Reflex:** Er verursacht über noch nicht endgültig geklärte Mechanismen – entweder über Dehnung des rechten Vorhofs oder auch direkte Dehnung des Schrittmachergewebes , besonders nach schneller intravenöser Infusion, eine Tachykardie.

Die orthosympathischen Afferenzen des Herzens bewirken eine allgemeine Aktivierung des zentralen Sympathikus und haben damit entsprechend der efferenten Sympathikuswirkung einen reflektorischen pressorischen Effekt (Steigerung des HMV, periphere Vasokonstriktion). Außerdem leiten sie Schmerzempfindungen, deren Ursache in einer mangelhaften Koronardurchblutung zu sehen sind. Insgesamt werden die orthosympathisch ausgelösten Reflexe als unspezifische Kreislaufreflexe bezeichnet.

# 3.4  Elektrokardiogramm (EKG)

## 3.4.1  Extremitätenableitungen nach Einthoven

Während der Vorgänge der Erregungsausbreitung und Erregungsrückbildung kommt es im Herzen zur Ausbildung eines in Größe und Richtung ständig wechselnden elektrischen Feldes. Dieses breitet sich über die elektrisch leitenden Körperflüssigkeiten bis zur Körperoberfläche aus. Mittels zweier auf der Haut angebrachter Elektroden lassen sich daher zwischen verschiedenen Punkten der Körperoberfläche Potentialdifferenzen ableiten und in ihrem zeitlichen Verlauf als **Elektrokardiogramm** aufzeichnen.

Die Ableitung dieser Potentialdifferenzen geschieht entweder von einem definierten Ort der Körperoberfläche bezogen auf einen Nullpunkt (**unipolare Ableitung**) oder zwischen zwei Punkten der Hautoberfläche, z.B. zwischen dem rechten und linken Arm (**bipolare Ableitung**). Letzteres Ableitprinzip wird bei der **Extremitätenableitung nach Einthoven** angewandt. Die Elektroden liegen dabei am rechten Arm (RA), am linken Arm (LA) und am linken Fuß (LF). Verbindet man die drei näherungsweise gleichweit vom Herzen, der eigentlichen Spannungsquelle, entfernten Ableitpunkte, so erhält man ein gleichseitiges Dreieck. Die durch jeweils zwei Elektroden begrenzten Seiten dieses gedachten Dreiecks stellen insgesamt die drei möglichen Ableitkombinationen I (RA-LA), II (RA-LF) und III (LA-LF) dar.

Größe und Richtung eines elektrischen Feldes lassen sich durch Angabe eines sogenannten **Potentialvektors** präzise charakterisieren. Auch das während der Erregungsausbreitung und -rückbildung am Herzen entstehende elektrische Feld und seine zeitlichen Veränderungen können durch einen in jedem Augenblick in Größe und Richtung wechselnden **Momentanvektor** beschrieben werden. Dieser Momentanvektor entsteht durch Summation der elementaren Erregungsdipole der einzelnen Herzmuskelfasern während der verschiedenen Sta-

dien der Erregungsvorgänge. Die Bezeichnung des Potentialvektors als Integralvektor wird deshalb diesem Sachverhalt gerecht.

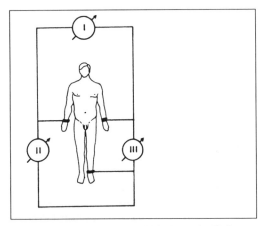

Abb. 3.5:  Die Extremitätenableitung nach Einthoven

Die in Abb. 3.6 dargestellte Vektorschleife erhält man durch Aufzeichnung des zeitlichen Verlaufs des Integralvektors während der Ausbreitung und Rückbildung der Erregung mittels zweier Elektrodenpaare, die jeweils mit den horizontalen bzw. vertikalen Ablenkplatten eines Oszillographen (**X, Y-Schreiber**) verbunden sind. Die Ableitlinien sind demnach RA-LA und Kopf-Symphyse. Die P-Schleife entsteht dabei während der Vorhoferregung, die QRS-Schleife während der Kammererregung, die T-Schleife während der Rückbildung der Kammererregung.

Abb. 3.7 zeigt die Projektion einiger wichtiger Momentanvektoren auf die Ableitlinien des Einthovenschen Dreiecks. Der Integralvektor mit der größten Amplitude, entsprechend der R-Zacke im EKG, entsteht, wenn sich die Erregungswelle (wie auch aus der Schleife ersichtlich) von rechts nach links zur Herzspitze hin ausbreitet.

Wie das Beispiel zeigt, wird aber die zwischen den Elektroden abgreifbare Spannung nicht allein durch den momentanen Spannungsvektor, sondern auch durch die Richtung der Ableitlinien bestimmt.

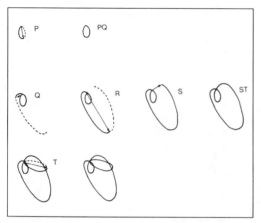

Abb. 3.6:   Das Vektordiagramm in schematischer Darstellung

Längsachse des Herzens entspricht. Aufgrund dieser Tatsache wird verständlich, daß anhand der Extremitätenableitungen auf die jeweilige Lage des Herzens geschlossen werden kann. Schließlich entspricht ja die Größe der abgegriffenen Spannung der auf die Ableitlinien I, II oder III projizierten Amplitude des Integralvektors.

**Nomenklatur des EKG:**
Die Niederschrift des EKG weist periodisch wiederkehrende verschiedene Ausschläge in positiver und negativer Richtung auf. Konventionsgemäß bedeutet ein positiver Ausschlag eine Negativierung der rechten Schulter. Solche positiven Ausschläge sind, wie aus der nachstehenden Abbildung zu ersehen, die **Zacken** P, R und T, denen die Zacken Q und S als negative Ausschläge gegenübergestellt werden können. Den Abstand zwischen zwei Zacken bezeichnet man als **Strecke** oder **Segment**. Ein **Intervall** ist der zusammenfassende Abschnitt einer oder mehrerer Zacken und Strecken, z.B. PQ- oder RR-Intervall.

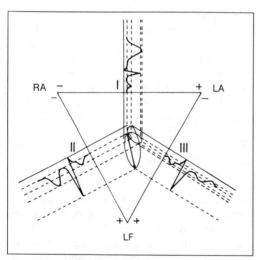

Abb. 3.7:   Projektion der frontalen Vektorschleife auf die drei Ableitrichtungen

Die Richtung des größten Momentanvektors der Vektorschleife wird auch als **elektrische Herzachse** bezeichnet, die normalerweise – eine regelhafte Erregungsausbreitung vorausgesetzt – der Richtung der anatomischen

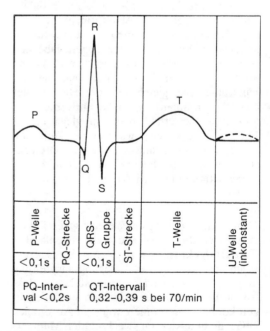

Abb. 3.8:   Normalform eines Extremitäten-EKGs (Ableitrichtung III nach Einthoven)

| P-Welle | PQ-Strecke | QRS-Gruppe | ST-Strecke | T-Welle | U-Welle (inkonstant) |
|---|---|---|---|---|---|
| <0,1s | | <0,1s | | | |
| PQ-Intervall <0,2s | | QT-Intervall 0,32–0,39 s bei 70/min | | | |

## 3.4.2  Brustwandableitungen

Unipolare Ableitungen erhält man dadurch, daß man mit einer **differenten Elektrode** von definierten Punkten der Körperoberfläche die Potentialdifferenz gegenüber einer **indifferenten Bezugselektrode**, z.B. einer **Null-Elektrode**, mißt. Eine Null-Elektrode im eigentlichen Sinne läge vor, wenn man die Herzpotentiale auf einen unendlich fernen Körperpunkt bezogen bestimmte. Bei den recht beschränkten Körpermaßen behilft man sich dadurch, daß man die drei Einthovenschen Extremitätenelektroden über Widerstände zusammenschaltet und somit nach dem Kirchhoff-Satz, nach dem die Summe der Ableitungen im geschlossenen Kreis null sein muß, eine solche Null-Elektrode erhält.

Zu beachten ist jedoch, daß die Ableitung II des Einthovenschen Dreiecks beim Zusammenschalten zu einer Null-Elektrode ein negatives Vorzeichen erhält, denn um den Bedingungen der Kreisableitung zu entsprechen, müßte ihre Stromrichtung vom linken Fuß zum rechten Arm verlaufen und nicht umgekehrt.

Es gilt daher: I - II + III = 0.

Üblicherweise finden in der Praxis die sechs **Brustwandableitungen nach Wilson** Verwendung. Bei jeder dieser Ableitungen ($V_1$ - $V_6$) wird mit der differenten Elektrode von einem bestimmten Punkt auf der Brustwand gegen die Null-Elektrode abgeleitet.

Es ist klar, daß die auf diese Weise abgegriffenen Spannungen in ihrer Niederschrift einen anderen Verlauf haben müssen als die der Einthovenschen Extremitätenableitungen. Durch die geänderte Verschaltung der Elektroden haben sich schließlich andere Projektionsebenen für den Integralvektor ergeben. Sie verlaufen hierbei in einer horizontalen Ebene durch den Thorax.

In der EKG-Aufschrift ist jedesmal dann ein positiver Ausschlag zu registrieren, wenn der Momentanvektor der Erregung in dieselbe Richtung zeigt, wie sie durch die Verbindung von der Thoraxmitte (imaginärer Erregungsnullpunkt) zur jeweiligen Position der differenten Ableitelektrode vorgegeben ist. Entsprechend entsteht ein negativer Ausschlag, wenn der Momentanvektor der Vektorschleife sich vom Ableitpunkt wegbewegt.

## 3.4.3  Interpretation des EKG

Das Wissen um die Entstehung und Ausbreitung der Erregung im Herzen sowie der physikalischen Gesetzmäßigkeiten, nach denen sich ein elektrisches Feld in einem Volumenleiter ausbreitet, erlaubt unter Berücksichtigung der Ableitbedingungen eine Beurteilung der Strecken, Zacken und Intervalle des EKG (Beispiel: Ableitung I nach Einthoven).

**P-Zacke**
Der im Verlauf der Vorhoferregung (der linke Vorhof wird dabei gegenüber dem rechten nur geringfügig später erregt) entstehende Potentialvektor zeigt, wie in der Vektorschleife (s. Abb. 3.6) dargestellt, im Augenblick seiner größten Ausdehnung von rechts oben nach links unten. Er verursacht eine Negativierung der rechten Schulter, wie sie durch den positven Ausschlag im EKG zum Ausdruck gebracht wird.

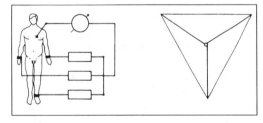

Abb. 3.9:  Schematische Darstellung der Elektrodenschaltung bei der Wilsonschen Brustwandableitung

**PQ-Intervall**
Mit der vollständigen Erregung der Vorhöfe bestehen keine Potentialdifferenzen mehr; die P-Zacke kehrt daher wieder zum Nullpotential zurück.

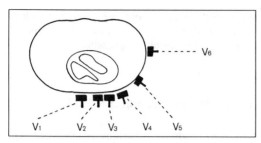

Abb. 3.10: Die für die Brustwandableitung nach Wilson geltenden Ableitungen, auf die sich die horizontale Vektorschleife projiziert.

Die Erregung hat inzwischen schon den AV-Knoten erfaßt. Wegen der vergleichsweise sehr geringen Zellmasse sind die bei seiner Erregung auftretenden Potentialdifferenzen zu schwach, um durch die Meßelektroden erfaßt werden zu können; im EKG ist bis zum Beginn der Q-Zacke keine Auslenkung registrierbar. Das Intervall vom Anfang der P-Zacke bis zum Beginn der Q-Zacke wird auch **Überleitungszeit** (0,1-0,2 sec) genannt. Die Repolarisation der Vorhöfe kann im EKG nicht als gesonderte Potentialschwankung registriert werden, da die Repolarisation der Vorhöfe zeitlich mit der Depolarisation der Ventrikel – wie sie im QRS-Komplex zum Ausdruck kommt – zusammenfällt und von dieser Potentialschwankung überdeckt wird.

**QRS-Komplex:**
Er entspricht der Kammererregung. Die schnellere Depolarisation des linken Anfangsteils des Kammerseptums bei der Erregungsausbreitung verursacht kurzzeitig einen von links nach rechts basiswärts gerichteten Momentanvektor, der für die kleine negative Q-Zacke verantwortlich ist. Die weitere Erregungsausbreitung findet, vereinfacht ausgedrückt, von rechts basal nach links zur Herzspitze hin statt, wobei die inneren Abschnitte der Ventrikelwände von der Erregung zuerst erfaßt werden. Wenn die Erregungsfront durch die Wand des linken Ventrikels herzspitzenwärts verläuft, kommt es zur Ausbildung der R-Zacke. Die fortschreitende Kammererregung läßt den Momentanvektor der Vektorschleife weiter nach links schwenken, die R-Zacke fällt wieder ab, bis nur noch eine kleine Region an der Basis des linken Herzen unerregt ist. Wird auch dieser Abschnitt von der Erre-

gung erfaßt, so zeigt der resultierende Herzvektor von rechts nach links oben, was sich im EKG in Form der S-Zacke als kleiner negativer Ausschlag manifestiert. Der QRS-Komplex dauert etwa 80 ms.

**ST-Strecke**
Mit der vollständigen Erregung der Herzkammern lassen sich keine Potentialdifferenzen mehr ableiten; in der EKG-Aufschrift manifestiert sich dies in der Rückkehr der S-Zacke zum Nullpotential.

**T-Welle**
Sie zeigt an, daß im Herzen wieder Potentialdifferenzen entstanden sind, die Ausdruck der im Ventrikelmyokard einsetzenden Repolarisation sind. Erstaunlich ist jedoch, daß der Ausschlag in positiver Richtung erfolgt, handelt es sich doch um den der Erregungsausbreitung entgegengesetzten Vorgang. Die Ursache dieses Phänomens besteht darin, daß die Regionen des Kammermyokards, die zuerst erregt wurden, den Repolarisationsvorgang zuletzt einleiten. Das Aktionspotential der Fasern dieser vorwiegend inneren Myokardschichten dauert also vergleichsweise länger. So entsteht ein von rechts nach links gerichteter Momentanvektor.

**RR-Intervall**
Es entspricht dem Abstand zwischen zwei R-Zacken und repräsentiert die Dauer eines Herzzyklus. Dividiert man die 60 Sekunden einer Minute durch die Dauer eines RR-Intervalls (in sec), so erhält man die Anzahl der Herzschläge pro Minute.

### 3.4.4 Pathologische EKG-Formen

Störungen in der Erregungsleitung kommen als unvollständiger (**partieller** oder **inkompletter**), als vollständiger (**totaler**) oder als **periodischer Herzblock** vor. Man unterscheidet folgende Formen:
- **Herzblock I. Grades**
  Die Erregungen werden verlangsamt, aber noch vollständig auf die Ventrikel übertragen; das PQ-Intervall ist dabei deutlich verlängert
- **Partieller oder Herzblock II. Grades**
  Einzelne Erregungen werden blockiert, so

- **Partieller oder Herzblock II. Grades**
  Einzelne Erregungen werden blockiert, so daß nur jede zweite oder dritte Erregung auf die Kammern übergeleitet wird (2:1- oder 3:1-Block)
- **Kompletter oder Herzblock III. Grades**
  Die Überleitung ist vollständig unterbrochen und führt zu einer Dissoziation von Vorhöfen und Kammern. Die zeitliche Koordination zwischen P-Zacke und QRS-Komplex ist aufgehoben
- **Periodischer Herzblock**
  Bei dieser Fom der Störung verlangsamt sich mit jedem Herzschlag die Erregungsleitung, bis schließlich die Kammersystole ganz ausfällt. Dieser Ablauf wiederholt sich periodisch und ist im EKG an der von Schlag zu Schlag zunehmenden PQ-Dauer und den periodischen Ausfällen der Kammer-Komplexe zu erkennen.

### Ventrikuläre Extrasystole

Zu deren Entstehung siehe Abschnitt 3.2.3. Elektrokardiographisch tritt sie je nach Ort und Zeit ihrer Entstehung verschiedenartig in Erscheinung. Je weiter distal eine ventrikuläre Extrasystole im ELS entsteht, um so breiter und deformierter erscheint der QRS-Komplex, da sich die Erregung unter diesen Bedingungen vorwiegend über myokardiale Wege auf die Kammern ausbreitet. Dabei kann die Extrasystole, je nachdem, wann sie in den Grundrhythmus einfällt, eine zusätzliche Kammerkontraktion auslösen, sofern die Erregung nicht auf den Vorhof übergreift. Die folgende, vom Sinusknoten ausgehende reguläre Er- regungswelle trifft dann im AV-Knoten auf erregbares Gewebe; eine Erregungsüberleitung auf die Kammern mit nachfolgender Kontraktion ist dadurch gewährleistet.

### ST-Senkung

Meist sind bei einer **Myokardschädigung** ST-Strecke und T-Zacke gleichzeitig in ihrer Ausprägung verändert. Die häufigste Ursache derartiger Myokardläsionen sind Gefäßverschlüsse oder eine mangelhafte Koronardurchblutung. In den geschädigten Gewebsregionen kann das hohe Ruhepotential von -90 mV nicht mehr aufrechterhalten werden. Mit seinem regionalen Rückgang wird meist die ST-Strecke aus der Null-Linie in negative Richtung verschoben; auch die T-Zacke kann abgeflacht oder negativiert sein.

## 3.4.5 Künstlicher Schrittmacher

Herzerkrankungen, in deren Folge vorwiegend die Reizbildungszentren bzw. das Erregungsleitungssystem betroffen werden, können von Fall zu Fall durch Implantation eines künstlichen Schrittmachers behandelt werden. Man näht dem Patienten eine winzige, batteriebetriebene Schaltung in eine Hauttasche ein und befestigt die dazugehörige Reizelektrode im Perikard. Letztere liefert, über die elektrische Schaltung gesteuert, die Erregungsimpulse, zu deren spontaner Bildung das Herz selbst nicht mehr in der Lage war.

# 3.5 Mechanik des Herzens

### 3.5.1 Zeitverlauf der Herzaktion
   (siehe Abb. 3.11)

## 3.5.2 Phasen der Herztätigkeit

Die Kammersystole kann in eine Anspannungs- und Austreibungsphase unterteilt werden; die Diastole umfaßt ihrerseits eine Entspannungs- und Füllungsphase.

### Anspannungsphase

Die Kammersystole beginnt mit einer isovolumetrischen Kontraktion. Die vom Myokard entwickelte Spannung führt bei konstantem Ventrikelvolumen zu einem steilen Druckanstieg in beiden Kammern, was einen raschen

Schluß der AV-Klappen bewirkt. Die Taschenklappen sind in dieser Phase wegen des herz-
wärts gerichteten Druckgradienten in der
Aorta bzw. im Truncus pulmonalis noch geschlossen.

### Austreibungsphase

Die Kontraktionsform im Verlauf der Austreibungsphase ist auxotonischer Natur. Wenn der
Ventrikeldruck den im Arteriensystem herrschenden diastolischen Druck (durchschnittlich 80 mmHg in der Aorta) gerade übertrifft,
erfolgt die Öffnung der Arterienklappen und
die Austreibung des Schlagvolumens setzt ein.
Der dabei weiter ansteigende Druck erreicht
seinen systolischen Maximalwert (130 mmHg
in der Aorta), um dann gegen Ende der Systole
auf seinen endsystolischen Druckwert abzufal-
len. Die Stromstärke strebt ihrem Gipfel bereits
im ersten Drittel der Austreibungsphase zu. Die
Volumenförderung erstreckt sich bis in die
späte Systole hinein, da die dem Blut erteilte
Beschleunigung kurzzeitig einen Stromfluß
entgegen einem bestehenden Druckgradienten
erlaubt. Ein schneller Schluß der Taschenklappen wird dadurch begünstigt. Die Systole ist
nunmehr abgeschlossen.

### Entspannungsphase

Im Anfangsstadium der Diastole, während der
sog. isovolumetrischen Erschlaffungsphase (50
ms), sind noch alle Klappen geschlossen. Der
Druck in den Ventrikeln fällt rasch ab, bis sich
beim Unterschreiten des Vorhofdrucks die
AV-Klappen öffnen, um damit die Füllung
einzuleiten.

### Füllungsphase

Zu Anfang erfolgt die Füllung der Ventrikel
bei geöffneten AV-Klappen sehr rasch, im
weiteren Verlauf dann immer langsamer. Am
Ende der Füllungszeit steht die Kontraktion
der Vorhöfe, so daß es zu einer weiteren - wenn
auch gerinfügigen - Zunahme des enddiastolischen Ventrikelvolumens kommt. Nach dem
Schließen der AV-Klappen zu Beginn der
folgenden Systole ist der vorangegangene
Herzzyklus beendet.

### Registrierverfahren

Mit der Herztätigkeit gehen verschiedene mechanische Erscheinungen einher; mittels geeig-

neter Registrierverfahren können sie zur Beurteilung der Herzfunktion herangezogen werden:

- **Mechanokardiogramm:** Registrierung der
  Brustwanderschütterungen
- **Ballistokardiogramm:** Registrierung der
  durch den Blutauswurf verursachten Rück-
  stoßkräfte
- **Phonokardiogramm:** Registrierung der
  Herztöne

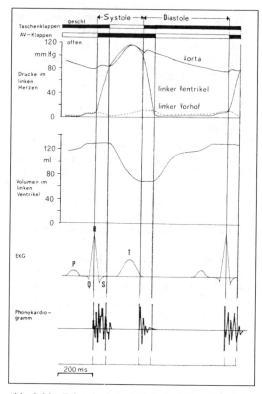

Abb. 3.11:  Zeitverlauf des Drucks im linken Ventrikel,
im linken Vorhof und in der Aorta, des
EKGs sowie deren zeitliche Beziehung zu
den Herztönen und Öffnungszeiten der
Segel- und Taschenklappen

### 3.5.3  Herztöne, Herzgeräusche

Ein schwingungsfähiges System, wie es Thorax-
wand, Brusteingeweide, Herz und herznahe
Gefäße in ihrer Gesamtheit darstellen, kann
auf zweierlei Arten zu hörbaren Schwingungen

angeregt werden: einmal durch mechanische Impulse, wie sie durch die Herzkontraktionen und die damit verbundenen starken Stromstärkeänderungen des ausgeworfenen Blutes entstehen, zum anderen durch Turbulenzen des schnell strömenden Blutes.

So wird der **erste Herzton** nach dem zuerst beschriebenen Modus durch die ruckartige, von Vibrationen begleitete Kontraktion der Ventrikel während der Anspannungszeit verursacht. Der **zweite Herzton** wird hervorgerufen – nach den prinzipiell gleichen Gesetzmäßigkeiten – durch den plötzlichen Schluß der Pulmonal- und Aortenklappe am Ende der Austreibungsphase. Wegen der großen schwingenden Massen und der starken Dämpfung des Gewebes sind beide Herztöne nur von kurzer Dauer und relativ niedriger Frequenz (20-400 Hz). Die Auskultationsstellen, d.h. die Punkte der Brustwand, an denen die Herztöne am besten wahrgenommen werden können, sind im folgenden schematisch aufgeführt. Die pathologischen **Herzgeräusche** werden vorwiegend durch Turbulenzen des strömenden Blutes an defekten Herzklappen und bei Septumdefekten verursacht.

| Auskultation der Herztöne | | |
|---|---|---|
| I. Herzton | Herzspitze, 5. Intercostalraum links | |
| II. Herzton | (Aortenklappe) | 2. Intercostalraum rechts |
| | (Pulmonalklappe) | 2. Intercostalraum links |

| Auskultation der Herzgeräusche | | |
|---|---|---|
| Diastolische Geräusche | Aorteninsuffizienz Pulmonalinsuffizienz | |
| | Mistralstenose Trikuspidalstenose | |
| Systolische Geräusche | Aortenstenose Pulmonalstenose | |
| | Mitralinsuffizienz Trikuspidalinsuffizienz | |

## 3.5.4   Ventilebenenmechanismus

Während der Austreibungszeit, in der sich die Ventrikel kontrahieren, um das Schlagvolumen in die Arterien auszuwerfen, verformt sich das Herz und nimmt eine eher kugelige Gestalt an. Da aber der Herzbeutel am Zwerchfell befestigt ist, kann die Deformation nur in der Weise erfolgen, daß die **Ventilebene** – das bindegewebige, Vorhöfe und Ventrikel trennende Herzskelett – sich der Herzspitze nähert. Dadurch kommt während jeder Systole eine "Saugwirkung" zustande, die für eine pralle Füllung der Vorhöfe mit Blut aus den großen Venen sorgt. Kehrt die Ventilebene zu Beginn der Diastole wieder in die Ausgangslage zurück, so kann das in den Vorhöfen gesammelte Blut durch die jetzt geöffneten AV-Klappen rasch in die Ventrikel strömen (rasche Füllungsphase).

Der **Ventilebenenmechanismus** trägt damit neben einer Saugwirkung, die durch die Erschlaffung der Vorhöfe verursacht wird, wesentlich zu einer ausreichenden enddiastolischen Füllung des Herzens bei.

## 3.5.5   Druck-Volumen-Diagramm

Im Rahmen einer Analyse der Herzmechanik können mit den Parametern Druck, Volumen und Zeit die Arbeit, Leistung und Kontraktilität des Herzens vollständig beschrieben werden.

Die Grenzbedingungen, innerhalb derer die mechanische Herzarbeit möglich ist, können über das erstmalig durch O. Frank erstellte **Druck-Volumen-Diagramm** erfaßt werden.

Zunächst zu den drei Kurven des Druck-Volumen-Diagramms:

**Ruhe-Dehnungs-Kurve**
Dieser Kurvenzug beschreibt die Abhängigkeit der in den vollständig erschlafften Ventrikeln auftretenden Druckwerte von den unterschiedlichen enddiastolischen Füllungsvolumina. Die Ruhe-Dehnungs-Kurve zeigt damit die möglichen enddiastolischen Ausgangslagen des Herzens bei verschiedenen Füllungszuständen an. Außerdem gibt sie analog zur Ruhe-Dehnungs-Kurve des Skelettmuskels Auskunft über die Dehnbarkeit der Herzkammern.

**Kurve der isotonischen Maxima**
Diese Kurve wird gebildet durch die Gesamtheit der Punkte, die man erhält, wenn sich der Herzmuskel aus den verschiedenen Ausgangspositionen der Ruhe-Dehnungs-Kurve bei konstantem Druck (isotonisch) verkürzt. Die gesamte vom Herzen entwickelte Energie dient unter diesen Bedingungen der Volumenförderung; es resultiert jeweils die maximal mögliche Volumenverkleinerung.

**Kurve der isovolumetrischen Maxima**
Kontrahiert sich der Herzmuskel hingegen bei konstantem Ventrikelvolumen ausschließlich unter Entwicklung von Spannung (isovolumetrische Kontraktion), so resultieren die in Abhängigkeit von der jeweiligen Ausgangslage auf der Ruhe-Dehnungs-Kurve maximal möglichen Druckgipfel. Der Verbindungszug dieser Werte ergibt die Kurve der isovolumetrischen Maxima.

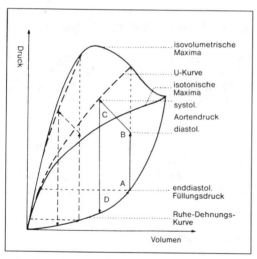

Abb. 3.12: Druck-Volumen-Diagramm des isolierten Herzens sowie Darstellung zweier Druck-Volumen-Schleifen. Nähere Erläuterungen s. Text.

Die natürlicherweise vom Herzen ausgeführte Kontraktion zerfällt in eine isovolumetrische Anspannungs- und eine auxotonische (gleichzeitige Änderung von Druck und Volumen) Austreibungsphase. Die dabei von einem definierten Punkt der Ruhe-Dehnungs-Kurve aus erreichbaren Maxima einer derartigen **Unterstützungszuckung** bewegen sich zwischen dem jeweils maximalen isovolumetrischen und isotonischen Wert auf einer sog. U-Kurve (Kurve der maximalen Unterstützungszuckungen).

Überträgt man entsprechend die vier Phasen eines Herzzyklus in das Druck-Volumen-Diagramm, so erhält man eine komplette **Druck-Volumen-Schleife**, die auch als **Arbeitsdiagramm** bezeichnet wird. Die umfahrene Fläche repräsentiert die vom Herzen während einer Kontraktion erbrachte mechanische Arbeit.

## 3.5.6   Frank-Starling-Mechanismus

Da der Herzmuskel im Gegensatz zum Skelettmuskel nicht tetanisierbar ist und als geschlossene motorische Einheit funktioniert, erfolgt die Anpassung der Herzleistung an die wechselnden Erfordernisse des Gesamtkreislaufs durch folgende zwei Mechanismen:

* **Inotropie**
  d.h. Änderung der Kontraktilität unter dem Einfluß nervöser Impulse (s. 3.3.3)
* **Frank-Starling-Mechanismus**
  (positive Korrelation zwischen Sarkomerenlänge und Kontraktionsgröße bei unveränderter Kontraktilität).

Der Frank-Starling-Mechanismus beruht auf der dehnungsabhängigen räumlichen Beziehung zwischen Aktin- und Myosinfilamenten. Diese Lagebeziehung entscheidet über die Anzahl der möglichen Aktin-Myosin-Interaktionen, deren Ausmaß bestimmend ist für die Stärke der Kontraktion. Wird durch eine zunehmende Vordehnung der Sarkomere die Zahl der möglichen Aktin-Myosin-Interaktionen vermehrt, indem sich die Aktinfilamente gegenseitig nicht mehr überlappen, so nimmt auch die Kontraktionsgröße zu.

Erst wenn die Länge der Sarkomere einen Wert von 2,2 $\mu$m überschreitet, kommt es zu einer deutlichen Abnahme der Kontraktionsgröße, da aus der zunehmenden Dehnung der Myokardfasern eine Verringerung der möglichen Interaktionsorte aufgrund der nur mangelhaften Überlappung von Aktin- und Myosinfilamenten resultiert.

Auf der Basis des Frank-Starling-Mechanismus vermag das Herz in gewissen Grenzen eine vermehrte enddiastolische Füllung, die mit einer entsprechenden Vordehnung der Sarkomere einhergeht, mit einem **erhöhten Auswurfvolumen** zu beantworten. So verschiebt sich bei einer vermehrten diastolischen Füllung der Ausgangspunkt für eine anschließende Herzaktion auf der Ruhe-Dehnungs-Kurve (siehe Abb. 3.13) nach rechts. Von hier aus läßt sich bei gleichbleibender Kontraktilität und ansonsten unveränderten Bedingungen ein erhöhtes Schlagvolumen fördern.

he-Dehnungs-Kurve verschiebt sich daher nach rechts. Das Herz wird dadurch in die Lage versetzt, auch gegen die erhöhten arteriellen Druckwerte das ursprüngliche Schlagvolumen auszuwerfen. Die Herzarbeit, dargestellt durch die Fläche des Arbeitsdiagramms, ist dabei deutlich vergrößert.

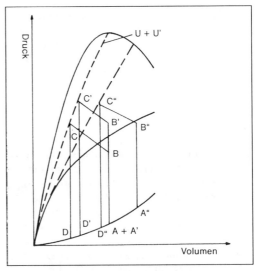

Abb. 3.14: Der einer verstärkten Druckbelastung zugrunde liegende Anpassungsvorgang (am Druck-Volumen-Diagramm des linken Ventrikels veranschaulicht). Nähere Erläuterungen s. Text.

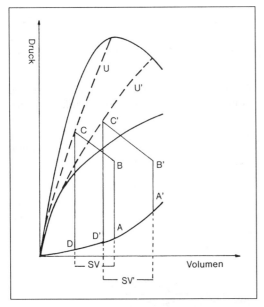

Abb. 3.13: Der einer erhöhten Volumenbelastung zugrundeliegende Anpassungsvorgang(am Druck-Volumen-Diagramm des linken Ventrikels veranschaulicht). Nähere Erläuterungen s. Text.

Die Anpassung der Herzleistung an eine plötzliche Erhöhung der Druckwerte in den nachgeschalteten Arterien (Aorta bzw. Truncus pulmonalis) geschieht grundsätzlich nach denselben Prinzipien. Dabei kommt es nach einer kurzfristigen Abnahme des Schlagvolumens bei jedoch unvermindertem venösen Rückstrom zu einer Zunahme der enddiastolischen Füllung. Die enddiastolische Ausgangslage auf der Ru-

Der Frank-Starling-Mechanismus bildet einen Regelkreis, der in gleicher Weise für den umgekehrten Fall, also für die Verminderung der enddiastolischen Füllung, formuliert werden kann. Seine Bedeutung liegt damit hauptsächlich in der Aufrechterhaltung der Strömungskontinuität des Blutes. So werden geringfügige Unterschiede in der Förderleistung beider Ventrikel nach einer kurzzeitigen Anpassungsphase vollständig kompensiert.

### 3.5.7 Druckanstiegsgeschwindigkeit

Für die Beurteilung der Herzfunktion stellt die Kontraktilität ein wesentliches Kriterium dar. Da die Kontraktilität definiert ist als die maximale Verkürzungsgeschwindigkeit der kontraktilen Elemente bei Belastung Null, ist ihre direkte Bestimmung am Herzen in situ nicht möglich. Um dennoch eine Aussage über diese diagnostisch relevante Größe machen zu können, bedient man sich eines unmittelbar von ihr abhängigen Parameters, nämlich der **Druckanstiegsgeschwindigkeit** im Ventrikel während der Anspannungsphase. Der Quotient dp/dt als Ausdruck der Steilheit des Druckanstiegs, welcher ja letztlich von der Geschwindigkeit abhängig ist, mit der die Anspannung der serienelastischen Elemente des Muskels vonstatten geht, kann so durchaus als Maß für die Kontraktilität herangezogen werden.

## 3.5.8  Herzzeitvolumen

Die Messung des **Herzzeitvolumens** oder Herzminutenvolumens (HMV) kann nach dem von A. Fick entwickelten **Indikatorverdünnungsverfahren** mit dem physiologischerweise vorkommenden Atemgas $O_2$ durchgeführt werden. Man bestimmt die in einer Minute aufgenommene $O_2$-Menge, dividiert diesen Wert durch die arteriovenöse $O_2$-Differenz (AVDO_2) des Blutes (in Vol.-%) und erhält damit die Größe der Blutmenge, die in einer Minute den geatmeten Sauerstoff aus der Lunge abtransportiert hat, nämlich das Herzminutenvolumen.

Beispiel:

300 ml/min $O_2$-Aufnahme durch die Lunge

AV-Differenz von 6 Vol.-%

$$HMV = \frac{300 \text{ ml/min}}{6 \text{ ml/}_{100}} = 5\,000 \text{ ml/}_{min}$$

| Kreislaufwerte bei unterschiedlicher Belastung | | |
|---|---|---|
| | Ruhe | Arbeit |
| Herzzeitvolumen (ml/min) | 5 500 | 22 000 |
| Schlagvolumen (ml) | 70-90 | 130 |
| Herzfrequenz (Schläge/min) | 64-70 | 180 |

## 3.5.9  Herzarbeit

Die während der Systole vom Herzen geleistete Arbeit setzt sich aus zwei verschiedenen Anteilen zusammen:

- **Druck-Volumen-Arbeit: W = P x V**
- **Beschleunigungsarbeit: W = 1/2 m x v$^2$**

Die systolische Druck-Volumen-Arbeit errechnet sich aus dem Schlagvolumen (V) des Herzens und dem mittleren systolischen Ventrikeldruck (P). Die Beschleunigungsarbeit kann aus der Masse des Schlagvolumens (m) und der mittleren Strömungsgeschwindigkeit (v) des Blutes während der Austreibungsarbeit bestimmt werden. Am linken Ventrikel beträgt in Ruhe die Beschleunigungsarbeit nur etwa ein Hundertstel der Druck-Volumen-Arbeit, kann aber bei starker körperlicher Belastung bis zu einem Viertel der gesamten Herzarbeit ausmachen.

Weiterhin ist zu beachten, daß der rechte Ventrikel, der im Vergleich zum linken Ventrikel gegen einen wesentlich geringeren enddiastolischen arteriellen Druck zu fördern hat, nur zu etwa einem Zehntel an der gesamten Herzarbeit beteiligt ist.

Der durchschnittliche **Wirkungsgrad der Herzarbeit** von 30% ist stark abhängig von der Art der zu leistenden Arbeit; er ist bei Volumenarbeit besser als bei Druckarbeit.

| Komponenten der Herzarbeit |
|---|
| Druck-Volumen-Arbeit (P x V) |
| linker Ventrikel:    0,94 Nm<br>rechter Ventrikel:  0,19 Nm |
| Beschleunigungsarbeit (1/2 m x v$^2$) |
| linker Ventrikel:  0,01 Nm<br>rechter Ventrikel:  0,01 Nm |
| Arbeit des gesamten Herzens: 1,15 Nm |

# 3.6 Durchblutung des Herzens, Koronarkreislauf

## 3.6.1 Durchblutungsgröße

Bei einer **spezifischen Durchblutung** des Herzens von ca. 80 ml/100 g x min und einem mittleren Herzgewicht von 300 g errechnet sich für die Koronardurchblutung ein Wert von etwa 250 ml/min, was einem Anteil von 5% am Herzminutenvolumen entspricht. Dieser Wert ist jedoch starken Schwankungen unterworfen und kann sich in Abhängigkeit von der körperlichen Belastung auf das Vier- bis Fünffache steigern. Wenn auch der Ruhewert der Herzdurchblutung mit 5% des Herzminutenvolumens, verglichen mit den Werten von Gehirn (15%) und Niere (20%), eher niedrig erscheint, so darf man auch nicht vergessen, daß der Anteil des Herzgewichts am Gesamtkörpergewicht relativ gering ist (0,4%).

Vergleicht man die spezifischen Durchblutungswerte, so liegt das Herz mit seinem Wert von 80 ml/100 g x min zwar unter dem der Niere (400 ml/100 g x min), jedoch noch über der Durchblutungsgröße des Gehirns (50 ml/100 g x min).

## 3.6.2 Regelung der Herzdurchblutung

Die koronare Durchblutungsgröße zeigt eine starke Abhängigkeit vom jeweiligen Aortendruck, der Herzfrequenz, von der Höhe des myokardialen $O_2$-Verbrauches sowie von nervösen und metabolischen Faktoren. Aufgrund der schon unter Ruhebedingungen hohen AVDO$_2$ von 12 Vol.-% ist ein erhöhter Sauerstoffbedarf bei körperlicher Belastung nur durch eine Steigerung der Durchblutung zu decken. Die Einstellung einer adäquaten Herzdurchblutung erfolgt dabei hauptsächlich **autoregulativ** über eine Enger- oder Weiterstellung der Gefäße, d.h. über eine Regulation des Strömungswiderstands. Der stärkste Reiz für eine Vasodilatation der Koronargefäße besteht in einer mangelhaften Sauerstoffsättigung des Bluts (Hypoxämie). Eine über den Sympathikus vermittelte gefäßerweiternde Wirkung wird noch diskutiert.

Die Güte der koronaren Durchblutung wird durch den Quotienten aus arteriellem $O_2$-Gehalt und der koronaren AVDO$_2$ erfaßt (z.B. 20 Vol.-% $O_2$-Gehalt/12 Vol.-% AVDO$_2$ = 1,6). Die Sauerstoffversorgung erreicht dann eine kritische untere Grenze, wenn dieser Quotient unter 1,2 sinkt (Koronarinsuffizienz).

Das Verhältnis zwischen dem maximalen $O_2$-Angebot bei größtmöglicher Durchblutung und dem tatsächlichen $O_2$-Verbrauch unter Ruhebedingungen bezeichnet man als **Koronarreserve**. Der Wert für letztere bewegt sich bei intaktem Koronarsystem zwischen 4 und 5.

# 4. Blutkreislauf

## 4.1 Übersicht, Allgemeines

### 4.1.1 Funktionelle Gliederung, Evolution

Die Gefäße im menschlichen Organismus bilden ein in sich geschlossenes System von Leitungsröhren, in denen das Transportmedium Blut kontinuierlich zirkuliert. Zur Aufrechterhaltung eines derartigen Blutkreislaufs bedarf es der intakten Funktionsweise des Herzens, das als Pumpe in das Gefäßsystem eingeschaltet ist und die nötige Energie zur Überwindung des Strömungswiderstands liefert. Das Herz ist funktionell gesehen eine Doppelpumpe, die zwei hintereinander geschaltete Kreislaufabschnitte miteinander verbindet. So ist die rechte Herzhälfte zwischen dem Körper- und dem Lungengefäßsystem eingeschaltet, während die linke Herzhälfte die Verbindung zwischen dem Lungen- und dem Körpergefäßsystem herstellt. Der geschlossene Kreislauf des Blutes in den beiden durch das "linke" und "rechte" Herz verbundenen Kreislaufabschnitten läßt sich folgendermaßen darstellen:

Während jeder Systole wirft der linke Ventrikel sein Schlagvolumen in die Aorta aus, von der zahlreiche Arterien zu den verschiedenen Organen abgehen. Diese großen Arterien vom elastischen Typ (die Media enthält reichlich elastisches Material) üben eine sogenannte **Windkesselfunktion** aus, wodurch die pulsatorischen Stromstärkeschwankungen in eine mehr kontinuierliche Strömung verwandelt werden. Durch zunehmende Verzweigung der großen Arterien entstehen zunächst immer kleinere Arterien, schließlich die Arteriolen und zuletzt die Kapillaren. Die den Kapillaren vorgeschalteten kleinen Arterien und Arteriolen sind die eigentlichen **Widerstandsgefäße** des Kreislaufs, da sie den stärksten Abfall des

arteriellen Mitteldrucks verursachen. In den Kapillaren erfolgt der Stoffaustausch zwischen dem Blut und dem Gewebe. Über den venösen Schenkel der Kapillaren gelangt das Blut in die Venolen und kleinen Venen, die sich zu immer größeren Venen vereinigen. Aus diesen strömt das Blut schließlich über die Vena cava superior und inferior in den rechten Vorhof und weiter in den rechten Ventrikel. Die venösen Gefäße des Intra- bzw. Extrathorakalraums, die in ihrer Gesamtheit nahezu 65% des totalen Blutvolumens enthalten, bezeichnet man auch als **Kapazitätsgefäße.**

Der rechte Ventrikel transportiert das Blut während jeder Systole in die Pulmonalarterie. Diese bildet unter starker Aufzweigung immer kleinere Lungenarterien, die schließlich in die Lungenkapillaren übergehen, in denen sich der Atemgasaustausch vollzieht. Aus den Lungenkapillaren gehen die Venolen und kleinen Venen hervor, die sich zu größeren Venen vereinigen. Letztere münden über die vier großen Lungenvenen in den linken Vorhof ein. Der Anschluß an den Körperkreislauf ist damit erreicht.

### 4.1.2 Blutvolumenverteilung

Die Betrachtung des Gesamtkreislaufs unter Berücksichtigung funktioneller Aspekte führte zu dessen Unterteilung in ein **Hochdrucksystem**, welches das arterielle System umfaßt, und ein **"Niederdrucksystem"**, dem die Körpervenen mit dem rechten Herzen, die Lungengefäße und – während der Diastole – das linke Herz zugeordnet werden. Eine Übersicht über die

prozentuale Verteilung des Blutvolumens auf
die einzelnen Kreislaufabschnitte gibt folgende
Tabelle:

| Verteilung des Blutvolumens im Kreislauf | | | |
|---|---|---|---|
| | Kreislaufabschnitt | Blutvolumen in cm$^3$ | Anteil am totalen Blutvolumen |
| I | Hochdrucksystem | 800 | 15 |
| | Niederdrucksystem | 4 600 | 85 |
| II | davon: | | |
| | 1 Extrathorakale Venen | 3 000 | 55 |
| | 2 Intrathorakale Venen und rechtes Herz | ca. 600 | 10 |
| | 3 Zentrales Blutvolumen, d.h. Lungen- gefäßsystem und linkes Herz in der Diastole | ca. 1 000 | 20 |
| | 2+3 Intrathorakales Blutvolumen | ca. 1 500 | 25-30 |

## 4.1.3 Druckverteilung

Die Unterteilung des Gesamtkreislaufs in ein
Hoch- und Niederdrucksystem wurde gerade
beschrieben. Diese Einteilung erfolgte auf der
Grundlage hämodynamischer Gesichtspunkte
unter Außerachtlassung der anatomischen
Gliederung in einen Körper- und Lungenkreislauf.

Die Druckwerte, die der linke Ventrikel in den
verschiedenen Phasen einer Herzaktion erzeugt, schwanken normalerweise zwischen 120
und 7 mmHg. Die im arteriellen System registrierbaren, vergleichsweise geringen Druckschwankungen von etwa 120 zu 80 mmHg
kommen erst durch die Gleichrichterwirkung
der Arterienklappen und die auf der Elastizität
der großen herznahen Arterien beruhende
**Windkesselwirkung** zustande. Während die
pulsatorischen Druckschwankungen nach distal hin größer werden, kommt es jedoch
insgesamt mit zunehmender Entfernung vom
Herzen zu einer Abnahme des arteriellen
Mitteldrucks. Der relativ steilste Druckabfall
auf Werte von etwa 35 mmHg ist in den kleinen
Arterien und Arteriolen zu verzeichnen, die
deshalb auch als **Widerstandsgefäße** bezeichnet werden. Entlang der Kapillaren bis hin zu

den Venolen fällt der Blutdruck auf einen Wert
von rund 15 mmHg ab; pulsierende Druckschwankungen sind im Kapillarbereich unter
physiologischen Bedingungen praktisch nicht
mehr nachweisbar. Für den Rückstrom des
Blutes zum rechten Herzen steht nur ein Druck
von ca. 10 mmHg zur Verfügung. An der
Durchtrittsstelle der Vena cava durch das
Zwerchfell registriert man einen relativ konstanten Druckabfall um etwa 3 mmHg. Gleichzeitig lassen sich in den herznahen Venen
Druckwellen nachweisen, die synchron zur
Herzaktion entstehen und sich entgegen der
Blutströmungsrichtung ausbreiten. Im rechten
Vorhof bewegen sich die Druckwerte gewöhn-
lich um den Nullpunkt bzw. schon leicht im
negativen Bereich.

Bei einem vom rechten Ventrikel erzeugten
systolischen Druck von 22 mmHg und einem
Mitteldruck von etwa 15 mmHg verbleiben
nach Überwinden des Strömungswiderstands
im Lungengefäßsystem immer noch 5 bis
10 mmHg  als Füllungsdruck des linken Ventrikels.

## 4.1.4   Kreislaufzeit

Eine gegenüber dem Indikatorverdünnungsverfahren vereinfachte Methode zur Bestimmung der Kreislaufzeit beruht auf folgendem Prinzip:

Man verabreicht dem Probanden in die Armvene eine Injektion einer Testsubstanz (Decholin, Äther usw.) und ermittelt die Zeit, bis sie sich an einem entfernten Ort als bitterer Geschmack (Kreislauf Armvene – Zunge für Decholin) oder als Äthergeruch in der Exspirationsluft (Kreislauf Armvene – Lunge für Äther) manifestiert. Für derartige Kreislaufzeiten erhält man Werte zwischen ca.   5 und 15 Sekunden. Die mittlere totale Kreis- laufzeit, also die Zeit, welche die Testsubstanz durchschnittlich benötigt, um einmal das gesamte Kreislaufsystem zu durchströmen, beträgt etwa 60 Sekunden.

## 4.1.5   Hagen-Poiseuillesches Gesetz

Unter laminaren Strömungsbedingungen gilt für die Abhängigkeit der Stromstärke I vom Rohr- respektive Gefäßradius r folgende – von Hagen und Poiseuille ermittelte – quantitative Beziehung:

$$(I) \qquad I = \Delta p \cdot \frac{\pi \cdot r^4}{8 \cdot 1 \cdot \eta}$$

In dieser Formel tauchen neben den Variablen I (Stromstärke mit der Einheit $cm^3$/sec) und $\Delta p$ (Druckdifferenz in dyn/$cm^2$) die numerische Konstante $\pi$/8, der Viskositätsfaktor $\eta$ (dyn x sec x $cm^{-2}$), der Faktor r (Rohr- bzw. Gefäßradius in cm) sowie die Größe 1 (Länge des Rohr- bzw. Gefäßabschnitts in cm) auf.

Für stationäre Strömungen besitzt auch das **Ohmsche Gesetz der Strömungslehre** Gültigkeit, das eine Proportionalität zwischen Stromstärke und Druckdifferenz propagiert; der Proportionalitätsfaktor wird als Strömungswiderstand R bezeichnet.

$$(II) \qquad \frac{\Delta p}{I} = R$$

Für die Größe des Strömungswiderstands folgt aus I und II:

$$R = \frac{8 \cdot 1 \cdot \eta}{\pi \cdot r^4}$$

Hinsichtlich der hämodynamischen Konsequenz ist die direkt proportionale Abhängigkeit der Stromstärke I von der vierten Potenz des Gefäßradius von besonderer Bedeutung.

---

☞ Eine Vergrößerung des Gefäßradius um 20% des Ausgangswerts führt bereits zu einer Verdoppelung der Stromstärke respektive der Durchblutung.

---

Das Hagen-Poiseuillesche Gesetz gilt jedoch nur unter ganz bestimmten Voraussetzungen:
- Laminare Strömungsverhältnisse
- Homogenität der Flüssigkeit (Konstanz der Viskosität)
- Konstanz des Gefäßradius
- Benetzbarkeit der Gefäßwand

Für das menschliche Kreislaufsystem sind diese Bedingungen nur teilweise erfüllt.

**Laminare Strömungsverhältnisse**
Die Ableitung des Hagen-Poiseuilleschen Gesetzes basiert auf der Annahme einer laminaren Strömung, bei der sich alle Flüssigkeitsteilchen parallel zur Gefäßachse unter Ausbildung eines paraboloiden Strömungsprofils bewegen.

Überschreitet die mittlere Strömungsgeschwindigkeit – in Abhängigkeit von der Größe des Gefäßdurchmessers sowie der Viskosität und Dichte der Flüssigkeit – einen bestimmten kritischen Grenzwert (als Parameter dient die sogenannte **Reynoldsche Zahl R**, die definiert ist als

$$R = \frac{r \cdot \bar{v} \cdot \rho}{\eta}),$$

so erfolgt der Übergang in eine **turbulente Strömung**, bei der die Flüssigkeitsteilchen auch eine quer zur Gefäßachse gerichtete Bewegung durchführen, für die ein Großteil der vom Herzen gelieferten Druck-Volumen-Arbeit aufgewendet werden muß.

Unter physiologischen Bedingungen herrschen im menschlichen Kreislaufsystem – außer im

Herzen und im Anfangsabschnitt der Aorta – laminare Strömungsverhältnisse. Bei gewissen pathologischen Störungen kann es im Zuge einer allgemein herabgesetzten Blutviskosität zu Turbulenzen im Bereich der großen Arterien kommen, was zu einer nicht unerheblichen Beeinträchtigung der Hämodynamik des Gesamtkreislaufs führt.

### Homogenität der Flüssigkeit

Das Hagen-Poiseuillesche Gesetz ist definiert für homogene Flüssigkeiten mit konstanter Viskosität (temperaturabhängige Materialkonstante); das Blut hingegen zeichnet sich als inhomogene Flüssigkeit durch eine variable Viskosität aus.

Dabei besteht eine besonders starke Abhängigkeit der Viskosität vom Hämatokrit und von der Strömungsgeschwindigkeit des Blutes.

> ☞ So beobachtet man bei steigenden Hämatokritwerten bzw. mit Abnahme der Strömungsgeschwindigkeit eine deutliche Erhöhung der Viskosität des Blutes, die aufgrund dieser komplexen Abhängigkeit als **scheinbare Viskosität** bezeichnet wird.

Unter physiologischen Bedingungen werden jedoch Strömungsgeschwindigkeiten erreicht, bei denen die Viskosität den für den jeweiligen Hämatokrit kleinstmöglichen Wert annimmt.

Ein funktionell recht bedeutsames Phänomen sei zum Abschluß noch erwähnt: In Gefäßen mit einem Durchmesser kleiner als 1 mm registriert man eine deutliche Abnahme der scheinbaren Viskosität (**Fåhraeus-Lindqvist-Effekt**); so findet man in Kapillaren teilweise um 50% verminderte Werte. Die Ökonomie der Strömung wird dadurch wesentlich gesteigert.

### Konstanz des Gefäßradius

Während für starre Röhren ein vom jeweiligen Innendruck unabhängiger, konstanter Radius angenommen werden kann, ist für die Gefäße des Kreislaufsystems mit ihren elastischen und myogenen Eigenschaften eine Abhängigkeit des Gefäßradius vom herrschenden transmuralen Druckgradienten nachweisbar (siehe Abschnitt 4.3.5).

### Benetzbarkeit der Gefäßwand

Die Bedingung der Benetzbarkeit der Gefäßwände durch das Blut ist im menschlichen Kreislauf voll erfüllt.

## 4.2   Hochdrucksystem, arterielles System des großen Kreislaufs

### 4.2.1   Windkesselfunktion

Eine der wesentlichen Funktionen eines intakten Kreislaufsystems besteht in der Transformation der vom Herzen erzeugten diskontinuierlichen Strömung in eine mehr kontinuierliche. Diese Aufgabe, in Anlehnung an ein in der Technik realisiertes Verfahren auch als Windkesselfunktion bezeichnet, übernimmt im menschlichen Organismus das Arteriensystem, dessen Wandstrukturen – vor allem die der großen Arterien (z.B. Aorta) – über eine gewisse elastische Gesamtdehnbarkeit verfügen.

> ☞ Die Höhe des Blutdruckes wird neben dem Herzminutenvolumen (HMV) durch die Größe des Gefäßwiderstands bestimmt, der auch als totaler peripherer Widerstand bezeichnet wird.

Bei jedem systolischen Blutauswurf fließt ein Teil des Schlagvolumens über den peripheren Widerstand ab, während der restliche Anteil unter Dehnung der elastischen Gefäße im arteriellen Windkessel verbleibt. Die im Zuge der Spannungsarbeit in den elastischen Strukturen der Gefäßwände gespeicherte potentielle

Energie steht in der diastolischen Phase zur Verfügung, um den im Windkessel verbliebenen Teil des Schlagvolumens unter rascher Druckabnahme in die parallel geschalteten Organkreisläufe weiterzutreiben. Eine gewisse Kontinuität der Blutströmung bleibt daher auch in der Diastole gewahrt.

Wie bereits erwähnt, beruht die Windkesselfunktion der großen Arterien auf dem Vorhandensein elastischer Faserelemente in den verschiedenen Wandschichten (hauptsächlich in der Media). Die Gefäßwandstrukturen sind jedoch im Laufe eines Lebens gewissen morphologischen Veränderungen unterworfen, woraus eine **Altersabhängigkeit der Windkesselfunktion** resultiert.

Bis zum Abschluß des Wachstums nimmt der arterielle Windkessel ständig an Volumen zu, wodurch es gleichzeitig zu einer erheblichen Vergrößerung der dehnbaren Gefäßwandoberfläche kommt. Damit sind die Bedingungen für eine Umsetzung des transmuralen Drucks in eine gefäßdehnende Kraft wesentlich verbessert **(Laplacesches Gesetz)**; die Folge ist eine wachstumsabhängige Zunahme der Dehnbarkeit und damit auch der Speicherfähigkeit der Windkesselgefäße.

Mit fortschreitendem Alter nimmt der Windkessel – bedingt durch die langjährige ständige Druckbelastung – weiter an Volumen zu; dabei beobachtet man jedoch eine allmähliche Abnahme der Dehnbarkeit der großen Gefäße, die einhergeht mit einem Verlust ihrer potentiellen Speicherkapazität. Diese Befunde lassen sich erklären vor dem Hintergrund der altersbedingten Umbauprozesse in den Arterienwänden; es kommt hierbei zu einer degenerativen Veränderung des elastischen Wandmaterials, so daß nun in erster Linie die wenig elastischen kollagenen Faserelemente die Gefäßdehnbarkeit bestimmen. Die vom arteriellen Windkessel übernommene Funktion einer Modulation der peripheren Stromstärkeschwankungen geht damit immer mehr verloren.

## 4.2.2 Druck-Volumen-Diagramm der Aorta

Die Dehnbarkeit der Windkesselgefäße läßt sich quantitativ durch den **Volumenelastizitätskoeffizienten** $E' = \Delta p/\Delta V$ beschreiben, über den die für eine bestimmte Volumenänderung notwendige Änderung des dehnenden Drucks ermittelt werden kann. Sein Kehrwert, also $1/E'$, wird als Weitbarkeit oder **Compliance** bezeichnet.

Für eine Beurteilung der Windkesseleigenschaften erweist es sich als nützlich, die Weitbarkeit bzw. den Volumenelastizitätskoeffizienten der Aorta respektive des arteriellen Gefäßsystems über ein **Druck-Volumen-Diagramm** zu bestimmen.

Die wachstums- bzw. altersabhängigen Veränderungen der großen elastischen Gefäße dokumentieren sich in den für die verschiedenen Lebensalter charakteristischen Verläufen derartiger Druck-Volumen-Kurven. Typisch für eigentlich alle Kurvenzüge ist der zur Druckachse hin konkave Verlauf, das heißt, bei steigendem Druck registriert man eine Zunahme des Volumenelastizitätskoeffizienten oder anders ausgedrückt eine Abnahme der Weitbarkeit des aortalen bzw. arteriellen Windkessels.

Die Veränderungen der Druck-Volumen-Relationen sind abhängig von:
- **Wachstum**
  Bis zum Abschluß der Wachstumsphase kommt es zu einer ständigen Volumenvergrößerung des arteriellen Windkessels (Verlagerung der Kurvenzüge nach rechts), wobei durch die gleichzeitige Zunahme der dehnbaren Oberfläche bei vergleichbarem Innendruck eine erhöhte Weitbarkeit resultiert.
- **Alter**
  In hohem Lebensalter beobachtet man eine weitere Zunahme des Gesamtvolumens des Windkessels (weitere Verlagerung der Kurvenzüge nach rechts), was auf degenerative Prozesse in den Wänden der großen elastischen Gefäße zurückzuführen ist. Die Weitbarkeit wird dabei zunehmend durch die wenig elastischen, kollagenen Fasern bestimmt, so daß es zu einer Zunahme des

Elastizitätskoeffizienten und damit zu einer Versteilerung der Druck-Volumen-Kurve im Arbeitsbereich kommt, was letztlich zu einer Verschlechterung der Windkesselfunktion führt.

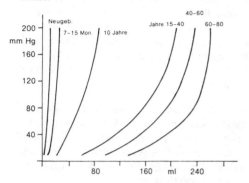

Abb. 4.1: Druck-Volumen-Diagramme der menschlichen Aorta

## 4.2.3 Zentrale und periphere Pulskurve

Bei einem Vergleich der Pulswellenregistrierungen in der Aorta und in herzfernen Arterien stellt man eine Reihe von Veränderungen fest, die durch das Zusammenspiel von Reflexionen und Dämpfungsvorgängen zustande kommen.

Wie aus der Abb. 4.2 zu entnehmen ist, erhöht sich die systolische Blutdruckamplitude mit zunehmender Entfernung vom Herzen, so daß in der Arteria dorsalis pedis ein im Vergleich zum systolischen Aortendruck um 40 mmHg erhöhter Wert gemessen werden kann. Verantwortlich für eine derartige Drucküberhöhung sind Wellenreflexionen, die überall dort auftreten, wo der **Wellenwiderstand** zunimmt (z.B. an Gefäßverzweigungen, bei Abnahme des Gefäßradius usw.). Ein an solcher Stelle positiv reflektierter Wellenanteil setzt sich der ankommenden rechtläufigen Welle unter Summation der einzelnen Druckwerte auf. Mit einem solchermaßen erhöhten Druck läuft die Welle in das nächste Gefäßsegment, wo bei nochmals erhöhtem Wellenwiderstand erneut eine positive Reflexion stattfindet usw.

> ☞ Die Überhöhung der Blutdruckamplitude in den herzfernen Arterien resultiert also letztlich aus einer peripherwärts kontinuierlichen Zunahme des Wellenwiderstands.

Durch Superposition der mehrfach reflektierten, hin- und herlaufenden Wellen kommt es zur Ausbildung der stehenden Welle des Arteriensystems, wobei der "arterielle Gefäßschlauch" (zwischen Aortenklappe und Endarterien des Fußes) gerade einer halben Wellenlänge mit einem Druckknoten in der Mitte und je einem Druckbauch an beiden Enden entspricht. Diese Grundschwingung ist während des systolischen Druckanstiegs nur schwerlich registrierbar; erst in der Diastole tritt sie als **dikrote Welle** in Erscheinung. Der peripher zunehmende Wellenwiderstand trägt daneben zur erhöhten Dämpfung schnell schwingender Wellenanteile bei, wodurch die in der Aorta noch deutlich erkennbare Inzisur, die den Übergang zwischen Systole und Diastole markiert, in den herzfernen Arterien vollständig verschwindet.

## 4.2.4 Pulswellengeschwindigkeit

Die Verwendung sogenannter **Sphygmographen** (Pulsschreiber) ermöglicht auf bequeme Weise die unblutige Registrierung des arteriellen Pulses an verschiedenen Orten des Gefäßsystems. Der Druckfühler des Sphygmographen wird an geeigneter Stelle auf die Haut über einer Arterie gelegt, von wo aus er die minimalen pulsatorischen Druckschwankungen aufnimmt und – in elektrische Signale übersetzt – an die eigentliche Registrierapparatur weiterleitet. Man erhält damit eine zwar ungeeichte, aber maßstabs- und zeitgerechte Aufschrift der arteriellen Pulskurve; überdies erlaubt die gleichzeitige Registrierung des Pulses an verschiedenen Stellen des Arteriensystems die Bestimmung der **Pulswellengeschwindigkeit c**, indem man die Laufzeitdifferenz Δt für den bekannten Streckenabschnitt s ermittelt (s. Abb. 4.2). Es gilt dann folgende Beziehung:

$$c = \frac{s}{\Delta t}$$

Die Pulswellengeschwindigkeit hängt von dem **Volumenelastizitätsmodul** $\kappa$ der Gefäßwand und der Massendichte des Blutes $\rho$ ab:

$$c = \sqrt{\frac{\kappa}{\psi}}$$

Der Volumenelastizitätsmodul k ergibt sich als Verhältnis einer Druckänderung zu einer relativen Volumenänderung:

$$\kappa = \frac{\Delta p}{\frac{\Delta V}{V}} = \frac{\Delta p}{\Delta V} \cdot V$$

$$\kappa = E' \cdot V$$

Aus dieser Beziehung wird verständlich, daß die Wandbeschaffenheit eines Gefäßes großen Einfluß auf die Fortpflanzungsgeschwindigkeit der Pulswelle haben muß.

So registriert man beim jugendlichen Erwachsenen in der Aorta eine Pulswellengeschwindigkeit von ca. 4 m/sec, die in der Peripherie bei kontinuierlich abnehmender Wandelastizität auf Werte von 7 bis 12 m/sec ansteigt.

Im höheren Alter kommt es zu degenerativen Veränderungen der Gefäßwandstrukturen, wobei in erster Linie die elastischen Fasern betroffen sind.

☞ Die mit steigendem Lebensalter beobachtbare allgemeine Zunahme der Pulswellengeschwindigkeit ist daher letztlich die Folge eines altersbedingten Elastizitätsverlustes der Gefäße.

## 4.2.5    Normaler Blutdruck

Die Höhe des arteriellen Blutdrucks beim gesunden Menschen hängt von verschiedenen Faktoren ab, wobei besonders auf die **Alters- und Geschlechtsabhängigkeit** hingewiesen sei. So zeigen Frauen etwa bis zum 50. Lebensjahr im allgemeinen gegenüber Männern einen geringfügig niedrigeren Blutdruck, während sich in höherem Alter die Verhältnisse gerade umkehren.

Bei der routinemäßigen Blutdruckmessung in der ärztlichen Praxis haben Begleitumstände, wie zum Beispiel psychische Belastungen, eine hohe Umgebungstemperatur, das körperliche Wohlbefinden usw., einen nicht unwesentlichen Einfluß auf die aktuelle Blutdruckhöhe.

Die von der **WHO** (Weltgesundheitsorganisation) auf der Grundlage statistischer Erhebungen vorgenommene Klassifikation sei im folgenden kurz aufgeführt:

| | | |
|---|---|---|
| Normaler Blutdruck: | 120-140/80-90 | mmHg |
| Hypertonie: | > 160/95 | mmHg |
| Hypotonie: | < 110/60 | mmHg |

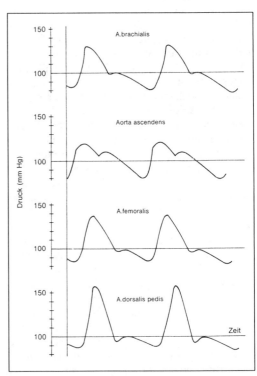

Abb. 4.2:    Simultane Druckregistrierung in vier verschiedenen Arterien des menschlichen Körpers

### 4.2.6 Auskultatorische Blutdruckmessung (Riva-Rocci-Korotkow)

Die **indirekte Blutdruckmessung nach Riva-Rocci** zeichnet sich neben einer guten Durchführbarkeit durch eine relativ hohe Zuverlässigkeit aus und ist deshalb auch heute noch das gebräuchlichste Meßverfahren. Die Durchführung der Messung und ihre wichtigsten Fehlerquellen werden im folgenden beschrieben:

Zunächst legt man eine durch Stofflagen gegen Überdehnung geschützte Gummimanschette um den Oberarm des Patienten und pumpt sie mit Hilfe eines kleinen Gummiballons so stark auf, daß der Manschettendruck den systolischen Blutdruckgipfel gerade übertrifft. Nun läßt man über ein Ventil langsam Luft aus der Manschette ab, wobei der Druckabfall über ein angeschlossenes Quecksilber- oder Dosenmanometer beobachtet wird. Sobald der systolische Druckgipfel den Manschettendruck gerade übertrifft, läßt sich über der Arteria cubitalis mit dem Stethoskop ein durch turbulente Strömung verursachtes pulsierendes Geräusch wahrnehmen. Der in diesem Augenblick ablesbare Manometerdruck entspricht also dem **systolischen Blutdruck** in der Arterie. Bei weiterer Abnahme des Manschettendrucks wird das beschriebene Geräusch zunächst immer lauter, bis es nach Überschreiten eines Maximums einen deutlich dumpferen Charakter ("**Muffling**") annimmt, um schließlich – nach raschem Leiserwerden – völlig zu verschwinden. Der bei Auftreten des Mufflings bzw. bei Verschwinden sämtlicher Schallphänomene ablesbare Manometerdruck entspricht unter Normalbedingungen dem **diastolischen Blutdruck**, der gerade so hoch ist, daß das Lumen der Arterie gegen den komprimierenden Druck der Manschette ständig offen und durchgängig gehalten werden kann.

Eine wichtige Voraussetzung für eine zuverlässige Blutdruckmessung nach der Methode von Riva-Rocci ist die Verwendung einer Gummimanschette ausreichender Breite; sie sollte etwa das 1,2fache des Oberarmdurchmessers betragen. Bei Benutzung zu schmaler Manschetten werden zu hohe Blutdruckwerte bestimmt, während zu breite Manschetten zu niedrige Werte liefern.

Weiterhin sollte die Blutdruckmessung im Liegen und bei psychisch ruhigem Patienten vorgenommen werden, da andernfalls eine in ihrem Ausmaß unkontrollierbare Verfälschung der Meßwerte unvermeidbar wäre.

Bei besonderen klinischen Kreislaufuntersuchungen kann es notwendig sein, den Blutdruck **direkt intraarteriell** zu messen. In solchen Fällen bedient man sich kleiner Druckfühler, die – mit einem Katheter in das Arteriensystem eingeführt – die auftretenden Druckschwankungen in elektrische Signale übersetzen und an eine stationäre Registrierapparatur weiterleiten. Die äußerst geringen manometrischen Spannungen werden ausreichend verstärkt und können schließlich nach Umrechnung in mmHg fortlaufend verfolgt bzw. automatisch aufgezeichnet werden. Der größte Vorteil der direkten intraarteriellen Blutdruckmessung gegenüber der indirekten besteht neben der prinzipiell wesentlich höheren Meßgenauigkeit hauptsächlich darin, daß die sehr kleinen Druckfühler über eine wesentlich höhere Eigenfrequenz und bessere Dämpfungseigenschaften verfügen als herkömmliche Manometer, so daß mit ihnen selbst die kleinsten und sehr dicht aufeinanderfolgenden Druckschwankungen erfaßt werden können.

### 4.2.7 Regelung des arteriellen Blutdrucks

Die Aufgaben der Kreislaufregulation umfassen in erster Linie die Aufrechthaltung eines ausreichend hohen arteriellen Mitteldrucks, die Einstellung eines den Erfordernissen des Gesamtorganismus adäquaten Herzminutenvolumens sowie dessen Verteilung auf die einzelnen parallel geschalteten Organkreisläufe entsprechend den jeweiligen nutritiven Bedürfnissen. Eine weitere wichtige Funktion der Kreislaufregulation ist in der Konstanthaltung des zirkulierenden Blutvolumens zu sehen.

Die Höhe des mittleren arteriellen Blutdrucks ist abhängig vom Herzminutenvolumen und dem peripheren Strömungswiderstand; die Blutdruckregulation kann daher prinzipiell durch Änderung einer oder beider dieser Größen erfolgen.

In der Sprache der Regeltechnik entspräche der arterielle Mitteldruck der auf einem **Soll-wert** zu haltenden "**Regelgröße**". Das Arterien-system, das die eigentliche "**Regelstrecke**" dar-stellt, ist zu diesem Zweck mit "**Meßfühlern**" ausgestattet, welche die Höhe des jeweiligen aktuellen Blutdrucks, den sogenannten **Istwert**, registrieren und an das "**Regelzentrum**" weiter-geben, wo ein Vergleich mit dem angestrebten **Sollwert** durchgeführt wird. Je nach dem Grad der Abweichung beider Werte ("**Istwert-Soll-wert-Differenz**") kann das Regelzentrum über periphere "**Stellglieder**" (z.B. glatte Gefäßmus-kulatur, Herz usw.) Kreislaufumstellungen aus-lösen, die zu einer Annäherung des Istwerts an den Sollwert führen. Als Ausdruck der fort-schreitenden Anpassung beider Werte wird über die Meßfühler eine immer kleiner wer-dende Differenz rückgemeldet, so daß auch die der Kontrolle des Regelzentrums unterliegen-den Stellglieder nur noch vermindert aktiviert werden. Dieser in sich geschlossene Regelkreis, in dem über eine Gegenschaltung mit zuneh-mendem Regelerfolg immer kleinere Korrek-turmaßnahmen ausgelöst werden, basiert auf dem Funktionsprinzip der **negativen Rück-kopplung.**

Die Meßfühler für den arteriellen Blutdruck, die **Presso- oder Barorezeptoren**, sind vorwie-gend an vier Stellen im Kreislaufsystem loka-lisiert: zum einen beiderseits in der Arteria carotis interna im Bereich der sogenannten Karotissinus, zum andern im Aortenbogen und in der Arteria anonyma.

Der adäquate Reiz für die Pressorezeptoren, die in der Media und Adventitia lokalisiert sind, ist eine Dehnung der Gefäßwand durch den transmuralen Druck. Die in den Pressorezep-toren des Karotissinus induzierten nervösen Impulse werden beiderseits über den **Karotis-sinusnerven**, einen afferenten Ast des Nervus glossopharyngeus, der Medulla oblongata zu-geleitet.

Die afferenten Meldungen aus den pressore-zeptorischen Strukturen im Aortenbogen und im Truncus brachiocephalicus gelangen beider-seits über den sogenannten Aorten- nerven, einen sensiblen Vagusast, zur Medulla oblon-gata.

Die Impulscharakteristik der Pressorezeptoren sowie die verschiedenen direkt auslösbaren Kreislaufreaktionen können im Tierversuch an einem vom übrigen Kreislaufsystem isolierten Gefäßabschnitt, der ein Pressorezeptorenareal mit intakter sensibler Innervation enthält (z.B. **Karotissinuspräparat**), eingehend untersucht werden.

Entsprechend ihren Rezeptoreigenschaften können die Pressorezeptoren als **Proportional-Differential-Fühler (PD-Rezeptoren)** bezeich-net werden. Die graphische Darstellung der Abhängigkeit der Entladefrequenz von der jeweiligen Blutdruckhöhe zeigt einen charak-teristischen S-förmigen Verlauf, wobei der lineare Kurventeil, also der Bereich größerer Meßempfindlichkeit, bei Druckwerten zwi-schen 80 und 180 mmHg liegt (siehe Abb. 4.4).

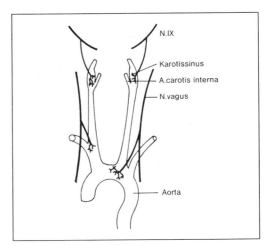

Abb. 4.3:    Übersicht über die pressorezeptorischen Areale

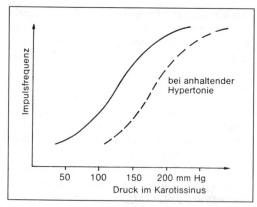

Abb. 4.4:   Schematische Darstellung der Abhängigkeit der Impulsfrequenz von der Höhe
des arteriellen Blutdrucks unter stationären Bedingungen

Die physiologischerweise auftretenden pulssynchronen Druckschwankungen induzieren in
den Pressorezeptoren typische Impulsmuster.
Die dabei registrierbaren Entladefrequenzen
erreichen Werte, die gegenüber denen unter
stationären Bedingungen bei weitem höher
liegen. Dieser Befund ist Ausdruck des Diffe-
rentialverhaltens der Pressorezeptoren (siehe
Abb. 4.5).

Aufgrund ihrer charakteristischen Meßeigenschaften sind die Pressorezeptoren in der Lage,
dem Zentralnervensystem Informationen sowohl über die Höhe des arteriellen Mitteldrucks als auch über die Größe der Blutdruckamplitude, die Steilheit des Druckanstiegs und die Herzschlagfrequenz zu liefern.

Durch eine verstärkte Pressorezeptorenakti-
vierung und die damit verbundene Steigerung
der Impulsfrequenz in den afferenten Fasern
werden in der Medulla oblongata bestimmte
parasympathisch wirksame Strukturen ver-

stärkt erregt, während andererseits die sympathischen Strukturen gehemmt werden. Im Zuge
der damit verbundenen Abnahme des Vasokonstriktorentonus kommt es zu einer Dilatation der Widerstandsgefäße, d.h. zu einer
Abnahme des peripheren Strömungswiderstands.

Die gleichzeitig ausgelösten kardialen Effekte,
die in einer Herabsetzung der Kontraktionskraft (negative Inotropie) sowie der Herzfrequenz (negative Chronotropie) bestehen,
führen zu einer Verkleinerung des Herzminutenvolumens.

Die beschriebenen Reaktionen wirken synergistisch im Sinne einer Senkung des arteriellen
Mitteldrucks. Umgekehrt werden bei einem
drohenden Blutdruckabfall gerade entgegengesetzte Umstellungen im Kreislaufsystem ausgelöst, die einer Rückführung des Blutdrucks auf
den "Normalwert" dienen.

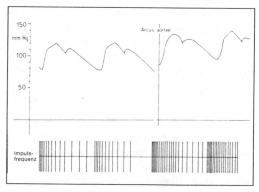

Abb. 4.5:   Schematische Darstellung des Impulsmusters in afferenten Einzelfasern des Nervus vagus in Abhängigkeit vom Druck-
verlauf an den entsprechenden Rezeptoren

# 4.3 Regulation der Organdurchblutung

## 4.3.1 Grundgrößen

**Durchblutung** (Volumenstromstärke):

$$\frac{\text{Volumen}}{\text{Zeit}} \quad [\frac{\text{ml}}{\text{min}}]$$

**Spezifische Durchblutung:**

$$\frac{\text{Volumen}}{\text{Zeit} \times \text{Volumen Gewebe}} \quad [\frac{\text{ml}}{\text{min} \times \text{ml}}] \quad \text{bzw.}$$

$$\frac{\text{Volumen}}{\text{Zeit} \times \text{Menge Gewebe}} \quad [\frac{\text{ml}}{\text{min} \times 100\,\text{g}}]$$

## 4.3.2 Vasomotorische Innervation

Der **myogene Tonus** der glatten Gefäßmuskulatur unterliegt dem steuernden Einfluß vegetativer Nerven, wobei man aufgrund der antagonistischen Wirkung zwischen **vasokonstriktorischen** und **vasodilatorischen** Nerven unterscheidet.

Eine Erhöhung der Pulsfrequenz in den Fasern der vasokonstriktorischen Nerven verursacht – in erster Linie im Bereich der arteriellen Widerstandsgefäße – eine Zunahme des Kontraktionszustands der Gefäßmuskulatur und damit eine Verengung des Gefäßquerschnitts. Umgekehrt beobachtet man bei herabgesetzter Impulsaktivität eine Abnahme des Gefäßtonus, so daß eine passive Gefäßerweiterung allein schon durch die dehnende Wirkung des transmuralen Drucks ermöglicht wird.

Efferente vasokonstriktorische Fasern werden zum sympathischen Teil des vegetativen Nervensystems gezählt. Der Transmitter der postganglionären sympathischen Fasern, der Erregungsübertragung auf die glatte Gefäßmuskulatur letztlich vermittelt, ist **Noradrenalin,** das neben dem **Adrenalin** in geringen Mengen auch im Nebennierenmark gebildet und freigesetzt wird. Diese beiden Katecholamine, die auch als "Nebennierenmarkhomone" bezeichnet werden, sind die Wirkstoffe des adrenergen Systems. Man nimmt an, daß sie ihre Wirkung an der glatten Gefäßmuskulatur über spezifische, pharmakologisch definierte Membranre-

zeptoren entfalten, wobei aufgrund experimenteller Befunde zwischen den sog. $\alpha$- sowie $\beta_1$- und $\beta_2$-**Rezeptoren** unterschieden wird. Ihr Vorkommen in der glatten Gefäßmuskulatur der einzelnen Organe sowie ihre Wirkung nach Stimulierung können der folgenden Übersicht entnommen werden:

| Vorkommen von $\alpha$- und $\beta$-Rezeptoren | | |
|---|---|---|
| | Vorkommen in der glatten Gefäßmuskulatur von | Biologische Wirkung nach Aktivierung |
| $\alpha$-Rezeptoren | Herz Skelettmusk. Niere Haut Intestinum Milz Lunge | erregende Wirkung mit verstärkter Konstriktion |
| $\beta_1$-Rezeptoren | Herz | hemmende Wirkung und damit Vasodilatation |
| $\beta_2$-Rezeptoren | Herz Skelettmusk. | |

☞ **Noradrenalin** wirkt dabei ausschließlich auf $\alpha$-Rezeptoren (in geringem Umfang jedoch auch auf $\beta_1$-Rezeptoren), während **Adrenalin** sowohl $\alpha$- als auch $\beta_1$- und $\beta_2$-Rezeptoren aktiviert, wobei für die ß-Rezeptoren eine niedrigere Schwelle nachgewiesen werden konnte.

Die Wirkung der Katecholamine auf die glatte Gefäßmuskulatur der einzelnen Organkreisläufe hängt also – neben der Dosis – vom jeweiligen Verteilungsmuster der Rezeptortypen ab. So verursacht Adrenalin beispielsweise in der quergestreiften Muskulatur über $\beta_2$-Rezeptoraktivierung eine Vasodilatation. Bei höherer Dosis jedoch überwiegt die über $\alpha$-Rezeptoren vermittelte vasokonstriktorische Reaktion. Im Gegensatz dazu wirkt Noradrenalin – wie bereits erwähnt – ausschließlich auf die $\alpha$-Rezeptoren, was eine kräftige Vasokonstriktion bewirkt.

Innerhalb der vasodilatatorisch wirksamen vegetativen Nervenfasern, die im Vergleich zu

den vasokonstriktorischen nur vereinzelt vorkommen, unterscheidet man zwischen **parasympathischen cholinergen** und **sympathischen cholinergen Fasern**. Gemeinsame Transmittersubstanz der postganglionären Neurone
ist also das Acetylcholin. Die parasympathischen cholinergen vasodilatatorischen Fasern
entstammen vor allem den Hirnnerven VII, IX
und X (vermutlich Innervation der kleinen
Piaarterien des Gehirns) sowie dem Sakralmark, von wo aus sie die Gefäße der äußeren
Genitalien nervös versorgen.

Die funktionelle Bedeutung der sympathischen
cholinergen vasodilatatorischen Innervation
der Skelettmuskelgefäße ist noch nicht vollständig geklärt. Man vermutet, daß auf diesem
Weg die bei Bereitschaftsreaktionen und im
Vorfeld starker körperlicher Belastungen beobachtbare Erhöhung der Muskeldurchblutung
vermittelt wird.

## 4.3.3    Lokal-chemische Regulation

Eine Vielzahl von Substanzen hat ebenso wie
ein **Abfall des** $P_{O_2}$ bzw. eine **Steigerung des**
$P_{CO_2}$ auf die Gefäße eine direkte dilatatorische
Wirkung. Als sehr potent hinsichtlich ihres
gefäßerweiternden Effekts haben sich dabei das
aus den Mastzellen freigesetzte Histamin sowie
das aus den Thrombozyten stammende **Serotonin** erwiesen. Daneben rufen diese Stoffe – wie
auch einzelne Vertreter der Substanzgruppe
der **Prostaglandine** – eine deutliche Erhöhung
der Kapillarpermeabilität hervor.

Von besonderer Bedeutung jedoch sind die
Stoffwechselprodukte der Gewebe, die sogenannten **Metaboliten**, die unmittelbar eine
Abnahme des Gefäßtonus und dadurch eine
Zunahme der Durchblutung verursachen. Die
Metaboliten sind bereits unter Ruhebedingungen in mäßiger Konzentration im Gewebe
vorhanden, um bei verstärkter Organtätigkeit
in relativ großen Mengen gebildet zu werden
(Intermediärprodukte der Glykolyse, Adeno-
sinphosphat, anorganisches Phosphat, $K^+$-Io-
nen sowie eine allgemeine Erhöhung der
osmotischen Konzentration im Extrazellulärraum). Vom Ort ihrer Entstehung, den einzelnen Gewebszellen, erreichen sie per Diffusion

die glatte Muskulatur der präkapillären Gefäße
und Sphinkteren, wo sie über noch weitgehend
unbekannte Mechanismen ihre vasodilatatorische Wirkung entfalten.

So wird die bei erhöhter körperlicher Arbeit
nachweisbare Durchblutungssteigerung der
Muskulatur in erster Linie durch metabole
Faktoren ausgelöst.

## 4.3.4    Myogene Reaktion (Bayliss-Effekt)

Die glatte Gefäßmuskulatur ist im allgemeinen
– unabhängig von einer vasokonstriktorischen
Innervation – zu **autonomer Erregungsbildung**
und damit zur Aufrechterhaltung eines eigen-
ständigen Gefäßtonus fähig.

Darüber hinaus ließ sich an einigen Organkreisläufen – vor allem am Nieren- und Gehirnkreislauf – ein Effekt nachweisen, der erstmals von
Bayliss genauer untersucht wurde:
Bei einer Erhöhung des Perfusionsdrucks
kommt es durch die gleichzeitige Zunahme
der Gefäßwandspannung zu einer verstärkten
Dehnung der glatten Muskulatur, wodurch
diese zu erhöhter spontaner Erregungsbildung
angeregt wird. Der Kontraktionszustand der
Gefäßmuskulatur nimmt folglich zu, so daß der
Strömungswiderstand merklich ansteigt.

Der **Bayliss-Effekt**, der letzlich auf einer überschießenden Reaktion der glatten Gefäßmuskulatur auf Dehnungsreize beruht, garantiert
die Einstellung einer vom jeweiligen Perfusionsdruck weitgehend unabhängigen Durchblutungsgröße.

## 4.3.5    Druck-Stromstärke-Beziehung

Bereits bei der Besprechung des Hagen-Poiseuilleschen Gesetzes wurde darauf hingewiesen, daß eine lineare Druck-Stromstärke-Beziehung für die Gefäße des Kreislaufsystems
normalerweise nicht nachweisbar ist.

So stellt sich die Beziehung zwischen Druck
und Stromstärke bei experimentellen Untersu-

chungen an isolierten Organkreisläufen fast niemals als Gerade, sondern zumeist als konvex oder konkav zur Abszisse hin gekrümmte Kurve dar (siehe Abb. 4.6).

Charakteristisch für die in der Kurve a dargestellte Druck-Stromstärke-Beziehung ist der zur Druckachse hin konvex gekrümmte Verlauf, der eine überproportionale Zunahme der Stromstärke bei kontinuierlich steigendem Druck zum Ausdruck bringt. Typisches Beispiel für einen Organkreislauf mit derartig druckpassivem Verhalten ist das Lungengefäßgebiet.

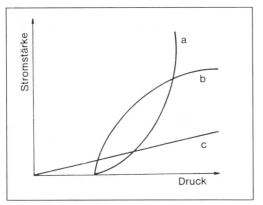

Abb. 4.6: Druck-Stromstärke-Beziehung
a) eines Organkreislaufs mit überwiegend druckpassivem Verhalten (Prototyp Lunge)
b) eines Organkreislaufs mit überwiegend druckreaktivem Verhalten (Prototyp Niere)
c) eines starren Rohres

Die Kurve b zeigt einen der Kurve a gegenüber nahezu spiegelbildlichen Verlauf. Die Stromstärke nimmt mit steigendem Druck immer weniger zu, um schließlich – unabhängig von weiteren Drucksteigerungen – auf einem konstanten Wert zu bleiben. Dieses Verhalten ist typisch für die Nieren- und Gehirngefäße und wird als **Autoregulation** bezeichnet. Dieses Phänomen ist das Resultat einer **druckreaktiven Erhöhung des Gefäßtonus** und somit auch des Strömungswiderstands, so daß die Stromstärke trotz zunehmendem Perfusionsdruck weitgehend konstant bleibt.

Auffallend ist weiterhin, daß die Kurven a und b im Gegensatz zur Kurve c, die die Druck-Vo-

lumen-Beziehung eines starren Rohres beschreibt, nicht durch den Nullpunkt verlaufen. Dies bedeutet, daß nach Unterschreiten eines gewissen minimalen Perfusionsdrucks (sogenannter **kritischer Verschlußdruck**) die Strömung vollständig zum Erliegen kommt. Die Höhe des kritischen Verschlußdrucks ist dabei abhängig vom Ausmaß des basalen Gefäßtonus.

### 4.3.6  Basaler Gefäßtonus

Die experimentelle Ausschaltung der nervösen Versorgung eines Gefäßgebiets bewirkt eine mehr oder minder starke Vasodilatation. Eine maximale Gefäßerweiterung läßt sich allerdings erst durch Applikation von Acetylcholin oder anderen dilatatorisch wirksamen Stoffen erzielen. Aus diesen Befunden ist zu schließen, daß selbst nach Aufhebung der nervös vermittelten Komponente des Gefäßtonus noch ein sogenannter **Basaltonus** existiert, der auf der Fähigkeit der glatten Gefäßmuskulatur zu autonomer Erregungsbildung beruht. Eine weitere Verminderung des Gefäßtonus ist demnach – wie bereits erwähnt – nur über hormonale bzw. metabole Einflüsse erreichbar.

### 4.3.7  Durchblutungsmessung

Die **Venenverschluß-Plethysmographie** ist ein Verfahren zur Bestimmung der arteriellen Stromstärke in einer Extremität oder einem Extremitätenabschnitt. Dazu werden die einzelnen Extremitätenteile (Arm, Hand oder auch nur Finger) in einen starrwandigen luft- bzw. wassergefüllten Behälter eingebracht, der nach außen hin völlig abgedichtet wird. Auf diese Weise führt jede Volumenänderung der Extremität zu einer entsprechenden Druckänderung im Plethysmographenraum, was über eine geeignete Meßapparatur registriert werden kann.

Solange der arterielle Zustrom und der venöse Abstrom der Extremität unbeeinflußt bleiben, lassen sich nur die pulsrhythmischen Druckschwankungen messen. Unterbricht man jedoch mittels einer Stauungsmanschette, die proximal der Abdichtungsstelle um die Extremität gelegt wird, den venösen Abstrom durch

Erzeugung subdiastolischer Drucke, so kommt es – bei noch unbehindertem arteriellen Zustrom – zu einer Volumenzunahme der Extremität und damit zu einer Steigerung des Drucks im Meßbehälter. Aus der Geschwindigkeit des Druckanstiegs (dp/dt) läßt sich bei entsprechender Eichung die arterielle Stromstärke (dV/dt) ermitteln.

Nach Injektion einer radioaktiven Substanz (hauptsächlich des Isotops $Xe^{133}$) in einen bestimmten Gewebsbezirk diffundieren die einzelnen Teilchen in die Gewebskapillaren und werden dort in Abhängigkeit von der jeweiligen Durchblutungsgröße "ausgewaschen" (**Gewebe-Clearance**). Mit einem Szintillationszähler wird die Abnahme der Radioaktivität registriert, deren graphische Darstellung eine "Abklingkurve" liefert, welche die Form einer Exponentialkurve besitzt (im Fall eines homogenen Gewebes). Diese zeigt einen um so steileren Verlauf, je höher die Durchblutung der Gewebsregion ist.

### 4.3.8    Verteilung der Durchblutung

Die ungefähre prozentuale Verteilung des Herzminutenvolumens auf die einzelnen Organkreisläufe unter Ruhebedingungen ist der Abb. 4.7 zu entnehmen.

## 4.3.9  Vergleich der Organstrombahnen

### Gehirnkreislauf

Bei einem durchschnittlichen Gehirngewicht von ca. 1 400 g und einer spezifischen Durchblutung von ca. 50 ml/min x 100 g ergibt sich für die Gesamtdurchblutung ein Wert von 750 ml/min. Dies entspricht einem Anteil von **15% am HMV.**

Die Einstellung einer adäquaten Gehirndurchblutung erfolgt in erster Linie durch **metabole Faktoren**, wobei der **pH–Wert im zerebralen Extrazellulärraum** und der **arterielle $P_{CO_2}$** als die entscheidenden Effektoren gelten.

So bewirkt eine Zunahme des arteriellen $P_{CO_2}$ als Folge einer alveolären Minderbelüftung eine deutliche Gefäßdilatation, während eine durch Hyperventilation ausgelöste Abnahme des arteriellen $P_{CO_2}$ eine Widerstandserhöhung im Gehirnkreislauf verursacht. Änderung des $P_{O_2}$ haben auf die Größe der Gehirndurchblutung einen nur geringen Einfluß.

Die Gehirngefäße besitzen einen relativ hohen basalen Gefäßtonus, so daß der vasomotorischen Innervation bei der Regulation der Gehirndurchblutung eine nur unbedeutende Rolle zukommt. Von entscheidender Bedeutung – gerade hinsichtlich der großen Druckschwankungen bei Änderungen der Körperstellung – ist das ausgeprägte **autoregulatorische Verhalten der Gehirngefäße**, wodurch über einen weiten Druckbereich hinweg eine Konstanthaltung der zerebralen Durchblutung erreicht wird.

### Koronarkreislauf

Unter Annahme eines mittleren Herzgewichts von 300 g und einer spezifischen Durchblutung von etwa 80 ml/min x 100 g errechnet sich für die Koronardurchblutung ein Wert von ca. 250 ml/min, der einem Anteil von **5% am HMV** entspricht.

Bei starker körperlicher Belastung kann die Koronardurchblutung auf das 4 bis 5fache ihres Ruhewerts, das heißt, auf Werte bis zu 1 000 ml/min ansteigen. Die Einstellung einer den jeweiligen Stoffwechselbedürfnissen entsprechenden Durchblutung geschieht vor allem durch **metabole Faktoren**. Die **Abnahme des arteriellen $P_{O_2}$** stellt dabei den stärksten dilatatorischen Reiz für die Koronargefäße dar.

Nach den heutigen Erkenntnissen dürften die vasodilatatorische bzw. vasokonstriktorische Innervation der Koronargefäße für die Einstellung der Durchblutungsgröße eine nur geringfügige Bedeutung haben; eine definitive Aussage ist jedoch zur Zeit wegen der zahlreichen experimentellen Schwierigkeiten noch nicht möglich.

| Organkreislauf | Anteil am HMV (%) |
|---|---|
| Gehirnkreislauf | 15 |
| Koronarkreislauf | 5 |
| Muskeldurchblutung | 15-20 |
| Nierenkreislauf | 20 |
| Mesenterialkreislauf | 25 |
| Hautdurchblutung | 5-10 |
| Knöchernes Skelett etc. | 5-15 |

Abb 4.7:    Verteilung des Herzminutenvolumens auf
            die einzelnen Organkreisläufe

## Nierenkreislauf

Unter Ruhebedingungen beträgt die Durchblutung der Nieren ca. **1200 ml/min**, das heißt, bei einem Gesamtgewicht beider Nieren von etwa 300 g erhält man für die spezifische Durchblutung einen Wert von etwa **400 ml/min x 100 g**. Der Anteil am **HMV** beträgt etwa **20%**. Die Nieren gehören damit zu den am stärksten durchbluteten Organen.

Charakteristisch für die Nierengefäße ist die starke **Autoregulation**, wodurch eine weitgehende Konstanz der Durchblutung sowie des Filtrationsdrucks im Bereich des Glomerulum erreicht wird. Der vasokonstriktorischen Innervation der Nierengefäße durch den Sympathikus kommt unter Ruhebedingungen kaum eine Bedeutung zu; bei gewissen pathologischen Zuständen jedoch, wie zum Beispiel bei schweren Blutverlusten, verursachen die über die Sympathikusfasern vermittelten konstriktorischen Gefäßreaktionen eine drastische Einschränkung der Nierendurchblutung, was zu akutem Nierenversagen führen kann.

## Mesenterialkreislauf

Die Durchblutung der Organkreisläufe des Verdauungstrakts, der großen Verdauungsdrüsen und der Milz beläuft sich auf ca. **1500 ± 300 ml/min** und beträgt damit etwa **25-30% des HMV**.

Die während erhöhter Muskeltätigkeit nachweisbare Durchblutungsabnahme um ca. 300 bis 400 ml ist das Resultat einer durch sympathische vasokonstriktorische Fasern ausgelösten Widerstandserhöhung im Mesenterial-

kreislauf. Die Mesenterialgefäße besitzen entsprechend einen nur geringen basalen Tonus.

☞ Nervös induzierte Widerstandsänderungen sind im Mesenterialkreislauf in weitem Ausmaß möglich.

## Hautdurchblutung

Selbst unter Ruhebedingungen und bei thermischer Behaglichkeit zeigt die spezifische Durchblutung der Haut regionale Unterschiede. Die Werte schwanken dabei zwischen 3,0 und 8,0 ml/min x 100 g, so daß sich bei einer geschätzten Hautmenge von 5000 g die gesamte Hautdurchblutung auf Werte zwischen **150 und 400 ml/min** beläuft. Dies würde einem Anteil von **4 bis 8% am HMV** entsprechen.

Ist der Organismus einer starken Hitzebelastung ausgesetzt, so läßt sich eine Steigerung der Hautdurchblutung auf Werte von etwa 1 l/min kg Haut registrieren; in extremen Fällen konnten sogar Durchblutungszunahmen um nahezu das 20fache des Basalwertes nachgewiesen werden.

Bei einem insgesamt niedrigen Basaltonus der Hautgefäße erfolgt die Durchblutungsregulation im Bereich der akralen Hautgebiete vorwiegend auf nervösem Weg. Entscheidend sind in diesem Zusammenhang die sympathisch adrenergen vasokonstriktorischen Fasern, deren ständige Impulsaktivität an den akralen Hautgefäßen unter thermodifferenten Bedingungen einen hohen Ruhetonus aufrechterhält. Die bei stärkerer Hitzebelastung beobachtbare Gefäßdilatation ist dann das Resultat einer zentral ausgelösten Hemmung dieser vasokonstriktorischen Aktivität. Eine selbständige vasodilatatorische Innervation ist wahrscheinlich nicht ausgebildet.

Die Dilatation der Hautgefäße im Bereich des Rumpfes und der proximalen Abschnitte der Extremitäten läßt sich auf die Wirkung des gefäßerweiternden Hormons **Bradykinin** (Nonapeptid) zurückführen, das bei erhöhter Sekretionstätigkeit der Schweißdrüsen gebildet wird.

**Kreislauf der Skelettmuskulatur**

Am ruhenden Muskel lassen sich für die spezifische Durchblutung Werte von 2 bis 3 ml/min x 100 g registrieren, so daß bei einer Muskelmasse von etwa 30 kg die Gesamtdurchblutung der Muskulatur **600 bis 900 ml/min**, das heißt, etwa **15 bis 20% des HMV** beträgt.

Bei maximaler körperlicher Arbeit nimmt die Durchblutung der Muskelmasse – bei einem HMV von etwa 20 l/min – auf nahezu 15 l/min zu.

Die an der Durchblutungsregulation der Muskulatur beteiligten Mechanismen werden eingehend im Abschnitt 4.4.5 erläutert, so daß hier nur auf die entscheidende Bedeutung der metabolen Faktoren hingewiesen werden soll.

Wie aus dem bisher Dargestellten zu entnehmen ist, lassen sich an der Haut und der Skelettmuskulatur die größten Schwankungen hinsichtlich der Durchblutungsgröße nachweisen. Größere Leistungssteigerungen des Herzens erfolgen demnach in erster Linie nur, um den erhöhten Anforderungen von Haut- und Muskelkreislauf gerecht zu werden. Umstellungen in den übrigen Gefäßgebieten sind dementsprechend nur von untergeordneter Bedeutung.

## 4.3.10 Austauschprozesse zwischen Kapillaren und Interstitium

Die Versorgung der Gewebe mit Sauerstoff und Nährstoffen sowie der Abtransport von Stoffwechselprodukten sind die eigentliche Aufgabe des Kreislaufs. Der Stoffaustausch zwischen dem Blut und der interstitiellen Flüssigkeit bzw. den Gewebezellen vollzieht sich in den Kapillaren und in gewissem Ausmaß auch in den Venolen. Die Größe der lokalen Durchblutung sowie die Höhe des effektiven Filtrationsdrucks (s. unten) ergeben sich als Resultat einer komplexen Regulation, die hauptsächlich im Bereich der prä- und postkapillaren Widerstandsgefäße angreift.

Für die Stoff- und Flüssigkeitsbewegung durch die Kapillarwände (und partiell auch durch die Wandstrukturen der Venolen) kommen prinzipiell zwei Mechanismen in Frage:

- Transport gelöster Teilchen durch **Diffusionsvorgänge** entlang einem Konzentrationsgradienten
- Transport von Lösungsmittelteilchen und gelösten Teilchen durch **Filtration.**

Für den Stoffaustausch zwischen Blut und Interstitium besitzen die Diffusionsvorgänge die weitaus größte Bedeutung. So konnte experimentell gezeigt werden, daß während einer Kapillarpassage das Wasser der Plasmaflüssigkeit bis zu 40mal zwischen Kapillarraum und Interstitialraum hin- und herwandert. Die Diffusionsrate erreicht dabei Werte von etwa 60 l/min. Da jedoch unter normalen Bedingungen die Zahl der pro Zeiteinheit in beiden Richtungen diffundierenden Moleküle nahezu gleich ist, sind Volumenänderungen dieser Flüssigkeitsräume praktisch nicht nachweisbar.

Wasserlösliche Moleküle mit kleinem Molekulargewicht (z.B. $Na^+$, $Cl^-$, Glucose usw.) passieren die kleinen wassergefüllten Poren der Kapillarwände. Die Permeabilität der einzelnen Moleküle wird in erster Linie vom Verhältnis der Porenweite zum Moleküldurchmesser bestimmt. Mit zunehmendem Molekulargewicht macht sich der durch die Porenweite bedingte "Siebeffekt" dann immer stärker bemerkbar, so daß für Moleküle von der Größe des Albumins die Kapillarwände praktisch impermeabel sind. Allerdings vermögen derartige makromolekulare Substanzen die Endothelschranke auf dem Weg der **Zytopempsis** zu überwinden.

Eine freie Diffusion ist nur für lipidlösliche Substanzen wie $CO_2$, $O_2$, Alkohol usw. möglich. Die Transportraten für diese lipidlöslichen Stoffe liegen wesentlich höher als für die wasserlöslichen, da sich der Austausch über der gesamten Kapillaroberfläche vollzieht.

Die zweite Möglichkeit des Stoffaustauschs zwischen Blut und Interstitium ist in den Filtrationsvorgängen zu sehen. Die treibende Kraft einer derartigen Flüssigkeitsbewegung, der sogenannte **effektive Filtrationsdruck**, ist gleich der Differenez zwischen dem hydrostatischen und dem kolloidosmotischen Druckgradienten. (Hydrostatischer Druck in der

Kapillare $P_K$, hydrostatischer Druck im Interstitium $P_I$, kolloidosmotischer Druck in der Kapillare $\pi_K$, kolloidosmotischer Druck im Interstitium $\pi_I$.) Das pro Minute filtrierte Volumen V berechnet sich danach wie folgt:

$$\dot{V} = K\,(P_K + \pi_I - P_I - \pi_K)$$

$$\dot{V} = K\,(P_K + \pi_I) - K\,(P_I + \pi_K)$$

Im Fall einer Auswärtsfiltration ist V positiv, bei einer Einwärtsfiltration bzw. Reabsorption dagegen negativ.

Der **Filtrationskoeffizient K** gibt die Flüssigkeitsmenge (in ml) an, die pro mmHg Druck in 100 g Gewebe bei 37°C in einer Minute filtriert wird.

Im Bereich des **arteriellen Kapillarschenkels** herrscht ein nach außen gerichteter Druck von ca. 37 mmHg ($P_K$ = 32 mmHg, $\pi_I$ = 5 mmHg), während ein einwärts gerichteter Druck von 28 mmHg ($\pi_K$ = 25 mmHg, $P_I$ = 3 mmHg) wirksam ist; der effektive Filtrationsdruck beträgt demnach 9 mmHg, so daß es zu einer **Auswärtsfiltration von Wasser und gelösten niedermolekularen Substanzen kommt.**

Im **venösen Schenkel** der Kapillare beträgt der nach außen gerichtete Druck nur noch 22 mmHg ($P_K$ = 17 mmHg, $\pi_I$ = 5 mmHg), dem der konstante Druck von 28 mm Hg entgegengerichtet ist. Der effektive Filtrationsdruck von -6 mmHg ist entsprechend von außen nach innen gerichtet, was zu einer **Reabsorption von Wasser und niedermolekularen gelösten Substanzen** führt.

Da die Reabsorption jedoch nur ca. 90% der Filtration ausmacht, ergibt sich pro Minute eine Nettoauswärtsfiltration von etwa 1,0 bis 1,5 ml

Flüssigkeit, die als Lymphe aus dem Insterstitium über die Lymphgefäße abgeführt wird. Die täglich aus dem interstitiellen Raum als Lymphe abtransportierte Flüssigkeitsmenge beläuft sich auf ca. 2 Liter.

Störungen des Filtrations-Gleichgewichts, wie sie durch Veränderungen eines der an diesen Vorgängen beteiligten Faktoren auftreten können, führen teilweise zu **erheblichen Flüssigkeitsverschiebungen zwischen dem interstitiellen und intravasalen Raum.** So kommt es bei einigen physiologischen und pathologischen Zuständen, die mit einer Erhöhung des Ungleichgewichts zwischen Filtration und Reabsorption einhergehen, zu einer verstärkten Bildung von interstitieller Flüssigkeit bzw. Lymphe ( **Ödementstehung**). In solcher Weise wirken vor allem eine

• Zunahme des hydrostatischen Kapillardrucks als Folge einer
  – allgemeinen Blutdruckerhöhung,
  – Dilatation der präkapilaren Widerstandsgefäße bzw. Konstriktion der postkapillaren Widerstandsgefäße,
  – orthostatischen Kreislaufumstellung,
  – Erhöhung des Venendrucks (bei Herzinsuffizienz)
• Abnahme des kolloidosmotischen Drucks im Blutplasma infolge eines
  – Albuminmangels (z.B. bei extrem eiweißarmer Ernährung),
  – Plasmaeiweißverlustes durch die Niere (z.B. nephrotisches Syndrom)
• Zunahme des kolloidosmotischen Drucks im interstitiellen Raum aufgrund einer
  – Permeabilitätserhöhung der Kapillarwände für Plasmaproteine.

# 4.4 Spezielle Physiologie der Organkreisläufe

## 4.4.1 Gehirn

Die an der Regulation der Gehirndurchblutung beteiligten Mechanismen (besondere Rolle der metabolen Faktoren, ausgeprägte Autoregulation, geringe Bedeutung der vasomotorischen Innervation) wurden bereits im Abschnitt 4.3.9 ausführlich dargestellt.

Obwohl das Gehirn im allgemeinen eine recht konstante Durchblutungsgröße aufweist, ließen sich in **Situationen erhöhter geistiger Beanspruchung** regionale Durchblutungssteigerungen registrieren. **Während des Schlafs** ist die zerebrale Gesamtdurchblutung gegenüber dem Wachzustand geringfügig erhöht, was auf eine Zunahme des arteriellen $P_{CO_2}$ zurückgeführt werden kann. Der $O_2$-Verbrauch des Gehirns bleibt dabei unverändert.

### 4.4.2    Niere (s. Kapitel 9)

### 4.4.3    Herz (s. Kapitel 3)

### 4.4.4    Haut (s. Kapitel 8)

## 4.4.5    Skelettmuskel

Unter Ruhebedingungen beträgt die Durchblutung der Skelettmuskulatur etwa 600 bis 900 ml/min. Bei maximaler körperlicher Arbeit jedoch kann die Durchblutung Werte von 15 bis 20 l/min erreichen; das HMV erhöht sich dabei auf etwa 20 bis 25 l/min.

Die in der **Startphase**, das heißt, vor Beginn der eigentlichen Muskelarbeit registrierbare Durchblutungssteigerung wird – entsprechend neueren Theorien – durch ein **sympathisch cholinerges System** vermittelt, dessen Aktivierung zu einer Dilatation der Muskelgefäße (in erster Linie der Metarteriolen und AV-Anastomosen) führt. Der experimentelle Nachweis der Existenz dieses Systems beim Menschen ist jedoch noch nicht endgültig erbracht.

Mit Beginn der Arbeit jedoch verlöre diese vasodilatatorische Innervation für die Anpassung der Durchblutung an die gesteigerten nutritiven Bedürfnisse des Muskels ohnehin ihre Bedeutung gegenüber den **lokal-metabolischen Mechanismen**. Hinsichtlich der Frage, welche der während der Muskelarbeit anfallenden Metaboliten eine Gefäßdilatation und damit eine Mehrdurchblutung auslösen, ist die Diskussion noch im Gange. Experimentell konnte durch eine **Herabsetzung des** $P_{O_2}$, durch eine **Steigerung des** $P_{CO_2}$, durch die **Gabe von**

**Adenosinphosphaten**, von **Lactat** und einer Reihe anderer Metaboliten eine Gefäßerweiterung erzeugt werden; für die bei Arbeit tatsächlich nachweisbare Gefäßdilatation spielen diese Stoffe jedoch eine nur untergeordnete Rolle. Untersuchungen aus jüngster Zeit legen den Schluß nahe, daß die bei Muskelarbeit auftretende Mehrdurchblutung durch eine **Erhöhung der osmotischen Konzentration im Extrazellulärraum sowie durch eine Steigerung der $K^+$-Ionenkonzentration** ausgelöst wird.

Der Angriffsort dieser "metabolen Faktoren" liegt vor allem im Bereich der präkapillaren Gefäße und Sphinkteren.

Diese lokal-chemischen Regulationsprozesse überspielen die Effekte der vasokonstriktorischen Impulse sympathisch adrenerger Fasern, zu deren Aktivierung es infolge des allgemein erhöhten Aktivitätsniveaus des sympathischen Systems kommt.

## 4.4.6    Intestinale Durchblutung

Unter Ruhebedingungen erreicht die Durchblutung der **Leber** (Arteria hepatica propria und Vena portae ) Werte von etwa 1500 $\pm 300$ ml/min. Bei verstärkter Muskelarbeit lassen sich Durchblutungsabnahmen von 300 bis 400 ml/min und eine Verminderung des Blutvolumens von etwa 400 ml registrieren.

Die Gefäße des Intestinalbereichs werden von sympathischen adrenergen Fasern innerviert. Die durch Aktivierung dieser Fasern auslösbaren vasokonstriktorischen Reaktionen sind für die bei Muskelarbeit auftretenden Durchblutungsabnahmen bzw. Volumenverschiebungen verantwortlich.

Im Gegensatz zur sympathischen hat die parasympathische Innervation praktisch keinen Einfluß auf die Intestinaldurchblutung.

Daneben zeigen die hepatischen Widerstandsgefäße ein autoregulatorisches Verhalten, und zwar in der Weise, daß eine Drucksteigerung in der Vena portae eine verstärkte Kontraktion der glatten Muskulatur der Leberarteriolen auslöst.

# 4.5 Niederdrucksystem

## 4.5.1 Druck-Volumen-Beziehung

Das **Niederdrucksystem** umfaßt das venöse System des Körperkreislaufs mit dem rechten Herzen, die Lungengefäße und – während der Diastole – das linke Herz. Das Niederdrucksystem enthält nahezu 85% des gesamten Blutvolumens und erfüllt damit die Funktion eines Blutspeichers. Seine einzelnen Kompartimente werden im folgenden kurz beschrieben.

### Zentrales Blutvolumen
Es entspricht dem Blutvolumen im Lungengefäßsystem (in der Diastole von der Pulmonal- bis zur Aortenklappe) und beträgt etwa 700 bis 900 ml, das heißt, ungefähr 10 Schlagvolumina. Aus diesem Reservoir lassen sich nach völliger Unterbrechung des venösen Rückstroms etwa 6 Schlagvolumina für den linken Ventrikel mobilisieren.

### Intrathorakales Blutvolumen
Es umfaßt das zentrale Blutvolumen, vermehrt um das Volumen des rechten Herzens und der intrathorakalen Venen des Körperkreislaufs. Es beläuft sich auf ca. 1600 ml (25-30% des totalen Blutvolumens) und zeigt eine relativ große "Beweglichkeit" (Begriff: "**Druckausgleichsgefäß**"). Veränderungen des intrathorakalen Blutvolumens treten bei verschiedenen Zuständen auf:
• Aktive Konstriktion der kapazitiven Gefäße
• Wegfall des hydrostatischen Drucks beim Wechsel vom Stehen zum Liegen
• Schwerelosigkeit
• Blutentnahme (obwohl das intrathorakale Blutvolumen nur etwa 25 bis 30% des gesamten Blutvolumens ausmacht, wird bei einer Blutentnahme von 400 ml ungefähr die Hälfte aus dieser Provenienz gestellt).

### Extrathorakales Blutvolumen:
Das Blutvolumen in den extrathorakalen venösen Kreislaufabschnitten beträgt ungefähr 50 bis 55% des totalen Blutvolumens. Bei Orthostase registriert man eine Volumenzunahme in den Gefäßen der unteren Extremität von ca. 600 ml.

Unter dem **statischen Blutdruck** (bzw. mittleren Füllungsdruck) versteht man den Druck, der sich nach Herzstillstand und völligem Druckausgleich zwischen Hoch- und Niederdrucksystem im gesamten Kreislaufsystem einstellt. Die Höhe des statischen Blutdrucks, der durchschnittlich 6-8 mmHg beträgt, ist abhängig
• von der Gefäßkapazität
• von der Größe des Blutvolumens.

Der **zentrale Venendruck** des aktiven Kreislaufs enspricht dem Druck im rechten Vorhof und unterscheidet sich nur geringfügig vom statischen Blutdruck. Er beträgt etwa 3 bis 5 mmHg, ist jedoch dabei größeren atem- und pulssynchronen Schwankungen unterworfen.

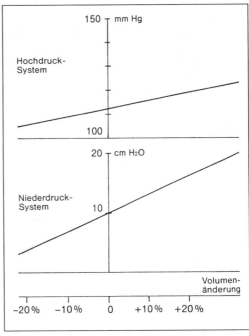

Abb. 4.8: Druck-Volumen-Diagramm des Hochdruck- bzw. Niederdrucksystems

Eine exakte Bestimmung des zentralen Venendrucks wurde durch die Entwicklung elektrischer Miniaturmanometer ermöglicht, die – an einer Katheterspitze angebracht – direkt in die großen Gefäße und das Herz eingeführt werden können.

Die Volumenelastizität des gesamten kardiovaskulären Systems läßt sich ermitteln, indem man die Druckänderung an einer bestimmten Stelle des Kreislaufsystems bei Entnahme bzw. Zufuhr eines Blutvolumens definierter Größe mißt. Dabei ergibt sich ein durchschnittlicher Volumenelastizitätskoeffizient E' von

$$E' = \Delta p/ \Delta V = 7 \text{ cm } H_2O/1000 \text{ cm}^3 = 7 \text{ dyn/cm}^3.$$

Die Dehnbarkeit des Gesamtkreislaufs ist damit 200mal höher als die des arteriellen Windkessels. Ein Vergleich der Druck-Volumen-Diagramme des Hochdruck- bzw. Niederdrucksystems zeigt diesen Sachverhalt (Abb. 4.8).

## 4.5.2 Venöser Blutdruck bei Lagewechsel

Am liegenden Menschen lassen sich in den Venolen Druckwerte von etwa 15 bis 20 mmHg registrieren; in den kleinen Venen fällt der Druck auf 10 bis 15 mm Hg ab, so daß in den großen extrathorakalen Venen nur Druckwerte von 5 bis 6 mmHg erreicht werden. Der Druck im rechten Vorhof zeigt größere atem- und pulssynchrone Schwankungen, der Durchschnittswert liegt bei 3 bis 5 mmHg.

Beim Übergang vom Liegen zum Stehen verändern sich die Druckverhältnisse im Kreislaufsystem, da nun die im Schwerefeld der Erde wirksamen hydrostatischen Drucke eine entscheidende Bedeutung gewinnen. Beim aufrecht stehenden Menschen herrschen in den Fußvenen Drucke von 90 bis 100 mmHg, während im Bereich des rechten Vorhofs ein Druck von -3 mmHg registriert werden kann.

Beim Wechsel aus der liegenden in die aufrechte Körperstellung fällt der Druck in den kranialen Gefäßgebieten ab, während er in den Gefäßen der unteren Extremität stark zunimmt. Irgendwo dazwischen existiert ein Punkt, der sogenannte **hydrostatische Indiffe-**renzpunkt, in dem der Druck und damit auch der Gefäßquerschnitt beim Lagewechsel konstant bleiben. Systematische Druckmessungen im Hauptvenenstamm des Körpers während eines Lagewechsels führten zu dem Ergebnis, daß der hydrostatische Indifferenzpunkt beim Menschen etwa 5 bis 10 cm unterhalb des Zwerchfells liegt.

## 4.5.3 Regulation des Blutvolumens

Die Regulation des Blutvolumens, das heißt, die Aufrechterhaltung einer der jeweiligen Gefäßkapazität adäquaten Blutmenge, ist eine entscheidende Voraussetzung für die Hämodynamik des Gesamtkreislaufs. Da die Mechanismen, die Änderungen des Erythrozytenvolumens bzw. der Plasmaproteinmenge auslösen, für die akuten Anpassungsvorgänge nur von untergeordneter Bedeutung sind, wird im folgenden hauptsächlich über die an der Plasmavolumenregulation beteiligten Vorgänge gesprochen.

Eine besondere Rolle spielen in diesem Zusammenhang die in den Wänden der großen intrathorakalen Gefäße sowie im Herzen lokalisierten Dehnungsrezeptoren, da im Niederdrucksystem – das hinsichtlich seiner Eigenschaften einem druckpassiven Behälter gleicht – Veränderungen der Gefäßwandspannung praktisch ausschließlich als Folge von Blutvolumenänderungen auftreten.

Insbesondere gilt es, zwei wichtige Typen von **Vorhofdehnungsrezeptoren** zu unterscheiden:
* Rezeptoren vom **A-Typ**: Erregung während der Vorhofkontraktion
* Rezeptoren vom **B-Typ**: Erregung während der v-Welle des Vorhofdrucks, also in der Ventrikeldiastole.

Die Vorhofdehnungsrezeptoren reagieren schon auf geringe Änderungen des transmuralen Drucks, wobei die **A-Rezeptoren** in stärkerem Maße auf eine Kontraktion der Vorhofmuskulatur, die **B-Rezeptoren** eher auf eine passive Dehnung ansprechen. Die afferenten Fasern verlaufen in Ästen der Nervi vagi.

Die Erregung der Vorhofdehnungsrezeptoren führt ebenso wie die Aktivierung der arteriellen

Pressorezeptoren zu einer Hemmung sympathischer bzw. zur Erregung parasympathischer Neuronen im Bereich der medullären kreislaufwirksamen Zentren, wodurch es zu den bereits beschriebenen kompensatorischen Kreislaufumstellungen kommt.

Die im Rahmen der Volumenregulation über die Dehnungsrezeptoren auslösbaren Mechanismen zur Steuerung der Nierenfunktion werden im folgenden kurz dargestellt (s. auch Kapitel 9):

- Veränderungen der Impulsfrequenz in den afferenten Fasern aus den Vorhofdehnungsrezeptoren beeinflussen unmittelbar die im Hypothalamus lokalisierten osmorezeptorischen Strukturen, von denen die Steuerung der **ADH-(Antidiuretisches Hormon)-Sekretion** ausgeht. Eine verstärkte Aktivierung der Vorhofrezeptoren führt zu einer Hemmung der ADH-Sekretion und damit zu einer verstärkten renalen Flüssigkeitsausscheidung. Umgekehrt kommt es bei verminderter Rezeptorenerregung zu einer Steigerung der ADH-Sekretion und somit zu einer Flüssigkeitsretention **(Gauer-Henry-Reflex)**

- Neuerdings konnte der experimentelle Nachweis erbracht werden, daß die Vorhofrezeptoren über das **Renin-Angiotensin-Aldosteron-System** auch wesentlich an der Kontrolle der renalen Ausscheidung von Natrium und Wasser beteiligt sind.

# 4.6 Übergreifende Regulation

## 4.6.1 Spontane Schwankungen

Die Existenz periodischer Schwankungen des arteriellen Drucks konnte mittels kontinuierlicher intraarterieller Druckregistrierungen nachgewiesen werden.

Neben den Pulswellen, die auch als **Blutdruckschwankungen oder -wellen 1. Ordnung** bezeichnet werden, ließen sich langsamere Blutdruckschwankungen aufzeichnen, die einen weitgehend atemsynchronen Verlauf zeigen. Für diese **Blutdruckwellen 2. Ordnung** ist charakteristisch, daß sich die Inspiration weitgehend mit der abnehmenden Phase und der negativen Halbwelle (Wellental) deckt, während die Exspiration mit der ansteigenden Phase und der positiven Halbwelle (Wellenberg) zusammenfällt. Die Blutdruckschwankungen 2. Ordnung beruhen im wesentlichen auf einer intrazentralen Kopplung von respiratorischen und kardiovaskulär wirksamen Neuronenpopulationen. Außerdem ist eine rein mechanische Komponente beteiligt: durch die während der Inspirationstätigkeit wirksame Atempumpe wird zwar der venöse Rückstrom aus den extrathorakalen Gefäßen zum rechten Herzen gefördert, gleichzeitig jedoch kommt es infolge der Kapazitätszunahme der Lungengefäße zu einer Abnahme des Blutrückflusses zum linken Herzen, so daß sich das Schlagvolumen des linken Ventrikels verkleinert. Während der Exspiration herrschen umgekehrte Verhältnisse.

Die nach ihrem Entddcker als "Mayer-Wellen" bezeichneten **Blutdruckschwankungen 3. Ordnung** besitzen eine Periodendauer von 6 – 20 Sekunden bei einer mittleren Dauer von 10 Sekunden. Die Blutdruckwellen 3. Ordnung werden auf periodische Schwankungen des peripheren Gefäßtonus zurückgeführt.

Des weiteren lassen sich **tagesperiodische Schwankungen** des arteriellen Blutdrucks nachweisen, die Ausdruck einer allgemeinen **endogenen zirkadianen Periodik** sind.

Neben dem Blutdruck unterliegt auch die Herzfrequenz rhythmischen Schwankungen in vergleichbaren Frequenzbereichen.

## 4.6.2  Emotion (Alarm-Reaktion, Notfall-Reaktion)

Sowohl physische als auch psychische und emotionale Belastungen beantwortet der Organismus in relativ stereotyper Weise mit einer Reihe von "Notfallmaßnahmen", die in gewissen Grenzen eine Anpassung an den **Streßzustand** ermöglichen. Die im Rahmen einer derartigen Notfall-Reaktion bzw. **Alarm-Reaktion** in den einzelnen Organsystemen nachweisbaren funktionellen Umstellungen werden wahrscheinlich durch ein System ausgelöst, das seinen Ausgang von Kerngruppen im Temporallappen nimmt und über die Stria terminalis und Kerne im Septum pellucidum den Hypothalamus und weiter kaudal auch das zentrale Höhlengrau des Mesenzephalon erreicht.

Dabei kommt es während der akuten Streßsituation durch Zunahme der Herzfrequenz und des Schlagvolumens zu einer Erhöhung des HMV. Weiterhin konnte eine Durchblutungssteigerung im Myokard und in der Skelettmuskulatur bei einer gleichzeitigen Durchblutungsabnahme in der Haut, in den Nieren und im Mesenterialbereich registriert werden.

> ☞ Das kardiovaskuläre Geschehen bei der Alarm-Reaktion läßt sich vor dem Hintergrund einer allgemein erhöhten Sympathikusaktivität verstehen, die mit einer verstärkten Adrenalin- und Noradrenalinabgabe aus dem Nebennierenmark einhergeht.

Daneben kommt es über eine vermehrte ACTH-Ausschüttung aus dem Hypophysenvorderlappen zu einer erhöhten Freisetzung von Glucocorticoiden aus der Nebennierenrinde.

## 4.6.3  Orthostatische Regulation

Beim Übergang vom Liegen zum Stehen kommt es unter dem Einfluß der Schwerkraft zu erheblichen Umverteilungen des Blutvolumens, die mit entsprechenden Druckänderungen in den einzelnen Gefäßgebieten einhergehen (siehe auch Abschnitt 4.5.2). So nehmen die Kapazitätsgefäße der unteren Extremitä-

ten ein Blutvolumen von 400 bis 600 ml auf, das zu 80% aus den intrathorakalen Speichern stammt. Die Folgen dieser Blutvolumenverschiebung sind eine **Abnahme des venösen Rückstroms**, ein **Absinken des zentralen Venendrucks** sowie eine **Verkleinerung des Herzschlagvolumens**.

Gleichzeitig jedoch werden über die Pressorezeptoren des arteriellen Systems und über die Dehnungsrezeptoren des intrathorakalen Gefäßgebiets kompensatorische Mechanismen in Gang gesetzt, die ein Absinken des arteriellen Blutdrucks verhindern sollen. Durch die Aktivitätsabnahme dieser Rezeptorsysteme beim Übergang vom Liegen zum Stehen werden im einzelnen folgende gegenregulatorische Maßnahmen ausgelöst:

- Vasokonstriktion der Widerstands- und Kapazitätsgefäße
- Zunahme der Herzfrequenz
- Verstärkte Freisetzung von Adrenalin und Noradrenalin aus dem Nebennierenmark
- Aktivierung des Renin- Angiotensin- Aldosteron-Systems
- Gesteigerte ADH-Ausschüttung.

Die reflektorisch gesteigerte Herzfrequenz kann die starke Abnahme des Schlagvolumens nicht vollständig kompensieren, so daß es zu einer Verminderung des HMV kommt. Dem drohenden arteriellen Blutdruckabfall wird durch eine Erhöhung des peripheren Strömungswiderstands wirksam begegnet.

Die durch die hormonalen Effektoren ADH und Aldosteron vermittelten renalen Effekte, die zu einer Steigerung des Plasmavolumens führen, setzen erst mit einer gewissen Verzögerung ein.

Bei kreislauflabilen Menschen jedoch genügen die orthostatischen Regulationsvorgänge oft nicht, so daß es zu einem empfindlichen Abfall des arteriellen Blutdrucks kommt. Als Folge davon nimmt die Gehirndurchblutung ab, wodurch zentrale Symptome wie Schwindel, Sehstörungen und Bewußtseinsverlust auftreten können.

Bei starker thermischer Belastung sowie bei Muskelarbeit beobachtet man auch beim Kreislaufgesunden deutliche Veränderungen der orthostatischen Regulation, da unter diesen Bedingungen die zur Aufrechterhaltung der arteriellen Hämodynamik erforderlichen vasokonstriktorischen Reaktionen in einem Widerstreit mit den thermoregulatorisch bzw. metabol notwendigen vasodilatatorischen Reaktionen im Bereich der Haut respektive der Skelettmuskulatur stehen. Bei stärkeren Blutverlusten tritt infolge der damit gesteigerten Diskrepanz zwischen Gefäßkapazität und totalem Blutvolumen ebenfalls eine **Orthostaselabilität** auf.

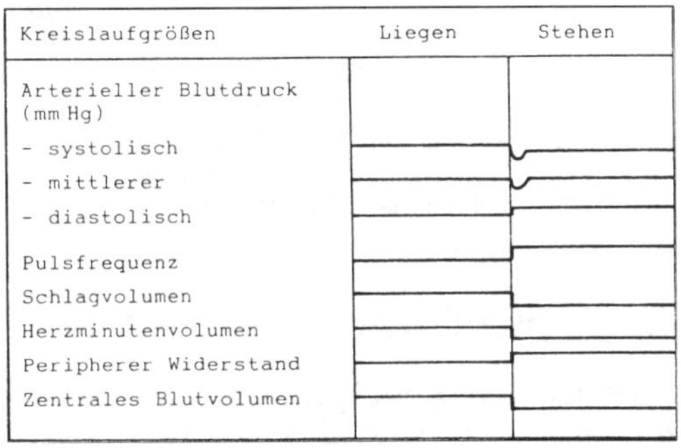

| Kreislaufgrößen | Liegen | Stehen |
|---|---|---|
| Arterieller Blutdruck (mm Hg) | | |
| - systolisch | | |
| - mittlerer | | |
| - diastolisch | | |
| Pulsfrequenz | | |
| Schlagvolumen | | |
| Herzminutenvolumen | | |
| Peripherer Widerstand | | |
| Zentrales Blutvolumen | | |

Abb. 4.9:  Veränderungen der verschiedenen Kreislaufgrößen beim Übergang vom Liegen zum Stehen (orthostatische Regulation)

### 4.6.4   Arterieller Hochdruck

Der arterielle Blutdruck des Gesunden ist keine starre Größe, sondern gewissen situationsabhängigen Veränderungen unterworfen. Die Blutdruckmessung sollte daher – im Sinne einer Standardisierung – am liegenden und psychisch ruhigen Patienten vorgenommen werden. Entsprechend einem von der Weltgesundheitsorganisation (WHO) gegebenen Klassifikationsschema ist jeder Blutdruckwert von **systolisch über 160 mmHg** und **diastolisch über 95 mmHg** als **hyperton** zu bezeichnen.

Für die Mehrzahl der Fälle von Hypertonie (70 bis 80%) ist die eigentliche Ursache nicht bekannt, weshalb man auch von einer **primären essentiellen Hypertonie** spricht. Sie geht in der Regel mit stärkerem Anstieg im Mitteldruck als im diastolischen Druck einher. Systematische Untersuchungen legten die Vermutung nahe, daß der essentiellen Hypertonie aller Wahrscheinlichkeit nach eine genetische Komponente zugrunde liegt. Des weiteren existieren Theorien, welche eine Entstehung der essentiellen Hypertonie durch psychische bzw. emotionale Faktoren auf der Grundlage einer allgemeinen Hyperreaktivität des ZNS und damit auch der medullären vasokonstriktorisch wirksamen Neuronenpopulationen annehmen. Ein partieller oder totaler Funktionsausfall der arteriellen Pressorezeptoren – vergleichbar mit dem im Tierexperiment passager auslösbaren Entzügelungshochdruck nach Ausschaltung der pressorezeptorischen Areale – kann als pathogenetischer Faktor der essentiellen Hypertonie mit großer Sicherheit ausgeschlossen werden.

Für die übrigen Fälle von Hypertonie, den sogenannten **sekundären symptomatischen Hypertonien**, sind die Ursachen weitgehend erforscht. So kommt es im Gefolge zahlreicher Nierenerkrankungen zur Ausbildung einer Hypertonie (**renale Hypertonie**), deren Entstehungsmechanismus in einer verstärkten Aktivierung des Renin-Angiotensin-Aldosteron-Systems zu sehen ist. Diese Hypertonieform läßt sich auch im Tierexperiment – beispielsweise durch Unterbindung der Arteria renalis – erzeugen.

Hypertonien entstehen schließlich auch auf dem Boden **endokriner Störungen** (Phäochromozytom, Cushing-Syndrom, Hyperthyreose usw.) sowie **kardiovaskulärer Erkrankungen** (Aortenklappeninsuffizienz, Aortenisthmusstenose u.a.).

# 4.7 Kreislaufzentren

## 4.7.1 Rhombenzephales Kreislaufzentrum

Solange Querschnittsläsionen des Hirnstamms bis wenige Millimeter oberhalb des Obex durchgeführt werden, bleiben die Höhe des Sympathikustonus und des arteriellen Blutdrucks nahezu unverändert; auch die pressorezeptorischen Reflexe sind nach wie vor erhalten. Erst wenn eine tiefere Schnittführung gewählt wird, nimmt der Sympathikustonus beträchtlich ab und der arterielle Mitteldruck sinkt auf Werte von 50 bis 60 mm Hg. Gleichzeitig fallen auch die pressorezeptorischen Reflexe aus.

Aus diesen Experimenten kann zweierlei gefolgert werden:
- Im Bereich des unteren Hirnstamms (zwischen Mitte Pons und Obex) müssen Neuronen lokalisiert sein, von denen die tonische Aktivierung des Sympathikus, das heißt, der sympathisch vasokonstriktorischen Fasern, ausgeht
- Ferner müssen in diesem Areal die Umschaltstellen der afferenten Fasern aus den kardiovaskulären Rezeptoren (arterielle Pressorezeptoren und Dehnungsrezeptoren des Niederdrucksystems) liegen, deren Aktivierung – über inhibitorisch wirksame Interneurone – eine Abnahme der tonischen Sympathikusaktivität und damit eine vasodilata- torische Reaktion auslöst.

Eine genauere Lokalisation eines "Kreislaufzentrums" ist heute noch nicht möglich, da alle Reizexperimente im Bereich der Medulla oblongata zu vollständig widersprüchlichen Ergebnissen geführt haben.

Aus den periodischen Schwankungen der Herzfrequenz (bzw. der vagalen Herzinnervation) sowie des arteriellen Blutdrucks (bzw. der sympathischen Gefäßinnervation) und ihrer engen Korrelation zur zentralen Atemtätigkeit kann auf enge Kopplung zwischen **respiratorischen Neuronen** und **kardiovaskulären Neuronen** geschlossen werden.

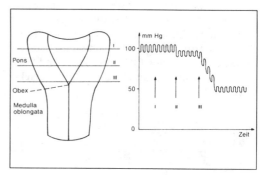

Abb. 4.10: Verhalten des arteriellen Blutdrucks bei Querschnittsläsionen des Hirnstamms in unterschiedlichen Höhen

## 4.7.2 Hypothalamus

Systematische Reizexperimente an wachen Katzen führten zur Abgrenzung zweier hypothalamischer Areale, von denen aus antagonistische Kreislaufeffekte auslösbar sind.
- Ventrales Areal: **depressorische** Reaktionen
- Dorsolaterales Areal: **pressorische** Reaktionen

**Ventrales Areal**
Bei Reizung des ventralen Kernareals kommt es im Zuge einer Abnahme der Herzfrequenz und des peripheren Strömungswiderstands zu einer deutlichen Blutdrucksenkung, die mit einer Atemdepression einhergeht. Die Effekte sind teilweise vergleichbar mit denen, die bei Aktivierung pressorezeptorischer Afferenzen auftreten.

**Dorsolaterales Areal**
Die Reizung des dorsolateralen Kernareals hingegen führt bei einer Zunahme der Herzfrequenz und des peripheren Strömungswiderstands zu einer erheblichen Blutdrucksteigerung. Das Herzminutenvolumen ist erhöht; Durchblutungssteigerungen lassen sich im Myokard und in der Skelettmuskulatur registrieren; während gleichzeitig die Durchblu-

tung in der Haut, in der Niere und im Mesenterialbereich abnimmt.

Neben diesen vegetativen Reaktionen kommt es auch zu charakteristischen Veränderungen des Verhaltens. Dabei beobachtet man in erster Linie aggressive Verhaltensweisen bzw. Fluchtreaktionen, die als äußeres Zeichen von Angst oder Wut verstanden werden können.

Im Rahmen der Thermoregulation spielt der Hypothalamus ebenfalls eine ganz entscheidende Rolle. So führt die Erregung thermozeptiver Strukturen im vorderen Hypothalamus durch eine lokale Erwärmung zu einer ausgeprägten Dilatation der akralen Hautgefäße. Daneben existieren hypothalamische Zentren (wahrscheinlich im vorderen und hinteren Hypothalamus), deren Funktion in einer integrativen Verarbeitung der aus den unterschiedlichen Thermorezeptorpopulationen (kutane, spinale und hypothalamische Thermorezeptoren) eingehenden afferenten Impulse besteht.

### 4.7.3 Kortikale Einflüsse

Bei systematischer Reizung der Gehirnoberfläche läßt sich eine Vielzahl von Punkten ausmachen, von denen aus deutliche Kreislaufreaktionen auslösbar sind.
- Neokortikale Gebiete
- Archikortikale Gebiete
  (diese funktionell zusammengehörigen kortikalen Areale sowie eine Reihe subkortikaler Kerne wurden von McLean unter dem Begriff des limbischen Systems zusammengefaßt).

#### Neokortikale Gebiete
Bei elektrischer Reizung der Oberfläche des Neokortex lassen sich kreislaufwirksame Punk-

te nahezu ausschließlich in der vorderen Kortexhälfte, besonders in der Area 4, 6 und 8 sowie im Bereich des Frontalpols lokalisieren. Dabei liegen pressorische (Blutdrucksteigerung, häufig – aber nicht regelmäßig – mit gleichzeitigem Anstieg der Herzschlagfrequenz) und depressorische Punkte (Blutdruckabfall, der oft – jedoch nicht gesetzmäßig – mit einer Verminderung der Herzfrequenz einhergeht) teilweise dicht nebeneinander, ohne jedoch eine systematische Verteilung erkennen zu lassen.

Bei Reizung motorischer Areale treten Kreislaufeffekte und kontralaterale Bewegungen häufig kombiniert auf. Man spricht daher von einer **zentralen Mitinnervation** des vegetativen Nervensystems bei motorischer Aktivität.

Die Übertragung der efferenten kreislaufwirksamen Impulse erfolgt in erster Linie über den Tractus pyramidalis (in geringem Maß auch über den hinteren Hypothalamus).

#### Archikortikale Gebiete
Die elektrische Reizung archikortikaler Gebiete führt zu pressorischen und depressorischen Kreislaufreaktionen, wobei der vordere Gyrus cinguli und hippocampi sowie der Frontalpol und die Area piriformis als besonders kreislaufwirksame Areale zu bezeichnen sind.

Die von hier ausgelösten Kreislaufreaktionen können als vegetative Komponente einer Verhaltensreaktion aufgefaßt werden ("vegetative Mitbewegung" bzw. "Ausdrucksbewegung des Kreislaufs"). Die efferenten Impulse verlaufen dabei größtenteils über den Hypothalamus (s. auch 11.5.4).

# 4.8  Fetaler und plazentarer Kreislauf

## 4.8.1  Fetaler Kreislauf

Die Abbildung 4.11 zeigt eine schematische Darstellung des fetalen Kreislaufs. Als wesentliche Besonderheit gegenüber dem Kreislauf beim Erwachsenen sei in diesem Zusammenhang auf die **Parallelschaltung der beiden Ventrikel** hingewiesen, die zum einen durch den Shunt zwischen den beiden Vorhöfen über das **Foramen ovale** und zum andern durch den Kurzschluß zwischen der Pulmonalarterie und der Aorta über den **Ductus arteriosus (Botalli)** erreicht wird.

Bevor das sauerstoffreiche Blut aus der Plazenta die einzelnen fetalen Organe erreicht, kommt es an verschiedenen Stellen zu einer mehr oder weniger starken Vermischung mit sauerstoffarmem Blut und damit insgesamt zu einer Abnahme der $O_2$-Sättigung:
- **in der Leber** durch Vermischung mit dem Blutvolumen, das aus dem Pfortadersystem stammt
- **in der Vena cava inferior,** der das sauerstoffarme Blut der unteren Extremität, der Becken- und paarigen Bauchorgane zugeführt wird
- **im linken Vorhof** durch Vermischung mit dem stark venosierten Blut der Lungenvenen
- an der Einmündungsstelle des **Ductus arteriosus (Botalli)** in die Aorta.

Da der Ausgang der Koronararterien sowie der großen arteriellen Gefäßstämme für Kopf und obere Extremität aus der Aorta proximal der Einmündung des Ductus arteriosus liegt, werden Myokard, obere Extremität und Gehirn mit dem noch relativ sauerstoffhaltigen Blut aus dem linken Ventrikel versorgt.

Die Geburt bringt grundlegende Kreislaufumstellungen mit sich. Zunächst einmal kommt die Blutströmung in den Gefäßen der Nabelschnur durch die operative Abbindung vollständig zum Erliegen. Als Folge davon erhöht sich der Druck in der Aorta. Gleichzeitig steigt mit der Unterbrechung des Plazentakreislaufs der $P_{CO_2}$ im fetalen Blut beträchtlich an, was zu einer verstärkten Aktivierung der respiratorischen Neurone im Hirnstamm führt; die Atemanstrengungen nehmen zu, wodurch die Lunge entfaltet wird.

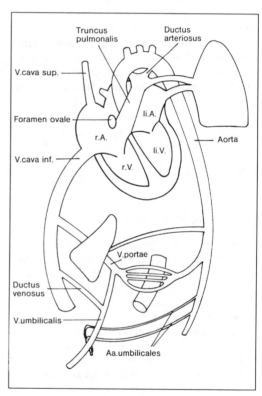

Abb. 4.11: Schematische Darstellung des Fetalkreislaufs

Mit der Entfaltung der Lunge geht eine Abnahme des Strömungswiderstands im Lungenkreislauf einher, so daß nun der Druck im linken Vorhof den im rechten bei weitem übertrifft. Die Klappe vor dem Foramen ovale wird daher an die Vorhofwand gedrückt und gewährleistet auf diese Weise einen funktionellen Verschluß. Das Lumen des Ductus arteriosus (Botalli) verengt sich zunehmend durch eine Kontraktion der sphinkterartig angeordneten Muskulatur; nach ca. einer Woche ist der Gang dann vollständig verschlossen, und der Kreislauf des Neugeborenen entspricht dem des Erwachsenen.

## 4.8.2 Plazentarer Kreislauf

Im Verlauf der Schwangerschaft steigt die Durchblutung des Uterus beträchtlich an. Auf der Grundlage tierexperimenteller Studien geht man von einer ca. 40fachen Erhöhung aus. Da jedoch die gleichzeitige Massenzunahme das rund 100fache erreicht, beträgt die **Sauerstoffsättigung** des Bluts in den intervillösen Räumen nur etwa 80%. Dieses Blut steht in einem Austausch mit dem fetalen Blut in den Kapillaren der Chorionzotten. Die Plazenta besitzt für den Fetus die Funktion von Lungen, Darm und Niere.

Die $O_2$-Aufnahme geschieht per Diffusion und wird dadurch verbessert, daß **fetales Hämoglobin** eine **höhere $O_2$-Affinität** aufweist. Außerdem hat das fetale Blut eine weit höhere Hämoglobinkonzentration als das Blut der Mutter, so daß bei gleichem $P_{O_2}$ das Blut des Fetus wesentlich mehr Sauerstoff in chemisch gebundener Form enthält.

# 5. Atmung

## 5.1 Physikalische Grundlagen

Das Volumen eines Gases der Stoffmenge n hängt vom Druck und der Temperatur ab. Der quantitative Zusammenhang dieser drei Größen (Volumen, Druck und Temperatur) wird durch die **Zustandsgleichung idealer Gase** ausgedrückt:

$$P \times V = n \times R \times T$$

(P = Druck, V = Volumen, T = Temperatur, n = Stoffmenge des Gases, R = allgemeine Gaskonstante mit dem Wert 8,314 J/mol x K)

Aufgrund der eben skizzierten Abhängigkeit der Größe eines Gasvolumens vom Druck und der Temperatur ist es notwendig, bei Volumenbestimmungen gleichzeitig auch die äußeren Meßbedingungen genau zu definieren. In der Atmungsphysiologie unterscheidet man im wesentlichen folgende Volumenmeßbedingungen:

- **STPD-Bedingungen** (engl.: Standard Temperature, Pressure, Dry)
  Es sind dies Volumenbestimmungen unter physikalischen Normalbedingungen, d.h., bei P = 760 mmHg, T = 273°K und $P_{H_2O} = 0$
- **BTPS-Bedingungen** (engl.: Body Temperature, Pressure, Saturated)
  Hierbei handelt es sich um Volumenmessun-

gen unter Körperbedingungen, d.h., bei P = Atmosphärendruck, T = 273°K + 37°K = 310°K und $P_{H_2O} = 47$ mmHg (Sättigungsdruck des Wasserdampfes bei 310°K).
- **ATPS-Bedingungen** (engl.: Ambient Temperature, Pressure, Saturated)
  Hierbei handelt es sich um Bedingungen im Spirometer (siehe Abschnitt 5.2.2), d.h. P = 760 mm Hg, T = Umgebungstemperatur und $P_{H_2O} = 47$ mmHg.

Zur rechnerischen Umwandlung der Volumina bei Variation der Volumenmeßbedingungen bedient man sich der allgemeinen Gasgleichung, die für die einzelnen Volumenmeßbedingungen folgendermaßen formuliert werden muß:

$$V_{STPD} \times 760 = n \times R \times 273$$

$$V_{BTP} \times (P_B - 47) = n \times R \times 310$$
($P_B$ = Barometerdruck)

Das Volumenverhältnis bzw. den Umwandlungsfaktor erhält man durch Auflösen der beiden Gleichungen nach (n x R) und anschließendes Gleichsetzen:

$$\frac{V_{STPD}}{V_{BTPS}} = \frac{273 \times (P_B - 47)}{310 \times 760} = \frac{(P_B - 47)}{863}$$

Trockene atmosphärische **Luft** besitzt folgende fraktionelle Gaszusammensetzung:

| Stickstoff ($N_2$) | einschließlich eines geringen Edelgasanteils | 79,1% | $FN_2 = 0,791$ |
|---|---|---|---|
| Sauerstoff ($O_2$) | | 20,9% | $FO_2 = 0,209$ |
| Kohlendioxid ($CO_2$) | | 0,03% | $FCO_2 = 0,0003$ |

Nach dem **Daltonschen Gesetz** ergibt sich der Gesamtdruck $P_G$ eines Gasgemisches als Summe der Drucke ($P_1$, $P_2$, ... $P_n$), die die einzelnen Komponenten des Gasgemisches ausübten, wenn sie den ihnen dargebotenen Gasraum allein erfüllten:

$$P_G = P_1 + P_2 + ...P_n$$

Die Partialdrucke der einzelnen Komponenten eines Gasgemisches verhalten sich zum Gesamtdruck wie die einzelnen Teilstoffmengen ($n_1$, $n_2$,...$n_n$) zur Gesamtstoffmenge $n_G$:

$$\frac{P_n}{P_G} = \frac{n_n}{n_G}$$

Für die Berechnung des Partialdrucks einer Gaskomponente aus der Größe des Gesamtdrucks und der **fraktionellen Konzentration** $F_n(n_n/n_G)$ gilt demnach:

$$P_n = F_n \times P_G$$

Bei der Anwendung dieser Gleichung auf das Gasgemisch Luft ist jedoch zu bedenken, daß dieses neben $O_2$, $CO_2$, $N_2$ und Edelgasen auch einen gewissen Anteil Wasserdampf enthält, der einen bestimmten Partialdruck $P_{H_2O}$ ausübt. Für die rechnerische Bestimmung des Partialdrucks einer einzelnen Komponente des "trokkenen" Gasgemisches gilt daher folgende Beziehung:

$$P_n = F_n (P_G - P_{H_2O})$$

Das **Henry-Verteilungsgesetz** besagt, daß die Konzentration c eines in einer Flüssigkeit physikalisch gelösten Gases proportional dem Partialdruck $P_n$ dieses Gases in der angrenzenden Gasphase ist:

$$c = \alpha \times P_n$$

Der Proportionalitätsfaktor $\alpha$ wird als **Löslichkeitskoeffizient** bezeichnet und besitzt die Dimension Gasmenge/Volumen x Partialdruck. Gebräuchlich ist der **Bunsensche Absorptionskoeffizient**, der in ml Gas (STPD)/ml Flüssigkeit x 760 mmHg angegeben wird. Nach Erreichen eines dynamischen Gleichgewichtszustandes übt die physikalisch gelöste Gasmenge in der Flüssigkeit definitionsgemäß denselben Partialdruck aus wie die in der Gasphase befindliche Gasmenge.

Der Austausch der Atemgase zwischen dem Alveolarraum und dem Blut respektive zwischen dem Blut und den Gewebszellen geschieht per Diffusion. Eine quantitative Beschreibung des Diffusionsvorgangs liefert das **Ficksche Gesetz:**

$$\frac{dn}{dt} = D \times F \times \frac{dc}{dx}$$

Danach ist die pro Zeiteinheit durch die Austauschfläche F diffundierende Stoffmenge (dn/dt) proportional der Konzentrationsdifferenz (dc) sowie umgekehrt proportional der Schichtdicke (dx).

Der Proportionalitätsfaktor D, der sog. **Diffusionskoeffizient**, ist in erster Linie abhängig
- vom Diffusionsmedium
- von den physiko-chemischen Eigenschaften des diffundierenden Stoffes (Molekulargewicht, Lipophilie usw.)
- von der Temperatur.

Biologische Membranen bilden für die Atemgase $O_2$ und $CO_2$ nur eine relativ geringe Diffusionsbarriere. So vollzieht sich der $O_2$-Diffusionsvorgang annähernd nach den Gesetzen der freien Diffusion.

(Pufferung, pH-Wert und Henderson-Hasselbalch-Gleichung s. Abschnitt 5.5.1).

# 5.2 Pulmonale Ventilation

## 5.2.1 Intrapulmonale und intrapleurale Drücke

Die Förderung eines bestimmten Atemvolumens in die Lunge ist nur möglich, wenn durch die Tätigkeit der Inspirationsmuskeln im Alveolarraum gegenüber der äußeren Umgebung ein Unterdruck erzeugt wird. Gegen Ende der Inspirationsphase kommt es – bei offener Stimmritze – zu einem vollständigen Druckausgleich, so daß kein Volumen mehr gefördert wird. Die im Verlauf der Exspirationsphase erfolgende Volumenabgabe wird erreicht, indem im Alveolarraum ein Druck entwickelt wird, der den herrschenden Atmosphärendruck übersteigt; entlang diesem Druckgefälle vollzieht sich der Ausstrom des Exspirationsvolumens. Die Differenz zwischen den Druckwerten im Außenraum und Alveolarraum dient zur Angabe der Größe des **intrapulmonalen Drucks**, das heißt, die Absolutwerte bleiben dabei unberücksichtigt.

Die Lungenoberfläche folgt allen Atembewegungen des Thorax, da sich zwischen Pleura visceralis und Pleura parietalis ein flüssigkeitsgefüllter inkompressibler Spalt befindet. Aufgrund der Dehnung elastischer Lungengewebsstrukturen sowie der Oberflächenspannung der Alveolen übt die Lungenoberfläche schon in Exspirationsstellung einen Zug auf die Thoraxinnenfläche aus. Mittels eines Manometers läßt sich daher im Interpleuralspalt ein gegenüber der äußeren Umgebung niedrigerer Druck (**intrapleuraler** bzw. **intrathorakaler Druck**) messen.

Die Größe des intrapleuralen Drucks wird repräsentiert durch die Differenz zwischen den Druckwerten im Interpleuralspalt und im Außenraum.

☞ Während der intrapulmonale Druck im Verlauf der Inspiration um ca. 1,5 cm $H_2O$ abnimmt und bei Exspiration um ca. 1,5 cm $H_2O$ steigt, zeigt der intrapleurale Druck bei der Inspiration eine Abnahme von ungefähr -3 cm $H_2O$ auf -6 cm $H_2O$, um bei der Exspiration seinen Ausgangswert zu erreichen.

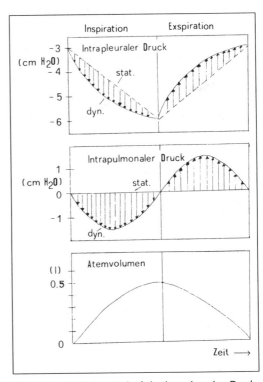

Abb. 5.1: Zeitlicher Verlauf des intrapleuralen Drucks, des intrapulmonalen Drucks und des Atemvolumens während der Inspiration und Exspiration unter statischen bzw. dynamischen Bedingungen

## 5.2.2 Lungenvolumina

Eine Einteilung des in der Lunge enthaltenen Gesamtvolumens in einzelne Teilvolumina wird im folgenden gegeben:

- **1. Atemzugvolumen**
  Das vom ruhenden Menschen bei ungestörter Atmung ein- und ausgeatmete Volumen
- **2. Inspiratorisches Reservevolumen**
  Volumen, das nach normaler Inspiration noch zusätzlich eingeatmet werden kann
- **3. Exspiratorisches Reservevolumen**
  Volumen, das nach normaler Exspiration noch zusätzlich ausgeatmet werden kann
- **4. Residualvolumen**
  Volumen, das nach maximaler Exspiration noch in der Lunge verbleibt.

Als **Kapazitäten** bezeichnet man die Summe zweier oder mehrerer der obengenannten Volumina:

- **Vitalkapazität**
  Volumen, das nach maximaler Inspiration maximal exspiriert werden kann (Summe aus 1., 2. und 3.)
- **Funktionelle Residualkapazität**
  Volumen, das nach normaler Exspiration in der Lunge verbleibt (Summe aus 3. und 4.)
- **Totalkapazität**
  Volumen, das sich nach maximaler Einatmung in der Lunge befindet (Summe aus 1. bis 4.).

Die **Spirometrie** erlaubt die Bestimmung von eingeatmeten und ausgeatmeten Lungenvolumina. Läßt man also eine Versuchsperson nach einigen normalen Atemzügen maximal aus- bzw. einatmen, so können aus der spirographischen Aufzeichnung das Atemvolumen, das inspiratorische bzw. exspiratorische Reservevolumen sowie die Vitalkapazität direkt ermittelt werden.

Die Messung des Residualvolumens respektive der funktionellen Residualkapazität ist spirometrisch nicht möglich, sondern erfolgt indirekt nach der sogenannten **geschlossenen Methode** unter Verwendung des Testgases Helium (**Heliumeinwaschverfahren**) bzw. Stickstoff.

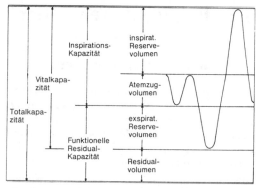

Abb. 5.2: Lungenvolumina und Lungenkapazitäten

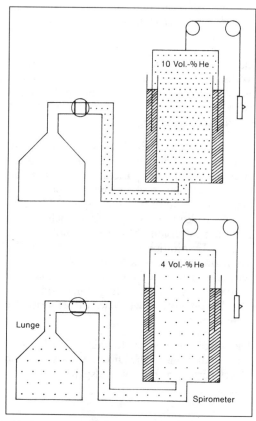

Abb. 5.3: Schematische Darstellung der Bestimmung der funktionellen Residualkapazität der Helium-Einwaschmethoden. Näheres s. Text.

Die Bestimmung der funktionellen Residualkapazität $V_{FR}$ bzw. des Residualvolumens $V_R$ beruht letztlich auf einer Massenbilanzbetrachtung. Eine genau definierte Menge Testgas $(M = V_1 \times c_1)$ verteilt sich in dem zu bestimmenden Volumen $(V_{FR})$. Nach vollständiger Durchmischung bestimmt man die Testgaskonzentration $c_2$. Falls kein Testgas ins Blut oder Gewebe diffundiert ist, muß gelten:

$$V_1 \times c_1 = (V_1 + V_{FR}) \times c_2 \quad (I)$$

$$V_{FR} = V_1 \times \frac{c_1 - c_2}{c_2} \quad (II)$$

Beispiel (s. Abb. 5.3):

Spirometerfüllung: 1,8 l Luft und 0,2 l Helium, d.h.

$$V_1 = 2 \, l \text{ und } c_1 = 10 \, \text{Vol.-}\%$$

Nach mehreren tiefen Atemzügen kann eine vollständige Verteilung des Testgases auf das Spirometervolumen und das zu bestimmende Lungenvolumen $(V_{FR})$ angenommen werden. Die Konzentrationsmessung liefert einen Wert $c_2$ von 4 Vol.-%; Einsetzen in Gleichung II ergibt:

$$V_{FR} = 2 \, l \times \frac{10 - 4}{4} = 3 \, l$$

Das Residualvolumen $V_R$ ergibt sich rechnerisch als Differenz aus der funktionellen Residualkapazität $V_{FR}$ und dem – spirometrisch bestimmten – exspiratorischen Reservevolumen $V_{ERs}$:

$$V_R = V_{FR} - V_{ERs}$$

Die Bestimmung der **exspiratorischen Sekundenkapazität (ESK)** im sogenannten Atemstoßtest gehört zu den wichtigsten klinischen Lungenfunktionsprüfungen. Unter der ESK versteht man das nach einer maximalen Inspiration innerhalb einer Sekunde maximal ausatembare Volumen bei größter Exspirationsanstrengung. Bezieht man die ESK auf die Vitalkapazität, erhält man die sogenannte **relative ESK**, die beim Gesunden zwischen 75 und 80 Prozent liegen sollte. Gerade im Anfangsstadium einer obstruktiven Ventilationsstörung findet man als entscheidenden dia-

gnostischen Hinweis eine Abnahme der exspiratorischen Sekundenkapazität (s. Abb. 5.4).

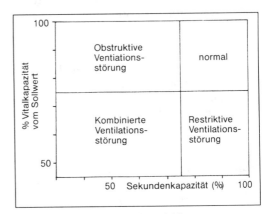

Abb. 5.4: Schema zur Differentialdiagnose von Ventilationsstörungen

Die Größe der **Vitalkapazität** ist u.a. abhängig von der Körpergröße, vom Gewicht, vom Alter, vom Geschlecht und Konstitutionstyp. Mit fortschreitendem Lebensalter beobachtet man eine kontinuierliche Abnahme der Vitalkapazität, während die funktionelle Residualkapazität und das Residualvolumen ständig zunehmen. So verdoppelt sich das Residualvolumen zwischen dem 20. und 60. Lebensjahr. Die **Totalkapazität** – als Summe aus Vitalkapazität und Residualvolumen – bleibt dabei näherungsweise konstant. Mit höherem Lebensalter lassen sich also eine Herabsetzung der **relativen Vitalkapazität** und eine Steigerung des **relativen funktionellen Residualvolumens** (jeweils bezogen auf die Totalkapazität) registrieren, was als Ausdruck einer sich im Alter entwikkelnden Abnahme der elastischen Rückstellkräfte der Lunge zu werten ist.

## 5.2.3 Atemwiderstände

Die während eines Atemzyklus für die Ausdehnung der Lunge sowie für die Förderung der Atemluft notwendige physikalische Arbeit läßt sich mittels eines Druck-Volumen-Diagramms bestimmen. Letzteres ist die graphische Darstellung der geförderten Atemvolumina in Abhängigkeit von den jeweiligen dehnenden

Drücken. Die für die Volumenänderung $\Delta V$ vom Druck P verrichtete Arbeit beträgt: P x $\Delta V$; ändert sich jedoch der Druck mit dem Volumen (P = f(V)), so ergibt sich die Atemarbeit als Integral der Form:

$$W = v_1 \int^{V_2} P \times dV$$

Unter rein statischen Bedingungen, das heißt, bei langsam erfolgenden passiven Volumenänderungen, muß nur gegen die **elastischen Widerstände des Thorax und der Lunge** Arbeit verrichtet werden. Das System aus Thorax und Lunge verhält sich dabei vergleichbar einem ideal elastischen Körper, so daß – gemäß dem **Hookschen Gesetz** – jede Volumenänderung mit einer direkt proportionalen Änderung des dehnenden Drucks einhergeht (s. Abb. 5.5).

Unter dynamischen Bedingungen, wie z.B. bei normaler Atmung, registriert man, daß zur Förderung eines bestimmten Volumens eine stärkere Änderung des dehnenden Drucks erforderlich ist, als es entsprechend dem Hookschen Gesetz zu erwarten wäre. Diese Diskrepanz erklärt sich aus der Tatsache, daß bei normaler Atmung neben den elastischen Widerständen noch weitere, sogenannte **visköse Atemwiderstände** zu überwinden sind, woraus eine Steigerung der Atemarbeit resultiert. Die einzelnen viskösen Atemwiderstände sind im folgenden kurz aufgeführt:

- Strömungswiderstände, die mit der Gasströmung in den Atemwegen auftreten. Die Größe der Strömungswiderstände zeigt eine deutliche Abhängigkeit von der Dichte und Viskosität des Gases, von der Strömungsform (laminar oder turbulent) sowie von der morphologischen Beschaffenheit der Atemwege;
- Reibungs- und Deformationswiderstände der Gewebsstrukturen;
- Trägheitskräfte, die während der Beschleunigung und Abbremsung des Thorax und der Lunge zu überwinden sind.

Bei normaler Atmung bilden die elastischen Widerstände den Hauptanteil am Gesamtwiderstand; nur bei schwerer körperlicher Arbeit (große Atemstromstärken) und unter pathologischen Bedingungen (z.B. Verlegung der Atemwege) erhöht sich der zur Überwindung

der viskösen Strömungwiderstände erforderliche Anteil der Atemarbeit beträchtlich (s. Abb. 5.5).

Während die beiden Hauptbronchien einen der Trachea vergleichbaren Wandbau zeigen (Paries membranaceus, Tunica fibrocartilaginea und Mucosa), tritt in den folgenden kleinen Bronchien und Bronchioli zwischen Tunica fibrocartilaginea und Mucosa noch ein Schlauch glatter Muskulatur. Diese Bronchialmuskulatur wird vegetativ innerviert; entsprechend der antagonistischen Wirkung der einzelnen Fasern unterscheidet man zwischen **parasympathischen cholinergen Bronchokonstriktoren und sympathischen adrenergen Bronchodilatatoren.**

Während die fördernde Wirkung einer Parasympathikusaktivierung auf die Bronchialsekretion als gesichert gelten kann, besteht hinsichtlich der sympathischen Effekte auf die Bronchialdrüsen noch keine einheitliche Auffassung (wahrscheinlich hemmender Einfluß).

Nerval induzierte Veränderungen des Tonus der glatten Bronchialmuskulatur führen zu einer Änderung der Weite der Bronchien, wodurch die Größe des Strömungswiderstands in gewissem Umfang beeinflußt werden kann. So beobachtet man unter pathologischen Bedingungen eine durch Bronchokonstriktion bewirkte Zunahme des Strömungswiderstands (**Asthma brochiale**). Auch im Verlauf einer verstärkten Exspiration kann es durch den dabei erheblich gesteigerten intrapulmonalen Druck zu einer Kompression der Bronchien kommen, so daß der Strömungswiderstand erheblich zunimmt. Jede weitere Anstrengung, die Ausatmung zu forcieren, führt zu einer noch stärkeren Erhöhung des Strömungswiderstands und damit zu einer weiteren Abnahme der Atemstromstärke (hauptsächlich zu beobachten bei schon krankhaft vermindertem Retraktionsvermögen der elastischen Parenchymstrukturen sowie bei einem stark verminderten Tonus der Bronchialmuskulatur.

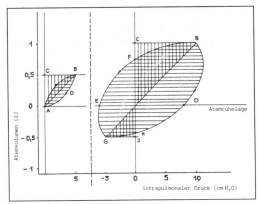

Abb. 5.5:   Physikalische Atemarbeit
            Vertikal schraffiert: elastische Arbeit;
            horizontal schraffiert: Arbeit gegen die
            viskösen Atemwiderstände.
            Bei normaler Ventilation (linkes Dia-
            gramm) wird nur während der Inspiration
            elastische Arbeit verrichtet; die gesamte
            Arbeit entspricht der Fläche ADBCA. Bei
            erhöhter Ventilation (rechtes Diagramm)
            muß auch während der Exspiration elasti-
            sche Arbeit aufgewendet werden, da un-
            ter diesen Bedingungen die Atemruhelage
            unterschritten wird.
            Visköse Atemwiderstände sind sowohl
            während der Inspiration als auch wäh-
            rend der Exspiration zu überwinden. Die
            gesamte Atemarbeit entspricht der Fläche
            GIHDBCFEG.

## 5.2.4   Statische Druck-Volumen-Beziehung

Passive Volumenänderungen der Lunge lassen sich erzeugen, indem man den das "Thorax-Lungen-System" dehnenden Druck variiert. Hierzu bieten sich prinzipiell zwei Möglichkeiten an:

• durch eine Erhöhung des intrapulmonalen Drucks mittels einer sogenannten **Atempumpe,**

• durch eine Herabsetzung des den Thorax umgebenden Außendrucks unter Verwendung eines **Ganzkörper-Respirators** ("Eiserne Lunge").

Zur Durchführung beider Verfahren bedarf es der vollständigen Unterdrückung der spontanen Atemaktivität, was nur in tiefer Narkose oder nach Gabe eines Muskelrelaxans erreicht wird.

Die Aufzeichnung eines Druck-Volumen-Diagramms mit Hilfe eines der beiden genannten Verfahren liefert eine lineare Beziehung zwischen dem Lungenvolumen und dem jeweiligen dehnenden Druck, da unter statischen Bedingungen nur gegen die elastischen Widerstände Arbeit verrichtet werden muß (Hooksches Gesetz). In diesem statischen Druck-Volumen-Diagramm von Lunge und Thorax ist die Steigung $V/P$ der Geraden – die sogenannte **Compliance $C_{Th+L}$** – ein direktes Maß für die Dehnbarkeit des Thorax-Lungen-Systems:

$$C_{Th+L} = \frac{\Delta V}{\Delta P_{ipul}}$$

Man kann ferner dem Diagramm entnehmen, daß sich das elastische Gesamtsystem aus Thorax und Lunge im Gleichgewichtszustand befindet, wenn der intrapulmonale Druck bei der funktionellen Residualkapazität die Nulllinie durchläuft, die damit gleichzeitig die normale Atemruhelage kennzeichnet. Der Verlauf der Druck-Volumen-Beziehung macht ferner deutlich, daß die Compliance von Lunge und Thorax im Bereich der Atemruhelage am größten ist, um mit maximaler Inspiration stark abzunehmen.

Will man jedoch ausschließlich die Compliance $C_L$ der Lunge bestimmen, so muß man die mit einer Volumenförderung verbundene Änderung des – für eine Lungendehnung maßgebenden – intrapleuralen Drucks registrieren (direkt nach Punktion der Pleura oder indirekt über eine Bestimmung des Ösophagusdrucks). Der Wert der Compliance der Lunge läßt Rückschlüsse auf die Beschaffenheit der elastischen Lungenparenchymstrukturen zu.

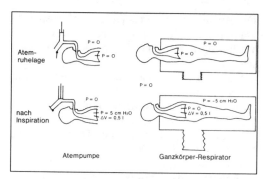

Abb. 5.6:   Funktionsweise der Atempumpe bzw. des
            "Ganz-Körper-Respirators"

Die Definitionsgleichung der Compliance $C_L$
der Lunge lautet gemäß dem zugrunde liegenden Meßverfahren:

$$C_L = \frac{\Delta V}{\Delta P_{ipleu}}$$

Während für $C_L$ beim gesunden Erwachsenen ein Wert von durchschnittlich 0,2 bis
0,25 l/cm $H_2O$ gemessen wird, beträgt $C_{Th+L}$,
also die Compliance des gesamten Atemappa-
rats, ungefähr 0,1 l/cm$H_2O$.

## 5.2.5   Oberflächenspannung der Alveolen

In der Lunge treten an der Grenzschicht
zwischen Luft und dem den Alveolarraum
auskleidenden Flüssigkeitsfilm Oberflächenkräfte auf, die neben den elastischen Kräften
das Retraktionsbestreben der Lunge maßgeblich mitbestimmen. Ein Maß für die Größe
dieser Oberflächenkräfte liefert die **Oberflächenspannung** $\gamma$ (mit der Einheit dyn/cm).

Von der geometrischen Form der Alveolen und
der Lungencompliance ausgehende Berech-
nungen ergaben für die Oberflächenspannung
der Lungenalveolen Werte von etwa 5 bis 10
dyn/cm, während die Oberflächenspannung an
einer wäßrigen Grenzschicht ca. 70 dyn/cm
beträgt. Diese Befunde legen den Schluß nahe,
daß in dem die Alveolenoberfläche überziehen-
den Flüssigkeitsfilm Substanzen enthalten sein
müssen, welche die Oberflächenspannung vermindern und damit die für die inspiratorische

Lungendehnung erforderliche Atemarbeit verkleinern. Derartige "oberflächenaktive" Substanzen, die auch als **Surfactants** bezeichnet
werden, sind ihrer chemischen Natur nach
amphiphile Verbindungen (Lipoproteine,
wahrscheinlich Lecithin-Derivate) mit der Tendenz, sich an Grenzflächen anzureichern. Surfactants werden in den großen Alveolarzellen
(Pneumozyten II) gebildet.

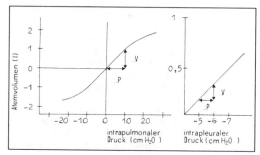

Abb. 5.7:   Druck-Volumen-Beziehung des "Thorax-
            Lungen-Systems" bzw. der Lunge. Die
            Steilheit der Kurvenzüge gibt direkt die
            Compliance des Thorax-Lungen-Systems
            $C_{Th+L}$ respektive der Lunge $C_L$ an.

Die Surfactants bilden des weiteren einen
wirksamen Schutz gegen das Kollabieren kleiner Alveolen, in denen gemäß der Laplace-
schen Beziehung ($p = 2\gamma/r$) ein höherer Druck
herrscht als in großen Alveolen. Dies wird
dadurch erreicht, daß bei einer Oberflächen-
verkleinerung der Alveolen die Flächendichte
der Surfactants durch ein stärkeres Zusammen-
rücken der einzelnen Moleküle zunimmt, und
es damit zu einer Herabsetzung der Oberflächenspannung kommt.
Bei gewissen pathologischen Störungen kann
die Synthese oder die Wirksamkeit der oberflä-
chenaktiven Stoffe eingeschränkt bzw. vollständig aufgehoben sein, was zu einem Kollabieren
zahlreicher Alveolen führt. Dieses als **Atelek-
tase** bezeichnete Krankheitsbild ist gekennzeichnet durch eine schwere Beeinträchtigung
des Atemgaswechsels, da die kollabierten Lungenbezirke nicht mehr ausreichend belüftet
werden können (diese Funktionsstörung tritt
häufig schon bei Neugeborenen auf, wobei man
dann von einem **Neugeborenen-Atemnot-Syn-
drom** spricht).

# 5.3 Alveolärer Gaswechsel

## 5.3.1 Totraum

Die Volumina der zuleitenden Atemwege, die sich von den Nasenöffnungen bzw. vom Mund bis zur Bronchiolen-Alveolen-Grenze erstrecken und in denen praktisch kein Atemgaswechsel stattfindet, werden in ihrer Gesamtheit als **anatomischer Totraum** bezeichnet. Die wichtigsten Funktionen des anatomischen Totraums bestehen darin, die Atemluft von Schmutzteilchen, Bakterien usw. zu befreien (Reinigungsfunktion), sie weitgehend auf Körpertemperatur zu erwärmen(Erwärmungsfunktion) und mit Wasserdampf zu sättigen (Befeuchtungsfunktion).

Unter dem **funktionellen Totraum** versteht man – aufgrund seiner Bestimmung über die $CO_2$-Konzentration – all die Räume der Luftwege, in denen kein Gasaustausch stattfindet. Dazu gehören die Alveolarräume, die zwar noch belüftet, aber nicht mehr durchblutet werden. Beim Gesunden entspricht der funktionelle Totraum weitgehend dem anatomischen.

Dem Bestimmungsverfahren für das Totraumvolumen, das letztlich auf einer Massenbilanzbetrachtung für ein bestimmtes Testgas – in diesem Fall für das physiologisch vorhandene Atemgas $CO_2$ – beruht, liegt folgende Überlegung zugrunde:

Das bei einer normalen Exspiration ausgeatmete Volumen ($V_E$) enthält einen Anteil, der aus dem Totraum stammt ($V_D$), und einen Anteil, der aus dem Alveolarraum abgegeben wird ($V_A$). Die Konzentration des Testgases $CO_2$ in dem aus dem Totraum stammenden Gasvolumen ist vernachlässigbar gering (ca. 0,03%), so daß davon ausgegangen werden kann, daß die im Exspirationsvolumen enthaltene $CO_2$-Menge praktisch ausschließlich dem alveolären Anteil entstammt. Es muß daher gelten:

$$V_A \times F_{ACO_2} = V_E \times F_{E\,CO_2}$$

$$V_A = V_E \times \frac{F_{E\,CO_2}}{F_{A\,CO_2}}$$

Das Totraumvolumen ergibt sich schließlich durch Subtraktion aus:

$$V_D = V_E - V_A$$

$F_{ACO_2}$ und $F_{E\,CO_2}$ bestimmt man durch Gasanalyse des Alveolarvolumens bzw. des exspirierten Volumens;

$V_E$ wird spirometrisch erfaßt.

## 5.3.2 Alveoläre Ventilation

Das pro Zeiteinheit ein- bzw. ausgeatmete Gasvolumen wird als **Atemzeitvolumen (AZV)** bzw. Atemminutenvolumen bezeichnet (l/min). In diesem Zusammenhang sei darauf hingewiesen, daß sich sämtliche Angaben über Ventilationsgrößen – entsprechend einer allgemeinen Vereinbarung – auf die Exspirationsphase beziehen.

☞ Die **Gesamtventilation** $V_E$ (das sogenannte exspiratorische AZV) setzt sich dabei aus zwei Komponenten zusammen: einerseits aus der **Totraumventilation** $V_D$ und andererseits aus der **alveolären Ventilation** $V_A$. Für die über die Effektivität des Gasaustauschs allein entscheidende alveoläre Ventilation gilt folgende Beziehung:
(I) $\qquad \dot{V}_A = \dot{V}_E - \dot{V}_D$
(II) $\qquad \dot{V}_A = AZV - \dot{V}_D$

Die Größe $\dot{V}_E$ kann mit Hilfe eines Spirogramms ermittelt werden, während sich $\dot{V}_D$ als Produkt aus dem Totraumvolumen $V_D$ und der Atemfrequenz f errechnen läßt:

(III) $\quad \dot{V}_D = V_D \times f$

Bei einer **durchschnittlichen Atemfrequenz von 14/min** und einem **Atemzugvolumen von ca. 0,5 l** ergibt sich für den gesunden Erwachsenen ein **Atemminutenvolumen von etwa 7 l/min**. Dabei beträgt der Totraumanteil etwa 30% (ca. 2 l) und der alveoläre Anteil ungefähr 70% (ca. 5 l).

Die Abhängigkeit der alveolären Ventilation von der Atemfrequenz, dem Atemzugvolumen und dem Totraumvolumen läßt sich durch Umformulieren der Gleichung II – unter Berücksichtigung der in Gleichung III ausgedrückten Beziehung – recht deutlich demonstrieren:

$$\dot{V}_A = AZV - V_D \times f$$

Die Angabe des Atemminutenvolumens allein besitzt demnach nur eine geringe Aussagekraft. So kann bei herabgesetztem Atemzugvolumen ($V = 0,25$ l) und erhöhter Atemfrequenz ($f = 28$/min) ein normales Atemminutenvolumen registriert werden; der Patient indessen gerät bei dieser Atmungsform in einen akut lebensbedrohlichen Zustand, weil nahezu ausschließlich der Totraum belüftet wird, während die alveoläre Ventilation gegen Null geht. Als Folge davon kommt es im Alveolarraum zu einer Abnahme der $O_2$-Konzentration bzw. zu einem Anstieg der $CO_2$-Konzentration. Da die absolute Größe des Totraumvolumens konstant ist, kann eine effektive Ventilation nur durch große Atemzugvolumina bei relativ niedriger Atemfrequenz erreicht werden.

Die Konzentration der Atemgase $O_2$ und $CO_2$ im Alveolarraum ist abhängig von der alveolären Ventilation und der Größe der mit dem Blut ausgetauschten Gasmengen. Der rechnerischen Bestimmung der alveolären Atemgaskonzentrationen liegt folgender Ansatz zugrunde:

Ausgetauschte Atemgasmenge = Inspiratorisch zugeführte Atemgasmenge – Exspiratorisch abgeführte Atemgasmenge

Auf den Sauerstoff angewendet erhält man folgende Beziehung:

$$\dot{V}_{O_2} = (F_{I\,O_2} \times \dot{V}_A) - (F_{A\,O_2} \times \dot{V}_A)$$

Für die **alveoläre $O_2$-Konzentration** gilt demnach:

$$F_{A\,O_2} = F_{I\,O_2} - \frac{\dot{V}_{O_2}}{\dot{V}_A}$$

Für das $CO_2$ vereinfacht sich die Massenbilanzbetrachtung in der Weise, daß die inspiratorische $CO_2$-Konzentration – mit einem vernachlässigbar kleinen Fehler – gleich Null gesetzt werden darf; der gegenüber Sauerstoff entgegengesetzten Austauschrichtung des $CO_2$ muß man in der Gleichung durch ein negatives Vorzeichen Rechnung tragen. Danach ergibt sich folgende Beziehung:

$$\dot{V}_{CO_2} = F_{A\,CO_2} \times \dot{V}_A$$

Und für die **alveoläre $CO_2$-Konzentration** gilt:

$$F_{A\,CO_2} = \frac{\dot{V}_{CO_2}}{\dot{V}_A}$$

Eine Steigerung der alveolären Ventilation führte – unter der Voraussetzung einer konstanten $CO_2$-Abgabe aus dem Blut in den Alveolarraum – zu einer Abnahme der $CO_2$-Konzentrationen im alveolären Gasgemisch, während umgekehrt eine Verminderung der alveolären Belüftung eine Zunahme der $CO_2$-Konzentration im alveolären Gasraum zur Folge hätte. Hinsichtlich der alveolären $O_2$-Konzentration kehren sich die Verhältnisse gerade um.

### 5.3.3  Zusammensetzung der Alveolarluft

Die Konzentrationen von $CO_2$ und $O_2$ im alveolären Gasgemisch zeigen durchschnittlich folgende Werte:

$$F_{A\,O_2} = 14 \;\text{Vol.}-\%$$

$$F_{A\,CO_2} = 5,7 \;\text{Vol.}-\%$$

Der jeweils entsprechende Partialdruck läßt sich – unter Annahme einer 100%igen Wasserdampfsättigung, das heißt, bei einem $P_{H_2O}$ von 47 mmHg – mittels der folgenden Beziehung berechnen:

$$P_{O_2} = F_{A\,O_2} \times (P_A - 47)$$

$$P_{CO_2} = F_{A\,CO_2} \times (P_A - 47)$$

Danach erhält man:

$$P_{O_2} = 100 \;\text{mm Hg und}$$

$$P_{CO_2} = 40 \;\text{mm Hg}$$

Bei der Bestimmung der alveolären Atemgaskonzentration mußten zunächst einige verfah-
renstechnische Schwierigkeiten überwunden
werden, die hauptsächlich die Gewinnung alveolärer Atemgasproben betrafen. Mit Hilfe
vollautomatischer Apparaturen ist es heute
jedoch möglich, jeweils am Ende einer Ausat-
mungsphase eine Probe des Exspirationsgases
zu sammeln, dessen Zusammensetzung näherungsweise der des Alveolarraums entspricht.
Zur Bestimmung der Atemgaskonzentrationen
in der auf diese Weise gewonnenen Gasprobe
können verschiedene Verfahren angewendet
werden:

- Bei der volumetrischen **Analyse nach Scho-
  lander** wird die mit der sukzessiven Absorption der Atemgase $CO_2$ und $O_2$ verbundene
  Volumenabnahme ermittelt, deren Größe
  den jeweiligen Anteilen der Atemgase am
  Gesamtvolumen der Gasprobe entspricht.
- Mit geeigneten Geräten ist es ferner möglich,
  die Atemgaskonzentration während einer
  Exspiration fortlaufend aufzuzeichnen. Der
  **Ultrarotabsorptionsschreiber**, ein Meßge-
  rät zur Bestimmung der $CO_2$-Konzentration,
  verwertet die für $CO_2$ spezifische Eigenschaft der Ultrarotabsorption. Eine fortlau-
  fende Bestimmung der $O_2$-Konzentration
  geschieht mit Hilfe von Meßeinrichtungen,
  die die **paramagnetische Eigenschaft des $O_2$**
  ausnützen.

## 5.3.4   Ventilations-Perfusions-Ver hältnis

Die **alveoläre Ventilation** ($\dot{V}_A$) muß in einem
funktionell engen Zusammenhang mit der
**Lungendurchblutung** ($\dot{Q}$) **gesehen werden,**
denn die pro Zeiteinheit ausgetauschten Atem-
gasvolumina $V_{O_2}$ und $V_{CO_2}$ werden ja letztlich
von dem die Lungenkapillaren durchströmen-
den Blut aufgenommen bzw. abgegeben. Die
alveolären Atemgaskonzentrationen sind demnach nicht allein vom Ausmaß der alveolären
Ventilation abhängig, sondern auch – unter
Voraussetzung konstanter arterieller und venö-
ser Blutgaswerte – von der Größe der Lungendurchblutung. Die über die Effektivität der
Ventilation entscheidende Größe ist daher das
Verhältnis der alveolären Ventilation zur Lun-

gendurchblutung: $\dot{V}_A/\dot{Q}$. Beim gesunden Erwachsenen beträgt dieses **"Ventilations- Per-
fusions-Verhältnis"** etwa 0,9 bis 1. Bei aufrech-
ter Körperstellung werden die apikalen Lungenbezirke wegen der auftretenden hydrostatischen Drücke nur schwach durchblutet,
während die Gefäße der Lungenbasis ausreichend mit Blut perfundiert werden. Da die
Ventilation der einzelnen Lungenbezirke von
der jeweiligen Körperhaltung relativ unabhängig ist, können beim Lungengesunden im
Stehen regionale Differenzen im $\dot{V}_A/\dot{Q}$-Ver-
hältnis registriert werden (apikal 3 und basal
0,6), wobei der $P_{O_2}$ in den basalen Alveolärräu-
men deutlich kleiner ist als in den apikalen, so
daß es insgesamt zu einer Abnahme der $O_2$-Sät-
tigung im arterialisierten Blut der Lungenvenen
kommt.

In diesem Zusammenhang sei darauf hingewiesen, daß eine derartige **Inhomogenität**, das
heißt, ungleichmäßige Verteilung des $\dot{V}_A/\dot{Q}$-
Verhältnisses, auf den alveolären $P_{O_2}$ einen
stärkeren Einfluß hat als auf den alveolären
$P_{CO_2}$.

## 5.3.5   Künstliche Beatmung

Jede Unterbrechung der spontanen Atemtätigkeit stellt einen akut lebensbedrohlichen Zustand dar, der die sofortige Einleitung einer
künstlichen Beatmung erfordert. Diese erfolgt
– wenn keine apparativen Hilfsmittel zur Verfügung stehen als **Atemspende** in Form der
Mund-zu-Mund-Beatmung bzw. der Mund-zu-
Nase-Beatmung.

Bei beiden Verfahren wird zunächst bis zu
zehnmal kurz hintereinander Ausatemluft
durch den Mund oder die Nase des Patienten
eingeblasen, um ein etwaiges $O_2$-Defizit möglichst schnell abzutragen. Anschließend setzt
man die Atemspende mit einer Frequenz von
ca. 12/min fort. Die $O_2$-Konzentration der
Exspirationsluft von etwa 18 Vol.-% garantiert
einen alveolären $P_{O_2}$ ausreichender Höhe, sofern die alveoläre Ventilation genügend groß
ist. Bei einer optimalen Durchführung der
Atemspende beträgt der $O_2$-Sättigungswert im
arteriellen Blut des Patienten nahezu 90%.

# 5.4   Sauerstofftransport im Blut

## 5.4.1   Sauerstoffbindungskurve

Der in die Lunge aufgenommene Sauerstoff
diffundiert aus den Alveolen ins Blutplasma
und weiter in die Erythrozyten. Dort wird das
einzelne $O_2$-Molekül an eines der vier Häm-
Eisen eines **Hämoglobinmoleküls** angelagert.
Diese Bindung erfolgt ohne Wertigkeitsände-
rungen des Eisens (Fe-Ion zweiwertig); man
spricht daher auch nicht von einer Oxydation
des Hämoglobins (bzw. Reduktion für die
Umkehrreaktion), sondern von einer **Oxygenation** (bzw. **Desoxygenation**). Die Reaktionsgleichung der Oxygenation respektive Desoxygenation des Hämoglobinmoleküls lautet
vereinfacht:

$$Hb + n\,O_2 = Hb(O_2)_n$$

Der Faktor n kann maximal den Wert 4
annehmen.

Ein Mol Hämoglobin (Molekulargewicht
ca. 64 500) besitzt 4 Mole Häm und damit auch
4 Mole Eisen. Demnach vermag ein Mol Hä-
moglobin 4 Mole $O_2$, das sind $4 \times 22{,}4\,l = 89{,}6\,l$
$O_2$, chemisch zu binden ($22{,}4\,l =$ Molvolumen
eines idealen Gases unter Standardbedingungen). Theoretisch müßte also 1 g Hb etwa 1,39
ml $O_2$ binden. Verschiedene experimentelle
Bestimmungsverfahren erbrachten jedoch einen Wert von **1,34 ml $O_2$/1 g Hb (Hüfnersche
Zahl)** was darauf zurückgeführt werden kann,
daß ein Teil des Hb in einer bindungsinaktiven
Form vorliegt.

Unter dem Begriff der **"$O_2$-Kapazität"** versteht
man die Konzentration des chemisch gebundenen $O_2$ im Blut nach vollständiger Beladung des
Hämoglobins (100%ige $O_2$-Sättigung). Dieser
Wert ist entsprechend den obigen Ausführungen proportional der Hämoglobinkonzentration im Blut.

Bei einem durchschnittlichen Hb-Gehalt von
15,5 g/100 ml Blut bei Mann bzw. 14,5 g/100 ml
bei der Frau beträgt die normale $O_2$-Bindungs-
kapazität:

15,5 g/100 ml x 1,34 ml $O_2$/1 g Hb =

**21 ml $O_2$/100 ml Blut für den Mann**

und 14,5 g/100 ml x 1,34 ml $O_2$/1 g Hb =

**19,5 ml $O_2$/100 ml Blut für die Frau.**

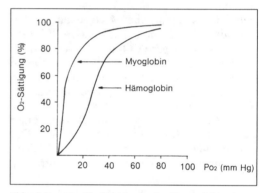

Abb. 5.8:   $O_2$-Bindungskurve des Hämoglobins bzw.
Myoglobins

Um eine gewisse Unabhängigkeit von den für
die einzelnen Individuen unterschiedlichen
Hb-Konzentrationen zu erreichen, gibt man das
Ausmaß der Hb-Beladung mit $O_2$ bisweilen als
**prozentuale $O_2$-Sättigung** an. Bei einer
100%igen $O_2$-Sättigung sind in 100 ml Blut
eines normalen erwachsenen Mannes demnach
21 ml $O_2$ in chemisch gebundener Form enthalten.

Die Konzentration des hämoglobingebunde-
nen $O_2$ respektive die Höhe der $O_2$-Sättigung
sind nach dem Massenwirkungsgesetz abhängig
vom $O_2$-Partialdruck, das heißt, letztlich von der
Konzentration des im Blut physikalisch gelösten Sauerstoffs. Die **$O_2$-Bindungskurve** liefert
eine graphische Darstellung dieser Ab- hängig-
keit. Der experimentell ermittelte Kurvenzug
zeigt einen charakteristischen **sigmoiden Verlauf.**

Die **Temperatur**, der **pH-Wert** und der **CO₂-Partialdruck** und des Blutes sind physiologisch relevante Faktoren, die das $O_2$-Bindungsverhalten des Hämoglobins nachhaltig beeinflussen und damit die Gestalt der $O_2$-Bindungskurve in spezifischer Weise modifizieren. Auch die intraerythrozytäre Konzentration an **2,3-Diphosphoglycerat** hat einen Einfluß auf den $O_2$-Bindungskurvenverlauf.

- **Temperatureinfluß**
  Eine Temperaturabnahme führt zu einer Erhöhung der Affinität des Hämoglobins für $O_2$, was in einer "Linksverschiebung" der $O_2$-Bindungskurve zum Ausdruck kommt. Eine Zunahme der Temperatur hingegen bewirkt eine Affinitätsabnahme und damit eine "Rechtsverschiebung" der $O_2$-Bindungskurve

- **pH-Einfluß**
  Eine Steigerung der $H^+$-Ionenkonzentration, das heißt, eine Erniedrigung des pH-Werts, verursacht eine Abnahme der $O_2$-Affinität des Hämoglobins, was sich wiederum in einer "Rechtsverschiebung" der $O_2$-Bindungskurve ausdrückt. Umgekehrt führt eine Herabsetzung der $H^+$-Ionenkonzentration, also eine Erhöhung des pH-Werts, zu einer Affinitätszunahme des Hämoglobins zum Sauerstoff und folglich zu einer "Linksverschiebung" der $O_2$-Bindungskurve. Die Abhängigkeit des $O_2$-Bindungskurvenverlaufs vom pH-Wert wird **Bohr-Effekt** genannt

- **CO₂-Einfluß**
  Veränderungen des $CO_2$-Partialdrucks sind mit gleichsinnigen Veränderungen der $H^+$-Ionenkonzentration verknüpft (eine Erhöhung des $P_{CO_2}$ führt zu einer Zunahme der $H^+$-Ionenkonzentration, eine Verminderung des $P_{CO_2}$ bewirkt eine Herabsetzung der $H^+$-Ionenkonzentration), so daß sich die $P_{CO_2}$-Abhängigkeit des $O_2$-Bindungskurvenverlaufs aus der pH-Abhängigkeit ableiten läßt. Des weiteren besteht jedoch wahrscheinlich auch eine zusätzliche – von entsprechenden pH-Wertänderungen unabhängige – "spezifische $CO_2$-Wirkung"

- **2,3-Diphosphoglycerat**
  Eine Zunahme der intraerythrozytären Konzentrationen an 2,3-Diphosphoglycerat führt zu einer "Rechtsverschiebung", eine Kon-

zentrationsabnahme zu einer entsprechenden "Linksverschiebung" der $O_2$-Bindungskurve.

Der sigmoide Verlauf der $O_2$-Bindungskurve ist von entscheidender Bedeutung für die $O_2$-Transportfunktion des Blutes. Die $O_2$-Aufnahme vollzieht sich während der Passage des Blutes durch die Lungenkapillaren, wobei sich der $O_2$-Partialdruck des Blutes nahezu vollständig dem alveolären $O_2$-Partialdruck angleicht. Da die $O_2$-Bindungskurve im höheren Druckbereich (oberhalb $P_{O_2} = 60$ mmHg) relativ flach verläuft, wird bei einer Abnahme des alveolären bzw. arteriellen $O_2$-Partialdrucks, wie man es bei Lungenfunktionsstörungen oder Höhenaufenthalten beobachtet, dennoch eine arterielle $O_2$-Sättigung von etwa 90% erreicht.

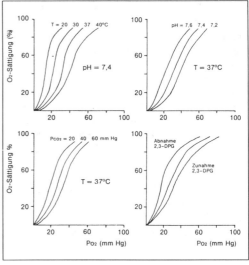

Abb. 5.9:   Abhängigkeit des $O_2$-Bindungskurvenverlaufs von den verschiedenen physiologisch relevanten Faktoren (Temperatur, pH, $pCO_2$, intraerythrozytäre Konzentration an 2,3-Diphosphoglycerat)

Für die Sauerstoffabgabe an die Gewebszellen ist die sich im sigmoiden Verlauf der $O_2$-Bindungskurve ausdrückende Eigenschaft des Hämoglobins von großer Wichtigkeit. So verläuft der "steile Abschnitt" des Kurvenzugs, wo schon geringfügige Variationen des $P_{O_2}$ zu beträchtlichen Änderungen der $O_2$-Sättigung führen, im Bereich relativ hoher $O_2$-Partialdrucke. Damit wird erreicht, daß selbst bei einer $O_2$-Sättigung von nur noch 60% ein $O_2$-Partialdruck von immerhin ca. 30 mm Hg herrscht, wodurch die $O_2$-Partialdruckdifferenz zwischen Blut und Gewebszellen ausreichend groß gehalten werden kann, um eine genügende Sauerstoffversorgung der Gewebe durch Diffusion zu gewährleisten.

## 5.4.2  Myoglobin

Die einzelnen Hämoglobinmoleküle (HbA$_1$, HbA$_2$ und HbF) sind Tetramere, das heißt, sie bestehen aus jeweils vier Untereinheiten. Der sigmoide Verlauf der $O_2$-Bindungskurve läßt sich erklären, wenn man einen **kooperativ allosterischen Effekt** zwischen den einzelnen Untereinheiten des Hb-Moleküls annimmt. Danach führt die Anlagerung eines $O_2$-Moleküls an eine der vier Häm-Gruppen eines Hämoglobinmoleküls zu einer $O_2$-Affinitätssteigerung der übrigen Untereinheiten.

Nach einer anderen Hypothese, die eine Deutung des S-förmigen $O_2$-Bindungskurvenverlaufs zu geben versucht, soll das Hämoglobin in zwei verschiedenen – reversibel ineinander überführbaren – **allosterischen Zustandsformen** vorliegen, die eine jeweils unterschiedliche $O_2$-Affinität besitzen.

Das **Myoglobin**, der rote Muskelfarbstoff, besitzt bei einem Molekulargewicht von ca. 17 000 einen Molekülaufbau, der dem einer Untereinheit des Hämoglobinmoleküls vergleichbar ist. Die $O_2$-Bindungskurve des Myoglobins zeigt – entsprechend der im Massenwirkungsgesetz ausgedrückten Reaktionskinetik – einen hyperbolen Verlauf. Das als "$O_2$-Speicher" fungierende Myoglobin besitzt im unteren Druckbereich eine im Vergleich zum Hämoglobin höhere $O_2$-Affinität, so daß auch umgekehrt erst bei einer starken Abnahme des $O_2$-Partialdrucks Sauerstoff aus dieser Provenienz freigesetzt wird.

## 5.4.3  Sauerstoffversorgung der Gewebe

Das Ausmaß und die Güte der Sauerstoffversorgung der Gewebe sind einerseits abhängig von der Größe des $O_2$-Transports im Blut, andererseits jedoch auch von den jeweils herrschenden Diffusionsbedingungen.

Die den einzelnen Organen pro Zeiteinheit maximal zur Verfügung stehende $O_2$-Menge, das sogenannte $O_2$-**Angebot**, errechnet sich als **Produkt aus der Durchblutungsgröße (Q̇) und der arteriellen $O_2$-Konzentration ($F_{aO_2}$):**

$$O_2\text{-Angebot} = \dot{Q} \times F_{aO_2}$$

Dieses Maximalangebot an Sauerstoff wird jedoch normalerweise niemals vollständig ausgeschöpft; der tatsächliche $O_2$-**Verbrauch** läßt sich – unter Berücksichtigung der venösen $O_2$-Konzentration ($F_{v\,O_2}$) – gemäß der folgenden Beziehung ermittelt:

$$\begin{aligned}
O_2\text{-Verbrauch} &= O_2\text{-Angebot} - O_2\text{-Abstrom} \\
&= \dot{Q} \times F_{aO_2} - \dot{Q} \times F_{vO_2} \\
&= \dot{Q} \times (F_{aO_2} - F_{vO_2})
\end{aligned}$$

Die **arterio-venöse $O_2$-Differenz** zeigt für die einzelnen Organe recht unterschiedliche Werte.

Im Verlauf der Kapillarpassage kommt es im Zuge der Sauerstoffabgabe an die Gewebszellen zu einer Abnahme des $O_2$-Partialdrucks im Blut von etwa 90 mmHg auf ungefähr 28 mmHg. Andererseits besteht zwischen dem Blut und den peripheren Abschnitten des von einer Kapillare versorgten "Gewebszylinders" eine Partialdruckdifferenz von ca. 25 mmHg. Demnach herrschen in den Randbereichen des Versorgungsgebiets des venösen Kapillarendes $O_2$-Partialdrucke von etwa 1 bis 3 mmHg (der "**kritische $O_2$-Partialdruck der Mitochondrien**" liegt bei rund 1 mmHg). Nach Unterschreiten eines bestimmten "kritischen venösen $O_2$-Partialdrucks" werden daher Störungen des oxydativen Stoffwechsels vor allem in diesen Gewebsabschnitten, die man auch als "tödliche Ecken" bezeichnet, auftreten.

# 5.5 CO$_2$-Transport im Blut und Säure-Basen-Haushalt

## 5.5.1 Grundbegriffe

Für die Konstanz des "milieu interieur" ist die Aufrechterhaltung einer bestimmten Wasserstoffionenkonzentration in den einzelnen Flüssigkeitskompartimenten des menschlichen Organismus von entscheidender Bedeutung.

Für rechnerische Zwecke hat es sich als nützlich erwiesen, die H$^+$-Ionenkonzentration im logarithmischen Maßstab als **pH-Wert** anzugeben. Entsprechend ist der pH-Wert definiert als der **negative dekadische Logarithmus der H$^+$-Ionenkonzentration:**

$$pH = -\log[H^+]$$

pH = 7 ist kennzeichnend für eine neutrale Reaktion, pH<7 für eine saure Reaktion und pH>7 für eine alkalische Reaktion.

Nach dem allgemeinen Sprachgebrauch versteht man unter dem Begriff der "flüchtigen Kohlensäure" das im Blut physikalisch gelöste CO$_2$, das gemäß der folgenden Reaktionsgleichung zur "eigentlichen Kohlensäure" H$_2$CO$_3$ hydratisiert wird:

$$CO_2 + H_2O \Leftrightarrow H_2CO_3 \Leftrightarrow H^+ + HCO_3^-$$

Alle übrigen für den Säure-Basen-Haushalt noch wichtigen Säuren sind nicht "flüchtig" und werden daher auch als "fixe" Säuren bezeichnet:

- Schwefelsäure (H$_2$SO$_4$): aus den Aminosäuren Cystein, Cystin und Methionin
- Phosphorsäure (H$_3$PO$_4$): aus der Spaltung von Phosphorsäureestern im Nucleotidstoffwechsel (z.B. Nucleinsäureabbau)
- Acetessigsäure und ß-Hydroxybuttersäure: bei diabetischer Stoffwechsellage
- Lactat: bei Muskelarbeit im Zuge einer gesteigerten Glykolyse

Die im Stoffwechsel anfallenden H$^+$-Ionen müssen durch **intra- und extrazelluläre Puffer** zunächst abgefangen werden. Das Charakteristische eines Puffersystems besteht darin, daß gleiche Zugaben von H$^+$- bzw. OH$^-$-Ionen in gepufferten Lösungen geringere pH-Änderungen verursachen als in ungepufferten.

Die einfachste Form eines Puffersystems läßt sich aus einer schwachen Säure HA und ihrem Salz A$^-$ (**korrespondierende Base**) herstellen. Für die Dissoziation einer schwachen Säure in wäßriger Lösung gilt:

$$HA \Leftrightarrow H^+ + A^-$$

Wendet man das Massenwirkungsgesetz (MWG) auf diese Reaktionsgleichung an, so erhält man:

$$\frac{[H^+] \times [A^-]}{[HA]} = K'$$

Durch Umformen und Logarithmieren dieser Gleichung gelangt man zu:

$$-\log[H^+] = -\log K' + \log\frac{[A^-]}{[HA]}$$

Ersetzt man -log[H$^+$] durch pH bzw. -log K' durch die Größe pK', so ergibt sich folgende als **Henderson-Hasselbalch-Gleichung** bezeichnete Beziehung:

$$pH = pK' + \log\frac{[A^-]}{[HA]}$$

$$= pK' + \log\frac{[Korrespondierende Base]}{[Säure]}$$

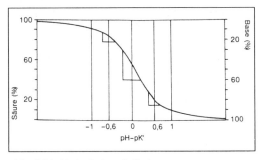

Abb. 5.10: Verlauf einer Pufferkurve

Die Henderson-Hasselbalch-Gleichung beschreibt die in Abb. 5.10 dargestellte Form einer Titrations- bzw. Pufferkurve. Die Pufferwirkung respektive die **Pufferkapazität** eines bestimmten Puffersystems hängt neben der Konzentration des Gesamtpuffers vor allem von der Lage des pK-Werts zum aktuellen pH-Wert ab. Wie aus der Abb. 5.10 zu entnehmen ist, besitzt die Pufferkurve ihre größte Steilheit und damit der Gesamtpuffer seine größte Pufferkapazität, wenn der pH-Wert gleich dem pK'-Wert ist. An diesem Punkt liegen Säure und konjugierte Base in äquimolarer Konzentration vor.

Die physiologisch bedeutsamen Puffersysteme seien im folgenden stichwortartig erwähnt:

- **Phosphat-Puffer**

$$H_2PO_4^- \Leftrightarrow H^+ + HPO_4^{2-} \quad pK' = 6,8$$

($H_2PO_4^-$: primäres Phosphat, *Säure*)
($HPO_4^{2-}$: sekundäres Phosphat, *Base*)

Im Blutplasma und Extrazellulärraum besitzt das Puffersystem aus primärem und sekundärem Phosphat aufgrund seiner geringen Konzentration eine nur schwache Pufferwirkung; in den Zellen liegt der Phosphat-Puffer jedoch in relativ hoher Konzentration vor, so daß er dort eine entscheidende Rolle bei der Konstanthaltung des intrazellulären pH-Werts spielt.

- **Proteinat-Puffer**
Proteine sind dank ihres Ampholytcharakters in der Lage, in Abhängigkeit vom jeweiligen pH-Wert $H^+$-Ionen anzulagern oder abzugeben. Damit erfüllen sie die Kriterien eines Puffersystems. Den Plasmaproteinen und vor allem dem in den Erythrozyten lokalisierten Hämoglobin (beachte zusätzlich die Abhängigkeit der Azidität des Hb-Moleküls vom Grad der Oxygenation: Bohr-Effekt) kommt daher eine bedeutsame Pufferfunktion zu.

- **Bikarbonat-Puffer**
siehe 5.5.2

Unter dem Begriff der **Normalpufferbasen** versteht man die Summe der Konzentrationen aller puffernden Anionen im Blut unter "Standardbedingungen" ($P_{CO_2}$ = 40 mm Hg, 37°C und 100% $O_2$-Sättigung), formal ausgedrückt also:

$$(Hb\,O_2^- + Plasmaproteinat^- + HCO_3^-)$$

Der Normalwert liegt beim Gesunden bei ca. 48 mval/l Blut. Veränderungen der Konzentrationen der Normalpufferbasen werden als **Basenüberschuß (Base Excess, BE)** angegeben. Das Blut eines Gesunden besitzt daher – definitionsgemäß – einen BE-Wert von Null. Eine pathologische Erhöhung der Konzentration der Normalpufferbasen wird als positiver BE-Wert, eine Konzentrationsabnahme als negativer BE-Wert (sog. **Basendefizit**) ausgedrückt.

Als Normalwerte für den pH-Wert bzw. den $CO_2$-Partialdruck im arteriellen Blut gelten beim Gesunden:

$$pH = 7,4 \pm 0,05$$

$$P_{CO_2} = 40\ mm\ Hg \pm 5,0\ mm\ Hg$$

Störungen des Säure-Basen-Haushalts treten in zwei verschiedenen Formen auf:

- **Azidose**
Steigerung der $H^+$-Ionenkonzentration mit einem pH < 7,35
- **Alkalose**
Abnahme der $H^+$-Ionenkonzentration mit einem pH > 7,45

Eine pathologische Erhöhung des arteriellen $CO_2$-Partialdrucks (>45 mmHg) bezeichnet man als **Hyperkapnie**, seine Abnahme (<35 mmHg) als **Hypokapnie**.

### 5.5.2 Reaktionsgleichungen

Für den physiologisch wohl bedeutendsten Puffer, das **Kohlensäure/Bikarbonat-System**, läßt sich folgende Reaktionsgleichung formulieren:

$$CO_2 + H_2O \Leftrightarrow H_2CO_3 \Leftrightarrow H^+ + HCO_3^-$$

Die Konzentration an $H_2CO_3$ ist in wäßriger Lösung verschwindend klein:

$$\frac{[CO_2]}{[H_2CO_3]} = \frac{1\,000}{1}$$

Man rechnet daher – bei nahezu konstanter $H_2O$-Konzentration – den geringen Anteil an $H_2CO_3$ zum $CO_2$ hinzu und erhält gemäß dem MWG folgende Beziehung:

$$\frac{[H^+] \times [HCO_3^-]}{[CO_2]} = K'$$

Die Henderson-Hasselbalch-Gleichung für dieses Puffersystem lautet demnach:

$$pH = pK' + \log \frac{[HCO_3^-]}{[CO_2]}$$

Bei einem pK'-Wert von 6,1 muß das Verhältnis von $[HCO_3^-]/[CO_2]$ auf 20/1 reguliert werden, damit ein normaler Blut-pH von 7,4 zustande kommt.

### 5.5.3    Carbonanhydrase

Die Hydratationsreaktion

$$CO_2 + H_2O \Leftrightarrow H_2CO_3$$

verläuft im Blutplasma nur recht langsam; in den Erythrozyten dagegen erfolgt die Gleichgewichtseinstellung etwa 10 000mal schneller. Entscheidend dafür ist das intraerythrozytäre Vorkommen des reaktionsbeschleunigenden Enzyms **Carboanhydrase.**

### 5.5.4    Bedeutung des Hämoglobins und der Erythrozyten für die Pufferung und den $CO_2$-Transport

Das unter aeroben Bedingungen als Stoffwechselendprodukt anfallende $CO_2$ diffundiert aus den Gewebszellen entlang einem Partialdruckgefälle in die Gewebskapillaren. Der Transport des $CO_2$ im Blut erfolgt in physikalisch gelöster Form bzw. nach chemischer Bindung.

Allerdings bleibt nur ein relativ kleiner Teil physikalisch gelöst:

$$F_{CO_2} = \alpha_{CO_2} \times P_{CO_2}$$

$$\alpha_{CO_2} = 0,03 \, \frac{mmol/l}{mmHg} \quad \text{für Plasma bei 37\,°C}$$

Der größte Teil des $CO_2$ unterliegt der Hydratation zu Kohlensäure ($H_2CO_3$), die in einem nächsten Schritt in Bikarbonat- und Wasserstoff-Ionen dissoziiert:

(I)     $CO_2 + H_2O \Leftrightarrow H_2CO_3 \Leftrightarrow H^+ + HCO_3^-$

Wie bereits erwähnt, läuft diese Reaktion im Blutplasma nur recht langsam ab, während sich in den Erythrozyten die Gleichgewichtseinstellung aufgrund der Anwesenheit des Enzyms Carboanhydrase ca. 10 000mal schneller vollzieht. Es kommt daher zu einem rapiden Anstieg der $HCO_3^-$-Konzentration im Erythrozyteninneren, wodurch ein Diffusionsgradient in Richtung Plasma geschaffen wird. Entlang diesem Konzentrationsgefälle strömen Bikarbonat-Ionen ins Plasma, und zwar – unter Wahrung des Ladungsgleichgewichts – im Austausch gegen $Cl^-$-Ionen (Anionenaustausch, da die Erythrozytenmembran für Kationen nahezu impermeabel ist.) Dieser Austauschvorgang wird als **Hamburger-Effekt** bzw. **Chlorionen-Shift** bezeichnet.

Eine weitere $CO_2$-Transportform besteht in der direkten Bindung des $CO_2$ an das Hämoglobin unter Bildung von **Carbamino-Hämoglobin**:

(II)     $Hb-NH_2 + CO_2 \Leftrightarrow Hb-NH-COOH$
               $\Leftrightarrow Hb-NH-COO^- + H^+$

Die bei der Bildung des Bikarbonats bzw. des Carbamino-Hämoglobins entstehenden $H^+$-Ionen werden in erster Linie durch Hämoglobin abgepuffert (siehe unten); die Plasmaproteine spielen dagegen eine vergleichsweise geringe Rolle.

Die $CO_2$-Bindungskurve ist – entsprechend der $O_2$-Bindungskurve – die graphische Darstellung der Beziehung zwischen $CO_2$-Partialdruck und $CO_2$-Konzentration im Blut. Wie aus der Abb. 5.12 zu entnehmen ist, besteht eine deutliche Abhängigkeit des $CO_2$-Bindungsvermögens des Blutes von der $O_2$-Sättigung des Hämoglobins. Danach besitzt desoxygeniertes gegenüber oxygeniertem Blut eine erheblich höhere $CO_2$-Bindungskapazität. Die Ursache dafür ist, daß Oxyhämoglobin eine stärkere Säure ist als desoxygeniertes Hämoglobin. Die für die $CO_2$-Bindung erforderliche Dissoziation der Kohlensäure (siehe Gleichung I) bzw. des Carbamino-Hämoglobins (siehe Gleichung II) wird daher in um so größerem Ausmaß ablaufen können, je geringer die Sättigung des Hämoglobins mit Sauerstoff ist. Des weiteren zeigt desoxygeniertes Hämoglobin gegenüber oxygeniertem eine weitaus größere Bereitschaft, $CO_2$ in der Carbaminoform anzulagern. Die Abhängigkeit der $CO_2$-Bindung von der $O_2$-Sättigung des Hämoglobins wird als **Christiansen-Douglas-Haldane-Effekt** bezeichnet.

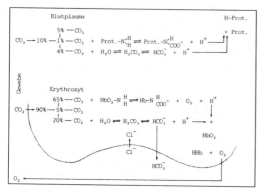

Abb. 5.11: Die verschiedenen chemischen Reaktionen beim Austausch der Atemgase im Blutplasma und der Erythrozyten im Bereich der Gewebe

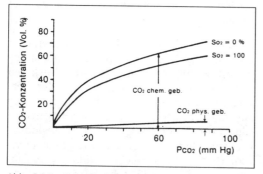

Abb. 5.12: $CO_2$-Bindungskurve

### 5.5.5 Abweichungen des Säure-Basen-Status von der Norm

Eine Abnahme des Blut-pH auf Werte unter 7,35 bezeichnet man als Azidose; umgekehrt spricht man von einer Alkalose, wenn der pH-Wert über 7,45 ansteigt. Bei jeder dieser Störungen kann man – unter Berücksichtigung der eigentlichen Ursache der pH-Verschiebung – zwei verschiedene Typen voneinander unterscheiden. Lassen sich die pH-Änderungen primär auf Veränderungen des arteriellen $P_{CO_2}$ zurückführen, so spricht man von **respiratorischen Störungen**; sind jedoch andere Ursachen für die pH-Abweichung verantwortlich, wie zum Beispiel eine erhöhte endogene Produktion nicht flüchtiger Säuren bei einem primär normalen arteriellen $p_{CO_2}$, so handelt es sich um **metabolische bzw. nicht-respiratorische Störungen**.

Eine tabellarische Zusammenstellung der wichtigsten Ursachen und Unterscheidungsmöglichkeiten von respiratorischen und nichtrespiratorischen (metabolischen) Azidosen und Alkalosen sei auf Seite 87 oben gegeben.

**Methoden zur Bestimmung und Beurteilung des Säure-Basen-Status**

- **pH-Wert**
  Die Bestimmung des Blut-pH läßt lediglich erkennen, ob die $H^+$-Ionenkonzentration im Normbereich liegt oder aber pathologisch erhöht bzw. erniedrigt ist
- **$CO_2$-Partialdruck**
  Die Messung des arteriellen $P_{CO_2}$ liefert ein direktes Maß für die Konzentration der Säure $H_2CO_3$ ($H_2CO_3 = \alpha_{CO_2} \times P_{CO_2}$) und erlaubt die Entscheidung, ob eine Störung primär respiratorischer Genese ist
- **Standard-Bicarbonat und Normalpufferbasen**
  Die Konzentration des Standard-Bikarbonats und damit auch der Normalpufferbasen variiert entsprechend den Konzentrationsänderungen der nicht flüchtigen, fixen Säuren im Blut. Die Bestimmung des Standard-Bikarbonats und der Konzentration an Normalpufferbasen liefert diagnostisch wichtige Hinweise dafür, ob es sich um eine primär nicht-respiratorische Störung handelt

| Primäre Störung | Ursache | pH | p$_{CO_2}$ | Aktuelles HCO$_3^-$ | Standard-HCO$_3^-$ | BE |
|---|---|---|---|---|---|---|
| Respiratorische Azidose | Lungenemphysem, Atelektase, Asthma bronchiale, Narkose, Atemmuskellähmung; allg.: alveoläre Hypoventilation | ↓ | ↑ | ↑ | normal | 0 |
| Respiratorische Alkalose | Alveoläre Hyperventilation, wie z.B. bei Höhenaufenthalt oder emotionaler Belastung (unbewußt-psychogen) | ↑ | ↓ | ↓ | normal | 0 |
| „Metabolische" (nicht-respiratorische) Azidose | Diabetes mellitus, Diarrhöe (Verlust alkalischer Darmflüssigkeit), Niereninsuffizienz | ↓ | normal | ↓ | ↓ | – BE |
| „Metabolische" (nicht-respiratorische) Alkalose | Verlust von saurem Magensaft nach Erbrechen oder Magenspülungen | ↑ | normal | ↑ | ↑ | + BE |

- **Basenüberschuß (Base Excess)**
  Veränderungen der Konzentration der Normalpufferbasen werden als Basenüberschuß (BE) angegeben. Diese Größe erlaubt Rückschlüsse auf die Konzentration der "fixen" Säuren.

**Bestimmungsverfahren**
- **Prinzip der pH-Messung**
  Über eine dünne, nur für H⁺-Ionen permeable Membran stellt sich ein Gleichgewichtspotential ein, dessen Höhe entsprechend der von **Nernst** formulierten Beziehung von der Konzentration der H⁺-Ionen zu beiden Seiten der Membran abhängt:

$$E = \frac{R \times T}{F} \times \ln \frac{[H^+]a}{[H^+]i}$$

- **Prinzip der p$_{CO_2}$-Messung**
  Die CO₂-Elektrode ist von einer Kunststoffmembran überzogen, die ausschließlich für CO₂ permeabel ist. Der zwischen Kunststoff- und Glasmembran gelegene Raum ist mit einer Na⁺-Bikarbonat-Lösung gefüllt. In diesem Zwischenraum stellt sich – gemäß der Henderson-Hasselbalch-Gleichung – eine H⁺-Konzentration ein, die direkt abhängt vom P$_{CO_2}$ des zu untersuchenden Bluts. Die H⁺-Konzentration wird in der bereits beschriebenen Weise über die Glaselektrode bestimmt
- **Bestimmung des Standard-Bikarbonats**
  Ermittlung der Bikarbonatkonzentration im Plasma, das vom Blut abzentrifugiert wurde, welches bei 37°C und 100% O₂-Sättigung mit einem P$_{CO_2}$ von 40 mmHg äquilibriert wurde

- **Bestimmung der Normalpufferbasen**
  siehe Abschnitt 5.5.1.

Der menschliche Organismus versucht, Störungen des Säure-Basen-Haushalts mit Hilfe verschiedener Regelmechanismen möglichst vollständig zu kompensieren, das heißt, der in den sauren bzw. alkalischen Bereich verschobene pH-Wert soll auf den Normalwert zurückgebracht oder diesem zumindest weitgehend angenähert werden.

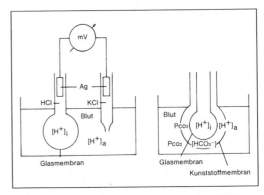

Abb. 5.13: Meßmethode zur Ermittlung des pH-Werts und des CO₂-Partialdrucks im Blut

Die in erster Linie an den Regulationsvorgängen beteiligten Organe sind die Lunge, deren Wirkung sich auf die Größe P$_{CO_2}$ erstreckt, und die Niere, die im wesentlichen die Größe HCO$_3^-$ beeinflußt.

**Primär nicht-respiratorische Störungen** werden hauptsächlich durch Änderungen der Lungenbelüftung kompensiert.

So führt bei der nicht-respiratorischen (metabolischen) Azidose die erhöte $H^+$-Ionenkonzentration zu einer Steigerung der Lungenventilation (Hyperventilation), woraus eine Herabsetzung des arteriellen $P_{CO_2}$ und eine Verschiebung des pH-Werts in Richtung Normbereich resultiert. Umgekehrt kommt es bei der nicht-respiratorischen (metabolischen) Alkalose infolge des gleichzeitig verminderten $H^+$-Atemantriebs zu einer Abnahme der Lungenventilation (Hypoventilation), so daß der $P_{CO_2}$ im arteriellen Blut ansteigt und der pH-Wert damit in den Normbereich zurückgeführt wird.

**Primär respiratorische Störungen** werden vor allem mittels renaler Mechanismen kompensiert, die hauptsächlich über Änderungen der $HCO_3^-$-Reabsorption bzw. $H^+$-Elimination wirksam werden.

Bei der respiratorischen Azidose kommt es im Zuge einer nahezu vollständigen Rückresorption bzw. Neubildung von Bikarbonat in der Niere (**Basensparmechanismus**, siehe auch 9.6) zu einer Steigerung der $HCO_3^-$-Konzentration im Blut und damit zu einer Rückkehr des pH-Werts in den Normbereich. Bei der respiratorischen Alkalose hingegen wird die Konzentration des Bikarbonats im Blut durch dessen vermehrte renale Ausscheidung herabgesetzt, wodurch der pH-Wert dem Normbereich angenähert wird.

Aufgrund der günstigen Meßverfahren für pH und $P_{CO_2}$ ist heute die Darstellung des Säure-Basen-Status im **pH – log $P_{CO_2}$-Diagramm** am gebräuchlichsten. In dieses Diagramm sind von **Siggaard-Andersen** die Normogramme für Standard-Bikarbonat, Normalpufferbasen und Basenüberschuß mit eingerechnet worden, so daß nach Bestimmung der aktuellen Pufferlinie

sämtliche Werte für den Säure-Basen-Status direkt abgelesen werden können.

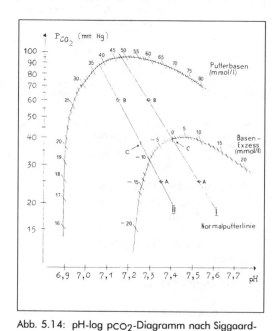

Abb. 5.14: pH-log $p_{CO_2}$-Diagramm nach Siggaard-Andersen
Gerade I:
pH = 7,4; $p_{CO_2}$ = 40 mm Hg; Base Excess = 0 mmol/l (normaler Säure-Basen-Status)
Gerade II:
pH 7,25; $p_{CO_2}$= 40 mm Hg; Base Excess = -10 mmol/l (metabolische Azidose)

Bei dieser Bestimmung geht man verfahrenstechnisch so vor, daß nach Messung des pH in dem unter Luftabschluß entnommenen Blut dieses mit zwei verschiedenen Gasgemischen äquilibriert wird, die sich durch unterschiedliche $CO_2$-Partialdrucke auszeichnen, wobei jeweils der pH-Wert ermittelt wird. Diese beiden Werte werden in das Diagramm eingetragen und miteinander verbunden, wodurch die Pufferlinie und damit der Säure-Basen-Status dieses Bluts definiert werden.

# 5.6 Regulierung der Atmung

## 5.6.1 Atemzentrum

Die äußere Atmung als neuromuskulärer Akt ist das Resultat eines koordinierten Zusammenwirkens einer Vielzahl von Muskeln, deren regelhafte Aktivierung durch übergeordnete zentralnervöse Strukturen gesteuert wird.

Die nach systematischer Durchschneidung des Hirnstamms in verschiedenen Höhen jeweils registrierbaren Atemtypen führten zur Annahme eines
- primitiven bulbären "Schnappatmungszentrum", eines
- tief pontin gelegenen pneumotaktischen Atemzentrums und eines
- hoch pontin gelegenen apneustischen Atemzentrums.

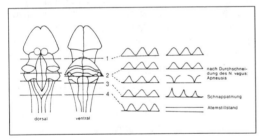

Abb. 5.15: Veränderungen der Ventilation nach Durchschneidung des Hirnstamms in unterschiedlichen Höhen

Aufgrund der in neuerer Zeit durchgeführten Ableitexperimente ist eine genauere Lokalisation des bulbären Atmungszentrums bzw. der respiratorischen Neurone der Medulla oblongata möglich:
- **Inspiratorische Neurone**, die kurze Zeit vor und während der Inspirationsphase – bei leichter Membrandepolarisation – repetitiv entladen, lassen sich innerhalb der Medulla oblongata in zwei eng umschriebenen Arealen nachweisen. Das eine liegt lateral, direkt im Bereich des rostralen Teils des Nucleus ambiguus. Das zweite, mehr medial gelegene

Gebiet befindet sich in unmittelbarer Nachbarschaft des Tractus solitarius.
- **Exspiratorische Neurone** zeigen während der Exspirationsphase eine gewisse Membrandepolarisation und eine repetitive Entladung; während der Inspirationsphase hingegen läßt sich an diesen Neuronen – bei geringer Membranhyperpolarisation – keine Impulsaktivität ableiten. Die exspiratorischen Neurone sind unmittelbar kaudal des lateralen Inspirationsgebiets entlang dem Nucleus ambiguus lokalisiert.

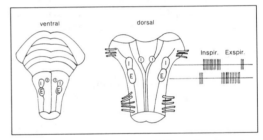

Abb. 5.16: Lokalisation der medullären "respiratorischen Neurone"

Während der späten Phase der Inspiration ist die Gesamtheit der inspiratorischen Neurone synchron aktiv; umgekehrt zeigen die exspiratorischen Neurone in der späten Exspirationsphase eine nahezu synchrone Entladeaktivität. Aus diesen Befunden lassen sich folgende Schlußfolgerungen ziehen:
- Es müssen erregende Verbindungen innerhalb jeder Neuronenpopulation existieren, die zu einer Synchronisation der Entladeaktivität führen
- Außerdem muß die Existenz hemmender Verbindungen zwischen der inspiratorischen und exspiratorischen Neuronenpopulation angenommen werden.

Zur Erklärung der Rhythmizität von Inspiration und Exspiration wurden Theorien entwickelt, die eine **Rhythmogenese** in der

**Einzelzelle** postulieren. Andererseits wird auch die Meinung vertreten, daß die Periodizität der Atmung infolge einer zeitlichen Begrenzung der Entladeaktivität der inspiratorischen bzw. exspiratorischen Neuronenpopulation durch übergeordnete inhibitorisch wirksame Nervenzellpopulationen – im Sinne einer negativen Rückkopplung – zustande kommen.

Nach der heute am meisten favorisierten Theorie wird der Wechsel der Aktivitäten von inspiratorischen zu exspiratorischen Neuronen – und umgekehrt – wahrscheinlich durch zwei rekurrente Hemmechanismen erreicht, die mit einer gewissen zeitlichen Verzögerung funktionieren:

- Respiratorische Neurone der Medulla oblongata (z.B. inspiratorische Neurone) bewirken eine Erregung **hemmender medullärer Interneurone,** die auf die primär erregten respiratorischen Neurone (z.B. inspiratorische Neurone) inhibitorisch zurückwirken
- Die medullären respiratorischen Neurone (z.B. inspiratorische Neurone) aktivieren **inhibitorisch wirksame pontine respiratorische Neurone**, die ihrerseits wieder an den medullären respiratorischen Neuronen (z.B. inspiratorische Neurone) eine Erregungsbegrenzung erzielen.

Des weiteren besitzen auch kortikale und subkortikale Strukturen (Kernareale des Hypothalamus) einen Einfluß auf das medulläre Atemzentrum.
Beispiele:

- **Apnoe-Experiment**
  willkürliche Unterdrückung jeglicher Atemtätigkeit (kortikal induziert)
- **Atemgrenzwerttest**
  willkürliche Steigerung der Ventilation (ebenfalls kortikal ausgelöst)
- **Zentrale Mitinnervation**
  unmittelbar vor Beginn einer körperlichen Arbeit wird eine Ventilationsgröße eingestellt, die dem Ausmaß der zu erwartenden Belastung ungefähr entspricht (kortikal und eventuell subkortikal programmiert)
- **Reizexperimente im hinteren und lateralen Hypothalamus**
  Ventilationssteigerungen, wie sie bei vermehrter Muskeltätigkeit beobachtet werden

Die rhythmisch entladenden respiratorischen Neuronenpopulationen der Medulla oblongata unterliegen dem modulierenden Einfluß peripherer Afferenzen. Dies läßt sich experimentell folgendermaßen demonstrieren:

Eine Lungenblähung führt zu einer reflektorischen Hemmung der Inspiration und zu einer Aktivierung der Exspiration. Umgekehrt bewirkt eine Lungenentblähung eine verstärkte Inspiration bei gleichzeitiger Hemmung der Exspiration (**Hering-Breuer-Reflex**).

Die peripheren Rezeptoren dieses vegetativen Leitungsbogens sind Dehnungsrezeptoren, die als freie Nervenendigungen im Bindegewebe (Lamina propria) der Trachea, der Bronchien und der Bronchiolen nachweisbar sind. Dabei lassen sich "**langsam adaptierende Lungendehnungsrezeptoren**" (Proportionalfühler) von "**schnell adaptierenden Lungendehnungsrezeptoren**" (Differentialfühler) unterscheiden. Die afferenten Impulse der Dehnungsrezeptoren gelangen beiderseits über die Nervi vagi in die Medulla oblongata. Die erste zentrale Umschaltstelle ist der sensible Endkern des Tractus solitarius. Von hier aus ziehen efferente Fasern zu den medullären respiratorischen Neuronen, wobei die exspiratorischen Neurone aktiviert werden, während die inspiratorischen Neurone (sog. $\alpha$-Typ) über eine Erregung zwischengeschalteter inhibitorisch wirksamer Interneurone ($\beta$-Typ) gehemmt werden.

Die Höhe des $CO_2$-Partialdrucks, des $O_2$-Partialdrucks und der $H^+$-Ionenkonzentration im arteriellen Blut hängt bei normaler Stoffwechselaktivität weitgehend von der alveolären Ventilation ab. Umgekehrt besitzen diese drei Größen selbst einen entscheidenden Einfluß auf die Atmung. Damit ist ein **Regelkreis** geschaffen, dessen Rückkopplungscharakter neben einer **Stabilisierung der Ventilationsgröße** vor allem eine **Konstanthaltung der drei Regelgrößen** $CO_2$-Partialdruck, $O_2$-Partialdruck und $H^+$-Ionenkonzentration gewährleistet.

Die reflektorischen Veränderungen der Ventilationsgröße nach Änderung des arteriellen $P_{CO_2}$ bzw. pH-Werts werden in erster Linie ausgelöst durch die Aktivierung zentraler **Che-**

morezeptoren, die an der Ventralseite der Medulla oblongata im Bereich der Austrittsstellen der Nervi VIII bis XII lokalisiert sind (**chemosensibles Areal**). Der adäquate Reiz für die Chemorezeptoren sind Änderungen des pH-Werts des Liquor cerebrospinalis (CFR) bzw. der Extrazellulärflüssigkeit des Gehirns (ECF), und zwar in der Weise, daß eine Erhöhung der $H^+$-Ionenkonzentration zu einer erheblichen Ventilationssteigerung führt.

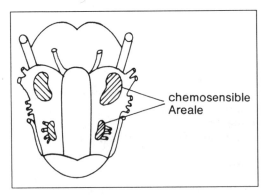

Abb. 5.17: Chemosensible Areale an der Ventralseite der Medulla oblongata

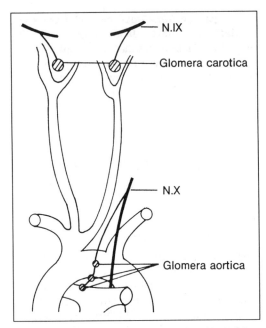

Abb. 5.18: Lokalisation und Innervation der peripheren Chemorezeptoren

Während nun die Diffusion geladener Teilchen (z.B. $H^+$-Ionen) aus den Hirnkapillaren in den Liquor cerebrospinalis bzw. in die Extrazellulärflüssigkeit des Gehirns nur sehr langsam abläuft (Blut-Liquor-Schranke bzw. Blut-Hirn-Schranke), kann $CO_2$ aufgrund seiner hohen Lipidlöslichkeit diese Diffusionsbarrieren praktisch unbehindert passieren. Da der pH-Wert auch in diesen Flüssigkeitsräumen gemäß der Henderson-Hasselbalch-Gleichung durch das Verhältnis von $[HCO_3^-]/[CO_2]$ bestimmt wird, führen Steigerungen des arteriellen $P_{CO_2}$ – nach Einstellen des neuen Gleichgewichts – zu einer Abnahme des pH in der CFR und ECF, wodurch die Chemorezeptoren adäquat gereizt werden (**einheitliche $H^+$-Sensibilität**). Die graduell unterschiedliche ventilationssteigernde Wirkung eines erhöhten arteriellen $P_{CO_2}$ gegenüber einer gesteigerten arteriellen $H^+$-Ionenkonzentration ergibt sich demnach ausschließlich als Folge der verschieden großen Diffusionswiderstände für $CO_2$ und $H^+$-Ionen.

Es konnte ferner der experimentelle Nachweis erbracht werden, daß die bei akutem Sauerstoffmangel beobachtbare Mehrventilation durch die Aktivierung "**peripherer**" **chemosensibler Strukturen** ausgelöst wird. Derartige $O_2$-empfindliche Chemorezeptoren ließen sich in den Paraganglien des Karotissinus (**Glomera carotica**, zu beiden Seiten an der Teilungsstelle der Arteria carotis communis) und des Aortenbogens (**Glomera aortica**) nachweisen. Die afferente Innervation des Glomus caroticum wird dabei vom Sinusnerven, einem Ast des Nervus glossopharyngeus, übernommen. Die afferenten Fasern aus den Glomera aortica verlaufen beiderseits mit dem Nervus vagus.

Die Glomera zeichnen sich aus durch eine extrem hohe Durchblutungsrate (1800 ml/min x 100 g) bei einer sehr geringen arterio-venösen $O_2$-Differenz, was damit erklärt werden kann, daß die Rezeptorzellen (Glomus-I-Zelle oder Glomus-II-Zelle) eine nur sehr geringe Affinität zu Sauerstoff besitzen, oder aber daß bestimmte Gewebsbezirke existieren, die nur minimal durchblutet werden.

Schon **geringe Abnahmen des arteriellen O$_2$-Partialdrucks** führen daher zu einer Aktivierung der Chemorezeptoren, so daß die Impulsfrequenz in den afferenten Fasern erheblich zunimmt; auch eine Erhöhung des arteriel-

len P$_{CO_2}$ sowie der H$^+$-Ionenkonzentration führt zu einem gewissen Anstieg der Impulsaktivität in den chemosensiblen Fasern, wodurch eine kompensatorische Mehrventilation ausgelöst wird.

# 5.7  Die Atmung unter physiologischen und pathologischen Bedingungen

## 5.7.1  Atmungsformen

Unter **Normoventilation** versteht man eine den Stoffwechselbedürfnissen des Organismus angepaßte alveoläre Ventilation, die eine weitgehende Konstanz der alveolären Atemgaskonzentrationen (F$_{AO_2}$ = 14 Vol.-%, F$_{ACO_2}$ = 5,7 Vol.-%) respektive der alveolären Atemgaspartialdrucke (P$_{ACO_2}$ = 100 mmHg bzw. p$_{ACO_2}$ = 40 mmHg) garantiert.

Eine im Vergleich zur Größe des oxydativen Gewebsstoffwechsels zu hohe alveoläre Ventilation, die mit einer Abnahme des P$_{ACO_2}$ bzw. einer Erhöhung des P$_{AO_2}$ einhergeht, wird **Hyperventilation** genannt. Dagegen bezeichnet man eine alveoläre Ventilation, die – gemessen an den Stoffwechselbedürfnissen – zu gering ist und zu einer Steigerung des P$_{ACO_2}$ bzw. zu einer Abnahme des P$_{AO_2}$ führt, als **Hypoventilation**.

Im weiteren soll eine stichwortartige Definition der zur Kennzeichnung der Ventilationsgröße gebräuchlichsten Termini gegeben werden:
- **Eupnoe**
  Normale Ruheatmung
- **Hyperpnoe**
  Erhöhtes Atemzugvolumen bei normaler oder gesteigerter Atemfrequenz
- **Hypopnoe**
  Vermindertes Atemzugvolumen bei normaler oder herabgesetzter Atemfrequenz
- **Tachypnoe**
  Zunahme der Atemfrequenz
- **Bradypnoe**
  Abnahme der Atemfrequenz

- **Apnoe**
  Atemstillstand
- **Dyspnoe**
  Behinderte Atmung mit dem subjektiven Gefühl der Atemnot
- **Asphyxie**
  Atemstillstand bzw. stark herabgesetzte Atmung, in erster Linie nach Schädigung des Atmungszentrums.

Davon zu unterscheiden sind folgende pathologische Atmungsformen:
- **Cheyne-Stokes-Atmung**
  Atmungstyp mit rhythmisch alternierender Atemfrequenz und Atemtiefe sowie mit Phasen der Apnoe
- **Biot-Atmung**
  Eine der Cheyne-Stokes-Atmung vergleichbare Atmungsform, die besonders bei Hirnverletzten auftritt
- **Kußmaulsche Atmung**
  Atmungsform, die sich durch tiefe Atemzüge bei erniedrigter Atemfrequenz auszeichnet.

## 5.7.2  Arbeitshyperpnoe

Bei körperlicher Arbeit kommt es zu einer erheblichen Steigerung der Ventilation, um den erhöhten Sauerstoffbedarf der Skelettmuskulatur in ausreichendem Maße zu decken.
Die während der einzelnen Stadien der Arbeit wirksamen Atemantriebe werden im folgenden kurz dargestellt:
**Ventilation zu Beginn der Muskelarbeit**
Da Änderungen des arteriellen P$_{O_2}$ bzw. P$_{CO_2}$ sowie des Blut-pH bei Arbeit entweder nicht

oder bezogen auf den Beginn der Mehrventilation erst spät auftreten, kann die initiale Ventilationssteigerung nicht mit den blutchemischen Atmungsantrieben erklärt werden. Vielmehr geht man davon aus, daß in der "Startphase" die erhöhte Atemtätigkeit als Resultat einer "**zentralen Mitinnervation**" interpretiert werden kann. So gilt es als wahrscheinlich, daß die efferenten Impulse der kortikalen motorischen Zentren nicht nur die spinalen Motoneurone, sondern auch die im Hirnstamm lokalisierten respiratorischen Neurone erreichen. Des weiteren wird die Existenz einer nervösen Rückkopplung angenommen, und zwar in der Weise, daß die Aktivierung von Chemo- und Mechanorezeptoren in der arbeitenden Muskulatur stimulierend auf die Atmungszentren wirkt.

### Ventilation in der stationären Phase ("Steady-State")
Die Mehrventilation während der stationären Phase wird neben der "zentralen Mitinnervation" und der "nervösen Rückmeldung" auch in starkem Maße durch die blutchemischen Atemantriebe (vor allem durch die leichte pH-Abnahme und den bei starker Arbeitsbelastung registrierbaren Abfall des arteriellen $P_{O_2}$) verursacht.

### Ventilation nach Arbeitsabbruch
Die während der Erholungsphase erhöhte Ventilation wird – nach dem Wegfall der "zentralen Mitinnervation" und der "nervösen Rückkopplung" mit Ende der Muskeltätigkeit – ausschließlich über die blutchemischen Faktoren aufrechterhalten.

## 5.7.3    Hypoxieformen

Zu einer $O_2$-Mangelversorgung eines Organs kommt es, wenn das aktuelle $O_2$-Angebot den tatsächlichen $O_2$-Bedarf nicht decken kann. Dieser pathologische Zustand, der mit zum Teil erheblichen Störungen der oxydativen Energiegewinnung in den Gewebszellen einhergeht, wird als **Gewebe-Hypoxie** ($P_{O_2}$<normal) bzw. **Gewebe-Anoxie** ($P_{O_2}$ = 0) bezeichnet. Ausgehend von den verschiedenen Ursachen, die einer Abnahme des $O_2$-Angebots zugrunde liegen können, unterscheidet man folgende Formen der Hypoxie:

### Arterielle Hypoxie
Eine Abnahme des arteriellen $P_{O_2}$ geht direkt einher mit einer Herabsetzung des arteriellen $O_2$-Gehalts (**Hypoxämie**), was zu teilweise erheblichen Störungen der $O_2$-Versorgung der Gewebe führt. Gleichzeitig registriert man – bei einer nahezu konstanten arterio-venösen $O_2$-Differenz – eine starke Abnahme des $P_{O_2}$ im venösen Blut (**venöse Hypoxie**).

Als mögliche Ursachen einer arteriellen Hypoxie kommen in Betracht:
- Abnahme des inspiratorischen $P_{O_2}$(Höhenaufenthalt)
- Pulmonale Ventilationsstörungen
- Perfusionsstörungen der Lunge
- Diffusionsstörungen
- Ein pathologisch erhöhtes Rechts-Links-Kurzschlußvolumen.

### Anämische Hypoxie
Bei einer Reihe von Krankheitszuständen ist die $O_2$-Bindungskapazität herabgesetzt, so daß trotz einer $O_2$-Sättigung von 100% die $O_2$-Konzentration im arteriellen Blut unter dem Normalwert bleibt. Als Folge davon kommt es neben einer erheblichen Einschränkung des $O_2$-Angebots zur Entstehung einer venösen Hypoxie.

Eine verminderte $O_2$-Bindungskapazität beobachtet man:
- bei den verschiedenen Formen der Anämie
- bei Blockierung des Hämoglobins (CO-Hämoglobin, Methämoglobin)
- bei starken Blutverlusten.

### Ischämische Hypoxie
Eine Abnahme der Organdurchblutung (nach allgemeinem Blutdruckabfall oder durch lokale Zirkulationshindernisse) führt – bei einem konstanten $O_2$-Verbrauch der Gewebszellen – aufgrund einer erhöhten $O_2$-Ausschöpfung zu einer Steigerung der arterio-venösen $O_2$-Differenz, wodurch leicht der kritische venöse $P_{O_2}$ unterschritten und damit die $O_2$-Versorgung der im Bereich des venösen Kapillarendes gelegenen Gewebsbezirke gefährdet wird (venöse Hypoxie).

Unter **Überlebenszeit der Organfunktion** versteht man die Dauer vom Beginn einer Anoxie bis zum Erlöschen der Zellfunktion. Für die Zellen der Großhirnrinde beträgt die **Überlebenszeit** der Organfunktion durchschnittlich 12 Sekunden, es kommt zum Erlöschen der Organfunktion, hierbei zum Bewußtseinsverlust. Eine Wiederbelebung des Gehirns ist ohne bleibende Schäden bis zur 3. Minute nach Beginn der Anoxie möglich. Eine **Wiederbelebung** des Gehirns mit bleibenden Schäden ist von der 3. Minute nach Beginn der Anoxie bis zur 8.-10. Minute nach Beginn der Anoxie bei Temperaturen um 37°C möglich. Längere Wiederbelebungszeiten für das Gehirn werden bei Temperaturen unter 37°C beobachtet, somit unter den Bedingungen eines herabgesetzten Stoffwechsels.

### 5.7.4   Höhenphysiologie

Mit steigender Höhe nimmt der Luftdruck und damit der inspiratorische $P_{O_2}$ in gesetzmäßiger Weise ab, während die $O_2$-Konzentration nahezu konstant bleibt.

Bei einer Abnahme des atmosphärischen $P_{O_2}$ auf Werte unter 100 mm Hg (etwa in 3000 m Höhe) kommt es zu einer deutlichen Erhöhung des Atemzeitvolumens, die über eine Erregung der in den Glomera carotica und Glomera aortica lokalisierten Chemorezeptoren ausgelöst wird. Ziel dieser Mehrventilation ist es, die Differenz zwischen inspiratorischem und alveolärem $P_{O_2}$ zu verkleinern, um dadurch eine wieder weitgehend vollständige $O_2$-Sättigung des arteriellen Bluts sicherzustellen.

Bei längeren Höhenaufenthalten wird eine gewisse Akklimatisation neben der Hyperventilation durch eine Zunahme der Hämoglobinkonzentration im Blut erzielt, so daß trotz verminderter $O_2$-Sättigung die arterielle $O_2$-Konzentration die in Meereshöhe üblichen Normalwerte erreicht.

Die kompensatorisch gesteigerte alveoläre Ventilation führt allerdings gleichzeitig – bei konstanter $CO_2$-Produktion durch die Gewebszellen – zu einer Herabsetzung des alveolären

und arteriellen $P_{CO_2}$ und damit zur Ausbildung einer respiratorischen Alkalose.

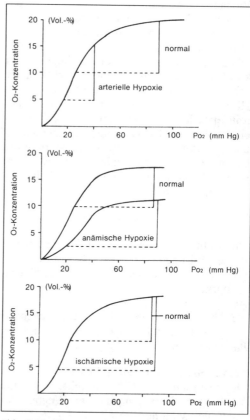

Abb. 5.19: Die unterschiedlichen Hypoxieformen

### 5.7.5   Sauerstoff-Therapie

Zur Sauerstoff-Therapie sei hier nur soviel gesagt, daß sie in all den Fällen indiziert ist, bei denen der alveoläre $P_{O_2}$ als Folge einer effektiven alveolären Hypoventilation erniedrigt oder die Austauschfläche der Lunge für die Atemgase verkleinert ist. Im Fall einer anämischen oder ischämischen Hypoxie sowie bei einer durch ein vergrößertes Shunt-Volumen bedingten arteriellen Hypoxämie trägt sie hingegen kaum zu einer Verbesserung der $O_2$-Gewebsversorgung bei.

Die Applikation hoher $O_2$-Partialdrucke – beispielsweise im Rahmen einer künstlichen Beatmung – führt bei längerer Dauer zu teilweise erheblichen Störungen. Im Vordergrund stehen dabei Schädigungen des Epithels der zuführenden Atemwege sowie Diffusionsstörungen im Bereich der Alveolen. Auch irreversible Schäden am Auge als Folge einer retinalen Minderdurchblutung sowie zerebrale Krämpfe, Schwindel und Ohrensausen sind typische Symptome einer Sauerstoffintoxikation.

## 5.7.6   Chronische Lungeninsuffizienz

Unter physiologischen Bedingungen stellt der "$O_2$-Mangelantrieb" einen nur geringen Anteil an der Gesamtheit der "rückgekoppelten" chemischen Atemantriebe. Bei Krankheitszuständen jedoch, die von einer chronischen Hypoventilation ($P_{ACO_2}$ >40 mmHg) begleitet sind, gewinnt der über die periphere Chemosensibilität vermittelte $O_2$-Atemantrieb eine entscheidende Bedeutung, da die Wirksamkeit der zentralen Chemosensibilität infolge längerfristiger Adaptationsvorgänge stark eingeschränkt ist. Bei derartigen pathologischen Zuständen (wie z.B. beim **Lungenemphysem**) wird die Atmung nahezu ausschließlich durch den $O_2$-Mangelreiz bestritten. Die Anwendung hoher inspiratorischer $O_2$-Konzentrationen führt daher wegen des nun fehlenden $O_2$-Mangelantriebs zu einer Gefährdung der spontanen Atmung.

# 6. Arbeits- und Leistungsphysiologie

## 6.1 Leistung bei Arbeit und Sport

### 6.1.1 Tages-Energieumsatz

Bei körperlicher Arbeit erhöht sich der Energieumsatz; dabei besteht eine positive Korrelation zwischen der Umsatzhöhe und der Schwere der Arbeit.

Tages-Energieumsatz bei unterschiedlich schwerer körperlicher Arbeit

- Freizeitumsatz                              2300 kcal/d
- leichte körperliche Arbeit                  2800 kcal/d
- mäßig schwere körperliche Arbeit            3300 kcal/d
- mittelschwere körperliche Arbeit            3800 kcal/d
- schwere körperliche Arbeit               bis 4800 kcal/d

Größenordnung sportlicher Höchstleistungen für Dauer- und Kurzleistungen. Zum Vergleich: Ein gesunder 70 kg schwerer Erwachsener kann eine Belastung von 70 W mindestens 10 min lang durchhalten.

|  | Dauerleistung (in Watt) | Kurzleistung (in Watt) |
|---|---|---|
| Höchstleistungs-sportler | 200 - 220 | 390 - 420 |
| Höchstleistungs-sportlerin | 99 - 110 | 240 - 260 |

### 6.1.2 Energieumsatz und Sport

Die individuelle physische Leistungsfähigkeit wird im wesentlichen durch drei Faktoren bestimmt:

- durch das Ausmaß der Energiebereitstellung im Muskel
- durch die Güte der Sauerstoffversorgung des Muskels
- durch die Möglichkeit einer adäquaten Entwärmung des Organismus.

**Ausmaß der Energiebereitstellung im Muskel**
Die physische Leistungsfähigkeit wird ganz wesentlich durch die **Kapazität der energieliefernden Systeme der Muskelzelle** begrenzt. Prinzipiell lassen sich drei Formen der intrazellulären Energiebereitstellung unterscheiden, die in bezug auf die Dauer der körperlichen Belastung von unterschiedlicher Bedeutung sind:

- Energiedeckung durch die **intrazellulären ATP- und Kreatinphosphatvorräte** (entscheidend für die Leistungsfähigkeit bei kurz dauernden Belastungen)
- Energiedeckung durch **anaerobe Glykolyse** (ausschlaggebend für die Leistungsfähigkeit bei Belastungen von mittlerer Dauer)
- Energiedeckung durch **aeroben Stoffwechsel** (entscheidend für die Leistungsfähigkeit bei Belastungen von längerer Dauer).

**Güte der Sauerstoffversorgung des Muskels**
Die Güte der $O_2$-Versorgung ist unmittelbar abhängig vom Grad der Kapillarisierung des Muskels. So erhöht sich mit zunehmender Kapillardichte im Muskel die maximal erreichbare Durchblutung und damit das Sauerstoffangebot ($O_2$-Angebot $= \dot{Q} \times F_{aO_2}$).

Bei einer **dynamischen Arbeit**, an der eine Vielzahl von Muskeln respektive Muskelgruppen beteiligt sind, ist jedoch nicht das Ausmaß der Kapillarisierung, sondern die Höhe des maximal erreichbaren Herzminutenvolumens der leistungsbegrenzende Faktor. Nur wenn weniger als 14% der gesamten Skelettmuskulatur beteiligt sind, bestimmen die lokalen Bedingungen der $O_2$-Versorgung das Ausmaß der Leistungsfähigkeit.

Im Falle einer **statischen Arbeit** erreicht die Durchblutung des Muskels eine kritische Grenze, sobald mehr als etwa 15% der maximal möglichen Muskelkraft aufgebracht werden.

Eine Einschränkung der $O_2$-Versorgung des Muskels kann sich auch als Folge einer effektiven alveolären Hypoventilation, einer Beeinträchtigung des alveolären Gaswechsels sowie einer Abnahme der Hämoglobin-Konzentration im Blut ergeben.

In diesem Zusammenhang sollte betont werden, daß die $O_2$-Aufnahme – eine normale inspiratorische $O_2$-Konzentration einmal vorausgesetzt – beim Gesunden niemals durch die Atmung limitiert wird.

**Möglichkeit einer adäquaten Entwärmung des Organismus**
Die bei schwerer körperlicher Arbeit in der Muskulatur anfallende Wärmemenge muß – um die Konstanz der Körperkerntemperatur nicht zu gefährden – über die Körperoberfläche an die Umgebung abgegeben werden. Die in der Muskulatur gebildete Wärme wird dabei vornehmlich konvektiv mit dem Blutstrom zur Hautoberfläche transportiert. Dafür muß ein erheblicher Teil des Herzminutenvolumens bereitgestellt werden, so daß sich mithin zwangsläufig die Durchblutung der Muskulatur – zugunsten der gesteigerten Hautdurchblutung – verringert.

Generell kann zwischen zwei Formen der Leistungsfähigkeit unterschieden werden, die durch die sog. **Dauerleistungsgrenze** voneinander getrennt sind. So ist für eine Arbeit unterhalb der Dauerleistungsgrenze charakteristisch, daß sie über einen Zeitraum von mindestens 8 Stunden verrichtet werden kann, ohne daß es zu Ermüdung kommt. Eine solche Arbeit bewegt sich im Rahmen der **Dauerleistungsfähigkeit**. Den nutritiven Bedürfnissen der Muskulatur wird durch eine adäquate Substrat- und Sauerstoffversorgung voll Rechnung getragen; es besteht eine metabolisches Gleichgewicht im Sinne eines **steady-state**.

Für eine Arbeit, die oberhalb der Dauerleistungsgrenze liegt, ist charakteristisch, daß sie nur eine gewisse Zeit lang durchgeführt werden kann, da Muskelstoffwechsel und -durchblu-

tung in ein zunehmend größeres Ungleichgewicht geraten. Für eine solche durch die individuelle Höchstleistungsfähigkeit begrenzte Arbeit gilt folgende Grundregel:

Mit abnehmender Belastungszeit steigt die Höchstleistungsgrenze (und umgekehrt).

### 6.1.3 Spiroergometrie

Die individuelle physische Leistungsfähigkeit läßt sich mit Hilfe der **Ergometrie** bestimmen. Nach Vorgabe einer definierten Belastung (in Watt, Joule/s oder mkp/s) ermittelt man die während des Versuchs vom Probanden erbrachte Leistung. Zur Versuchsdurchführung bedient man sich sog. Ergometer, von denen die beiden in der Praxis gebräuchlichsten im folgenden kurz vorgestellt werden sollen.

**Laufbandergometer**
Die Versuchsperson befindet sich auf einem "Endloslaufband", das unter einem bestimmten Neigungswinkel $\alpha$ entgegen der Laufrichtung des Probanden bewegt wird. Um auf gleicher Höhe zu bleiben, muß die Versuchsperson so schnell auf der Stelle treten, daß der durch die Laufgeschwindigkeit und die Neigung des Bands auftretende Höhenverlust gerade kompensiert wird. Für die dabei verrichtete Hubarbeit gilt:

$$W = KG \times h$$
$$= KG \times s \times \sin \alpha$$

Die erbrachte Leistung ergibt sich danach als:

$$P = \frac{W}{t} = \frac{KG \cdot s \cdot \sin \alpha}{t} = KG \cdot v \cdot \sin \alpha$$

[P = Leistung (Watt oder Joule/s), W = Arbeit (Joule), $\alpha$ = Neigungswinkel der Laufbahn, KG = Körpergewicht der Versuchsperson (Newton), s = zurückgelegter Weg (Meter), v = Bandgeschwindigkeit (Meter/Sekunde)]

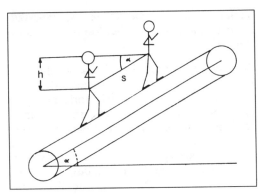

Abb. 6.1:   Laufbandergometer. Nähere Einzelheiten
            siehe Text.

**Fahrradergometer**
Mit einer Spezialvorrichtung am Hinterrad
eines Standfahrrads läßt sich die Schwungmasse
in der Weise abbremsen, daß man die vom
Probanden erbrachte Bremsleistung bestimmen kann. Letztere erhöht sich mit zunehmender Tretgeschwindigkeit (U/min) und
steigender Bremskraft ($F_B$). Dabei gilt folgende
Beziehung:

$$P ~ U/min \times F_B$$

**Physikalische Leistung und Energieumsatz im
Organismus** sind über den **Wirkungsgrad** ($\eta$)
miteinander verknüpft. Letzterer ist definiert
als Quotient aus physikalischer Leistung und
Arbeitsumsatz (Arbeitsumsatz = Gesamtenergieumsatz - Freizeitumsatz; siehe 6.1.6):

$$\eta = \frac{physikalischeLeistung}{Arbeitsumsatz} \frac{(Joule/min)}{(Joule/min)}$$

Die Höhe des Energieumsatzes läßt sich mittels
der **indirekten** Kalorimetrie – nach der geschlossenen Methode unter Verwendung eines
Kroghschen Spirometers – aus dem $O_2$-Ver-
brauch und der $CO_2$-Abgabe bestimmen (siehe
8.1.4).

## 6.1.4   Krafttraining

Bei einem **Krafttraining** wird die zu trainieren-
de Muskelgruppe in gewissen Abständen jeweils für kurze Zeit maximal belastet, wobei ein
hohes Maß an statischer Haltearbeit verrichtet

wird. Im Verlaufe eines solchen Krafttrainings
kommt es zu einer Zunahme des Muskelquer-
schnitts und damit verbunden zu einem Anstieg
der Muskelkraft. Die absolute Höhe der Maxi-
malkraft nach Abschluß des Trainings ist neben
Alter und Geschlecht noch von einer Reihe
individueller Faktoren abhängig (Begriff der
"Trainierbarkeit").

## 6.1.5   Motivation, psychische Anspannung

Die Bewältigung einer Aufgabe setzt ein bestimmtes Maß an **Leistungsbereitschaft** voraus.

Der Grad der aktuellen Leistungsbereitschaft
wird durch zwei Faktoren bestimmt: zum einen
durch die **physiologische Leistungsfähigkeit**
und zum andern durch den **Leistungswillen**.
Der Leistungswille selbst hängt direkt von der
Stärke der Motivation ab. Letztere kann in
diesem Zusammenhang als eine auf das Verhalten richtungsweisend wirkende psychologi-
sche Größe verstanden werden, die auch einen
allgemeinen unspezifischen Antrieb umfaßt.

Geschicklichkeits-, Anspannungs- und Kon-
zentrationsaufgaben können als **sensomotori-
sche Belastungen** bezeichnet werden. Sie
erfordern ein hohes Maß an psychischer Leistungsfähigkeit; die physische Leistungsfähigkeit spielt demgegenüber eine nur
untergeordnete Rolle, da die rein körperliche
Belastung bei derartigen Aufgaben vergleichsweise gering ist (z.B. bestimmte Formen der
Akkordarbeit, Sortierungsaufgaben, Fließ-
bandmontage).

## 6.1.6   Ermüdung und Erholung

**Ermüdung**
Ein Phänomen, das immer dann auftritt, wenn
eine Belastung des Organismus eine bestimmte
Dauer und/oder Intensität überschreitet, und
das gekennzeichnet ist durch eine Herabsetzung der Leistungsfähigkeit. Prinzipiell läßt
sich eine **physische ("periphere")** von einer
**psychischen ("zentralen") Ermüdung** unterscheiden; der Übergang zwischen beiden For-

men ist jedoch recht fließend. Nach Aufhören der Belastung setzt der Vorgang der **Erholung** ein, in dessen Verlauf die Leistungsfähigkeit zu ihrer Ausgangsgröße zurückkehrt.

**Physische Ermüdung**

Die physische Ermüdung kann insofern als periphere Ermüdung bezeichnet werden, als sie sich letztlich auf Stoffwechselveränderungen in der Skelettmuskulatur zurückführen läßt. Im Vordergrund stehen die **Verarmung der einzelnen Muskelzelle an energiereichen Verbindungen** (ATP und Kreatinphosphat) sowie die **Akkumulation von Metaboliten** (hauptsächlich Lactat). Daraus resultiert insgesamt eine Abnahme der Leistungsfähigkeit. In der darauffolgenden Phase der Erholung kommt es im Zuge der Resynthese von ATP und Kreatinphosphat zu einer Wiederauffüllung der entleerten "Energiespeicher". Das in der Muskulatur vermehrt angehäufte Lactat gelangt mit dem Blutstrom in die Leber und zum Herzen, wo es zu $H_2O$ und $CO_2$ abgebaut wird.

**Psychische Ermüdung**

Die psychische Ermüdung – als Ausdruck einer Beeinträchtigung zentralnervöser Abläufe – führt zu einer Abnahme der psychischen (und physischen) Leistungsfähigkeit. Typische Zeichen der psychischen Ermüdung sind eine

Verlangsamung der Denkprozesse, Sinnestäuschungen und motorische Koordinationsstörungen.

Die psychische Ermüdung ist nicht selten das Resultat einer länger dauernden Arbeit, die eine hohe geistige Aktivität verlangt. Auch monotone Arbeiten unter wenig abwechslungsreichen Bedingungen sowie ungünstige Umweltbedingungen, wie beispielsweise übermäßig starke Lärmeinwirkung oder thermische Belastungen, führen häufig zu psychischer Ermüdung. Die psychische Ermüdung kann jedoch im Gegensatz zur physischen innerhalb kürzester Zeit beseitigt werden. So kann sich nach Abbruch der ermüdenden Tätigkeit die Auseinandersetzung mit einer neuen "attraktiveren" Aufgabe schon wieder mit der ursprünglichen Leistungsfähigkeit vollziehen. Auch die Beseitigung der störenden Umwelteinflüsse kann eine psychische Ermüdung vollständig zum Verschwinden bringen. Die Tatsache, daß die psychische Ermüdung – quasi von einem Moment zum andern – beseitigt werden kann, macht deutlich, daß ihre Entstehung nicht auf einer ungenügenden $O_2$- und Substratversorgung der Gehirnzellen beruht, sondern vielmehr im Zusammenhang mit dem Aktivitätsniveau der Formatio reticularis betrachtet werden muß.

# 6.2   Kreislauf und Atmung

## 6.2.1   Zeitlicher Verlauf von $O_2$-Verbrauch und Pulsfrequenz

Im Verlauf einer **leichten körperlichen Arbeit** beobachtet man innerhalb der ersten 5 bis 10 Minuten einen Anstieg der Pulsfrequenz und des $O_2$-Verbrauchs auf einen bestimmten Plateau-Wert, der bis zum Arbeitsende bestehen bleibt und als Ausdruck eines metabolischen Gleichgewichts (**steady-state**) verstanden werden kann. Die Höhe des Plateau-Werts ist von der Schwere der Arbeit abhängig.

Im Gegensatz dazu läßt sich bei **schwerer körperlicher Arbeit** kein "steady-state-Verhalten" von Pulsfrequenz und $O_2$-Verbrauch nachweisen; vielmehr steigen beide Größen bis zu einem individuellen Maximalwert an ("Ermüdungsanstieg"). Die Arbeit muß dann unter den Zeichen schwerster Ermüdung abgebrochen werden.

Auch nach der Arbeit zeigen Pulsfrequenz und $O_2$-Verbrauch in Abhängigkeit vom Ausmaß der körperlichen Belastung einen unterschiedlichen Verlauf. So erreichen nach leichter Arbeit beide Größen innerhalb von 4 bis 6 Minuten ihren Ausgangswert. Nach schwerer Arbeit hingegen ist die Erholungsphase, das heißt, die Zeit, bis Pulsfrequenz und $O_2$-Verbrauch zu ihrem Ausgangswert zurückkehren, wesentlich länger (bis zu mehreren Stunden). Das Ausmaß der individuellen Beanspruchung spiegelt sich auch in der Größe der **Erholungspulssumme** wider. Darunter versteht man die Summe aller Pulsschläge, die während der Erholungszeit oberhalb der ursprünglichen Ruhepulsfrequenz liegen.

Die $O_2$-Aufnahme zu Beginn einer jeden körperlichen Arbeit ist im Vergleich zum tatsächlichen Bedarf zu gering, so daß sich ein **Sauerstoffdefizit** entwickelt. Dies ist darauf zurückzuführen, daß sich die für eine Steigerung der Muskeldurchblutung notwendigen Kreislaufumstellungen nicht schlagartig, sondern erst mit einer gewissen zeitlichen Verzögerung einstellen. Für eine leichte, nicht ermüdende Arbeit ist nun charakteristisch, daß dieses Sauerstoffdefizit nach Erreichen der Plateau-Phase bis zum Arbeitsende konstant bleibt. Im Gegensatz dazu steigt es bei einer schweren, ermüdenden Arbeit im Verlauf der gesamten Belastungszeit kontinuierlich an.

Wie bereits ausgeführt, ist die $O_2$-Aufnahme nach Abbruch der Arbeit – in Abhängigkeit vom Ausmaß der Belastung – für mehr oder weniger lange Zeit erhöht. In dieser Phase wird die zu Beginn der Arbeit eingegangene **Sauerstoffschuld** abgetragen.

Zur Definition des Begriffs Dauerleistungsgrenze sei auf den Abschnitt 6.1.2 verwiesen.

## 6.2.2   $O_2$-Verbrauch, Herzfrequenz und Herzzeitvolumen

Wie bereits angedeutet, streben $O_2$-Verbrauch und Herzfrequenz bei einer leichten, nicht ermüdenden Arbeit innerhalb der ersten 5 bis 10 Minuten einem Plateau-Wert zu, der bis zum Arbeitsende beibehalten wird. Die Höhe dieses Plateau-Werts hängt – ein konstanter Wirkungsgrad vorausgesetzt – im wesentlichen vom Ausmaß der Belastung ab.

Auch die Größe des Herzminutenvolumens (HMV), das unter Ruhebedingungen etwa 5 l/min beträgt, zeigt eine deutliche Abhängigkeit vom Schweregrad der Arbeit. So erhöht sich das HMV bei einer Arbeitsleistung von 100 Watt auf etwa 16 l/min, bei einer Arbeitsleistung von 200 Watt gar auf 20 bis 25 l/min. Unter diesen Bedingungen beträgt der Anteil der Muskeldurchblutung am HMV ca. 80% (in Ruhe dagegen nur ungefähr 15%).

Hinsichtlich der Veränderungen von Pulsfrequenz, $O_2$-Verbrauch und HMV bei Arbeit bestehen erhebliche Unterschiede zwischen Trainierten und Untrainierten, auf die im nächsten Kapitel näher eingegangen wird.

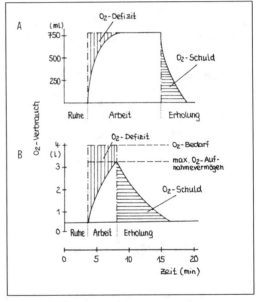

Abb. 6.2:    Änderung der $O_2$-Aufnahme bei leichter (A) und schwerer (B) dynamischer Arbeit

## 6.2.3   Ausdauertraining

Bei einem **Ausdauertraining** werden ohne maximalen Kraftaufwand in regelmäßigen Zeitabständen bestimmte Bewegungsprogramme durchgeführt. Die Trainingsdauer pro Tag sollte dabei mindestens eine Stunde, höchstens jedoch sechs Stunden betragen.

Eine der charakteristischsten Veränderungen nach einem längeren Ausdauertraining ist die Vergrößerung des Herzvolumens ("Sportlerherz"). Daraus erklärt sich die Tatsache, daß das Schlagvolumen des Trainierten gegenüber dem des Untrainierten bereits unter Ruhebedingungen größer, seine Pulsfrequenz dagegen niedriger ist. Gleichzeitig nimmt das bei erschöpfender körperlicher Arbeit maximal erreichbare Herzminutenvolumen von etwa 20 l/min auf nahezu 35 l/min zu. Außerdem kommt es während eines Ausdauertrainings im Zuge einer verstärkten Kapillarisierung des Muskels und einer Erhöhung der aeroben Stoffwechselkapazität (Steigerung der Succinat-Dehydrogenase-Aktivität um etwa 35%) zu einer Zunahme des maximalen $O_2$-Aufnahmevermögens. Eine Aktivitätszunahme der an der Glykolyse beteiligten Enzyme konnte hingegen nicht nachgewiesen werden. Erwähnt sei noch die Zunahme des Glykogengehalts der Muskulatur um etwa 50%.

Ein Ausdauertraining führt des weiteren zu Veränderungen im Bereich der Atmung. So sind beim Trainierten die Vitalkapazität und der Atemgrenzwert deutlich erhöht. Bei optimal trainierten Hochleistungssportlern konnten Atemzeitvolumina von über 200 l/min registriert werden.

Beim **Intervalltraining** wird für die Dauer von 1 bis 2 Minuten eine dynamische Muskelarbeit mit nahezu maximalem Kraftaufwand verrichtet. Fällt die Pulsfrequenz in der sich anschließenden Phase der Erholung auf Werte unter 130/min ab, wird die Muskelarbeit erneut aufgenommen. Ein Intervalltraining führt in erster Linie zu einer Steigerung der anaeroben Stoffwechselkapazität der trainierten Muskelgruppen. Außerdem werden Anpassungsvorgänge induziert, wie sie beim Ausdauertraining zu beobachten sind.

### 6.2.4  Blutdruck

Die Höhe des arteriellen Blutdrucks zeigt eine deutliche Abhängigkeit vom Ausmaß der Belastung. Der systolische Blutdruck steigt dabei nahezu proportional zur erbrachten Leistung an; bei einer Belastung von 200 Watt sind Werte um 220 mmHg registrierbar. Der diastolische Blutdruck hingegen bleibt weitgehend konstant, oft sogar sinkt er ab. Der arterielle Mitteldruck erhöht sich demnach auf jeden Fall mit zunehmender Leistung.

# 6.3   Tagesrhythmus

## 6.3.1   Endogener Rhythmus, Synchronisation

Bei fast allen Lebewesen, darunter auch beim Menschen, können rhythmische Änderungen des Funktionszustands einzelner Organe respektive Organsysteme nachgewiesen werden. Diese sind vorwiegend an die mit der Erdrotation in Zusammenhang stehende 24-Stunden-Periodik gebunden, so daß – eigentlich zwangsläufig – gefolgert wurde, daß die **tagesrhythmischen Schwankungen** durch die Periodik der Außenwelt hervorgerufen würden. Doch gerade die in jüngster Zeit durchgeführten experi-

mentellen Untersuchungen haben gezeigt, daß die im Organismus ablaufenden periodischen Vorgänge auch nach Beseitigung aller Umwelteinflüsse weiterhin nachweisbar sind. Die Periodendauer bei dieser "freilaufenden Periodik" beträgt jedoch nur selten genau 24 Stunden; vielmehr werden Abweichungen von bis zu einer Stunde registriert. Vor dem Hintergrund dieser Ergebnisse lassen sich die tagesperiodischen Schwankungen als Ausdruck eines endogenen Rhythmus mit einer Periodendauer von ungefähr 24 Stunden (**zirkadiane Rhythmik**) verstehen; durch äußere Zeitgeber (z.B. Hell-Dunkel-Wechsel) erfolgt eine **Synchronisation** auf eine Periodendauer von 24 Stunden.

## 6.3.2  Schlaf-Wach-Zyklus

Körperliche und geistige Leistungsfähigkeit sind ebenfalls tagesperiodischen Schwankungen unterworfen, die – wenn auch interindividuell variierend – ein charakteristisches Zeitmuster aufweisen. Betrachtet man die innerhalb einer größeren Stichprobe ermittelten Durchschnittswerte als repräsentativ, so ergibt sich für die **tagesperiodischen Schwankungen der Leistungsfähigkeit** folgender Zeitgang:

In den Vormittagsstunden – etwa gegen 9 Uhr – existiert ein deutliches Leistungsmaximum; im weiteren Tagesverlauf setzt ein kontinuierlicher Leistungsabfall ein mit einem in den frühen Nachmittagsstunden (gegen 14 Uhr) liegenden Leistungsminimum. Daran schließt sich ein ausgeprägter Leistungsanstieg an, der seinen Gipfel gegen 19 Uhr erreicht. Von da an ist ein deutlicher Leistungsrückgang zu verzeichnen, der seinen Tiefpunkt etwa um 3 Uhr nachts durchläuft. Anschließend kommt es zu einem erneuten Leistungsanstieg, der auf den in den frühen Vormittagsstunden liegenden Gipfel zustrebt.

Von besonderer Bedeutung sind die im Zusammenhang mit den tagesperiodischen Leistungsschwankungen auftretenden Probleme der Arbeitszeitgestaltung. So konnte statistisch nachgewiesen werden, daß sich in den Mitternachtsstunden, wenn die Leistungsfähigkeit ihr Minimum erreicht, gehäuft Arbeitsunfälle ereignen, die eindeutig auf menschliches Versagen zurückzuführen sind.

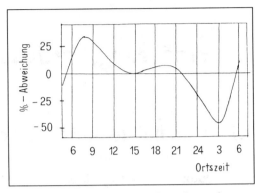

Abb. 6.3:   Schematische Darstellung der an den physiologischen Tagesrhythmus gebundenen Schwankungen der Leistungsbereitschaft. Ordinate: Prozent-Abweichung vom Tagesdurchschnitt.

## 6.3.3  Umsynchronisation bei Reisen

Schnelle Reisen mit Zeitzonensprüngen sind mit einer Rhythmusverschiebung der äußeren Zeitgeber verbunden. Die endogen bedingte zirkadiane Periodik verliert dadurch ihre ursprüngliche Phasenlage zum äußeren Zeitgeber. Die Wiederherstellung der normalen Phasenbeziehung zwischen zirkadianem System und äußeren Zeitgebern erstreckt sich teilweise über einen Zeitraum von mehreren Perioden. Für die einzelnen zirkadianen Systeme lassen sich dabei recht deutliche Unterschiede hinsichtlich der zur **Resynchronisation** erforderlichen Zeit nachweisen. Während die Anpassung des Schlaf-Wach-Systems an den verschobenen Rhythmus der äußeren Zeitgeber relativ rasch erfolgt, ist die Umstellungsphase für eine Reihe vegetativer Funktionen von erheblich längerer Dauer. Die unterschiedliche Resynchronisationszeit gilt als eine wesentliche Ursache für die nach Langstreckenflügen beobachtbare Herabsetzung der Leistungsfähigkeit.

# 7. Ernährung, Verdauungstrakt, Leber

## 7.1 Mundhöhle und Speichelsekretion

### 7.5.1 Kauakt und Saugreflex

Der zunächst willkürlich eingeleitete, dann aber reflektorisch ablaufende Kauakt dient der mechanischen Zerkleinerung und Einspeichelung der aufgenommenen Nahrung. Die im Kiefergelenk erfolgende Kaubewegung (Kombination einer Scharnier- und Mahlbewegung) ist das Resultat eines koordinierten Zusammenspiels der Zähne von Ober- und Unterkiefer, der Zunge, der Lippen und der Wangen sowie des Mundbodens und des Gaumens. Die Konsistenz der aufgenommenen Nahrung bestimmt weitgehend die Dauer des Kauvorgangs, wobei eine Zerkleinerung der Nahrungsbestandteile auf eine Teilchengröße von wenigen Millimetern erreicht wird. Die Formung eines gleitfähigen Bissens und dessen Transport in Richtung Pharynx bilden den Abschluß des eigentlichen Kauakts und leiten gleichzeitig den Schluckvorgang ein.

Der **Saugreflex** kann entsprechend seiner Funktion als Nutritionsreflex bzw. Nahrungsfindungsreflex bezeichnet werden. Die Rezeptoren dieses **polysynaptischen Reflexbogens** sind mechanosensible (berührungsempfindliche) Strukturen im Bereich der Lippen und der Zungenspitze. Die Effektoren sind die Muskeln der Lippe, der Wange, der Zunge, des Rachens sowie des Brustkorbs und des Zwerchfells, deren regelhafte Aktivierung im vorderen Abschnitt der Mundhöhle einen Unterdruck erzeugt. Der Saugreflex gilt als ein sehr komplexer Fremdreflex, weil der Saugvorgang nur in Koordination mit der normalen Atmung erfolgen kann.

| |
|---|
| Mechanosensible Endigungen des zweiten und dritten Trigeminusastes |
| Nucleus tractus spinalis Nervi trigemini |
| Interneurone der Formatio reticularis |
| Motorische Ursprungskerne der Nervi V, VII, IX, X und XII sowie im Rückenmark die motorischen Ursprungsneurone des Nervus phrenicus und der Interkostalnerven |
| Muskeln der Zunge, der Lippen, der Wangen sowie des Zwerchfells und des Brustkorbs |

Abb. 7.1: Am Aufbau des Saugreflexes beteiligte Strukturen in konsekutiver Reihenfolge

### 7.1.2 Speichelsekretion

Der Mundspeichel wird hauptsächlich in drei großen, paarig angelegten Drüsen produziert: in der **Glandula parotis** (rein serös), in der **Glandula submandibularis** (sero-mukös) und in der **Glandula sublingualis** (vorwiegend mukös). Während die Glandula parotis und die Glandula submandibularis erst auf einen nervösen Reiz hin sekretorisch tätig sind, geben die Glandula sublingualis sowie die praktisch in der gesamten Mundhöhlenschleimhaut lokalisierten **kleinen Speicheldrüsen** kontinuierlich ein dünnflüssiges Sekret ab. Das in den Drüsenendstücken, den Acini (und Tubuli), gebildete "Primärsekret" ist gegenüber der Plasmaflüssigkeit isotonisch; mit der Wanderung durch das Gangsystem der Drüse kommt es jedoch im Zuge aktiver Sekretions- und Reabsorptionsprozesse (hauptsächlich $Na^+$-Rückresorption) zur Bereitung eines **hypotonischen Speichels**, dessen wesentliche Bestandteile im folgenden stichwortartig angegeben sind:

- **Organische Bestandteile**
  Ptyalin ($\alpha$-Amylase, ein kohlenhydratspaltendes Enzym), Mucopolysaccharide, Glykoproteine, Spuren von Plasmaproteinen
- **Anorganische Bestandteile:**
  Elektrolyte (Na$^+$, K$^+$, Ca$^{2+}$, HCO$_3^-$, H$_2$PO$_4^-$ usw.)

Die Speichelproduktion beträgt ungefähr 1 bis 1,5 l pro Tag.

## 7.1.3  Regulation der Speichelsekretion

Die Speicheldrüsen besitzen eine sympathische und parasympathische Innervation, deren anatomische Grundlage in der Tabelle 7.1 schematisch dargestellt ist.

Bei elektrischer Reizung parasympathischer Fasern – der Chorda tympani beispielsweise – kommt es zu einer vermehrten Bildung eines dünnflüssigen serösen Speichels, der relativ arm an organischen Bestandteilen ist. Entsprechend führt die Applikation des Parasympatholytikums Atropin zu einer Hemmung der Speichelsekretion. Nach Reizung des Sympathikus beobachtet man in der Glandula submandibularis eine Steigerung der Sekretions- tätigkeit; der Speichel zeichnet sich dabei durch eine erhöhte Konzentration an organischen Substanzen aus.

Beim Menschen wird im wachen Zustand kontinuierlich eine bestimmte Menge Speichel produziert, die nur während des Schlafstadiums noch verringert wird.

Die vor der eigentlichen Nahrungsaufnahme beobachtbare Zunahme der Speichelsekretionsrate kann als Ergebnis eines **bedingten Reflexes** gedeutet werden (bereits die Vorstellung einer Speise läßt "das Wasser im Mund zusammenlaufen"), was deutlich macht, daß die Speichelsekretion auch psychischen Einflüssen unterliegt.Die reflektorische Steigerung der Speichelsekretion während des Kauvorgangs wird neben einer Reizung von Mechanorezep-

toren in erster Linie durch die Erregung von Geschmacksrezeptoren und unspezifischen Chemorezeptoren ausgelöst (**unbedingter Reflex**).

Tab. 7.1: **Innervation der S**peicheldrüsen

**Innervation der Gaumendrüsen**

**Parasympathische Innervation:**
Nucleus salivatorius superior → Nervus intermedius → Abspaltung des Nervus petrosus major → Ganglion pterygopalatinum (Umschaltung der prä- auf die postganglionären Neurone) → mit den Nervi palatini zu den Gaumendrüsen

**Sympathische Innervation:**
Nucleus intermediolateralis der Rückenmarksegmente C8-Th2 → Halsgrenzstrang - Ganglion cervicale superius (Umschaltung der prä- auf die postganglionären Neurone) → Plexus caroticus internus (periadventitielle Geflechte) → Ganglion pterygopalatinum → mit den Nervi palatini zu den Gaumendrüsen

**Innervation der Glandula sublingualis und der Glandula submandibularis**

**Parasympathische Innervation:**
Nucleus salivatorius superior → Nervus intermedicu → Abspaltung der Chorda tympani → Nervus lingualis → Ganglion submandibulare (Umschaltung der prä- auf die postganglionären Neurone) → Drüsenkörper

**Sympathische Innervation:**
Nucleus intermediolateralis der Rückenmarksegmente C8-Th2 → Halsgrenzstrang - Ganglion cervicale superius (Umschaltung der prä- auf die postganglionären Neurone) → Plexus caroticus externus (periadventitielle Geflechte) → Drüsenkörper

**Innervation der Glandula parotis**

**Parasympathische Innervation:**
Nucleus salivatorius inferior → Nervus glossopharyngeus → Abspaltung des Nervus tympanicus → Plexus tympanicus → Nervus petrosus minor → Ganglion oticum (Umschaltung der prä- auf die postganglionären Neuronen) → mit den Nervi auriculotemporalis und facialis zur Glandula parotis

**Sympathische Innervation:**
Nucleus intermediolateralis der Rückenmarksegmente C8-Th2 → Halsgrenzstrang - Ganglion cervicale superius (Umschaltung der prä- auf die postganglionären Neuronen) → Plexus caroticus externus (periadventitielle Geflechte) → Glandula parotis

# 7.2   Schlucken, Ösophagus

## 7.2.1   Schluckakt

Beim Schluckvorgang unterscheidet man eine langsame willkürliche von einer raschen reflektorischen Phase, wobei letztere nochmals in zwei Abschnitte unterteilt werden kann.

Die afferente Innervation der rezeptiven Areale des **Schluckreflexes** wird vom Nervus glossopharyngeus und Nervus vagus übernommen. Auf diesem Wege gelangen die afferenten Meldungen zur Medulla oblongata, wo eine integrative Verarbeitung der eingehenden Information erfolgt ("Schluckzentrum"). Die efferenten Impulse erreichen über die Nervi trigeminus, glossopharyngeus, vagus und hypoglossus die Muskeln der Zunge, des Mundbodens und des Rachens.

Im folgenden soll eine knappe Beschreibung der einzelnen Phasen des Schluckvorgangs gegeben werden:

**Vorbereitungsphase (willkürlich)**
Der geformte Bissen wird durch eine willkürliche Kontraktion der Mundboden- und Zungenmuskulatur in Richtung Zungengrund und Pharynx transportiert, in deren Schleimhaut rezeptive Strukturen lokalisiert sind, die bei Erregung den eigentlichen Schluckreflex auslösen.

**Bucco-pharyngeale Phase (reflektorisch)**
Durch eine Kontraktion des oberen Schlundschnürers sowie der Musculi tensor und levator veli palatini wird ein nahezu vollständiger Verschluß des Nasen-Rachen-Raums erzielt. Die gleichzeitige Kontraktion der infrahyalen Muskulatur führt zu einer Annäherung des Kehlkopfes an den Kehldeckel, der dadurch den Zugang zur Luftröhre verlegt.

**Ösophageale Phase (reflektorisch)**
Noch bevor der Bissen den unteren Pharynxabschnitt passiert hat, kommt es zu einer Erschlaffung des oberen Ösophagussphinkters. Der Eintritt des Bissens in den kranialen Speiseröhrenabschnitt löst sodann eine Kontraktion der ösophagealen Ringmuskulatur aus, die sich in Richtung Magen fortpflanzt. Dieser peristaltischen Kontraktionswelle geht zunächst eine Erschlaffungswelle voraus (**primäre Peristaltik**).

## 7.2.2   Transport im Ösophagus

Schon während der bucco-pharyngealen Phase erschlafft der obere Ösophagussphinkter, wobei der intraluminale Druck von etwa 80 mmHg auf ca. 0 mmHg abfällt. Nach der Passage des Bissens setzt die **peristaltische Kontraktionswelle** ein; diese breitet sich mit einer Geschwindigkeit von rund 2 bis 4 cm/sec magenwärts aus. In den kontrahierten Abschnitten, die jeweils eine Strecke von ca. 2 bis 4 cm umfassen, können Druckwerte von 80 bis 160 mmHg registriert werden.

☞ Der untere Ösophagussphinkter, der sogenannte Kardiasphinkter, erschlafft bereits etwa 1,5 Sekunden nach Einleitung des Schluckreflexes, noch bevor also die Kontraktionswelle einläuft.

Der unter Ruhebedingungen bei etwa 20 mmHg liegende intraluminale Druck sinkt dabei auf Werte um 0 mmHg ab. Der Eintritt des Bissens in die Kardia ist damit normalerweise gesichert. Der regelrechte Ablauf der Ösophagusperistaltik ist an die Intaktheit der Vagusinnervation gebunden.

# 7.3 Motorik des Magen-Darm-Traktes, allgemein

## 7.3.1 Myogene Automatie

An nahezu allen glatten Muskelfasern, so auch an den Zellen der Intestinalmuskulatur, lassen sich rhythmische Änderungen des Ruhemembranpotentials in depolarisierender und hyperpolarisierender Richtung nachweisen. Da die einzelnen glatten Muskelzellen über niederohmige Kontaktstellen elektrisch leitend miteinander verbunden sind, kommt es zu einer elektrotonischen Ausbreitung und damit zu einer Synchronisierung derartiger Potentialwellen. Die periodischen Ruhemembranpotentialschwankungen einer einzelnen Muskelfaser bzw. einer umschriebenen Muskelfaserpopulation bestimmen demnach die Rhythmik eines ganzen Zellverbandes. Wegen ihres Zeitabstandes bezeichnet man derartige periodische Depolarisationen auch als **Minutenrhythmus.**

Gruppen aktiver Muskelzellen bilden nicht streng lokalisierte Schrittmacher, indem bei diesen die Membrandepolarisation wiederholt die Schwelle zur Auslösung eines Aktionspotentials erreicht, welches sich dann über den gesamten glatten Muskel ausbreitet, da ja die interzellulären Kontaktstellen (Nexus) nur einen geringen elektrischen Widerstand darstellen und daher eine elektrotonische Erregungsausbreitung erlauben. Das Resultat ist eine nahezu gleichzeitige Kontraktion aller Muskelzellen (**single unit**). Der durch die spontanrhythmische Entladeaktivität der Schrittmacherzellen unterhaltene Kontraktionszustand der glatten Muskulatur wird als **myogener Tonus** bezeichnet. Die bei der glatten Muskelfaser zur Auslösung eines vollkommenen Tetanus erforderliche Erregungsfrequenz (sogenannte Verschmelzungsfrequenz) beträgt ca. 10 bis 15 Hz.

Schrittmacherimpulse, die eine glatte Muskelzelle während einer depolarisierenden Halbwelle erreichen, werden eher in der Lage sein, eine Erregung auszulösen, als solche, die im Verlauf einer Repolarisations- bzw. Hyperpolarisationswelle eintreffen. Die Periodik der Tonusschwankungen der glatten Muskulatur in den einzelnen Abschnitten des Magen-Darm-Traktes würde demnach in erster Linie von der Frequenz der basalen Potentialwellen bestimmt (z.B. Segmentationsrhythmik des Dünndarms oder Magenperistaltik).

## 7.3.2 Myogene Erregungsausbreitung

Am Magen lassen sich peristaltische Kontraktionswellen nachweisen, die mit einer Frequenz von ca. 3/min im oberen Bereich der großen Kurvatur entstehen und mit einer Geschwindigkeit von etwa 20 bis 40 cm/min in Richtung Pylorus wandern. Ein derartig koordinierter Kontraktionsablauf kann als Resultat einer myogenen Erregungsausbreitung verstanden werden: Die in den Schrittmacherzellen im Zuge der spontan-rhythmischen Depolarisationen entstehenden Aktionspotentiale breiten sich über den gesamten Muskelzellverband aus, dessen einzelne zelluläre Elemente über die niederohmigen Kontaktstellen (Nexus) zu einem funktionellen Synzytium zusammengefaßt sind.

# 7.4  Magen

## 7.4.1  Örtliche Verteilung der Magenfunktion

Der Magen erfüllt verschiedene Aufgaben. Zum einen fungiert er als **Reservoir**, in dem die aufgenommene Nahrung zunächst gesammelt wird, zum andern leistet er als **Verdauungsorgan** einen wesentlichen Beitrag bei der enzymatischen Spaltung der Nahrungsstoffe in ihre niedermolekularen Bestandteile. Nach einer mehr oder weniger langen Verweildauer (die kürzeste Verweildauer weisen die Kohlenhydrate auf, es folgen die Proteine und schließlich die Fette) wird der angedaute halbflüssige Nahrungsbrei (**Chymus**) portionsweise in das Duodenum abgegeben. Während die **Speicherfunktion** hauptsächlich vom Fundus und Corpus ventriculi wahrgenommen wird, übernehmen der aborale Abschnitt des Corpus ventriculi und die Pars pylorica (Antrum) – aufgrund ihrer peristaltischen Aktivität – vor allem die **Durchmischungs- und Transportfunktion**.

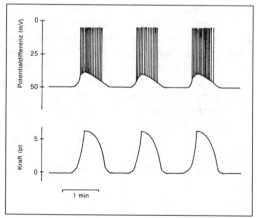

Abb. 7.2:   Taenia coli des Meerschweinchens. Langsame Potentialwellen mit überlagerten Spike-Potentialen. Tetanische Kontraktionen während der ganzen Dauer der Depolarisation

## 7.4.2  Einfluß der Magennerven auf die Motorik

Die motorische Aktivität des Magens unterliegt dem regulierenden Einfluß des vegetativen Nervensystems. Die **Nervi splanchnici**, die im Ganglion coeliacum auf ein postganglionäres Neuron umschalten, übernehmen die sympathische Innervation der glatten Muskulatur des Magens. Ihre Aktivierung bewirkt eine Hemmung der Magenmotorik. Die parasympathische Innervation des Magens erfolgt durch den **Nervus vagus**, dessen Reizung eine Tonussteigerung der gesamten Magenmuskulatur verursacht. Eine Durchschneidung des Nervus vagus, eine sogenannte **Vagotomie**, führt daher zu einer starken Abnahme der motorischen Aktivität des Magens sowie zu einem völligen Verschwinden der peristaltischen Kontraktionswellen.

Daneben ließen sich in der Magenwand sensible Nervenendigungen vagaler Herkunft nachweisen, die durch einen Dehnungsreiz aktiviert werden und dabei eine reflektorische Relaxation der Magenmuskulatur auslösen. Den effektorischen Schenkel dieses Leitungsbogens, dessen zentrale Neurone in der Medulla oblongata gelegen sind, bilden Fasern des Nervus vagus. Die während einer Nahrungsaufnahme beobachtbare Erschlaffung der Magenwände (rezeptive Relaxation) läßt sich somit als vagovagaler Reflex deuten.

## 7.4.3  Kontrolle der Magenentleerung

Die schubweise Entleerung von Mageninhalt in den Anfangsteil des Duodenum (Bulbus duodeni) vollzieht sich im Rahmen einer von Zeit zu Zeit ablaufenden Antrumperistaltik. Die pylorische Aktivität tritt zumeist als direkte Fortsetzung einer vom Fundus her einlaufenden peristaltischen Kontraktionswelle auf.

Aus experimentellen Befunden ist weiterhin bekannt, daß sowohl eine **Magendehnung** als auch eine **Gastrinfreisetzung** einen **fördernden Effekt auf die Antrummotilität** haben.

Einen entscheidenden Einfluß auf die Steuerung der Magenentleerung besitzt das Duodenum. Im Tierversuch kann durch die Reizung von Dehnungsrezeptoren, die in der Wand des Duodenum lokalisiert sind, eine Hemmung der gesamten Magenmotorik – und damit auch der pylorischen Entleerungsaktivität – ausgelöst werden. Die Existenz dieses vom Nervus vagus vermittelten **enterogastrischen Reflexes** konnte beim Menschen jedoch nicht sicher nachgewiesen werden.

Andererseits führt die Anwesenheit von Fett und Säure im Bulbus duodeni zu einer **Hemmung der Magenentleerung**. Dieser Effekt wird neben einer nervalen reflektorischen Komponente in erster Linie auf das **Wirksamwerden humoraler Faktoren** zurückgeführt. So vermutete man, daß eine in der Duodenalschleimhaut produzierte Substanz, das sogenannte **Enterogastron**, die hemmende Wirkung vermitteln würde. Aufgrund neuerer experimenteller Befunde ist jedoch zu schließen, daß die unter gleichen Bedingungen freigesetzten Gastrointestinalhormone **Sekretin, Gastric Inhibitory Peptid (GIP)** sowie **Cholezystokinin-Pankreozymin**, die einen ebenfalls hemmenden Einfluß auf die Magenmotorik haben, die Funktion des bisher nicht identifizierten Enterogastron innehaben.

## 7.4.4   Magensaftsekretion

Im Magen lassen sich drei verschiedene Schleimhautbezirke voneinander abgrenzen (Fundusschleimhaut, Corpusschleimhaut und Antrumschleimhaut). Die Bildung des verdauungsaktiven Magensafts erfolgt in den Drüsen des Corpus ventriculi (**Glandulae gastricae**), die aus drei histologisch leicht voneinander unterscheidbaren Zelltypen aufgebaut sind, deren charakteristische Sekretprodukte im folgenden stichwortartig aufgeführt sind:
- **Hauptzellen der Magendrüsen**
  Bildung von Pepsinogen, der Vorstufe des eiweißspaltenden Enzyms Pepsin
- **Nebenzellen der Magendrüsen**
  Synthese des glykoproteinreichen Magenschleims (Mucins), der auch den zur Resorption des Vitamin $B_{12}$ notwendigen "**Intrinsic factor**" (spezifisches Glykoprotein) enthält
- **Belegzellen der Magendrüsen**
  Sekretion von Salzsäure.

In speziellen Zellen der Antrumschleimhaut (**sogenannte G-Zellen**) wird das gastrointestinale Hormon **Gastrin** gebildet, dessen Bedeutung für die Regulation der Magensaftsekretion noch im einzelnen erläutert wird.

Schon vor der eigentlichen Nahrungsaufnahme kann durch den Anblick, den Geruch oder allein schon durch die Vorstellung von Speisen die Magensaftsekretion – im Sinne eines bedingten Reflexes – gesteigert werden. Während des Kauakts führt die Reizung von Geschmacks-, Geruchs- und Mechanorezeptoren zu einem reflektorischen Anstieg der Sekretionsrate (unbedingter Reflex). Die efferenten Impulse, die während dieser sogenannten **cephalen Phase** eine Zunahme der Sekretproduktion bewirken, verlaufen in den Nervi vagi. Das an den terminalen Aufzweigungen der parasympathischen postganglionären Fasern freigesetzte Acetylcholin wirkt dabei einerseits direkt stimulierend auf die Haupt- und Belegzellen, andererseits veranlaßt es die G-Zellen zu einer vermehrten Abgabe von Gastrin, das auf dem Blutwege zu den Belegzellen gelangt und diese zu verstärkter Sekretionstätigkeit anregt.

Die **gastrische Phase** der Magensaftsekretion bedarf keiner nervösen Vermittlung; eine Durchschneidung des Nervus vagus bleibt daher ohne Folgen. Die gesteigerte Magensaftsekretion wird vielmehr ausgelöst und aufrechterhalten durch eine lokale Dehnung des Antrums sowie durch die Anwesenheit von Alkohol und Proteinen nebst deren Abbauprodukten. Nach neueren Erkenntnissen kommt es dabei zu einer Aktivierung spezifischer, in der Magenschleimhaut lokalisierter Mechano- bzw. Chemorezeptoren, deren Impulse – nach Übertragung auf bestimmte im Plexus submucosus gelegene effektorische Neurone – an den G-Zellen eine Freisetzung von Gastrin bewirken. Letzteres regt, wie bereits erwähnt, die Belegzellen zu einer erhöhten HCl-Sekretion an (Abb. 7.2).

☞ Die durchschnittliche Tagesproduktion von Magensaft liegt beim Menschen im Bereich von 1-3 Litern.

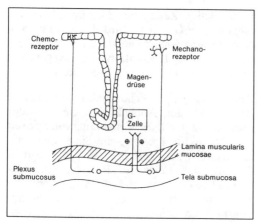

Abb. 7.3:  Schematische Darstellung der parasympathischen Innervation der Magenschleimhaut

## 7.4.5  Kontrolle der Gastrinfreisetzung

Die physiologische Wirkung des in den G-Zellen der Antrumschleimhaut gebildeten Heptadekapeptids Gastrin besteht in der Stimulierung der Belegzellen zu verstärkter HCl-Sekretion. An der Regulation der Gastrinfreisetzung ist eine Vielzahl verschiedener Mechanismen beteiligt. So konnte die fördernde Wirkung einer **Vagusreizung** bzw. einer **intravenösen Injektion von Acetylcholin** experimentell nachgewiesen werden. Auch eine **lokale Magendehnung** sowie verschiedene **chemische Reize** (Proteine, Proteinabbauprodukte, Äthyl-alkohol, Koffein, alkalische Reaktion des Mageninhalts und Histamin) führen zu einer Steigerung der Gastrinabgabe durch die G-Zellen.

Eine Hemmung der Gastrinfreisetzung beobachtet man durch **Sekretin**, bei **niedrigem pH-Wert des Mageninhalts** sowie **nach Verabreichung des Parasympatholytikums Atropin**.

Eine teilweise Durchtrennung des N. vagus, insbesondere seiner gastralen Äste, wird operativ durchgeführt (**Vagotomie**) und soll die Magensäuresekretion bei peptischen Ulcera vermindern.

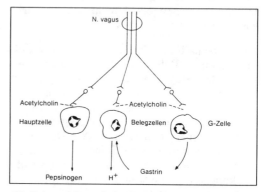

Abb. 7.4:  Schematische Darstellung der für die Aufrechterhaltung der gastrischen Phase der Magensaftsekretion vermutlich verantwortlichen lokalen Reflexbögen

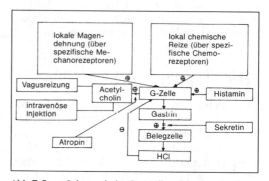

Abb. 7.5:  Schematische Darstellung der an der Regulation der Gastrinfreisetzung beteiligten Faktoren

# 7.5 Dünndarm und Anhangdrüsen

## 7.5.1 Dünndarmmotorik

Während die **propulsive Peristaltik** dem Weitertransport von Chymus dient (die mittlere Verweildauer des Nahrungsbreis im Dünndarm beträgt 4-10 Stunden), bewirkt die **nichtpropulsive Peristaltik** eine ständige Durchmischung des Darminhalts. Die motorische Aktivität der glatten Dünndarmmuskulatur steht unter dem Einfluß des vegetativen Nervensystems. So üben die parasympathisch-cholinergen Fasern des N. vagus einen fördernden Einfluß auf die rhythmische Dünndarmmotorik aus, wohingegen über das sympathiko-neuronale bzw. sympathiko-adrenale System hemmende Effekte vermittelt werden.

Unter **Segmentbewegungen** bzw. **Segmentationen** versteht man ca. 1 bis 2 cm breite ringförmige Kontraktionen, die in einem Abstand von etwa 15 bis 20 cm auftreten. Nach Relaxation der zunächst kontrahierten Bezirke beobachtet man in einer anschließenden Phase eine Kontraktion der dazwischen befindlichen Darmabschnitte.

☞ Die rhythmischen Segmentationen lassen sich am gesamten Dünndarm mit einer vom Duodenum (16/min) zum Ileum (10/min) hin abnehmenden Frequenz nachweisen.

## 7.5.2 Bauchspeichelsekretion

Der exokrine Teil des Pankreas produziert täglich ein Sekretvolumen von **etwa 1 bis 2 Liter**. Das Pankreassekret (Bauchspeichel), das während der Verdauungstätigkeit vermehrt gebildet und ausgeschüttet wird, ist eine dem Blutplasma gegenüber isotonische eiweiß- und elektrolythaltige Flüssigkeit mit einem pH-Wert von 7,5 bis 8,5. Die Enzyme des Bauchspeichels, die im Dienste der Verdauung von Eiweiß, Fett und Kohlenhydrate stehen, werden nach dem allgemeinen Proteinsynthesemechanismus an den Ribosomen der Acinuszellen gebildet und als inaktive Vorstufen (**Trypsinogen, Chymotrypsinogen, Pankreaslipase und Pankreasamylase**) in membranumschlossenen Kompartimenten (**Zymogengranula**) gespeichert. Erst nach ihrer Sekretion erfolgt im Darmlumen die Umwandlung in die enzymatisch wirksame Form.

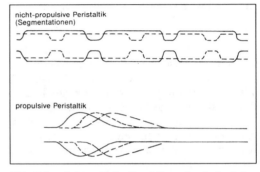

nicht-propulsive Peristaltik (Segmentationen)

propulsive Peristaltik

Abb. 7.6: Schematische Darstellung der rhythmischen Segmentation und der propulsiven Peristaltik

Die Proenzyme werden dabei zusammen mit einer Elektrolytlösung von den Acinuszellen abgegeben. Dieses Primärsekret ist hinsichtlich seiner Elektrolytzusammensetzung während der Passage der Drüsengänge einer Reihe von Veränderungen unterworfen. So konnte mit Hilfe des Mikropunktionsverfahrens gezeigt werden, daß es – hauptsächlich in den Ductus intralobulares – im Zuge eines aktiven, Stoffwechselenergie verbrauchenden Prozesses zu einem Austausch von $Cl^-$-Ionen gegen $HCO_3^-$-Ionen und damit zur **Bereitung eines alkalischen Bauchpeichels** mit einem pH-Wert von 8-9 kommt.

## 7.5.3 Kontrolle der Bauchspeichelsekretion

Der exokrine Teil des Pankreas wird bereits während der cephalen Phase über die Nervi vagi zu einer verstärkten Sekretionstätigkeit angeregt. Nach dem Übertritt von saurem Chymus in das Duodenum läßt sich ein erheblicher Anstieg der Sekretionstätigkeit registrieren, dessen Ursache in der Freisetzung der gastrointestinalen Hormone **Sekretin** und **Cholezystokinin-Pankreozymin (CCK-PKZ)** aus der Duodenalschleimhaut zu sehen ist.

Sekretin, ein Polypeptid aus 27 Aminosäuren, stimuliert das exokrine Pankreas zu einer vermehrten Bildung **eines enzymarmen Sekrets mit jedoch hohem Bikarbonatgehalt.** Das Sekretin entfaltet seine hormonale Wirkung in erster Linie an den Epithelzellen der Ductus intralobulares. Daneben fördert es in gewissem Umfang die Produktion von dünnflüssiger Galle (Hydrocholerese) und hemmt die Säureproduktion im Magen. CCK-PKZ hingegen, ein aus 33 Aminosäuren bestehendes Polypeptid, fördert die Bildung eines enzymreichen Bauchspeichels, ohne das Sekretvolumen wesentlich zu erhöhen. Außerdem wirkt CCK-PKZ in höheren Konzentrationen an der glatten Muskulatur der Gallenblase kontraktionsauslösend (s. 7.5.4).

Abschließend sollte darauf hingewiesen werden, daß nur durch das geregelte Zusammenspiel von Sekretin, CCK-PKZ und Nervus vagus eine den wechselnden metabolischen Erfordernissen adäquate Bauchspeichelsekretion gewährleistet werden kann. So entfaltet beispielsweise CCK-PKZ seine volle Wirkung nur bei gleichzeitiger Freisetzung von Sekretin und einer funktionsgerechten parasympathischen Innervation.

### 7.5.4  Gallensekretion

Die tägliche Gallensekretion der Leberzellen beträgt ungefähr **600 bis 900** ml. Die Produktion der Lebergalle erfolgt kontinuierlich; die Sekretionsrate zeigt während des ganzen Tages einen nahezu konstanten Wert. Die Lebergalle, das "Primärsekret" der Leberzellen, gelangt nach Passieren der verschiedenen Gallengangsabschnitte entweder direkt ins Duodenum oder aber – und dies ist die Regel – in die Gallenblase, die als Speicher- und Konzentrierungsorgan fungiert.

Die Gallenblase besitzt bei einem Fassungsvermögen von nur ca. 60 bis 80 ml die Möglichkeit, die gesamte in 12 Stunden produzierte Lebergalle zu speichern. Diese Fähigkeit beruht auf dem Wirksamwerden eines **Konzentrierungsmechanismus.** Die Epithelzellen der Gallenblasenschleimhaut sind nämlich in der Lage, $Na^+$-Ionen aktiv unter Verbrauch von Stoffwechselenergie rückzuresorbieren ($Cl^-$-Ionen folgen passiv unter Wahrung der Elektroneutralität), wobei Wasser entlang dem osmotischen Gradienten nachströmt (**isotonische Wasserresorption**; siehe Abschnitt 9.4.5). Die Substanzen der Lebergalle, die keiner Rückresorption unterliegen (z.B. Cholesterin, Gallensalze und Bilirubin), werden dabei zum Teil auf das 5- bis 10fache konzentriert.

Für einige Galleninhaltsstoffe, wie z.B. **Bilirubin, Cholesterin** und die **Gallensäuren,** konnte ein sogenannter **enterohepatischer Kreislauf** nachgewiesen werden. Das bedeutet, daß diese mit der Galle ausgeschiedenen Substanzen im Darm einer partiellen Rückresorption unterliegen. So werden nahezu 90% der Gesamtgallensäuren im Bereich des unteren Ileum rückresorbiert; die mit dem Stuhl ausgeschiedene Menge ist also vergleichsweise gering. Die tägliche Neusynthese von Gallensäuren findet daher nur in sehr beschränktem Umfang statt. Erst bei größeren Gallenverlusten, wenn der enterohepatische Kreislauf z.B. durch eine Gallenfistel unterbrochen wird, kommt es in der Leber zu einer kompensatorischen Steigerung der Sekretionsmenge; die Synthese der Gallensäuren erhöht sich unter diesen Umständen auf das 5- bis 10fache.

Die Ausschüttung der konzentrierten Blasengalle während der einzelnen Mahlzeiten geschieht nach Freisetzung von CCK-PKZ. Letzteres bewirkt eine Kontraktion der Gallenblasenmuskulatur und eine Erschlaffung des Sphincter Oddi; die Blasengalle ergießt sich nunmehr in das Duodenum. Die Freisetzung von CCK–PKZ erfolgt, wenn die Duodenalschleimhaut mit fetthaltigem Chymus in Berührung kommt.

Obwohl die Gallenblase sowie das Gallengangsystem sympathisch und parasympathisch innerviert werden, konnte die Beteiligung nervaler

Faktoren am Entleerungsmechanismus experimentell nicht nachgewiesen werden. Allerdings zeigen der Tonus der glatten Gallenblasenmuskulatur und deren Empfindlichkeit auf CCK -PKZ eine starke Abhängigkeit von der vagalen Innervation.

### 7.5.5   Resorption

Im Jejunum und Ileum wird der Großteil der exogen zugeführten und mit den Verdauungssäften abgegebenen Wassermenge (8 bis 10 l/Tag) resorbiert.

> ☞ Es gelangen täglich nur ca. 300 bis 500 ml Wasser in den Dickdarm. Durch die gleichzeitige Wasser- und Elektrolytresorption bleibt der Darminhalt gegenüber der Plasmaflüssigkeit isotonisch

So zeigt die $Na^+$-Konzentration im Bereich des gesamten Jejunum und im Anfangsabschnitt des Ileum konstant einen Wert von etwa 150 mval/l.

Die $Na^+$-Resorption geschieht mittels eines aktiven energieverbrauchenden Transportprozesses; das Wasser strömt entlang dem osmotischen Gradienten passiv nach. Auch die während der Verdauungstätigkeit entstehenden osmotisch aktiven Teilchen (Zuckermonomere, Aminosäuren usw.) verursachen bei ihrer Resorption einen entsprechenden Wasserreflux. Erst im unteren Abschnitt des Ileums registriert man eine Abnahme der $Na^+$-Konzentration um ca. 20 bis 30 mval/l, was als deutlicher Hinweis für einen aktiven $Na^+$ -Transportmechanismus gewertet werden kann (bei eingeschränkter $H_2O$-Permeabilität ist der Aufbau eines Konzentrationsgradienten möglich). Die Plasma-Isotonie bleibt dennoch gewahrt, da es zu einem Austausch äquimolarer $K^+$-Mengen kommt. Die $Na^+$-Konzentration nimmt im Dickdarm kontinuierlich auf Werte von ca. 70 bis 90 mval/l ab, so daß der transluminale Konzentrationsgradient immer mehr ansteigt. Die Faeces schließlich ist nahezu NaCl-frei (5 bis 6 mval). Bei einer Tagesausscheidung von durchschnittlich 100 ml Wasser mit dem Stuhl errechnet sich damit für die NaCl-Konzentration in den Faeces ein Wert von etwa 50 bis 60 mval/l.

# 7.6   Dickdarm und Enddarm

### 7.6.1   Colon

Im röntgenkinematographischen Film lassen sich nach Verabreichung eines Kontrastmittelbreis einige typische Zustandsbilder der motorischen Dickdarmaktivität festhalten. Scharfe Einschnürungen (**Plicae**) wechseln ab mit Ausbuchtungen (**Haustren**) und verleihen dem Colon ein perlschnurartiges Aussehen, das durch die lokale Kontraktion der Ringmuskulatur hervorgerufen wird. Gleichzeitig beobachtet man eine Wanderung dieser Kontraktionsringe, indem zuvor kontrahierte Darmabschnitte relaxieren, und ehemals erschlaffte Bereiche sich kontrahieren. Ein derartiges **Haustrenfließen**, das seiner Natur nach

als peristaltische Welle interpretiert werden kann, ist sowohl in **aboraler** als auch in **oraler** (**antiperistaltischer**) Richtung möglich. Die peristaltischen Kontraktionen der zirkulären Dickdarmmuskulatur unterliegen in gewissen Grenzen dem modulierenden Einfluß des Nervus vagus; länger dauernde Funktionsausfälle nach Vagotomie konnten allerdings nicht festgestellt werden.

Die Verschiebung des Dickdarminhalts geschieht durch propulsive Peristaltik in Form von zwei bis drei Kontraktionswellen pro Tag (**große Colonbewegungen**), die von der Ileocoecalklappe über das gesamte Colon bis zum Rectum verlaufen (Resorptionsfähigkeit für Wasser und Ionen s. Abschnitt 7.5.5). Die mittlere Passagezeit durch das Colon beträgt bei unserer faserarmen Mischkost 2-3 Tage. Ballaststoffe (faserstoffreich) regen die Darmperistaltik an und führen zu einer rascheren Colonpassage.

## 7.6.2 Rectum

Das Gefühl des Stuhldrangs entsteht erst nach Füllung des Enddarms durch Erregung von Dehnungsrezeptoren, die in den Wänden des Rectums lokalisiert sind. Über den Nervus pudendus erreichen die afferenten Impulse ein im Sakralmark gelegenes Reflexzentrum (**Cen-**

**trum anospinale**), das schon früh der Kontrolle supraspinaler Zentren unterstellt wird. Die Efferenzen verlaufen über die parasympathischen **Nervi splanchnici pelvini** und führen zu einer Erschlaffung des glatten **Musculus sphincter internus**. Gleichzeitig kommt es zu einer willkürlichen Kontraktion der Bauchmuskulatur (Bauchpresse), die einhergeht mit der Erschlaffung des quergestreiften **Musculus sphincter externus** (reziproke Hemmung). Die Defäkation ist zumeist von einer erhöhten motorischen Aktivität des Dickdarms begleitet, die eine weitere Füllung des Rectums ermöglicht. Die physiologische **Darmflora** erfüllt folgende Aufgaben: Kohlenhydrat- und Eiweißabbau – Beteiligung an der Vitaminversorgung – Abbau von Bilirubin zu Urobilinogen, Urobilin und Sterkobilin.

# 8. Energie- und Wärmehaushalt

## 8.1 Energiehaushalt

### 8.1.1 Brennwerte (Reaktions-Enthalpie) der Nährstoffe

Durch Verbrennung der einzelnen Hauptnähr-stoffe (Kohlenhydrate, Lipide und Proteine) im **Kalorimeter** lassen sich deren **physikalische Brennwerte** bestimmen. Die bei ihrem Abbau im Organismus freigesetzte Energie wird als **biologischer (physiologischer) Brennwert** bezeichnet.

Der Unterschied zwischen physikalischem und biologischem Brennwert für Proteine ist dadurch bedingt, daß die beim Katabolismus der Proteine anfallenden Endprodukte (Harnstoff, Kreatin usw.) noch energiehaltig sind.

### 8.1.2 Energetisches (kalorisches) Äquivalent des Sauerstoffs

Es besteht eine stöchiometrische Beziehung zwischen dem $O_2$-Verbrauch bzw. der $CO_2$-Bildung, der Menge des verbrannten Nährstoffs und der freiwerdenden Energie.

Erläutert sei dies am Beispiel der Glucoseverbrennung:

$$C_6H_{12}O_6 + 6\,O_2 \rightarrow 6\,CO_2 + 6\,H_2O + 675\,kcal$$

Die Verbrennung von einem Mol Glucose liefert demnach 675 kcal; dabei beträgt der Sauerstoffverbrauch 134,4 l ($= 6$ Mol $O_2$). Bezieht man die freigesetzte Energie auf die verbrauchte Sauerstoffmenge, so ergibt sich für die Glucoseverbrennng ein **kalorisches Äquivalent** des Sauerstoffs von

$$Kalor.\ \ddot{A}quiv.O_2 = \frac{675\ kcal}{134,4\ l\ O_2} = 5,02\ kcal/l\ O_2$$

Stellt man für die Lipide und Proteine eine analoge Betrachtung an, dann kommt man zu dem Ergebnis, daß das kalorische Äquivalent des Sauerstoffs keine konstante, sondern eine vom jeweils verbrannten Nährstoff abhängige Größe ist.

Physikalische und biologische Brennwerte der Nährstoffe

| Stoffklasse | physikalischer Brennwert | biologischer Brennwert |
|---|---|---|
| Kohlenhydrate | 4,2 kcal/g bzw. 17,6 kJ/g | 4,1 kcal/g bzw. 17,2 kJ/g |
| Lipide | 9,4 kcal/g bzw. 39,8 kJ/g | 9,3 kcal/g bzw. 39,0 kJ/g |
| Proteine | 5,6 kcal/g bzw. 23,2 kJ/g | 4,1 kcal/g bzw. 17,2 kJ/g |

Kalorisches Äquivalent des Sauerstoffs für die einzelnen Nährstoffe

| | |
|---|---|
| Kohlenhydrate | 5,05 kcal/l $O_2$ |
| Lipide | 4,69 kcal/l $O_2$ |
| Proteine | 4,48 kcal/l $O_2$ |

Wie aus der Tabelle zu entnehmen ist, schwanken die Werte für das kalorische Äquivalent des Sauerstoffs zwischen 4,48 kcal/l $O_2$ und 5,05 kcal/l $O_2$. Um mittels des kalorischen Äquivalents den Energieumsatz im Organismus exakt bestimmen zu können, muß daher zunächst die prozentuale Beteiligung der einzelnen Nährstoffklassen am Gesamtumsatz ermittelt werden. Dies erfolgt in der Regel über den respiratorischen Quotienten (siehe Abschnitt 8.1.3).

> ☞ Unter gewissen Bedingungen wird jedoch auf eine Bestimmung des respiratorischen Quotienten (RQ) verzichtet; man rechnet dann – entsprechend einem mittleren RQ von 0,87 – mit einem kalorischen Äquivalent des Sauerstoffs von 4,87 kcal/l $O_2$ bzw. 20 kJ/l $O_2$.

## 8.1.3    Respiratorischer Quotient (RQ)

> ☞ Der **respiratorische Quotient** ist definiert als das Verhältnis der $CO_2$-Abgabe zur $O_2$-Aufnahme
>
> $$RQ = \frac{\dot{V}_{CO_2}}{\dot{V}_{O_2}}$$

Für Glucose bzw. Kohlenhydrate errechnet sich, wie aus der in Abschnitt 8.1.2 angegebenen Reaktionsgleichung zu entnehmen ist, ein RQ von 1, das heißt, die $CO_2$-Abgabe entspricht quantitativ der $O_2$-Aufnahme. Bei Fettverbrennung beträgt der RQ dagegen nur 0,7. Bei einer ausschließlichen Utilisation von Eiweiß erhält man einen RQ-Wert von 0,81.

Unter gewissen Voraussetzungen kann der RQ Werte über 1 bzw. unter 0,7 annehmen.

Bei erhöhter Kohlenhydrataufnahme werden die anfallenden Glucosemoleküle teilweise in Fettsäuren umgewandelt. Da ein Fettsäuremolekül im Vergleich zu einem Glucosemolekül pro Atom Kohlenstoff weniger Sauerstoff enthält, wird im Verlauf der Umbauvorgänge Sauerstoff freigesetzt, so daß die Sauerstoffaufnahme zeitweise vermindert werden kann. Entsprechend erreicht der RQ Werte über 1.

Umgekehrt lassen sich im Hungerzustand und bei Diabetikern bisweilen RQ-Werte registrieren, die kleiner sind als 0,7. Die Ursache dafür sind die für diese Zustände charakteristischen Stoffwechselumstellungen (erhöhter Fett- und Eiweißmetabolismus bei eingeschränktem Glucosekatabolismus).

Auch bei Hyperventilation läßt sich temporär ein RQ-Wert von über 1 registrieren.

## 8.1.4    Direkte und indirekte Kalorimetrie, geschlossenes und offenes System

Messungen des Energieumsatzes im Organismus sind letztlich Messungen der Wärmeproduktion, da die gesamte freigesetzte Energie – solange keine äußere Arbeit geleistet wird – in Wärme umgewandelt wird. Zur Bestimmung des Energieumsatzes bieten sich zwei prinzipiell unterschiedliche Verfahren an, wobei einerseits die Wärmeproduktion direkt und zum andern indirekt ermittelt wird.

**Direkte Kalorimetrie**
Bei dieser Methode wird die vom Organismus abgegebene Wärmemenge mit Hilfe eines **Kalorimeters** direkt gemessen. Dieses erstmals von Lavoisier durchgeführte Verfahren findet heutzutage – nicht zuletzt wegen des erheblichen apparativen Aufwands – kaum mehr Anwendung.

**Indirekte Kalorimetrie**
Theoretische Grundlage dieser Methode ist die Tatsache, daß eine stöchiometrische Beziehung zwischen umgesetzter Nährstoffmenge, verbrauchter $O_2$-Menge, gebildeter $CO_2$-Menge und freiwerdender Energie besteht.

Zur Messung der aufgenommenen $O_2$-Menge bzw. der abgegebenen $CO_2$-Menge stehen verschiedene Verfahren zur Verfügung (siehe weiter unten). Aus diesen beiden Werten läßt sich dann der RQ bestimmen, der eine Aussage über den prozentualen Anteil der einzelnen Nährstoffe am Gesamtumsatz erlaubt. Über das kalorische Äquivalent des Sauerstoffs läßt sich dann aus der $O_2$-Aufnahme die Höhe des Energieumsatzes ermitteln.

Die zur Durchführung der indirekten Kalorimetrie erforderliche Messung der $O_2$-Aufnahme und der $CO_2$-Abgabe geschieht mittels **offener oder geschlossener Meßsyteme.**

- **Offenes System**
  Bei diesem Verfahren atmet der Proband Frischluft ein. Man ermittelt dabei das Volumen der geatmeten Luft sowie die $O_2$- bzw. $CO_2$-Konzentration des exspiratorischen Gasgemisches. Die Größe der $O_2$-Aufnahme

ergibt sich rechnerisch als Produkt aus geatmetem Volumen und der Differenz aus
inspiratorischer und exspiratorischer $O_2$-
Konzentration. Analog dazu errechnet sich
die Größe der $CO_2$-Abgabe als Produkt aus
geatmetem Volumen und exspiratorischer
$CO_2$-Konzentration.

- **Geschlossenes System**
  Zur Bestimmung der $O_2$-Aufnahme nach der
  geschlossenen Methode wird der Proband
  über ein Mundstück und einen weitlumigen
  Schlauch mit einem Spirometer (nach
  Krogh) verbunden, aus dem die Einatmungs-
  luft entnommen wird. Das exspirierte Gasvolumen wird nach Absorption des $CO_2$ in
  das Spirometer zurückgegeben. Die Abnahme des Spirometervolumens gibt direkt die
  aufgenommene $O_2$-Menge an.

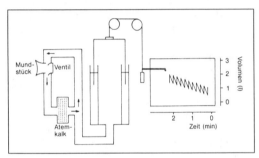

Abb. 8.1:   Prinzip des geschlossenen Systems zur Be-
            stimmung der aufgenommenen $O_2$- bzw.
            abgegebenen $CO_2$-Mangen

Berechnung des Energieumsatzes aus den folgenden Meßwerten:

$\dot{V}_{O_2} = 15{,}0\,l/Std$

Luftdruck $= 760\,Torr$

Raumtemperatur $t = 20°C$

Der Wert für das mittlere kalorische Äquivalent des Sauerstoffs sowie die Formel zur
Reduktion des $O_2$-Volumens auf Normalbedingungen dürfen als gegeben betrachtet werden:

Mittleres kalorisches Äquivalent $= 4{,}87\,kcal/l\,O_2$

$$V_n = V_{P,t} \times \frac{P}{760} \times \frac{273}{273 + t}$$

Unter Benutzung der angegebenen Formel
ergibt sich für das $O_2$-Volumen unter Normalbedingungen ein Wert von:

$$V_n = 15{,}0 \times \frac{760}{760} \times \frac{273}{273 + 20} = 15{,}0\,l \times 0{,}93 = 13{,}961\,l$$

Dieser $O_2$-Verbrauch entspricht bei einem
mittleren kalorischen Äquivalent von 4,8 kcal/l
$O_2$ einem Energieumsatz von:

13,96 l/Std x 4,8 kcal/l $O_2$ = 67 kcal/Std.

## 8.1.5  Grundumsatz (GU)

Als Grundumsatz wird der Energieumsatz bezeichnet, der unter folgenden standardisierten
Bedingungen ermittelt wird:
- **morgens**
- **nüchtern**
- **bei absoluter körperlicher Ruhe**
- **bei Indifferenztemperatur**

Die Höhe des Grundumsatzes ist beim gesunden Menschen in erster Linie vom Geschlecht,
Alter und Körpergewicht abhängig.

Der Zellstoffwechsel steht ständig unter dem
modulierenden Einfluß hormonaler und nervaler Faktoren. Änderungen der Stoffwechsel-
größe sind daher nicht nur bei **körperlicher
Arbeit, thermischen Belastungen** usw. registrierbar, sondern auch schon unter Grundumsatzbedingungen. Nahezu alle effektorischen
Hormone wirken mehr oder weniger stark auf
den Zellstoffwechsel ein, wobei vereinfachend
davon ausgegangen werden kann, daß eine
gesteigerte Hormonproduktion auch mit einer
Stoffwechselerhöhung einhergeht. Eine entscheidende Rolle spielen in diesem Zusammenhang die **Nebennieren- und Schilddrüsenhormone** (siehe Kapitel 10). So läßt sich nach
vollständiger Entfernung der Nebenniere eine
Abnahme des Grundumsatzes um 15% registrieren; nach Thyreoidektomie ist der Grundumsatz gar um 30% vermindert.

## 8.1.6    Erhöhung des Energieumsatzes über den GU

Körperliche oder geistige Arbeit führen zu einer Erhöhung des Energieumsatzes über den GU, da unter diesen Bedingungen die Zahl der aktiven Zellen zunimmt, und es damit zu einer Steigerung des Stoffwechsels kommt. Für beide Fälle läßt sich der Anstieg des Energieumsatzes auf eine Stoffwechselzunahme in der Skelettmuskulatur zurückführen.

Die Höhe des Energieumsatzes erlaubt in gewissen Grenzen eine Beurteilung des Schweregrads der körperlichen Arbeit. Als Bezugsgröße wählt man dabei den sogenannten **Freizeit- oder Ruheumsatz**, der dem Umsatz eines körperlich nicht arbeitenden Menschen – ohne Einhaltung der sonstigen Grundumsatzbedingungen – entspricht. Sein Wert beträgt für Männer ca. 2300 kcal pro Tag. Der sogenannte **Arbeitsumsatz** ergibt sich als Differenz zwischen dem Gesamtenergieumsatz bei Arbeit und dem Ruheumsatz. Bei leichter körperlicher Arbeit beläuft sich der Arbeitsumsatz auf ca. 1 x 500 kcal pro Tag, bei mäßiger Arbeit auf 2 x 500 kcal, bei mittelschwerer Arbeit auf 3 x 500 kcal, bei schwerer Arbeit auf 4 x 500 kcal und bei Schwerstarbeit sogar auf 5 x 500 kcal pro Tag.

Nimmt die Außentemperatur Werte des sogenannten **thermischen Indifferenzbereichs** an, so kommt es zu einer deutlichen Steigerung des Energieumsatzes über den GU. Fällt die Umgebungstemperatur ab, steigt die Wärmeproduktion kompensatorisch an, um bei extremen Kältebelastungen den etwa 10fachen Wert des GU zu erreichen. Aber auch bei Hitzebelastungen kommt es infolge der erhöhten Kreislaufarbeit zu einer Steigerung des Energieumsatzes.

Der im Zusammenhang mit psychischen bzw. emotionalen Belastungen registrierbare Anstieg des Energieumsatzes beruht auf Stoffwechselveränderungen, die – zentral induziert ("System der affektiven Abwehr") – auf hormonalem bzw. nervalem Wege ausgelöst werden (Notfallreaktion bzw. shame-rage-reaction).

## 8.1.7    Spezifisch-dynamische (kalorische) Wirkung

Nach der Nahrungsaufnahme beobachtet man – auch bei absoluter körperlicher Ruhe und Indifferenztemperatur – eine Steigerung des Energieumsatzes. Diese Stoffwechselerhöhung beruht auf einem besonderen Effekt der Nahrungsstoffe und wird nach Rubner als **spezifisch-dynamische Wirkung** der Nährstoffe bezeichnet. Das Ausmaß und die Dauer der Stoffwechselsteigerung zeigen eine deutliche Abhängigkeit von der Menge und der Zusammensetzung der aufgenommenen Nahrung. Nach Aufnahme einer normalen Mischkost nimmt der Energieumsatz um ca. 6% zu. Erheblich größere Steigerungen lassen sich nach Eiweißaufnahme registrieren. So kann sich der Umsatz um 30% der zugeführten Eiweißkalorien erhöhen. Dies läßt sich im wesentlichen darauf zurückführen, daß zur Resynthese von einem Mol ATP im Zuge des Nährstoffkatabolismus mehr Eiweiß- als beispielsweise Kohlenhydrat- oder Fettkalorien erforderlich sind. Folglich müssen zur Unterhaltung des Betriebsstoffwechsels bei ausschließlicher Eiweißernährung mehr Kalorien aufgewendet werden als bei ausschließlicher Kohlenhydrat- oder Fetternährung.

# 8.2 Wärmehaushalt

## 8.2.1 Poikilothermie und Homoiothermie

Die Körpertemperatur der meisten Tiere entspricht in etwa der Umgebungstemperatur und variiert auch mit ihr; man nennt diese Tiere wechselwarm (**poikilotherm**). Die Vögel sowie die Säugetiere – und damit auch der Mensch – besitzen die Fähigkeit, ihre Kerntemperatur (Temperatur im Körperinnern) mittels einer Reihe von Regelmechanismen innerhalb gewisser Grenzen unabhängig von den Änderungen der Außentemperatur auf einem relativ konstanten Wert zu halten. Diese Lebewesen werden daher als gleichwarm (**homoiotherm**) bezeichnet. Entscheidend ist dabei weniger der absolute Wert der Kerntemperatur als vielmehr die Fähigkeit zur Regelung. Homoiotherme Lebewesen sind somit in der Lage, unabhängig von der jeweiligen Außentemperatur, das heißt, in kalten wie auch warmen Lebensräumen, eine relativ gleichförmige Aktivität zu entfalten.

## 8.2.2 Temperaturtopographie

Die bei den verschiedenen Stoffwechselprozessen im Inneren des Organismus anfallende Wärme strömt kontinuierlich zur Körperoberfläche hin ab, so daß sich entsprechend den physikalischen Gesetzmäßigkeiten ein Temperaturgefälle zwischen den inneren und oberflächennahen Teilen des Körpers aufbaut. Im Bereich der Extremitäten kommt hinzu, daß die Temperatur sowohl von innen nach außen als auch mit zunehmender Entfernung vom Rumpf abnimmt. Dort besteht demnach gleichzeitig ein radiales (senkrecht zur Oberfläche gerichtetes) und axiales (parallel zur Oberfläche gerichtetes) Temperaturgefälle. Auf diese Weise bildet sich insgesamt ein relativ komplex gestaltetes Temperaturfeld aus, das sowohl zeitlichen als auch außentemperaturabhängigen Veränderungen unterworfen ist.

Für die weitere Betrachtung erweist es sich als nützlich, eine begriffliche Trennung zwischen einem **homoiothermen Körperkern** und einer eher **poikilothermen Körperschale** vorzunehmen. Dabei rechnet man zum eigentlichen Körperkern den Kopf und das Rumpfinnere, während zur Körperschale die Haut und die Extremitäten zählen. In Abhängigkeit von der jeweiligen Umgebungstemperatur variiert die Steilheit des Temperaturgradienten innerhalb des Organismus, und zwar in der Weise, daß in kühlerer Umgebung die Temperatur der oberflächennahen Körperpartien und distalen Extremitätenabschnitte besonders stark abnimmt, während in warmer Umgebung zwischen Körperkern und -schale nurmehr geringfügige Temperaturunterschiede bestehen.

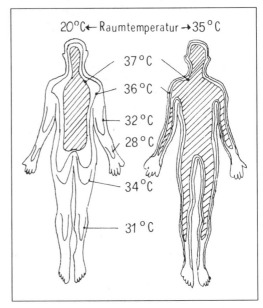

Abb. 8.2:  Schematische Darstellung der Isothermen in der Körperschale bis 20 °C und 35 °C

## 8.2.3 Kerntemperatur

Der **Sollwert der Körperkerntemperatur** wird für einen gesunden Erwachsenen mit 37 °C angegeben. Eingehende Untersuchungen haben jedoch erbracht, daß die Temperatur des

Körperkerns durchaus keine konstante Größe ist. So lassen sich neben räumlichen auch deutlich ausgeprägte zeitliche Schwankungen der Kerntemperatur nachweisen. Sie kann bei schwerer körperlicher Dauerleistung (z.B. Marathonlauf) physiologischerweise auf 40°C ansteigen. Vor dem Hintergrund dieser Ergebnisse ist es daher wenig sinnvoll, einen einzelnen Wert als Körperkerntemperatur anzugeben.

Für die klinische Praxis hat es sich als zweckmäßig erwiesen, die Rektal- bzw. Oraltemperatur als Maß für die Kerntemperatur zu betrachten. Dabei bewegt sich die Oraltemperatur zumeist um etwa 0,5 °C unter der Rektaltemperatur. Um für spätere Vergleichsmessungen eine möglichst hohe Aussagekraft zu erreichen, sollte die Temperaturmessung in beiden Fällen unter weitgehend standardisierten Bedingungen erfolgen (bestimmte Tageszeit, konstante Umgebungstemperatur, definierte Meßtiefe bei der rektalen Messung usw.).

Im folgenden soll genauer auf die **periodischen Tagesschwankungen der Körpertemperatur** eingegangen werden. Charakteristisch für den Verlauf der Kerntemperatur im Verlauf eines Tages ist das am frühen Morgen beobachtbare Temperaturminimum. Während des Vormittags steigt die Kerntemperatur dann allmählich an, um am späteren Nachmittag ihr Maximum zu erreichen. Die Amplitude der rhythmischen Tagesschwankung streut interindividuell zwischen 0,8 und 2,1 °C bei einem Durchschnittswert von 1 °C. Die tagesrhythmischen Schwankungen beruhen auf einer Sollwertverstellung, die als Ausdruck einer **endogenen zirkardianen Periodik** des Organismus verstanden werden kann und die durch äußere Zeitgeber, wie vor allem den tageszeitlichen Hell-Dunkel-Wechsel, mit der Erdumdrehung synchronisiert wird.

Eine rhythmische Temperaturschwankung längerer Periodendauer tritt im Zusammenhang mit dem Menstruationszyklus auf. So beobachtet man kurz nach der Menstruation einen deutlichen Abfall der Rektaltemperatur, die unmittelbar vor der Ovulation einen Minimalwert erreicht. Nach der Ovulation ist ein

Temperaturanstieg von durchschnittlich 0,5 °C zu verzeichnen. Bis zur nächsten Menstruation bleibt die Temperatur auf diesem erhöhten Niveau.

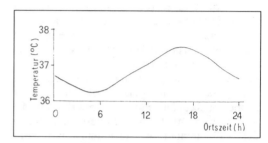

Abb. 8.3:   Die tagesrhythmischen Schwankungen der Kerntemperatur

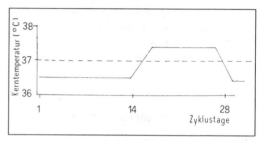

Abb. 8.4:   Verlauf der Kerntemperatur im Verlauf des Menstruationszyklus

Der bei **schwerer körperlicher Arbeit** nachweisbare Anstieg der Körperkerntemperatur beruhte nach älterer Auffassung entweder auf einer ungenügenden Wärmeabgabe oder aber auf einer zentral-nervös induzierten Sollwertverstellung. Beide Hypothesen ließen sich jedoch experimentell nicht verifizieren. Heute geht man vielmehr davon aus, daß die Kerntemperaturerhöhung das Resultat der komplexen thermischen Regelungsvorgänge ist, wonach es bei einem Absinken der Hauttemperatur im Zuge der Wärmeabgabe durch Verdunstung kompensatorisch zu einer verstärkten Wärmeretention kommt.

Dem **bei emotionaler Belastung** registrierbaren Anstieg der Körperkerntemperatur liegt wahrscheinlich eine Sollwertverstellung zugrunde.

# 8.3 Regelung der Kerntemperatur

## 8.3.1 Homoiothermie als Regelungsvorgang

Der homoiotherme Organismus ist in der Lage, seine Kerntemperatur auch unter wechselnden klimatischen Bedingungen und bei variabler endogener Wärmeproduktion innerhalb gewisser Grenzen konstant zu halten. Ein derartiger Regelvorgang beruht auf der Existenz eines in sich geschlossenen **negativ rückgekoppelten Regelkreises**. Ein solches "kybernetisches System" besteht aus der **Regelstrecke** (homoiothermer Körperkern), in der die **Regelgröße** (Kerntemperatur) auf einem bestimmten Wert (**Sollwert**) konstant gehalten werden soll. Eine Meßeinrichtung, auch "Fühler" genannt (kutane, spinale und hypothalamische Thermorezeptoren), mißt den aktuellen Wert der Regelgröße (**Istwert**) und gibt das Ergebnis an ein **Regelzentrum** (hypothalamische Strukturen) weiter. Dort erfolgt ein Vergleich des Istwerts mit dem durch die Führungsgröße bestimmten Sollwert. Formal entspricht dieser Vorgang einer Rechenoperation. Das Regelzentrum aktiviert – in Abhängigkeit von der Größe der Istwert-Sollwert-Differenz – eine Reihe peripherer Stellglieder (siehe weiter unten), welche die Abweichung der Regelgröße vom Sollwert korrigieren sollen. Die **Stellvorgänge** werden so lange aufrechterhalten, bis Ist- und Sollwert identisch sind. Als **Störgrößen** bezeichnet man solche Faktoren, die eine Abweichung der Regelgröße vom Sollwert bewirken.

Das Regelzentrum erreicht die einzelnen Stellglieder auf nervalem und hormonalem Wege und beeinflußt deren Aktivität in Abhängigkeit von der jeweiligen Istwert-Sollwert-Differenz. Als thermoregulatorisch wirksame Stellglieder fungieren beim Menschen in erster Linie:

### Steuerung der Wärmebildung
- **Skelettmuskulatur**
  - a) durch willkürliche Innervation
  - b) durch unwillkürliche Aktivierung ("Kältezittern")
- **Braunes Fettgewebe** (siehe 8.3.3 und 8.7.2).

### Steuerung der Wärmeabgabe
- **Hautgefäße**
  (Beeinflussung der Wärmedurchgangszahl und damit der Größe des inneren Wärmestroms)
- **Schweißdrüsen**
  (Beeinflussung des evaporierten Wärmeabstroms).

Neben diesen zentralnervös ausgelösten Stellvorgängen existieren noch eigenständige periphere Mechanismen, die nach direkter lokaler Temperatureinwirkung wirksam werden.

Die eben geschilderten Regelungsvorgänge laufen mit Ausnahme der durch Willkürinnervation der Skelettmuskulatur auslösbaren Steigerung der Wärmeproduktion **autonom** ab. Daneben besitzt der Mensch jedoch auch die Möglichkeit, seinen Wärmehaushalt durch entsprechende **Verhaltensweisen** (Aufenthalt in geheizten Räumen, Kleidung usw.) zu ökonomisieren.

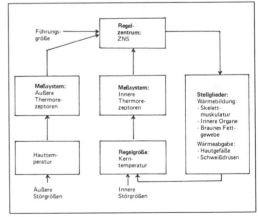

Abb. 8.5: Schematische Darstellung der menschlichen Thermoregulation

## 8.3.2 Thermorezeptoren

Die in der Haut lokalisierten Kalt- und Warmrezeptoren (**kutane Thermorezeptoren**) vermitteln einerseits die Temperaturempfindung,
andererseits spielen sie innerhalb des Tempe-
raturregelkreises als Meßfühler für die Hauttemperatur eine bedeutende Rolle im Rahmen
der Thermoregulation.

Neben den kutanen Thermorezeptoren existieren auch im Inneren des Körpers thermosensible Strukturen, welche als Meßorgane der
Kerntemperatur fungieren. So ist es möglich,
durch lokale Erwärmung eines eng umschriebenen Areals im vorderen Hypothalamus typische Entwärmungsreaktionen auszulösen.
Umgekehrt führt eine Abkühlung dieses hypothalamischen Gebiets zu einem deutlichen Anstieg der Wärmeproduktion sowie zu
ausgeprägten vasokonstriktorischen Reaktionen im Bereich der Haut.

Auch im Rückenmark ließen sich thermosensible Strukturen nachweisen. So bewirkt eine
Erwärmung des Vertebralkanals beim Hund
eine starke Dilatation der Hautgefäße sowie
eine Abnahme des Energieumsatzes, während
eine Abkühlung eine verstärkte Vasokonstriktion und Kältezittern auslöst. Darüber hinaus
vermuten einige Forscher, daß im Bereich des
Abdomens und der Muskulatur weitere Thermorezeptoren lokalisiert sind.

Aufgrund neuester experimenteller Ergebnisse
gilt es als nahezu gesichert, daß im Bereich des
**hinteren Hypothalamus** Neuronenpopulationen existieren, deren Funktion darin besteht,
die aus den unterschiedlichen Thermorezeptorpopulationen eingehenden Informationen
"integrativ" zu verarbeiten. In diesen Kernkomplexen vollzieht sich demnach die Umsetzung der afferenten Impulse thermosensibler
Fasern in ein – den aktuellen thermoregulatorischen Bedürfnissen des Organismus adäquates – efferentes Impulsmuster. Auf diese Weise
wird eine Koordination der verschiedenen an
den Vorgängen der Wärmeabgabe bzw. -bil-
dung beteiligten Mechanismen erreicht.

Die kutanen Thermorezeptoren beantworten
Änderungen der Hauttemperatur aufgrund ihrer **Differential-Eigenschaften** mit einer überproportionalen Zu- bzw. Abnahme ihrer Impulsaktivität. Die afferenten Erregungen
erreichen die Regelzentren und lösen dort
thermoregulatorische Stellvorgänge aus, noch
bevor es zu Veränderungen der eigentlichen
Regelgröße, also der Kerntemperatur, kommt.
Durch dieses Funktionsprinzip, das als **Störgrö-
ßenaufschaltung** bezeichnet wird, kann die
Trägheit der thermoregulatorischen Stellglieder und damit die lange Laufzeit des Reglers
wirksam kompensiert werden.

## 8.3.3 Regulatorische Wärmebildung

Unter dem Begriff der **chemischen Thermogenese** versteht man die bei Absinken der Umgebungstemperatur einsetzende Steigerung der
Wärmeproduktion aus exothermen Reaktionen. Zu der vermehrten Wärmebildung kommt
es, wenn die Außentemperatur die sogenannte
**kritische Temperatur** unterschreitet und die
physikalische Regulation nicht mehr ausreicht,
um die Kerntemperatur auf dem durch die
Führungsgröße vorgegebenen Niveau konstant
zu halten. Die kritische Temperatur, also der
Punkt der Temperaturskala, der die Grenze
zwischen physikalischer und chemischer Regulation markiert, ist direkt abhängig von der
maximal möglichen Isolation der Körperschale
sowie von der Höhe des Grundumsatzes.

Für die chemische Thermogenese kommen im
wesentlichen zwei Mechanismen in Betracht:
- **Kältezittern der Skelettmuskulatur**
- **Zitterfreie Wärmebildung im braunen Fettgewebe.**

### Kältezittern der Skelettmuskulatur

Beim erwachsenen Menschen beruht die Erhöhung des Energieumsatzes nach Unterschreiten der kritischen Temperatur im wesentlichen
auf Stoffwechselsteigerungen in der Skelettmuskulatur. Zunächst kommt es mit zunehmender Impulsfrequenz in den Fasern der
$\alpha$-Motoneurone zu einer Erhöhung des Reflex-
tonus der Muskulatur und damit zu einer
Steigerung der Wärmeproduktion. Bei stärkerer Kältebelastung schließlich registriert man
unwillkürliche tonische oder rhythmische Mus-
kelkontraktionen. Dieses Kältezittern geht mit

einer erheblich gesteigerten Wärmebildung einher. Der Energieumsatz erhöht sich unter diesen Bedingungen auf das 3- bis 5fache des Grundumsatzes.

### Zitterfreie Wärmebildung im braunen Fettgewebe

Im Vergleich zu der bei Muskelzittern ablaufenden Wärmeproduktion spielt beim Erwachsenen die zitterfreie Wärmebildung in den inneren Organen und in der Skelettmuskulatur im Rahmen der chemischen Thermogenese eine nur unbedeutende Rolle.

Beim menschlichen Neugeborenen – sowie bei einer Reihe kälteadaptierter Kleintiere – gewinnt die im braunen Fettgewebe ablaufende zitterfreie Wärmebildung eine entscheidende Bedeutung für die Aufrechterhaltung der Kerntemperatur bei Kältebelastung.

# 8.4    Wärmeabgabe

## 8.4.1    Mechanismen der Wärmeabgabe

Der **äußere Wärmestrom**, das heißt, der Gesamtwärmestrom an die Umgebung, kann als Summe verschiedener Teilströme verstanden werden: ˈ

- Wärmeabstrom durch Leitung und Konvektion
- Wärmeabstrom durch Strahlung
- Wärmeabstrom durch Verdunstung.

### Wärmeabstrom durch Leitung und Konvektion

Ein **konduktiver Wärmeabstrom**, das heißt, ein Wärmeabstrom durch Leitung, findet einerseits dort statt, wo sich der Körper in direkter Berührung mit einer festen Unterlage befindet, sowie andererseits innerhalb der auf der Körperoberfläche haftenden Grenzschicht aus Luft. Außerhalb dieser Trennschicht, deren Größe eine Funktion der Windgeschwindigkeit und Oberflächenkrümmung ist, erfolgt der Wärmeabstrom ausschließlich durch **Konvektion**. Die Größe des Wärmeabstroms $Q_{L,K}$ durch Leitung und Konvektion pro Flächeneinheit errechnet sich nach folgender Gleichung:

$$Q_{L,K} = \alpha \times (T_H - T_L)$$

($T_H$ = Hauttemperatur, $T_L$ = Lufttemperatur, $\alpha$ = Wärmeübergangszahl [Funktion der Windgeschwindigkeit und Oberflächenkrümmung])

Auch im Bereich der Schleimhäute des Respirationstrakts kommt es zu einer Wärmeabgabe durch Leitung und Konvektion.

### Wärmeabstrom durch Strahlung

Für den Wärmeabstrom durch **Strahlung** pro Flächeneinheit gilt die Stefan-Boltzmannsche Beziehung:

$$Q_S = \sigma \times \varepsilon_K \times \varepsilon_W \times (T_H - T_W)$$

($T_H$ = Hauttemperatur, $T_W$ = Strahlungstemperatur der Umgebung, $\sigma$ = Strahlungskonstante, $\varepsilon_K$ = Emissionszahl, $\varepsilon_W$ = Absorptionszahl)

### Wärmeabstrom durch Verdunstung

Aufgrund der hohen Verdampfungswärme des Wassers (580 kcal/l $H_2O$) bildet die **Verdunstung** von Wasser an der Oberfläche der Haut und der Schleimhäute des Respirationstrakts einen wesentlichen Stellvorgang im Rahmen der Steuerung der Wärmeabgabe.

Gelangen die Wasserteilchen per Diffusion an die Haut- bzw. Schleimhautoberfläche, so spricht man von extraglandulärer Wasserabgabe oder **Perspiratio insensibilis**. Demgegenüber wird die Wasserabgabe durch die Schweißdrüsen als glanduläre Wasserabgabe bzw. **Perspiratio sensibilis** bezeichnet. Es sollte in diesem Zusammenhang betont werden, daß ausschließlich die Größe der glandulären Wasserabgabe regulatorisch beeinflußbar ist.

Insgesamt läßt sich der Wärmeabstrom durch Verdunstung pro Flächeneinheit mittels folgender Gleichung beschreiben:

$$Q_E = \beta \times (P_H - P_L)$$

($P_H$ = Dampfdruck der Haut, $P_L$ = Dampfdruck der umgebenden Luft, $\beta$ = Verdunstungszahl [Funktion der Windgeschwindigkeit und Oberflächenkrümmung])

## 8.4.2 Hautdurchblutung

Die im Körperinneren ständig produzierte Wärme gelangt sowohl rein "konduktiv" als auch "konvektiv" mit dem Blutstrom zur Körperoberfläche. Dieser **innere Wärmestrom $Q_{In}$** ist unter Fließgleichgewichtsbedingungen gleich dem **äußeren Wärmestrom $Q_{Ex}$** (Wärmestrom von der Körperoberfläche an die Umgebung). Innerer und äußerer Wärmestrom entsprechen dabei der pro Zeiteinheit im Körperinneren gebildeten Wärmemenge MR:

$$MR = Q_{In} = Q_{Ex} = C \times (T_K - T_H) = h \times (T_H - T_U) + E$$

$T_K$ = Körpertemperatur, $T_H$ = mittlere Hauttemperatur, $T_U$ = Umgebungstemperatur, C = Wärmetransportzahl, h = kombinierte Wärmeübergangszahl für Leitung, Konvektion und Strahlung, E = Anteil der auf dem Wege der Verdunstung abgegebenen Wärme)

Durch Variation der peripheren Durchblutung ist der Organismus in der Lage, innerhalb gewisser Grenzen die Wärmetransportzahl C zu verändern, um damit den inneren Wärmestrom den wechselnden äußeren Bedingungen anzupassen. Die Variabilität der Wärmetransportzahl hängt in erster Linie von der Dicke der isolierenden Körperschale ab und beträgt 1 : 4 bis 1 : 7. Unterschreitet jedoch die Außentemperatur einen bestimmten unteren Grenzwert (**kritische Temperatur**), so lassen sich Wärmeverluste nur dadurch vermeiden, daß eine kompensatorische Steigerung der Wärmeproduktion einsetzt. Die sogenannte kritische Temperatur bildet demnach die Grenze zwischen physikalischer und chemischer Thermoregulation.

An der Steuerung der peripheren Durchblutung und damit der Wärmetransportzahl ist allerdings nicht die gesamte Körperoberfläche in gleichem Maße beteiligt. Vielmehr bestehen deutliche **regionale Unterschiede**. So lassen sich am Finger Durchblutungsänderungen im Verhältnis von 1/600 registrieren (0,2 ml/100 ml Gewebe bei maximaler Vasokonstriktion in kalter Umgebung und 120 ml/100 ml Gewebe bei maximaler Vasodilatation in warmer Umgebung), an der Hand von etwa 1/30 und im Bereich des Rumpfes von nurmehr 1/7. Aus diesen Daten ist leicht abzulesen, daß die Akren (Finger, Hand usw.) und die distalen Extremitätenabschnitte in besonderer Weise dazu geschaffen sind, den Wärmewiderstand zwischen Körperkern und -schale entweder maximal groß oder maximal klein einzustellen, wodurch sich die Bedingungen für den inneren Wärmestrom in weiten Grenzen verändern lassen. Gerade im Bereich der Akren besteht damit die Möglichkeit, eine erheblich über dem Durchschnitt liegende Wärmeabgabe bei Hitzebelastung bzw. Wärmeeinsparung bei Kältebelastung zu erreichen.

Die in der Haut der distalen Extremitätenabschnitten histologisch nachweisbaren **arteriovenösen Anastomosen**, deren Eröffnung bei Nachlassen des Vasokonstriktorentonus zu einer erheblichen Durchblutungssteigerung und damit zu einem Anstieg des konvektiven Wärmetransports führt, können als **besonders differenzierte Wärmeaustauschgefäße** betrachtet werden. Dadurch, daß die bei Hitzebelastung registrierbare Mehrdurchblutung der distalen Extremitätenabschnitte in erster Linie zu Lasten der weit eröffneten arterio-venösen Anastomosen geht, während die Perfusion des Kapillarstrombetts weitgehend konstant gehalten wird, bleibt die Gewebshomöostase nahezu vollkommen gewahrt.

Die Einwirkung von Kälte oder Wärme löst an der glatten Gefäßmuskulatur teilweise unmittelbar Tonusänderungen aus.

Ein in diesem Zusammenhang erwähnenswertes Beispiel stellt das erstmals von Lewis beschriebene Phänomen der Kältevasodilatation dar:

Bei extremer Kälteeinwirkung im Bereich der Akren registriert man zunächst eine maximale Konstriktion der Hautgefäße, die nach etwa 10 Minuten von einer kurzdauernden Dilatation (sogenannte Kältevasodilatation) abgelöst wird. Im weiteren Verlauf des Experiments wiederholt sich dieser Vorgang mehr oder weniger regelmäßig.

Die Kältevasodilatation bietet in gewissem Umfang einen Schutz vor hypoxischen Gewebsschäden. Ihr Zustandekommen führt man im wesentlichen auf das Wirksamwerden der folgenden vier Mechanismen zurück:
- Abnahme des myogenen Gefäßtonus aufgrund der langen Kälteeinwirkung
- Abgeschwächte Reaktion der glatten Gefäßmuskulatur auf die Impulse vasokonstriktorischer Fasern
- Axonreflex
- Anhäufung dilatatorisch wirksamer Substanzen im Zustand der Gewebshypoxie.

### 8.4.3 Schwitzen

Wie bereits in einem der vorigen Abschnitte dargelegt wurde, kann der Gesamtwärmestrom an die Umgebung in verschiedene Teilströme aufgegliedert werden, wobei zwischen einer Wärmeabgabe durch Leitung und Konvektion, Strahlung sowie Verdunstung unterschieden wurde.

Erreicht die Außentemperatur Werte über 35 °C, muß die gesamte Wärme auf dem Wege der Verdunstung an die Umgebung abgegeben werden, da dem Körper unter diesen Bedingungen sogar Wärme von außen durch Leitung, Konvektion und gegebenenfalls durch Strahlung zugeführt wird. Die vollständige Wärmeabgabe durch Verdunstung von Wasser an der Oberfläche der Haut bleibt selbst unter extremsten Hitzebelastungen so lange gesichert, wie der Wasserdampfdruck der Haut den der umgebenden Luft übertrifft. Die Effektivität der evaporierten Wärmeabgabe beruht dabei nicht zuletzt auf der relativ hohen **Verdampfungswärme des Wassers** (580 kcal/l $H_2O$ bzw. 2430 kJ/l $H_2O$).

Die besondere funktionelle Bedeutung der Wärmeabgabe durch Verdunstung läßt sich anhand von Patienten demonstrieren, die an einem angeborenen Schweißdrüsenmangel leiden. Diese Menschen besitzen ausschließlich die Möglichkeit zur insensiblen Wasserabgabe; mit steigender Außentemperatur wird die Regulation insuffizient, da die verdunsteten Wassermengen nicht ausreichen, um die gesamte Wärme abzuführen. Demgegenüber kann die Schweißproduktion beim gesunden Erwachsenen kurzfristig auf 4 l/h ansteigen. Beim Menschen erfolgt die Steuerung der Sekretionstätigkeit der Schweißdrüsen durch sympathische cholinerge Nervenfasern. Eine vermehrte Schweißsekretion ist demnach auch durch die Gabe von Acetylcholin auslösbar.

### 8.4.4 Außentemperatur und Wärmeabgabe

Die Veränderungen der Hauttemperatur, der Kerntemperatur, der Hautdurchblutung und der Schweißsekretion (bzw. des evaporierten Wärmestroms) in Abhängigkeit von der Außentemperatur können den folgenden Abbildungen entnommen werden.

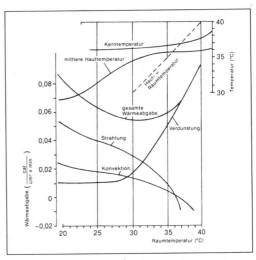

Abb. 8.6: Die unterschiedlichen Anteile des äußeren Wärmestroms (linke Ordinate) sowie Kern- und Hauttemperatur (rechte Ordinate) als Funktion der Raumtemperatur

Wie die Abb. 8.6 zeigt, nimmt die Wärmeabgabe durch Strahlung, Leitung und Konvektion unterhalb des Schnittpunkts von Raum- und Hauttemperatur (etwa bei 36 °C) mit fallender Umgebungstemperatur zunächst recht schnell, dann jedoch immer langsamer zu. Für den Wärmeabstrom durch Verdunstung läßt sich dagegen ein gerade umgekehrtes Verhalten nachweisen. Im Bereich der thermischen Indifferenzzone sowie bei tiefen Außentemperaturen ist die Größe der durch Verdunstung abgegebenen Wärmemenge nahezu konstant. Erst wenn die Wärmeabgabe durch Leitung, Konvektion und Strahlung bei etwa 29 °C Außentemperatur relativ stark abnimmt, steigt der Wärmeabstrom durch Verdunstung meßbar an.

Es sollte in diesem Zusammenhang darauf hingewiesen werden, daß neben der Temperatur der umgebenden Luft bzw. der strahlenden Medien zusätzliche Faktoren, wie beispiels-

weise die **relative Luftfeuchte** oder die **Windgeschwindigkeit**, die Wärmeabgabe maßgeblich beeinflussen (siehe 8.4.1).

Nun zu den Besonderheiten der **Wärmeabgabe im Wasser.** Eine Wärmeabgabe durch Strahlung findet im Wasser nur in sehr geringem Ausmaß statt. Dagegen nimmt die äußere Übergangszahl für Leitung und Konvektion im Wasser, verglichen mit der in Luft, einen etwa 250fach höheren Wert an. Wenn die Wärmeverluste im Wasser dennoch nur ungefähr zwei- bis dreimal so groß sind wie in Luft gleicher Temperatur, dann nur deshalb, weil die mittlere Hauttemperatur aufgrund einer maximalen Konstriktion der Hautgefäße weitgehend der Wassertemperatur angenähert wird, wodurch ein sehr flaches äußeres Temperaturgefälle erzeugt wird. Die Isolierwirkung der Körperschale wird entscheidend von der Dicke des subkutanen Fettpolsters mitbestimmt.

# 8.5 Grenzen und Sonderverhalten der Thermoregulation

## 8.5.1 Grenzen der Regulation

Als **Hyperthermie** bezeichnet man einen Zustand, der sich als Folge einer mangelhaften Entwärmung des Organismus bei extremer Hitzebelastung oder/und erhöhtem Energieumsatz entwickelt.

Die Stellvorgänge der Wärmeabgabe sind maximal aktiviert, um die erhöhte Kerntemperatur auf den angestrebten Sollwert zurückzuführen. Zerebrale Symptome, wie Schwindel, Desorientiertheit und Krämpfe, kennzeichnen das äußere Bild der Hyperthermie.

Bei längerdauernder Hyperthermie kommt es zu einer irreversiblen Schädigung der Organsysteme (besonders des ZNS) und der Tod tritt ein.

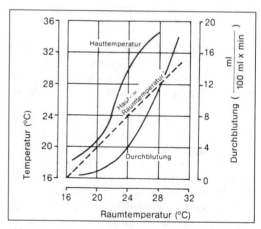

Abb. 8.7:   Hauttemperatur und Extremitätendurchblutung (Hand) in Abhängigkeit von der Raumtemperatur

Im allgemeinen wird für den Menschen als obere Grenze der Körperkerntemperatur, bei der ein Überleben noch möglich ist, ein Wert von 42 °C angegeben. Die höchste Rektaltemperatur, die ein Mensch lebend überstanden hat, betrug 43,5 °C.

Ein Absinken der Kerntemperatur auf Werte unter 35 °C bezeichnet man als **Hypothermie**, deren Ursache in einem Versagen der verschiedenen thermoregulatorischen Stellvorgänge bei länger anhaltender Kältebelastung zu sehen ist. Bei mäßig abgesunkener Kerntemperatur arbeiten die Kälteabwehrmechanismen noch mit maximaler Intensität, um schließlich – mit weiter abnehmender Kerntemperatur – eine nur noch minimale Leistung zu erbringen. Sinkt die Körpertemeperatur unter 27 °C ab, kommt es meist zu einem völligen Bewußtseinsschwund, einer Areflexie und einer Atemdepression. In den meisten Fällen ist ein plötzlich einsetzendes Herzflimmern die eigentliche Ursache des Kältetodes.

## 8.5.2 Hitzekollaps

Der **Hitzekollaps** ist – im Gegensatz zur Hyperthermie, bei der es aufgrund der Wärmestauung zu einer direkten Schädigung der Organsysteme kommt – der Genese nach ein reines Kreislaufversagen. So entsteht mit zunehmender Hitzebelastung aufgrund der maximalen Dilatation der Hautgefäße eine immer größer werdende Diskrepanz zwischen Gefäßkapazität und intravasalem Blutvolumen. Die Folge davon ist ein Blutdruckabfall, der zu einer zerebralen Minderdurchblutung führt. Als Symptome des Hitzekollaps treten daher vor allem Schwindelanfälle und Ohnmachtszustände auf.

Das Zustandekommen des Hitzekollaps läßt sich vor dem Hintergrund der "Vermaschung" zweier Regelkreise verstehen. So sind nämlich die Blutdruck- und Temperaturregulation über das Stellglied der Hautdurchblutung funktionell gekoppelt. Bei starker Hitzebelastung erhält die thermoregulatorisch notwendige Vasodilatation den Vorrang vor der kreislaufregulatorisch erforderlichen Vasokonstriktion.

## 8.5.3 Fieber

Fieber kann im Sinne einer **Sollwertverstellung** der Temperaturregulation interpretiert werden. Auslöser sind endogene Mediatoren, die durch Leukozyten freigesetzt werden. Die Regeleigenschaften bleiben im Fieber unverändert, so daß die Kerntemperatur gegen äußere und innere Störgrößen mittels der verschiedenen Stellvorgänge auf dem erhöhten Niveau weitgehend konstant gehalten wird. Der Fieberanstieg – als Ausdruck der Sollwertverstellung der Kerntemperatur auf einen erhöhten Wert – beruht auf zwei Mechanismen:

- **Anstieg der endogenen Wärmeproduktion**
  - (vor allem durch Kältezittern)

- **Einschränkung der Wärmeabgabe**
  - in kalter Umgebung durch maximale Konstriktion der Hautgefäße (dadurch Abnahme der mittleren Hauttemperatur)
  - in warmer Umgebung durch Hemmung der Schweißsekretion.

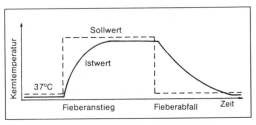

Abb. 8.8:   Fieberanstieg bzw. Fieberabfall als Ausdruck einer zentralen Sollwertverstellung

Umgekehrt können die beim Fieberabfall ablaufenden Erwärmungsreaktionen als Ausdruck eines plötzlich tiefer gestellten Sollwerts verstanden werden. Die Rückkehr der Kerntemperatur in den Normbereich erfolgt durch Aktivierung der folgenden Stellvorgänge:
- Abnahme des Energieumsatzes
- Steigerung der Wärmeabgabe
  - in kühler Umgebung durch Dilatation der Hautgefäße (dadurch Anstieg der mittleren Hauttemperatur)
  - in warmer Umgebung durch erhöhte Schweißsekretion.

# 8.6 Akklimatisation

## 8.6.1 Zeitliche Charakteristika

Neben den bereits ausführlich dargestellten thermoregulatorischen Stellvorgängen, die innerhalb kürzester Zeit wirksam werden, besitzt der homoiotherme Organismus die Möglichkeit, sich längerfristigen Änderungen der klimatischen Lebensbedingungen anzupassen, indem in einzelnen Organsystemen funktionelle Umstellungen stattfinden. Diese Anpassungsvorgänge, die sich teilweise über Tage bis Monate, ja sogar Jahre hinziehen, führen in gewissem Umfang zu einer **Akklimatisation**.

Davon zu unterscheiden sind **genetische Adaptationsprozesse**, bei denen es sich ebenfalls um Anpassungsvorgänge an veränderte bzw. neue thermische Lebensbedingungen handelt. Jedoch erfolgt diese Form der Akklimatisation nicht im Laufe eines individuellen Lebens; ihre Entwicklung erstreckt sich vielmehr über mehrere Generationen.

Unter **Rezeptoradaptation** versteht man die Reaktionsabnahme eines peripheren Rezeptors (z.B. kutaner Thermorezeptor) auf einen konstanten Dauerreiz sowie die gleichzeitige Empfindlichkeitsanpassung an den neuen Reizbereich (siehe auch Abschnitt 12.3.3).

## 8.6.2 Hitzeakklimatisation

Die physiologischen Umstellungsvorgänge im Verlauf einer **Hitzeakklimatisation** bestehen vor allem in Veränderungen der Schweißproduktion:

- Die **Schweißsekretionsrate** kann im Zuge der Hitzeadaptation auf nahezu das Doppelte gesteigert werden, wobei am Ende bis zu ein Liter Schweiß in der Stunde gebildet werden kann
- Die Schweißsekretion setzt beim Hitzeakklimatisierten bereits bei niedrigerer Kerntemperatur und geringerer Hautdurchblutung ein, das heißt, die **Schwelle** für die Aktivierung des Stellvorgangs "Schwitzen" rückt zu tieferen Werten

- Mit zunehmender Hitzeakklimatisation erfolgt die Schweißsekretion immer **kontinuierlicher** und damit auch ökonomischer. Profuse Schweißausbrüche, wie sie beim Nichtakklimatisierten die Regel sind, kommen beim Hitzeakklimatisierten praktisch nicht mehr vor
- Während der Hitzeadaptation läßt sich eine **Abnahme der Elektrolytkonzentration** des Schweißes von etwa 0,3% auf 0,03% registrieren, so daß die NaCl-Verluste kleiner werden. Auch die Verdunstungsfähigkeit nimmt damit in geringem Umfang zu
- Außerdem konnte nachgewiesen werden, daß sich beim Hitzeakklimatisierten die **Zahl der aktiven Schweißdrüsen** erhöht.

## 8.6.3 Kälteakklimatisation

Bisher wurde weitgehend die Meinung vertreten, daß beim Menschen die Kälteadaptation vor allem auf Verhaltensänderungen und nur zu einem geringen Teil auf Umstellungen der thermoregulatorischen Stellvorgänge beruhe. Doch gerade in den letzten Jahren konnte eine Reihe neuer Erkenntnisse hinsichtlich der physiologischen Anpassungsvorgänge im Verlauf der Kälteakklimatisation gewonnen werden. So konnte bei Angehörigen eines australischen Eingeborenenstammes, die gewöhnlich im Freien bei Außentemperaturen um den Gefrierpunkt und mit einer nur kümmerlichen Bekleidung übernachten, im Verlauf der Nacht eine allmähliche Auskühlung der Körperschale (Abnahme der mittleren Hauttemperatur) und eine gleichzeitige Herabsetzung der Kerntemperatur um nahezu 1,5 °C registriert werden, ohne daß dabei Kältezittern aufgetreten wäre. Entsprechend ließ sich auch keine Steigerung des Energieumsatzes messen. Diese Form der Kälteadaptation, die darin besteht, die Schwelle zur Auslösung der chemischen Thermogenese zu tieferen Werten hin zu verschieben, wird als **hypotherme Kälteakklimatisation** bezeichnet.

Ein gänzlich anderes Verhalten läßt sich bei den Angehörigen des Volksstammes der Lappen nachweisen: Während der Nachtstunden steigt ihr Energieumsatz um nahezu 45% an, wobei durch eine kräftige Konstriktion der Hautgefäße eine maximale Isolation der Körperschale erreicht wird. Die Kerntemperatur kann dadurch nahezu konstant gehalten werden. Diese Form der Anpassung an längerfristige Kältebelastungen wird **metabolische Kälteakklimatisation** genannt.

# 8.7 Thermoregulation beim Neugeborenen

## 8.7.1 Wärmeabgabe beim menschlichen Neugeborenen

Beim menschlichen Neugeborenen sind bereits mit der Geburt sämtliche thermoregulatorische Stellvorgänge (Umsatzsteigerung, vasomotorische Steuerung der Hautdurchblutung, Schweißsekretion) voll funktionsfähig ausgebildet. Dennoch besteht eine besondere Empfindlichkeit des menschlichen Neugeborenen gegen Auskühlung. Die Begründung dafür ergibt sich zwingend, wenn man die für die Wärmeabgabe entscheidenden Bedingungen genauer untersucht. Dabei gelangt man zu dem Ergebnis, daß das Verhältnis aus Oberfläche zu Volumen für das Ausmaß des Wärmeabstroms von entscheidender Bedeutung ist. Mit abnehmender Größe des Körpers bzw. eines Körperteils nehmen deren relative Oberfläche und damit auch die relative Größe der Wärmeabgabe zu. Das Neugeborene mit seinem im Vergleich zum Erwachsenen drei- bis viermal größeren **Oberflächen-Volumen-Quotienten** erleidet daher in kühler Umgebung relativ hohe Wärmeverluste. Außerdem ist die Isolationswirkung der Körperschale aufgrund des erst **schwach entwickelten subkutanen Fettgewebspolsters** vergleichsweise gering.

## 8.7.2 Wärmebildung beim menschlichen Neugeborenen

Alle neugeborenen Warmblüter – so auch das menschliche Neugeborene – besitzen die Fähigkeit zur zitterfreien Thermogenese. Wesentliche Quelle der **zitterfreien Thermogenese** ist das **braune Fettgewebe**, das sich gegenüber dem weißen Fettgewebe durch plurivakuoläre Fettzellen und eine höhere Stoffwechselaktivität auszeichnet.

Das braune Fettgewebe ist vor allem in der Axilla, in der Inguinalregion und zwischen den Schulterblättern lokalisiert. Die zitterfreie Wärmebildung im braunen Fettgewebe wird ausgelöst durch Aktivierung des sympathisch adrenergen Systems. Entsprechend lassen sich nach pharmakologischer Blockade der $\beta$-Rezeptoren praktisch keine Umsatzsteigerungen mehr registrieren.

Es sollte abschließend nochmals ausdrücklich darauf hingewiesen werden, daß die Fähigkeit zur zitterfreien Thermogenese im braunen Fettgewebe auf kleine Säugetiere bzw. beim Menschen auf die ersten Tage und Wochen nach der Geburt beschränkt bleibt.

# 9. Nierenfunktion, Wasser- und Elektrolythaushalt

## 9.1 Morphologie der Niere

Die beiden im Retroperitonealraum gelegenen Nieren setzen sich beim Menschen aus jeweils 8 bis 10 Lappen zusammen, deren von den Sammelrohren durchbohrte Spitzen als Papillae renales in das Nierenbecken ragen. Dabei besitzt die menschliche Niere – so wie alle Säugetiernieren – eine **Rinden- und Markregion**, wobei letztere in eine innere und äußere Zone zerfällt.

Die kleinste funktionelle Einheit der Niere ist das **Nephron**, bestehend aus:
- Glomerulus und Bowmanscher Kapsel
- Tubulussystem.

Das Tubulussystem selbst läßt sich in folgende Abschnitte unterteilen (siehe nebenstehende Tabelle):

In diesem Zusammenhang sollte noch erwähnt werden, daß jedes Nephron im Bereich der **Macula densa** des distalen Konvoluts mit der afferenten Arteriole seines Ursprungsglomerulus in Berührung tritt; an dieser Stelle befindet sich der **juxtaglomeruläre Apparat**.

Die Anordnung der einzelnen Abschnitte eines Nephrons sowie der Verlauf der zugehörigen Blutgefäße in Rinde und Mark sind in Abb. 9.1 schematisch dargestellt.

| Tubulussystem | |
|---|---|
| Physiologische Bezeichnungsweise | Anatomische Bezeichnungsweise |
| Proximales Konvolut | Pars contorta des proximalen Tubulus (bzw. des Hauptstücks) |
| | Pars recta des proximalen Tubulus (bzw. des Hauptstücks) |
| Henlesche Schleife | Überleitungsstück |
| | Pars recta des distalen Tubulus (bzw. des Mittelstücks) |
| Distales Konvolut | Pars contorta des distalen Tubulus (bzw. des Mittelstücks) |
| Sammelrohre | Ductus papillares |

## 9.2 Nierenkreislauf

### 9.2.1 Nierendurchblutung

Beim Erwachsenen beträgt die Durchblutung beider Nieren unter Ruhebedingungen etwa 1 200 ml/min, was einem Anteil von 20-25% am Herzminutenvolumen entspricht. Für die spezifische Durchblutung ergibt sich – bei einem Gesamtnierengewicht von rund 300 g – ein Wert von etwa 400 ml/min x 100 g. Die arteriovenöse $O_2$-Konzentrationsdifferenz ist unter Ruhebedingungen sehr gering.

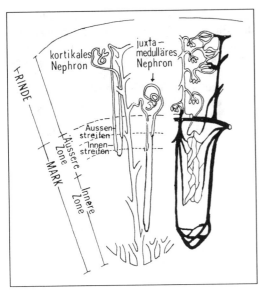

Abb. 9.1:   Schema des Feinbaus der Nieren, links
            zwei Nephrone, rechts Arterien und Venen

**Bestimmung des renalen Blutflusses (RBF) bzw. des renalen Plasmaflusses (RPF)**

Die Größe des renalen Plasmaflusses läßt sich – in Analogie zur Bestimmung des Herzminutenvolumens – nach dem Prinzip von Fick ermitteln. Als Indikatorsubstanz verwendet man **p-Aminohippursäure (PAH)**, die – in Form einer Dauerinfusion verabreicht – durch die Glomerula filtriert und von den Tubuluszellen sezerniert wird. Die Menge der in einem bestimmten Zeitraum in den Harn eliminierten PAH entspricht genau der PAH-Menge, die in demselben Zeitintervall während der Passage des Bluts durch die Nieren aus der Plasmaflüssigkeit in das Tubulussystem abgegeben wird. Dabei gilt folgende quantitative Beziehung:

$$RPF \times (Pa_{PAH} - Pv_{PAH}) = V_U \times U_{PAH}$$

(RPF = das pro Zeiteinheit durch die Nieren strömende Plasmavolumen
$Pa_{PAH}$ bzw. $Pv_{PAH}$ = PAH–Konzentration im Plasma des art. bzw. ven. Bluts.
$V_U$ = Urinzeitvolumen
$U_{PAH}$ = PAH-Konzentration im Urin)

Daraus folgt für den **renalen Plasmafluß**:

$$RPF = \frac{V_U \times U_{PAH}}{[Pa_{PAH} - Pv_{PAH}]}$$

Die **Nierendurchblutung (RBF)** läßt sich aus dem RPF bei Kenntnis des Hämatokritwerts nach folgender Formel berechnen:

$$RBF = \frac{RPF}{1 - Hkt}$$

Um sich einen ersten Überblick über die Größe des renalen Plasmaflusses zu verschaffen, genügt es schon, die **PAH-Clearance ($C_{PAH}$)** zu ermitteln:

$$C_{PAH} = \frac{V_U \times U_{PAH}}{Pa_{PAH}}$$

Diese an sich virtuelle Größe entspricht dem Teil des renalen Plasmaflusses, der vollständig von PAH "befreit" wird. Diese Vereinfachung ist möglich, weil die **Extraktionsrate für PAH bei nahezu 90%** liegt, so daß $P_{vPAH}$ – mit einem vergleichsweise geringen Fehler – gleich Null gesetzt werden kann. Der über die PAH-Clearance bestimmte Nierenplasmafluß wird als **effektiver renaler Plasmafluß (ERPF)** bezeichnet:

$$C_{PAH} = ERPF$$

Entsprechend gilt für die Berechnung der **effektiven Nierendurchblutung (ERBF)** folgende Beziehung:

$$ERBF = \frac{ERPF}{1 - Hkt}$$

Beim gesunden Erwachsenen beträgt der ERPF etwa 650 ml/min, während die ERBF bei ungefähr 1 200 ml/min liegt.

Hinsichtlich der **Durchblutungsgröße** bestehen in der Niere erhebliche **regionale Unterschiede**. So wird die Nierenrinde von etwa 93% des RBF durchströmt, während auf die äußere Markzone nur ein Anteil von 6% entfällt. Für die innere Markzone bleibt demnach nurmehr ein Restanteil von 1%. Wie in einem der folgenden Abschnitte noch ausführlich zu erläutern sein wird, hängt die Wirksamkeit der harnkonzentrierenden Mechanismen in entscheidendem Maße von der Größe der **Markdurchblutung** ab. So verursacht eine Erhöhung der Markdurchblutung – beispielsweise als Folge einer allgemeinen arteriellen Blutdrucksteigerung – eine sogenannte Druckdiurese, weil durch den medullären Durchblutungsanstieg die Prozesse der Harnkonzentrierung im **Gegenstromsystem** erheblich beeinträchtigt werden. Charakteristisch für eine derartige Druckdiurese sind eine erhöhte $Na^+$- und Wasserausscheidung.

## 9.2.2   Renale Autoregulation

Die Gefäße der Nierenrinde, die von annähernd 93% des renalen Blutflusses durchströmt werden, zeigen eine **deutlich ausgeprägte Autoregulation**. Letztere ist das Ergebnis einer genauen Anpassung des Strömungswiderstands in den renalen Widerstandsgefäßen an den jeweiligen arteriellen Blutdruck, so daß der Perfusionsdruck in der Niere innerhalb einer Variationsbreite des arteriellen Blutdrucks von 90 mmHg bis 180 mmHg relativ konstant gehalten wird. Da eine Beteiligung der vasomotorischen Nerven an diesen Vorgängen ausgeschlossen werden konnte, liegt der Schluß nahe, daß das autoregulative Verhalten der kortikalen Nierengefäße durch **intrarenale Mechanismen** erreicht wird. In diesem Zusammenhang werden zwei Theorien diskutiert:

- Experimentell konnte nachgewiesen werden, daß an der denervierten Niere ein Anstieg des Perfusionsdrucks mit einer Konstriktion der Vasa afferentia einhergeht, während eine Abnahme des Perfusionsdrucks eine Dilatation der Vasa afferentia zur Folge hat. Die intrarenale Widerstandsanpassung beruhte demnach auf einer unmittelbaren, durch eine Änderung des transmuralen Druckgradienten ausgelösten Reaktion der glatten Muskulatur der Vasa afferentia (**myogene Reaktion, Bayliss-Effekt**)

- Daneben wird die Existenz einer **intrarenalen $Na^+$-Rückkopplung** über den juxtaglomerulären Apparat angenommen.

Die autoregulatorische Widerstandsanpassung in den Vasa afferentia ist von erheblicher funktioneller Bedeutung für die Konstanthaltung der **glomerulären Filtrationsrate (GFR)**. Durch die präglomeruläre Regulation des Strö-

mungswiderstands wird nämlich erreicht, daß der Blutdruck in den glomerulären Kapillarschlingen – innerhalb des autoregulierten Druckbereichs – einen nahezu konstanten Wert aufweist. Damit ist eine entscheidende Voraussetzung für die Konstanthaltung der GFR erfüllt, denn der glomeruläre Kapillardruck ist einer der Faktoren, welche die Höhe des effektiven Filtrationsdrucks und damit die Größe der GFR bestimmen.

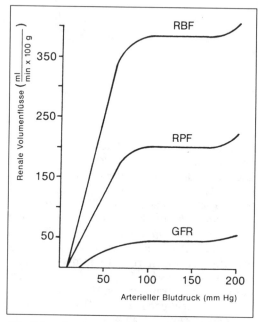

Abb. 9.2:   Renale Autoregulation (RBF = Renaler Blutfluß, RPF = Renaler Plasmafluß, GFR = Glomeruläre Filtrationsrate)

## 9.2.3   Nierenfunktion und O2-Verbrauch

Eine Vielzahl experimenteller Untersuchungen hat gezeigt, daß der renale $O_2$-Verbrauch in einem engen Zusammenhang mit der Größe der tubulären $Na^+$-Rückresorptionsrate steht.

Bei einer Durchblutungszunahme in der Nierenrinde kommt es zu einem Anstieg der GFR, wodurch sich die in das Tubulussystem abfiltrierte $Na^+$-Menge erhöht. Damit nimmt auch der zur Rückresorption der erhöhten $Na^+$-Menge erforderliche Anteil an Stoffwechselenergie zu, was sich letztlich in einem Anstieg des $O_2$-Verbrauchs manifestiert.

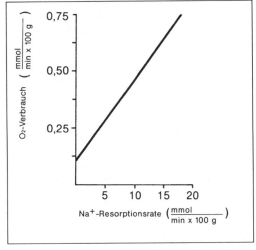

Abb. 9.3:   $O_2$-Verbrauch der Niere in Abhängigkeit von der Größe der tubulären $Na^+$-Resorption

# 9.3   Glomeruläre Filtration

## 9.3.1   Glomeruläre Filtrationsrate (GFR) und Filtrationsfraktion (FF)

Als **glomeruläre Filtrationsrate (GFR)** bezeichnet man das pro Zeiteinheit von den Glomeruli der beiden Nieren gebildete Filtratvolumen. Das Verfahren zur Bestimmung der GFR basiert auf einer Massenbilanzbetrachtung für eine bestimmte Testsubstanz. An einen derartigen Indikatorstoff sind folgende Bedingungen zu stellen:
- Die Substanz muß frei filtrierbar sein, das heißt, sie muß im Primärharn die gleiche Konzentration haben wie im Plasma
- Die Substanz darf nicht an Plasmaproteine gebunden sein
- Die Substanz darf tubulär weder sezerniert noch resorbiert werden
- Die Substanz darf in der Niere keinerlei metabolischen Veränderungen unterliegen.

Diese Voraussetzungen werden am ehesten von dem Polysaccharid **Inulin** (MG = 5000)

sowie dem endogen gebildeten **Kreatinin** erfüllt. Bei diesen Stoffen entspricht die pro Zeiteinheit glomerulär filtrierte Menge der im gleichen Zeitraum im Urin ausgeschiedenen Menge. Es gilt daher – auf das Inulin angewandt – folgende Beziehung:

$$GFR \times P_1 = V_U \times U_1$$

(GFR = Glomeruläre Filtrationsrate,
$P_1$ = Plasmakonzentration des Inulin,
$V_U$ = Harnzeitvolumen,
$U_1$ = Inulinkonzentration im Urin)

Die GFR ergibt sich demnach als:

$$GFR \times P_1 = \frac{U_1}{p_1} \times V_U$$

> ☞ Die glomeruläre Filtrationsrate beträgt beim gesunden Erwachsenen etwa 125 ml/min bzw. 180 l/Tag.

Erwähnt werden sollte in diesem Zusammenhang noch, daß folgende Formel als **Clearance-Formel** bezeichnet wird:

$$\left[ \frac{U_S}{P_S} \times V_U \right]$$

Dabei entspricht der Clearance-Wert $(C_S)$ einer beliebigen im Blutplasma vorhandenen Substanz dem Plasmavolumen, das pro Zeiteinheit von eben dieser Substanz vollständig "befreit" wird. Die Clearance-Werte von Inulin und Kreatinin sind – aufgrund ihres spezifischen renalen Ausscheidungsmodus – identisch mit der GFR.

Unter Berücksichtigung des effektiven renalen Plasmaflusses (ERPF) bzw. der PAH-Clearance läßt sich die sogenannte **Filtrationsfraktion (FF)** ermitteln, der folgende Definitionsgleichung zugrund liegt:

$$\frac{\text{Inulin} - \text{Clearance(GFR)}}{\text{PAH} - \text{Clearance (ERPF)}} = \text{Filtrationsfraktion (FF)}$$

Der Wert der Filtrationsfraktion liegt normalerweise bei etwa 0,2.

## 9.3.2   Bestimmende Größen der GFR

> ☞ Die Größe der pro Zeiteinheit in den Kapselraum abfiltrierten Flüssigkeitsmenge hängt bei gegebener Fläche und "Wasserdurchlässigkeit" des glomerulären Filters vom **effektiven Filtrationsdruck ($P_{eff}$)** ab. Dieser errechnet sich als algebraische Summe aus dem **hydrostatischen Druck im Kapillarlumen $P_K$**, dem kolloidosmotischen **Druck im Kapillarlumen $\pi_K$** dem hydrostatischen Druck im Kapselraum $p_B$ sowie dem kolloidosmotischen Druck im Kapselraum $\pi_B$.

Dabei gilt folgende quantitative Beziehung:

$$\text{GFR} = K_F \times [(P_K - P_B) - (\pi_K - \pi_B)]$$

($K_F$, der sogenannte Ultrafiltrationskoeffizient, gibt die Flüssigkeitsmenge in ml an, die bei gegebener Filtrationsfläche pro mmHg Druck in einer Minute abfiltriert wird)

Bei praktisch eiweißfreiem Filtrat ($\pi_B = 0$) folgt für den Filtrationsprozeß im Glomerulus:

$$\text{GFR} = K_F \times [P_K - (P_B + \pi_K)]$$

$$= K_F \times P_{eff}$$

In jüngster Zeit ist es gelungen, die drei Drucke $P_K$, $P_B$ und $\pi_K$ an Säugernieren direkt zu bestimmen:

- $P_K$ beträgt ca. 45 mmHg respektive 40% des Aortendrucks
- $P_B$ liegt bei ungefähr 10 mm Hg
- $\pi_K$ beträgt am Anfang der Gloweruluskapillaren etwa 22 mmHg, an deren Ende (es wird Wasser abfiltriert!) ungefähr 35 mmHg.

Danach ergibt sich für den Druck in der Gloweruluskapillare:

$$P_{eff} = 45 - (10 + 20) = 15 \text{ mmHg am Anfang}$$

$$P_{eff} = 45 - (10 + 35) = \phantom{0}0 \text{ mmHg am Ende}$$

Nach dieser von **Starling** entwickelten **Modellvorstellung** ist die Größe der GFR ausschließlich abhängig von der Höhe des effektiven Filtrationsdrucks. Aufgrund neuerer Befunde war man jedoch gezwungen, das Starlingsche Konzept zu erweitern und in ein neues **dynamisches Modell** zu integrieren:

Danach nimmt der kolloidosmotische Druck $_K$ im Plasma – bei konstanter hydrostatischer Druckdifferenz ($P_K - P_B = K$) – während der Passage des Bluts durch die Gloweruluskapillare kontinuierlich zu, um an einer bestimmten Stelle den Wert K anzunehmen. Die Lage dieses Punktes, an dem das Filtrationsgleichgewicht erreicht ist, hängt von der **Größe des renalen Plasmaflusses** ab. Diese Stelle rückt dabei um so weiter in Richtung auf das Vas efferens, je größer der renale Plasmafluß ist. Damit erhöht sich auch die glomeruläre Filtrationsrate, während die Größe der Filtrationsfraktion weitgehend unverändert bleibt.

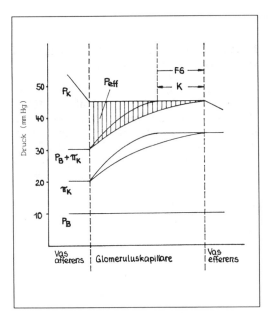

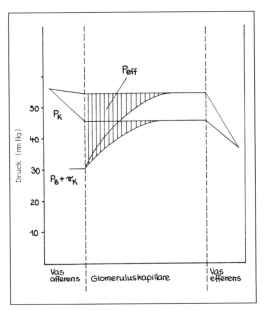

Abb. 9.4:   Der Filtrationsprozeß im Glomerulus ($P_K$ bzw. $P_B$ = hydrostatischer Druck in der Glomeruluskapillare bzw. in der Bowmanschen Kapsel, $\pi_K$ = kolloidosmotischer Druck in der Glomeruluskapillare, $P_{eff}$ = effektiver Filtrationsdruck, FG = Filtrationsgleichgewicht). Der Punkt, an dem das Filtrationsgleichgewicht im Verlauf der Kapillarpassage erreicht wird, rückt bei Zunahme des RBF in Richtung auf das Vas efferens. Nähere Erläuterung siehe Text.

Abb. 9.5:   Die Höhe des effektiven Filtrationsdrucks in Abhängigkeit vom Verhältnis des präglomerulären zum postglomerulären Widerstand. Genauere Einzelheiten siehe Text.

Nach dieser erweiterten Modellvorstellung hängt also die Größe der GFR bei gegebenem kolloidosmotischen Anfangsdruck von zwei Faktoren ab:

- von der Höhe der hydrostatischen Druckdifferenz zwischen Kapillarlumen und Kapselraum (Starlingsches Konzept)
- von der Größe des renalen Plasmaflusses (RPF).

Im folgenden muß noch ein für den glomerulären Filtrationsprozeß entscheidender Aspekt der renalen Hämodynamik näher beleuchtet werden. So sprechen nämlich zahlreiche experimentelle Befunde dafür, daß die Größe der GFR – trotz der renalen Autoregulation – gewissen Schwankungen unterworfen ist.

Dafür sind Veränderungen des effektiven Filtrationsdrucks verantwortlich, dessen Größe ja, wie bereits dargestellt, maßgeblich von der Höhe des hydrostatischen Drucks im Kapillarlumen bestimmt wird. Letzterer wiederum variiert in Abhängigkeit vom Verhältnis des präglomerulären zum postglomerulären Widerstand ($R_{Prägl.}/R_{Postgl.}$). Dieses Verhältnis wird über die vasomotorischen Nerven der afferenten und efferenten Arteriole gesteuert.

Dadurch wird es möglich, daß bei konstanten arteriellen und venösen Blutdruckwerten infolge einer Änderung des Quotienten $R_{Prägl.}/R_{Postgl.}$ der hydrostatische Kapillardruck respektive der effektive Filtrationsdruck sich ändern, ohne daß es zu einer Änderung des renalen Gesamtströmungswiderstands ($R_{Prägl.} + R_{Gl.} + R_{Postgl.}$) bzw. des renalen Blutflusses kommt.

## 9.3.3    Zusammensetzung des Filtrats

Der glomeruläre Filter zeigt einen dreischichtigen Aufbau:
- Endothelschicht der Kapillaren
- Glomeruläre Basalmembran
- Podozytenschicht (inneres Blatt der Bowmanschen Kapsel)

Bei der Abpressung des Filtrats im Glomerulus handelt es sich um eine **Ultrafiltration**, das heißt, das **Filtrat (Primärharn)** ist sowohl frei von den korpuskulären Bestandteilen des Blutes als auch von den kolloidalen Makromolekülen. Die Konzentration der niedermolekularen Substanzen im Primärharn entspricht weitgehend deren Plasmakonzentration. Die

Moleküldurchlässigkeit wird dabei weitgehend von der Basalmembran bestimmt.

So werden kleinmolekulare Substanzen bis etwa zur Molekülgröße des Inulins (MG = 5000) nahezu frei filtriert. Mit steigendem Molekulargewicht werden die einzelnen Stoffteilchen immer mehr an der Passage der Poren des Glomerulusfilters gehindert. Hämoglobin (MG = 64 500) beispielsweise erreicht – verglichen mit dem Kreatinin (100%) – nur noch eine Filtrationsrate von etwa 4%; für Serumalbumin (MG = 69 000) fällt sie sogar unter 1%.

# 9.4    Tubulärer Transport

## 9.4.1    Aktive und passive Stofftransporte

Bei transmembranösen Stofftransporten unterscheidet man zwischen aktiven und passiven Stofftransporten.

**Aktiver Stofftransport**
Ein **aktiver Stofftransport** liegt dann vor, wenn eine Substanz gegen einen elektrochemischen Gradienten von der einen Seite der Membran auf die andere befördert wird, das heißt, wenn ein elektrischer Potentialgradient oder ein chemischer Konzentrationsgradient überwunden werden muß. Ein derartiger aktiver Stofftransport vollzieht sich unter Energieverbrauch; es müssen daher in der Zelle ständig energieliefernde Stoffwechselprozesse ablaufen, die einen genügend hohen intrazellulären ATP-Spiegel aufrechterhalten. Daneben zeichnet sich ein aktiver Transportprozeß durch eine hohe Spezifität und Sättigungskinetik aus.

**Passiver Stofftransport**
Bei einem **passiven Transportprozeß** diffundieren die einzelnen Stoffteilchen entlang einem elektrochemischen Gradienten durch die biologische Membran. Der passive Stofftransport erfolgt also entlang einem

- chemischen Konzentrationsgefälle
- elektrischen Potentialgradienten oder
- osmotischen Gradienten (für Wasser).

Bei dieser Form des Stofftransports wird – wie die Bezeichnung "passiv" schon zum Ausdruck bringt – direkt keine Stoffwechselenergie verbraucht; indirekt muß jedoch auch in diesem Fall Energie aufgewendet werden, und zwar zum Aufbau bzw. zur Aufrechterhaltung des Potential- oder Konzentrationsgradienten.

Eine Reihe experimenteller Untersuchungen hat gezeigt, daß biologische Membranen für gewisse Substanzen wie etwa D-Glucose oder L-Aminosäuren weitaus besser permeabel sind als für deren L- bzw. D-Form. Diese Befunde führten zu der Hypothese, daß innerhalb von Biomembranen spezifische Trägermechanismen ("Carrier") existieren müssen, die bei Bestehen eines transmembranösen elektrochemischen Gradienten den Diffusionsvorgang für eben diese Moleküle stark beschleunigen. Diese Form der über **Carriermechanismen** vermittelten Diffusion wird als **erleichterte Diffusion** (**"faciliated diffusion"**) bezeichnet.

Charakteristisch für die erleichterte Diffusion ist die Abhängigkeit der Größe des Stofftransports von der Verfügbarkeit respektive der Kapazität des Carriers. So läßt sich für die erleichterte Diffusion – ebenso wie für den aktiven Stofftransport – eine Sättigungskinetik nachweisen.

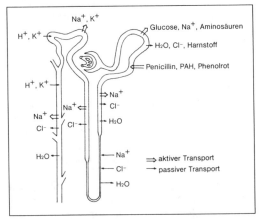

**Abb. 9.6:** Lokalisation der wichtigsten tubulären Transportvorgänge im Nephron

## 9.4.2 Glucoseresorption

Die **tubuläre Resorptionsrate** $T_R$ einer frei filtrierbaren Substanz ergibt sich aus der Differenz zwischen ihrer **Filtrationsrate** $F_S$ und ihrer **Ausscheidungsrate** $E_S$:

$$T_R = F_S - E_S$$
$$= GFR \times P_{a_S} - V_U \times U_S$$

GFR  = glomeruläre Filtrationsrate,
$P_{a_S}$  = Konzentration der Substanz im Plasma des arteriellen Bluts,
$V_U$  = Harnzeitvolumen,
$U_S$  = Konzentration der Substanz im Urin

Derselbe Ansatz liegt auch der Bestimmung des **tubulären Transportmaximums** für Glucose ($Tm_G$) zugrunde. Unter dem $Tm_G$ ist der Höchstwert der $T_R$ für Glucose zu verstehen, der dann erreicht ist, wenn sich durch eine Steigerung der Glucosemenge im Primärharn ("tubular load") $T_R$ nicht weiter erhöhen läßt.

Glucose ist glomerulär uneingeschränkt filtrierbar, so daß sich die Menge der pro Zeiteinheit abfiltrierten Glucose – bei Kenntnis der GFR (etwa 125 ml/min) und der Glucosekonzentration im Plasma (ca. 80 mg-%) – entsprechend der oben angegebenen Beziehung berechnen läßt:

$$F_G = 125 \text{ ml/min} \times 80 \text{ mg/100 ml} = 100 \text{ mg/min}$$

Da im Urin nur Spuren von Glucose nachweisbar sind, kann man davon ausgehen, daß Glucose tubulär nahezu vollständig rückresorbiert wird, wobei die Hauptmenge bereits im proximalen Tubulus resorbiert wird. Der Glucoserückresorption liegt ein **spezifischer aktiver Transportmechanismus** zugrunde, der eine ausgeprägte Sättigungskinetik bei Erreichen der Kapazität des Transportmechanismus zeigt. Zu einer Ausscheidung von Glucose im Harn (**Glucosurie**) kommt es allerdings erst, wenn die Glucosekonzentration im Plasma die **Schwelle von ca. 180 mg/100 ml** respektive 10 mmol/l überschreitet. Bei höheren Konzentrationen (über 350 mg/100 ml) läßt sich eine lineare Abhängigkeit zwischen der Glucosekonzentration im Plasma und der pro Zeiteinheit im Urin ausgeschiedenen Glucosemenge nachweisen (siehe Abb. 9.7). Dabei beträgt das tubuläre Transportmaximum für Glucose beim Mann etwa 375 mg/min, bei der Frau ungefähr 300 mg/min.

Erhöht man das tubuläre Glucoseangebot ("tubular load") nicht über eine Steigerung der Glucosekonzentration im Plasma bei konstanter GFR, sondern über eine Zunahme der GFR bei konstanter Plasmaglucosekonzentration, so kommt es zu einer nahezu proportionalen Erhöhung des tubulären Transportmaximums. Dieser Befund läßt sich vor dem Hintergrund eines **transmembranösen $Na^+$-Glucose-Cotransports** erklären (Steigerung der GFR – Zunahme der filtrierten $Na^+$- und Glucosemenge – vermehrte $Na^+$-Rückresorption – erhöhte Glucose-Rückresorption).

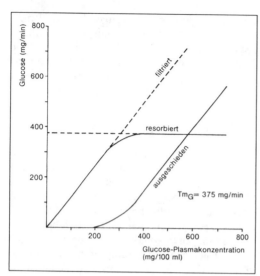

Abb. 9.7:    Filtration, tubuläre Resorption und Ausscheidung von Glucose in Abhängigkeit von der Glucosekonzentration im Blutplasma (GFR = 125 ml/min)

Bei der Zuckerkrankheit (**Diabetes mellitus**) kommt es zu einer Ausscheidung von Glucose im Urin, wenn die Glucosekonzentration im Plasma die "Nierenschwelle" von 180 mg/100 ml erreicht und damit die Kapazität des tubulären Transportmechanismus überschritten wird.

Im Gegensatz dazu handelt es sich beim **Diabetes mellitus renalis** um eine angeborene Stoffwechselstörung (genetischer Defekt), die gekennzeichnet ist durch eine vermehrte Glucose- Ausscheidung im Urin infolge einer Insuffizienz des tubulären Glucosetransportsystems. Die Glucosekonzentration im Plasma liegt dabei entweder innerhalb oder aber wegen der teilweise erheblichen renalen Glucoseverluste unterhalb des Normbereichs.

## 9.4.3   Aminosäureresorption

Die Aminosäuren sind aufgrund ihres relativ niedrigen Molekulargewichts glomerulär frei filtrierbar. Die Rückresorption der Aminosäuren erfolgt – wie auch bei der Glucose – im proximalen Tubulus im Zuge eines $Na^+$-Cotransports. Dabei existieren für die Aminosäu-

reresorption mindestens drei **verschiedene Transportsysteme:**

- für die basischen Aminosäuren Arginin, Lysin, Ornithin und Cystin
- für die sauren Aminosäuren Asparaginsäure und Glutaminsäure
- für die neutralen Aminosäuren Glycin, Prolin und Hydroxyprolin.

Die Abgrenzung unterschiedlicher tubulärer Transportmechanismen war aufgrund von Experimenten mit kompetitiver Hemmung bei gleichzeitiger Anwesenheit von Aminosäuren derselben Gruppe gerechtfertigt. Für die Richtigkeit einer derartigen Einteilung sprechen auch klinische Befunde, wonach es infolge genetischer Defekte zu **tubulären Transportstörungen** für eine jeweils bestimmte Gruppe von Aminosäuren kommt. Dabei ist die Ausscheidungsrate dieser Aminosäuren pathologisch erhöht (**renale Aminoazidurie**).

So liegt der **Cystinurie**, einer der häufigsten Erkrankungen dieser Art, eine Störung der tubulären Rückresorption für Cystin, Lysin, Arginin und Ornithin zugrunde. Neben einer Mehrausscheidung dieser Aminosäuren im Urin steht bei den von dieser Krankheit betroffenen Patienten die Bildung von Cystin-Nierensteinen als Hauptsymptom im Vordergrund.

## 9.4.4   Harnstoffresorption

Harnstoff, das hauptsächliche Endprodukt des Eiweißstoffwechsels, kann biologische Membranen aufgrund seiner physiko-chemischen Eigenschaften leicht permeieren. Bei einem Molekulargewicht von 60 ist Harnstoff glomerulär frei filtrierbar. Die Rückresorption des Harnstoffs aus dem proximalen Tubuluslumen in die peritubulären Kapillaren erfolgt passiv entlang einem Konzentrationsgradienten, der durch die Elektrolyt- und Wasserresorption aufgebaut bzw. aufrechterhalten wird.

Die **Höhe der Harnstoffresorptionsrate** und damit auch der Harnstoff-Clearance sind abhängig von der **Größe des Harnzeitvolumens**. Eine Zunahme der Diurese, also eine Steigerung des Harnzeitvolumens, als Folge einer verminderten Elektrolyt- und Wasserresorption geht mit einer Abnahme des transtubulären Konzentrationsgradienten für Harnstoff einher. Damit verringert sich auch die Harnstoff-Diffusion in die peritubulären Kapillaren, so daß es zu einer Abnahme der Harnstoffresorptionsrate bzw. zu einem Anstieg der Harnstoff-Clearance kommt. Bei **Antidiurese** beträgt die Harnstoff-Clearance beim Menschen rund 50% der Inulin-Clearance.

Da der Harnstoff im Nierenmark einer **Gegenstromdiffusion** unterliegt, leistet er einen wichtigen Beitrag im Rahmen der Harnkonzentrierung.

# 9.4.5 Wasserresorption und Antidiuretisches Hormon (ADH)

Die Niere der höheren Wirbeltiere, also auch die des Menschen, arbeitet nach dem Prinzip der Filtration großer Flüssigkeitsmengen in den Glomeruli (ca. 180 l/d) mit anschließender tubulärer Rückresorption von rund 99% des abfiltrierten Primärharns; demnach wird normalerweise lediglich die Differenz von 1% ausgeschieden (etwa 2 l/d).

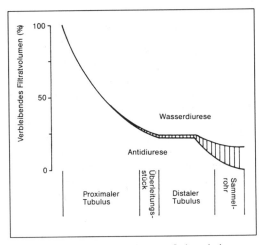

Abb. 9.9:  Lokalisation und Ausmaß der tubulären Flüssigkeitsresorption bei Antidiurese und Wasserdiurese

**Proximaler Tubulus**
Mit Hilfe der Mikropunktionstechnik konnte gezeigt werden, daß 60% des Filtratvolumens bereits während der Passage des proximalen Konvoluts resorbiert werden. Dabei ist es gleichgültig, ob die Nieren in erhöhtem Maße Wasser retinieren und nur wenig Endharn bereiten (Zustand der **Antidiurese**) oder ob sie vermehrt Wasser abgeben (Zustand der **Wasserdiurese**).

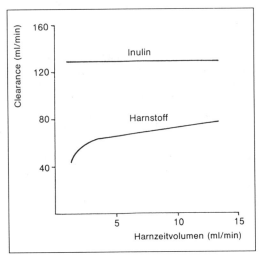

Abb. 9.8:  Die Harnstoff-Clearance in Abhängigkeit von der Diurese

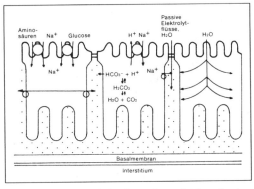

Abb. 9.10:  Schematische Darstellung der "proximalen Wasserresorption" (isosmotische Flüssigkeitsresorption). Genauere Einzelheiten im Text.

☞ Die Flüssigkeitsresorption im proximalen Tubulus ist konstant und unabhängig von der Größe des Harnzeitvolumens.

Demgegenüber wurde experimentell nachgewiesen, daß die Wasserresorption im Bereich des distalen Konvoluts und der Sammelrohre variabel und damit für die Größe des Harnzeitvolumens ausschlaggebend ist. Die Regulation der renalen Flüssigkeitsausscheidung erfolgt hier über eine Änderung der Wasserpermeabilität der distalen Tubulusabschnitte und der Sammelrohre durch das **Antidiuretische Hormon (ADH)**.

Im folgenden sollen die Mechanismen, die der **proximalen Wasserresorption** zugrunde liegen, näher erläutert werden:

$Na^+$-Ionen werden im Zuge eines aktiven Transportprozesses in die interzellulären Spalträume des proximalen Tubulus (**basales Labyrinth**) befördert, so daß sich dort der osmotische Druck geringfügig erhöht. Entlang dem dadurch entstandenen osmotischen Gefälle strömen Wasser und passiv mitgerissene $Na^+$-Ionen ("**solvent drag**") aus den Tubuluszellen und über das apikale Schlußleistennetz in das basale Flüssigkeitskompartiment ein und führen dort zu einem Anstieg des hydrostatischen Drucks. Als Folge davon wird Flüssigkeit – nun in isotonischer Konzentration – über die Basalmembran ins umgebende Interstitium abgepreßt. Von dort gelangt die resorbierte Flüssigkeit dann schließlich in die peritubulären Kapillaren.

## Distaler Tubulus

Wie bereits angedeutet, gelten für die distale Wasserresorption andere Gesetzmäßigkeiten.

Ein Vergleich der experimentell bestimmten hydraulischen Leitfähigkeit mit der "distalen Wasserresorptionsrate" und der Größe der osmotischen Druckdifferenz zwischen Tubulusflüssigkeit und Interstitium bzw. Blutplasma läßt den eindeutigen Schluß zu, daß im Bereich des distalen Konvoluts und der Sammelrohre der osmotische Gradient zwischen Tubulusflüssigkeit und interstieller Flüssigkeit (respektive Plasmaflüssigkeit) die treibende Kraft für den Wasserausstrom darstellt.

☞ Zusammenfassend kann man also festhalten, daß die proximale Wasserresorption isotonisch abläuft, während die distale Wasserresorption – bei Antidiurese – entlang einem transtubulären osmotischen Gradienten erfolgt.

## ADH und distaler Tubulus

Die Tubulusflüssigkeit im aufsteigenden Schenkel der Henleschen Schleife ist – durch den NaCl-Entzug im Nierenmark – gegenüber der Plasmaflüssigkeit stets hypotonisch. Ein osmotisch bedingter Wasserentzug aus dem distalen Konvolut und den Sammelrohren ist jedoch nur bei Anwesenheit des **ADH** möglich, unter dessen Einfluß die **Wasserpermeabilität des distalen Nephrons** erheblich zunimmt. Die Niere befindet sich dann im Zustand der Antidiurese, das heißt, durch die distale Wasserresorption kommt es zur Bereitung eines konzentrierten Harns.

☞ Fehlt das ADH, so ist das distale Nephron praktisch impermeabel für Wasser

Die aus der Henleschen Schleife kommende Tubulusflüssigkeit bleibt dann bis zu ihrem Austritt aus den Sammelrohren hypotonisch (bis zu 30 mosmol/l). Das Harnzeitvolumen ist dabei stark erhöht (Wasserdiurese). Die Harnausscheidungsrate liegt dann bei etwa 15% der GFR, was einer täglichen Flüssigkeitsausscheidung von ca. 25 l entspricht.

Dem **Diabetes insipidus** liegt eine mangelhafte Bildung oder ein völliges Fehlen des ADH zugrunde. Die von dieser Krankheit betroffenen Patienten befinden sich daher permanent im Zustand der Wasserdiurese. Die damit verbundenen erheblichen Wasserverluste müssen durch eine entsprechende Flüssigkeitsaufnahme gedeckt werden, da ansonsten die Gefahr einer hypertonischen Dehydratation besteht.

## 9.4.6 Na⁺-Resorption und Aldosteron

> ☞ Etwa 60% des glomerulär filtrierten Natriums werden bereits im proximalen Konvolut rückresorbiert, wobei die Plasmaisotonie der Tubulusflüssigkeit gewahrt bleibt.

Natrium wird demnach prozentual im gleichen Ausmaß wie Wasser resorbiert, weshalb man von einer **isosmotischen Resorption** spricht (siehe Abschnitt 9.4.5). Dabei haben eingehendere Analysen ergeben, daß etwa 40% der im proximalen Konvolut resorbierten Na⁺-Ionen aktiv transportiert werden, während der Rest mit der Strömung (**"solvent drag"**) oder per Diffusion die Tubuluswand passiert.

Im Bereich des distalen Konvoluts und der Sammelrohre werden die Na⁺-Ionen durch einen aktiven Transport – bei stetig abnehmender Nettoresorptionsrate – entgegen einem relativ hohen Konzentrationsgradienten resorbiert. Dabei entwickelt sich eine elektrische Potentialdifferenz zwischen Tubuluslumen (negativ) und Interstitium (positiv). Dieses **transtubuläre elektrische Potentialgefälle** bildet die treibende Kraft für die Abgabe von K⁺-Ionen in die Tubulusflüssigkeit. Die K⁺-Sekretion im "distalen Nephron" ist demnach ein passiver Vorgang.

Auch die distale H⁺-Sekretion wird durch die Ausbildung des transtubulären elektrischen Potentialgefälles gefördert. Da die Höhe der transtubulären elektrischen Potentialdifferenz unmittelbar von der distalen Na⁺-Resorptionsrate abhängt, ergibt sich zwangsläufig, daß die K⁺-Sekretionsrate sowie die H⁺-Sekretionsrate mit zunehmender "distaler Na⁺-Resorptionsrate" ansteigen.

> ☞ Das in der Nebennierenrinde gebildete Mineralcorticoid **Aldosteron** steigert die tubuläre Na⁺-Resorption sowie die K⁺-Sekretion.

So werden normalerweise 99,9% der glomerulär filtrierten Na⁺-Menge im Verlauf der Tubuluspassage rückresorbiert. Bei einer Nebennierenrindeninsuffizienz dagegen können bis zu 4% des filtrierten Na⁺-Loads im Harn

eliminiert werden; dabei kommt es entsprechend der engen Korrelation zwischen distaler Na⁺-Resorptionsrate und der K⁺- bzw. H⁺-Sekretionsrate zu einer vermehrten K⁺- respektive H⁺-Retention.

Nicht zuletzt aufgrund der langen Latenzzeit der Aldosteronwirkung an der Niere kann man mit einiger Sicherheit davon ausgehen, daß Aldosteron über eine **Enzyminduktion** wirkt (Bildung einer spezifischen "Permease"?, Synthese eines Enzyms, das durch die Beschleunigung energieliefernder Stoffwechselreaktionen die Bereitstellung zusätzlicher Energie für den aktiven Na⁺-Transport fördert?).

## 9.4.7 Kalium -Ausscheidung

Mit Hilfe der Mikropunktionstechnik konnte nachgewiesen werden, daß 60% der glomerulär filtrierten K⁺-Menge bereits im Verlauf der Passage durch das proximale Konvolut resorbiert werden. Die **proximale K⁺-Resorption** ist unabhängig von der exogenen K⁺-Zufuhr und dem aktuellen K⁺-Bestand des Körpers.

Die Feineinstellung der K⁺-Ausscheidung erfolgt – wie auch für Natrium und Wasser – unter hormonaler Kontrolle im Bereich des distalen Nephrons. Im Fall einer drohenden Abnahme des K⁺-Bestands des Organismus wird dort praktisch die gesamte noch in der Tubulusflüssigkeit enthaltene K⁺-Menge rückresorbiert, so daß nur ca. 1% der filtrierten Menge mit dem Urin ausgeschieden wird.

Enthält der Organismus Kalium im Überschuß, dann werden im distalen Nephron K⁺-Ionen in die Tubulusflüssigkeit sezerniert; dadurch erscheinen im Endharn mehr K⁺-Ionen als glomerulär filtriert wurden. Die **distale K⁺-Sekretion** kann als ein passiver Transportvorgang verstanden werden, der sich entlang dem durch die distale Na⁺-Resorption entstehnden transtubulären elektrischen Potentialgefälle vollzieht.

## 9.4.8 Aktive Sekretion organischer Säuren

Man kann davon ausgehen, daß im Bereich des proximalen Tubulus drei unterschiedliche Transportsysteme lokalisiert sind, welche die aktive Sekretion einer Reihe von Fremdstoffen ermöglichen.

Über das eine Transportsystem werden in erster Linie **organische Säuren** (p-Aminohippursäure (PAH), Phenolrot, Penicillin usw.) sezerniert; ein zweites Transportsystem steht im Dienste der Sekretion von **organischen Basen** (Tetraäthylammonium, N-Methylnicotinamid usw.), während ein drittes Transportsystem wahrscheinlich ausschließlich den **Transport von Äthylendiamintetraessigsäure** bewerkstelligt. Experimentell konnte nachgewiesen werden, daß Stoffe aus ein und derselben Gruppe um das gemeinsame Transportsystem konkurrieren (**kompetitive Hemmung**).

Stellvertretend für die Stoffe aller drei Transportsysteme folgt eine knappe Interpretation der Ausscheidungscharakteristik von p-Aminohippursäure. Wie der Abb. 9.11 zu entnehmen ist, existiert für den tubulären PAH-Transport ein deutliches Transportmaximum (Tm$_{PAH}$). In diesem Zusammenhang ist zu erwähnen, daß die PAH-Sekretionsrate bereits bei niedrigen PAH-Plasmakonzentrationen nur geringfügig

unter ihrem Maximalwert liegt. Die renale Extraktion der PAH beträgt unter diesen Bedingungen etwa 92%. Aufgrund dieses spezifischen Ausscheidungsmodus ist PAH eine geeignete Indikatorsubstanz für die Bestimmung des renalen Plasmaflusses bzw. des renalen Blutflusses.

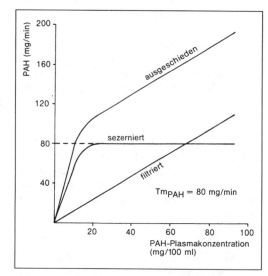

Abb. 9.11: Filtration, tubuläre Sekretion und Ausscheidung von PAH in Abhängigkeit von der PAH-Konzentration im Blutplasma.

# 9.5 Harnkonzentrierung und -verdünnung, Diuresearten

## 9.5.1 Konzentrierung im Gegenstromsystem

Nach der von Kuhn entwickelten Modellvorstellung basiert das Konzentrierungsvermögen der Niere auf der Existenz eines **Gegenstromsystems**, das aus den Henleschen Schleifen nebst parallel geschalteten Sammelrohren besteht. Entsprechend der Kuhnschen Theorie sind die Tubulusepithelzellen zur Bildung und Aufrechterhaltung einer osmotischen Druckdifferenz zwischen den ab- und aufsteigenden

Schenkeln der Henleschen Schleifen fähig (**Einzeleffekt**). In Verbindung mit der Strömung, die in den beiden Schleifenschenkeln eine entgegengesetzte Richtung aufweist, multiplizieren sich die vielen kleinen Einzeleffekte entlang der Schleife, so daß es zwischen Schleifenbasis und Schleifenspitze zu einem beträchtlichen Konzentrationsanstieg kommt. Der osmotische Einzeleffekt wird also durch den haarnadelförmigen Gegenstrom vervielfacht (**Gegenstrom-Multiplikation**).

In Abb. 9.12 ist dieser Vorgang so dargestellt, als würden osmotischer Einzeleffekt und Strömung nacheinander – quasi getrennt voneinander – ablaufen; in Wirklichkeit jedoch handelt es sich um einen kontinuierlichen Vorgang mit unendlich kleinen Stufen.

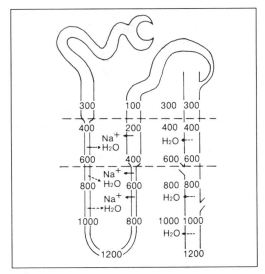

Abb. 9.13: Das Gegenstrommultiplikationssystem des Nierenmarks bei Antidiurese

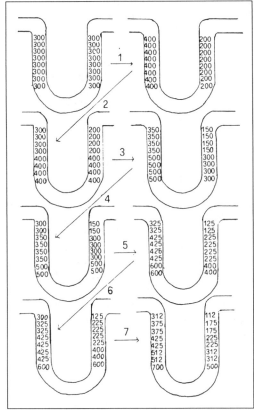

Abb. 9.12: Schematische Darstellung der Entstehung eines Konzentrationsgradienten zwischen Schleifenbasis und Schleifenspitze durch Multiplikation von Einzeleffekten. Der kontinuierlich ablaufende Vorgang wird dabei so dargestellt, als würden die osmotischen Einzeleffekte und die Strömung jeweils nacheinander wirksam (1, 3, 5, 7 = die Strömung kommt zum Stillstand; entlang dem aufsteigenden Schleifenschenkel wird $Na^+$ aktiv aus der Tubulusflüssigkeit in das umgebende Interstitium transportiert; 2, 4, 6 = die Strömung setzt wieder ein).

## Das Gegenstromprinzip im Nierenmark

Der entscheidende **osmotische Einzeleffekt** im Gegenstromsystem des Nierenmarks ist der aktive Transport von $Na^+$- und/oder $Cl^-$-Ionen aus dem aufsteigenden Schenkel der Henleschen Schleife ins Interstitium. Aufgrund der geringen Wasserpermeabilität dieses Tubulusabschnitts ist ein osmotisch bedingter Wasserentzug nicht möglich. Die Tubulusflüssigkeit im **aufsteigenden Schenkel** wird im Zuge des $Na^+$- bzw. $Cl^-$-Auswärtstransports also **hypotonisch**. Die Hypertonie im Interstitium dagegen bildet die treibende Kraft für einen Wasserfluß aus anderen medullären Strukturen, nämlich aus dem absteigenden Schenkel der Henleschen Schleife, den Sammelrohren und den Blutgefäßen.

☞ Entlang der Konzentrierungsstrecke werden osmotischer Einzeleffekt und Strömung kombiniert wirksam, so daß sich im Nierenmark ein osmotischer Längsgradient entwickelt.

Der höchste osmotische Druck herrscht dabei an der Spitze des medullären Gegenstromsystems, das heißt, im Bereich der Papillenspitze.

Aus dem aufsteigenden Schleifenschenkel gelangt die hypotonische Tubulusflüssigkeit in das **distale Konvolut**, wo bei Anwesenheit von ADH die Permeabilität für Wasser genügend groß ist, um einen osmotisch bedingten Wasserfluß ins umgebende isotonische Interstitium zu ermöglichen.

Nach Passage des distalen Konvoluts tritt die isotonische Tubulusflüssigkeit, deren Volumenrate durch den Wasserentzug erheblich abgefallen ist, in die **Sammelrohre** und damit erneut in das Nierenmark ein. Der Sammelrohrharn erreicht nun die zunehmend konzentrierten Markstrukturen, so daß es – die Anwesenheit von ADH vorausgesetzt – zu einem osmotisch bedingten Wasserausstrom ins hypertonische Interstitium kommt. Ein zusätzlicher aktiver $Na^+$-Auswärtstransport im Bereich der Sammelrohre, der mit einem entsprechenden Wasserreflux einhergeht, führt zu einer weiteren Volumenabnahme der Tubulusflüssigkeit. Der die Sammelrohre verlassende Harn besitzt nahezu die gleiche osmotische Konzentration wie die interstitielle Flüssigkeit im Bereich der Papillarspitze. Die Ausscheidungsrate beträgt dann etwa 1% der glomerulären Filtrationsrate (Zustand der Antidiurese).

## 9.5.2 Harnkonzentrierung bei Antidiurese

Der Mechanismus der Harnkonzentrierung durch osmotisch bedingte Wasserresorption im distalen Nephron wurde sowohl im vorigen als auch im Abschnitt 9.4.5 ausführlich dargestellt.

Die osmotische Konzentration des Endharns bei maximaler Antidiurese beträgt ca. 1400 mosmol/l.

> ☞ Die menschliche Niere ist demnach in der Lage, einen Endharn zu bereiten, dessen osmotische Konzentration etwa 5mal höher liegt als die der Plasmaflüssigkeit ($U_{osm}/P_{osm}$ = 5).

## 9.5.3 Harnverdünnung bei Wasserdiurese

Bei Fehlen von ADH, das heißt, im Zustand der Wasserdiurese, sind das distale Konvolut und das Sammelrohr praktisch impermeabel für Wasser. Die den aufsteigenden Schleifenschenkel verlassende Tubulusflüssigkeit bleibt daher während der Passage des distalen Nephrons hypotonisch; die osmotisch bedingte distale Wasserresorption findet nur in verschwindend geringem Ausmaß statt (Zustand der Wasserdiurese).

# 9.6 Renale Ausscheidung von Säuren und Basen

## 9.6.1 Bildung eines sauren Urins und Basensparmechanismus

Die $H^+$-Ionen werden an der lumenseitigen Membran der Tubuluszellen über einen aktiven Transportmechanismus in die Tubulusflüssigkeit befördert. Für jedes aktiv sezernierte $H^+$-Ion wird ein $Na^+$-Ion aus der Tubulusflüssigkeit in die Zelle aufgenommen (**$Na^+$-$H^+$-Austausch**).

Neben dem proximalen Tubulus sind auch die Abschnitte des distalen Nephrons befähigt, $H^+$-Ionen aktiv zu sezernieren. Mit Hilfe der Mikropunktionstechnik konnte nachgewiesen werden, daß der pH-Wert der proximalen Tubulusflüssigkeit dabei nur geringfügig abnimmt, und das, obwohl die proximale $H^+$-Sekretionsrate die distale $H^+$-Sekretionsrate bei weitem übertrifft. Dieser Befund ist insofern jedoch nicht verwunderlich, als die proximale Kanälchenflüssigkeit über eine erhebliche Pufferkapazität verfügt. Im distalen Nephron, wo die Puffersysteme weitgehend erschöpft sind, führen dagegen bereits geringe Mengen an sezernierten $H^+$-Ionen zu einem relativ starken pH-Abfall.

> ☞ Der niedrigste Urin-pH-Wert (Endharn), der beim Menschen erreicht werden kann, liegt bei ca. 4,5.

## Carboanhydrase

Die Bikarbonatresorption ist in enger funktioneller Kopplung mit der $H^+$-Sekretion bzw. $Na^+$-Resorption zu sehen: Die an der lumenseitigen Membran im Austausch gegen $Na^+$-Ionen sezernierten $H^+$-Ionen stehen in der Tubulusflüssigkeit zusammen mit den glomerulär filtrierten $HCO_3^-$-Ionen in einem dynamischen Gleichgewicht mit undissoziierter Kohlensäure ($H_2CO_3$), die jedoch in Anwesenheit des im Bürstensaum der Tubuluszellen lokalisierten Enzyms **Carboanhydrase** rasch in $H_2O$ und $CO_2$ zerfällt. Das freigesetzte $CO_2$ diffundiert in die Tubuluszellen, wo es – unter der Wirkung der auch intrazellulär vorhandenen Carboanhydrase – mit Wasser wieder zu Kohlensäure reagiert. Letzere dissoziiert dann schnell in $HCO_3^-$ und $H^+$. Während die $HCO_3^-$-Ionen zusammen mit $Na^+$-Ionen in die Spalträume des basalen Labyrinths und schließlich in die peritubulären Kapillaren gelangen, stehen die $H^+$-Ionen für eine erneute tubuläre Sekretion zur Verfügung. Mit dem Filtratvolumen von 180 l/d gelangen etwa 4 500 mmol/d $HCO_3^-$-Ionen in das Tubulussystem, aus dem sie nahezu vollständig rückresorbiert werden. Da für jedes rückresorbierte $HCO_3^-$-Ion ein $H^+$-Ion in das Tubulussystem sezerniert werden muß, ergibt sich eine $H^+$-Sekretionsrate von mindestens 4 500 mmol/d.

## Basensparmechanismus

Bei durchschnittlicher gemischter Ernährung fallen im Stoffwechsel des gesunden erwachsenen Menschen täglich etwa 60 mmol $H^+$-Ionen an. Dieser Überschuß an sauren Valenzen muß über die Nieren ausgeschieden werden. Denkt man sich die 60 mmol $H^+$-Ionen auf ein tägliches Harnvolumen von etwa 1,5 l verteilt, so ergäbe sich ein Harn-pH von 1,4; da die Niere jedoch nur einen pH-Wert von maximal 4,5 einzustellen vermag (Konzentrationsgradient

Tubuluslumen/Intrazellulärraum = 1 000/l), werden ausschließlich 0,05% der anfallenden $H^+$-Ionen in freier Form eliminiert. Für die Ausscheidung der erheblich größeren Restmenge stehen der Niere prinzipiell zwei Möglichkeiten offen:

- Ausscheidung titrierbarer Säuren
- Ammoniakmechanismus.

### Ausscheidung titrierbarer Säuren

Die beim Katabolismus der Proteine und Phospholipide anfallende Phosphorsäure wird direkt am Ort ihrer Freisetzung auf folgende Weise gepuffert:

$$H_3PO_4 + 2NaHCO_3 \Leftrightarrow Na_2HPO_4 + 2H_2O + 2CO_2$$

Das entstehende $CO_2$ wird über die Lungen abgegeben. Eine Ausscheidung des Phosphats als sekundäres Salz würde zu einem bedrohlichen $Na^+$-Verlust führen; auch die Bikarbonatspeicher wären rasch erschöpft und der Organismus geriete zusehends in eine azidotische Stoffwechsellage. Da die Niere jedoch in der Lage ist, einen Harn-pH von etwa 4,5 einzustellen, kann die Kapazität des Puffersystems aus primärem und sekundärem Phosphat optimal genutzt werden. Dabei wird durch die im Austausch gegen $Na^+$-Ionen sezernierten $H^+$-Ionen sekundäres Phosphat in primäres Phosphat umgewandelt. Die Quelle der $H^+$-Ionen ist auch hier wieder die Kohlensäure, die intrazellulär aus der Hydratisierungsreaktion des $CO_2$ hervorgeht. Auf diese Weise ist neben der Ausscheidung von $H^+$-Ionen die gleichzeitige Rückgewinnung von $HCO_3^-$ sichergestellt. Im Zuge der Umwandlung von sekundärem zu primärem Phosphat können täglich rund 10-30 mmol $H^+$-Ionen eliminiert werden.

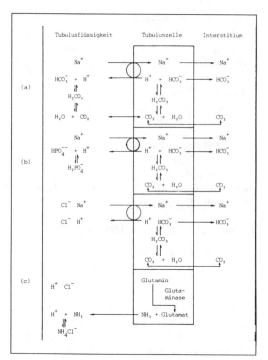

Abb. 9.14: Schematische Darstellung (a) der tubulären $H^+$-Sekretion respektive $HCO_3^-$-Re-
sorption, (b) der Ausscheidung titrierbarer
Säuren sowie (c) der $NH_3$-Sekretion

**Ammoniakmechanismus**

In den Tubuluszellen der Niere wird aus
Glutamin unter der Wirkung der intrazellulär
lokalisierten Glutaminase $NH_3$ gebildet. Bringt
man $NH_3$ in eine wäßrige Lösung, so stellt sich
folgendes Gleichgewicht ein:

$$NH_3 + H^+ \Leftrightarrow NH_4^+ \quad (I)$$

Aufgrund seiner hohen Lipidlöslichkeit kann
$NH_3$ die Membranen der Tubuluszellen sehr
gut permeieren und in die Tubulusflüssigkeit
diffundieren. $NH_3$ reagiert dann – gemäß der
Gleichung (I) – mit den in der Kanälchenflüssigkeit enthaltenen $H^+$-Ionen zu $NH_4^+$, und
zwar in um so stärkerem Maße, je geringer der
pH-Wert der Tubulusflüssigkeit ist. Die Tubu-
lusmembran ist für $NH_4^{+'}$ wegen dessen schlech-
ter Lipidlöslichkeit kaum permeabel; die
$NH_4$-Ionen können daher die Tubulusflüssigkeit nicht verlassen und werden praktisch
vollständig mit dem Harn eliminiert. Aufgrund
dieses Ammoniakmechanismus können die Tu-

buluszellen selbst dann noch $H^+$-Ionen sezernieren, wenn – bei niedrigem intratubulärem
pH – die Kapazität des Bikarbonat- bzw.
Phosphatpuffers bereits erschöpft ist. So können pro Tag etwa 30-50 mmol $H^+$-Ionen in
Form von $NH_4^+$ über die Nieren augeschieden
werden.

### 9.6.2    Ammoniak-Sekretion
siehe Abschnitt 9.6.1

## 9.6.3 Bildung eines alkalischen Urins

Die glomerulär filtrierten $HCO_3^-$-Ionen werden tubulär fast vollständig rückresorbiert (ca.
90%),solange die $HCO_3^-$-Konzentration im
Blutplasma die Schwelle von ca. 27 mmol/l nicht
überschreitet. Die Nierenschwelle entspricht
damit weitgehend der $HCO_3^-$-Plasmakonzen-
tration bei ausgeglichenem Säure-Basen-Haushalt. Im Falle einer nicht-respiratorischen
(metabolischen) Alkalose, wenn die $HCO_3^-$
-Plasmakonzentration auf Werte über
27 mmol/l ansteigt, setzt die Ausscheidung von
$HCO_3^-$ ein, was zwangsläufig zu einer Alkalisie-
rung des Endharns führt. Dabei werden pH-
Werte bis maximal 8 registriert.

Die in Abb. 9.15 dargestellte Ausscheidungscharakteristik für $HCO_3^-$ deutet auf einen
tubulären Transportmechanismus mit maximaler Transportkapazität ($Tm_{HCO_3^-}$)hin. Die Höhe der maximalen $HCO_3^-$-Resorptionsrate ist
jedoch direkt abhängig von der Größe der
GFR; so kommt es bei einer Zunahme der GFR
– eine konstante $HCO_3^-$-Plasmakonzentration
vorausgesetzt – zu einem Anstieg der
$Tm_{HCO_3^-}$, das heißt, der Quotient $Tm_{HCO_3^-}/GFR$
bleibt konstant.

Die beschriebene Tm-Charakteristik der
$HCO_3^-$-Rückresorption ist rein formaler Natur;
da die $HCO_3^-$-Rückgewinnung die Folge der
tubulären $H^+$-Sekretion ist, beschreiben solche
Kinetiken letztlich nur die Kapazität der $H^+$-
Sekretion. Damit wird dann auch verständlich,
daß die Höhe der $HCO_3^-$-Resorptionsrate vom
pH-Wert der Körperflüssigkeiten und der Größe des arteriellen $P_{CO_2}$ abhängig ist (siehe Abb.
9.16).

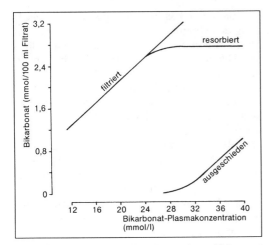

Abb. 9.15: Filtration, tubuläre Resorption und Ausscheidung von Bikarbonat in Abhängig-
keit von der Bikarbonat-Konzentration im
Blutplasma

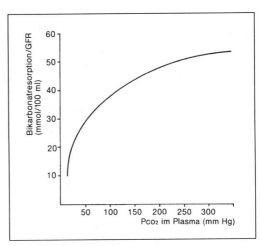

Abb. 9.16: Tubuläre Resorption respektive Tm von Bikarbonat in Abhängigkeit von ◄$P_{CO_2}$ im
Blut

# 9.7    Funktionen des juxtaglomerulären Apparats (Renin-Angiotensin-Aldosteron-System)

## 9.7.1    Renin

Die an umschriebener Stelle in der Media des Vas afferens lokalisierten **Epitheloidzellen** des juxtaglomerulären Apparats gelten als der Ort der Reninbildung und -speicherung. Renin ist ein proteolytisch wirksames Enzym, welches aus dem zur $\alpha_2$-Globulinfraktion gehörigen Plasmaprotein Angiotensinogen das Dekapeptid **Angiotensin I** freisetzt. Letzteres wird durch eine spezifische im Blutplasma enthaltene Peptidase (**converting enzyme**) in das Oktapeptid **Angiotensin II** umgewandelt. Die Inaktivierung des Angiotensin II erfolgt unter der Wirkung der sog. **Angiotensinasen** durch hydrolytische Spaltung in kleinere Bruchstücke.

Angiotensin II entfaltet eine außerordentlich starke **vasokonstriktorische Wirkung;** sein Hauptangriffsort liegt vor allem im Bereich der präkapillären Gefäße. Angiotensin II führt demnach zu einem erheblichen Anstieg des peripheren Widerstands (TPR), der mit einer entsprechenden Erhöhung des arteriellen Blutdrucks einhergeht. Daneben ruft Angiotensin II eine gesteigerte Freisetzung von Aldosteron aus der Nebennierenrinde hervor. Aldosteron selbst hat einen fördernden Effekt auf die tubuläre $Na^+$-Resorption.

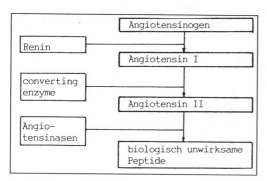

Abb. 9.17: Der R-A-Kaskadenmechanismus

Die Bedingungen, unter denen es zu einer Freisetzung von Renin und damit zu einer Aktivierung des Renin-Angiotensin-Aldosteron-Systems kommt, sind im folgenden stichwortartig aufgeführt:

- **Arterielle Hypotonie** (Der Blutdruckabfall wird wahrscheinlich von intrarenalen druckempfindlichen Strukturen registriert, die daraufhin eine erhöhte Reninabgabe bewirken: "Renaler Barorezeptormechanismus")
- **Hypovolämie** (Eine Hypovolämie ist zumeist begleitet von einer Abnahme des HMV und des arteriellen Blutdrucks; dadurch kommt es über den renalen Barorezeptormechanismus zu einer Aktivierung des R-A-A-Systems)
- **Hyponatriämie** (Eventuell vermittelt über spezifische renale $Na^+$-sensible Strukturen)
- **Aktivierung des sympathischen adrenergen Systems** (Möglicherweise durch eine direkte Stimulierung der Epitheloidzellen zu verstärkter Reninfreisetzung; als Alternative wäre auch eine durch die Konstriktion des Vas afferens ausgelöste Aktivierung des Barorezeptormechanismus denkbar)

Das Renin-Angiotensin-Aldosteron-System leistet einen wichtigen Beitrag im Rahmen der **Volumenregulation:**

Der bei einer Hypovolämie durch die Freisetzung des Renins in Gang gesetzte Kaskadenmechanismus führt – wie bereits dargestellt – zur Bildung von Angiotensin II, das neben seiner vasokonstriktorischen Wirkung vor allem einen fördernden Einfluß auf die Aldosteron-Sekretion aus der Nebennierenrinde besitzt. Unter der Wirkung des Aldosterons kommt es in der Niere zu einer gesteigerten $Na^+$-Rückresorption, die mit einer entsprechend erhöhten – osmotisch bedingten – Wasserresorption einhergeht. Unter Wahrung der Isotonie vergrößert sich damit das Volumen der extrazellulären Flüssigkeit. Das Plasmavolumen als integraler Bestandteil des Extrazellulärraums nimmt dabei ebenfalls zu. Daraus resultiert – eine konstante Gefäßkapazität einmal vorausgesetzt – ein erhöhter Füllungsdruck des Herzens, was entsprechend dem Frank-Starling-Mechanismus zu einem Anstieg des Herzminutenvolumens führt. Als Folge davon kommt es bei unverändertem totalen peripheren Widerstand zu einer Erhöhung des arteriellen Drucks.

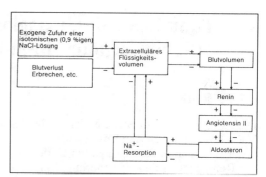

Abb. 9.18: Funktion des Renin-Angiotensin-Aldosteron-Regelkreises bei der Konstanthaltung des extrazellulären Flüssigkeitsvolumens

# 9.8 Methoden zur Beurteilung der Nierenfunktion

## 9.8.1 Clearance-Methoden

Die Leistung der Nieren hinsichtlich der Ausscheidung einer bestimmten im Blutplasma enthaltenen Substanz kann durch die **renale Clearance** dieser Substanz quantitativ erfaßt werden. Der Clearance-Wert gibt dabei das Plasmavolumen an, das pro Zeiteinheit vollständig von der betreffenden Substanz befreit wird.

Zur Bestimmung der renalen Clearance einer Substanz muß deren Ausscheidungsrate $E_S$ (mg/min) und Konzentration im arteriellen Plasma $P_S$ (mg/100 ml) bekannt sein. Die Ausscheidungsrate der Substanz ist gleich dem Produkt aus dem Harnzeitvolumen $V_U$ (ml/min) und der Konzentration der Substanz im Urin $U_S$ (mg/100 ml):

$$C_S = \frac{V_U \times U_s}{P_s} \ (ml/min) \quad (I)$$

Die Clearance einer Substanz gibt also die Relation zwischen der Ausscheidungsrate der Substanz und ihrer Plasmakonzentration an. Durch Umformen der Gleichung I ergibt sich:

$$C_S \times P_S = V_U \times U_S$$

Hierdurch wird deutlich, daß die Clearance-Formel letztlich auf einer Massenbilanzbetrachtung beruht:

Die pro Zeiteinheit dem Plasma entzogene Menge ($C_S \times P_S$) entspricht der pro Zeiteinheit ausgeschiedenen Menge ($V_U \times U_S$).

Die **renale Clearance** einer Substanz ist in der Regel **keine reelle Größe**, da ja nicht ein bestimmter Teil des renalen Plasmastroms vollständig, sondern der Gesamtstrom partiell von der Substanz "geklärt" wird. Eine Sonderstellung nimmt die **Inulin-Clearance** ein, die – wie bereits in Abschnitt 9.3.1 ausgeführt – der glomerulären Filtrationsrate entspricht. In die-

sem speziellen Fall nämlich wird ein ganz bestimmter Teil des renalen Plasmastroms – eben der glomerulär filtrierte – vollständig von einer Substanz, dem Inulin, befreit.

Auch ist es ohne weiteres einsehbar, daß die renale Clearance einer Substanz im Höchstfall den Wert des gesamten renalen Plasmaflusses annehmen kann. In einem solchen Fall würde das gesamte die Nieren durchströmende Plasma vollständig von der Substanz geklärt. Einige Substanzen, wie z.B. PAH, zeichnen sich – zumindest näherungsweise – durch einen derartigen Ausscheidungsmodus aus. So unterscheidet sich denn auch der Wert der **PAH-Clearance** nur geringfügig vom tatsächlichen renalen Plasmafluß.

Glomeruläre Filtration und tubuläre Sekretion sind unidirektionale Transportprozesse, die zu einer Elimination von Substanzen in den Harn führen. Im Gegensatz dazu bewirkt die tubuläre Resorption einer filtrierten und/oder sezernierten Substanz eine Abnahme der Ausscheidungsrate für eben diese Substanz. Geht man einmal etwas verallgemeinernd davon aus – und dies ist für eine Reihe kleinmolekularer Substanzen durchaus zulässig -, daß sie glomerulär frei filtriert werden und während der Tubuluspassage entweder nur resorbiert oder sezerniert werden oder aber keinem der tubulären Transportprozesse unterliegen, so erlaubt die renale Clearance ($C_S$) einer Substanz Rückschlüsse darauf, welche der renalen Transportprozesse an ihrer Ausscheidung beteiligt waren. Ein Vergleich mit der Inulin-Clearance läßt dann folgende Aussagen zu:

$C_S < C_{Inulin}$: Die Ausscheidung dieser Substanz basiert auf Filtration und Resorption
$C_S = C_{Inulin}$: Die Ausscheidung dieser Substanz basiert allein auf Filtration
$C_S > C_{Inulin}$: Die Ausscheidung dieser Substanz basiert auf Filtration und Sekretion

# 9.9  Wasser- und Elektrolythaushalt

## 9.9.1  Wasserbilanz

Unter Fließgleichgewichtsbedingungen entspricht die dem Organismus zugeführte Wassermenge den im gleichen Zeitraum erlittenen Wasserverlusten. Die bestimmenden Größen der Wasseraufnahme bzw. -abgabe können der folgenden Tabelle entnommen werden:

| Tägliche Wasserbilanz (70 kg schwerer erwachsener Mann) | | | |
|---|---|---|---|
| Wasseraufnahme in ml/d | | Wasserabgabe in ml/d | |
| Trinkwasser | 1 000 | Urin | 1 100 |
| Nahrung (präformiertes Wasser) | 800 | Haut und Lungen (insensibler Wasserverlust) | 900 |
| Oxydationswasser *) | 300 | Faeces | 100 |
| Gesamt | 2 100 | Gesamt | 2 100 |

*) Im Zuge des oxidativen Nährstoffkatabolismus entstehen je g:

| Kohlenhydrat | 0,6 ml Wasser |
|---|---|
| Fett | 1,1 ml Wasser |
| Eiweiß | 0,44 ml Wasser |

Der prozentuale Anteil des Wassers am Körpergewicht beläuft sich beim Erwachsenen auf 50 bis 70%. Dabei beträgt der Wassergehalt des Organismus beim Mann im Mittel 63%, bei der Frau dagegen 52%. Bezogen auf die fettfreie Körpermasse ("lean body mass") jedoch errechnet sich für Mann und Frau ein einheitlicher Wert von etwa 73,2%.

## 9.9.2  Flüssigkeitsräume des Organismus

Unter Berücksichtigung funktioneller Aspekte kann eine Unterteilung des **Gesamtkörperwassers** in einzelne Flüssigkeitsräume vorgenommen werden. Danach unterscheidet man zunächst zwei Flüssigkeitsräume: den **intrazellulären Flüssigkeitsraum** und den **extrazellu-**läre**n Flüssigkeitsraum**. Der extrazelluläre Flüssigkeitsraum selbst umfaßt den sog. **interstitiellen Flüssigkeitsraum** sowie das **Volumen des Blutplasmas** und der **transzellulären Flüssigkeiten** (Liquor cerebrospinalis, Kammerwasser im Auge sowie die verschiedenen Drüsensekrete).

Die Verfahren zur Bestimmung des Volumens der einzelnen Flüssigkeitsräume basieren letztlich auf einer Massenbilanzbetrachtung für einen bestimmten Indikatorstoff (Indikator-Verdünnungsmethode). Ausschlaggebend dabei ist es, eine Testsubstanz zu finden, deren Verteilungsraum dem jeweils zu bestimmenden Flüssigkeitsraum so weitgehend wie möglich entspricht. An die Indikatorsubstanz sind weitere Bedingungen zu stellen:

- Die Substanz muß in dem zu messenden Flüssigkeitsraum eine gleichmäßige Verteilung aufweisen; außerdem sollte sie – nach Erreichen des Verteilungsgleichgewichts – in dem Flüssigkeitsraum in derselben Konzentration vorliegen wie im Blutplasma
- Die Substanz darf für den Organismus nicht toxisch sein
- Die Substanz sollte im Körper weder abgebaut noch synthetisiert werden können.

**Indikatorverdünnungsverfahren**
Zunächst wird eine bestimmte Indikatormenge M intravenös appliziert. Nach gleichmäßiger Verteilung der Testsubstanz in dem zu bestimmenden Flüssigkeitsvolumen V wird ihre Konzentration $c_p$ im Blutplasma ermittelt. Dabei gilt folgende quantitative Beziehung:

$$M = V \times c_p$$

Die Größe des Flüssigkeitsvolumens V ergibt sich demnach als:

$$V = \frac{M}{c_p}$$

**Gesamtkörperwasser (GKW)**
Als Indikatorsubstanz verwendet man hierfür **Antipyrin, schweres Wasser ($D_2O$)** sowie mit **Tritium** bzw. **$^{18}O$ markiertes Wasser (THO** respektive **$H_2\,^{18}O$)**. Diese Substanzen permeie-

ren relativ leicht die Zellmembranen und weisen bereits zwei Stunden nach intravenöser Injektion eine nahezu gleichmäßige Verteilung auf.

### Extrazelluläres Flüssigkeitsvolumen (ECF)

Zur Messung des ECF bedient man sich solcher Stoffe, die nicht in die Zellen aufgenommen werden können. Als besonders geeignet erweisen sich dabei das **Inulin** sowie **Thiosulfat, Thiocyanat** und **markiertes Sulfat** ($^{35}SO_4$). Da jedoch die Verteilungsräume der genannten Substanzen nicht völlig übereinstimmen, ist es korrekter, anstatt von extrazellulärem Flüssigkeitsvolumen von Inulin-, Thiosulfat-, Thiocyanat- und Sulfatraum zu spechen.

### Intrazelluläres Flüssigkeitsvolumen (ICF)

Eine Bestimmung des ICF mit Hilfe des Indikator-Verdünnungsverfahrens ist nicht möglich. Die Größe des ICF ergibt sich vielmehr rechnerisch aus der Differenz des Gesamtkörperwassers (GKW) und des extrazellulären Flüssigkeitsvolumens (ECF):

ICF = GKW - ECF

### Plasmavolumen

Das Verfahren zur Bestimmung des Plasmavolumens wurde bereits ausführlich in Abschnitt 2.1.1 dargestellt.

Ist die Größe des Plasmavolumens sowie des extrazellulären Flüssigkeitsvolumens bekannt, so läßt sich die Größe des interstitiellen Flüssigkeitsvolumens (ISF) berechnen:

ISF = ECF - Plasmavolumen

| Verteilung der wichtigsten Ionen im Blutplasma, in der ISF und der ICF | | | |
|---|---|---|---|
| | Blutplasma (mval/l) | ISF (mval/l) | ICF (mval/l) |
| **Kationen** $Na^+$ $K^+$ $Ca^{2+}$ | 142 4 5 | 145 4 5 | 10 160 2 |
| **Anionen** $Cl^-$ $HCO_3^-$ | 110 28 | 114 30 | 3 10 |

### 9.9.3   Stoffaustausch und -transporte zwischen den Flüssigkeitsräumen

Die den Stoffaustausch zwischen Blutplasma und interstitieller Flüssigkeit bestimmenden Faktoren wurden bereits in Abschnitt 4.3.10 ausführlich erörtert.

Die Stoff- und Flüssigkeitstransporte zwischen interstitiellem und intrazellulärem Flüssigkeitsraum vollziehen sich unter der Wirkung treibender Kräfte. Dabei ist eine Unterteilung in **aktive und passive Transportprozesse** möglich.

### Aktiver Transport

Aktive Transportmechanismen sind stets membrangebunden und unidirektional organisiert, das heißt, der transmembranöse Stofftransport erfolgt ausschließlich in einer Richtung. Zur Durchführung eines aktiven Transports wird ein Teil der im Zuge des Nährstoffkatabolismus freigesetzten Energie benötigt. Auf diese Weise ist auch ein Transport entgegen einem elektrochemischen Gradienten möglich (sog. Bergauf-Transport). Charakteristisch für einen aktiven Transportmechanismus sind weiterhin seine hohe Spezifität sowie eine deutlich ausgeprägte Sättigungskinetik.

### Passiver Transport

Der passive Transport von Stoffen und Flüssigkeiten durch Zellmembranen basiert auf der Existenz eines transmembranösen elektrochemischen oder osmotischen Gradienten. Derartige Stoff- bzw. Flüssigkeitstransporte sind die Diffusion (freie und erleichterte) und die Osmose. Auch die Filtration, die auf dem Vorhandensein einer hydrostatischen Druckdifferenz beruht, muß in diesem Zusammenhang genannt werden.

### 9.9.4   Regulation der Elektrolytkonzentration in der extrazellulären Flüssigkeit

Hormonale Regulation der $Na^+$-, $K^+$- und $Ca^{2+}$-Konzentration: siehe Kapitel 10 und Abschnitt 9.4.6.

## 9.9.5  Osmoregulation

Die **Konstanz der Osmolarität und des Volumens der extrazellulären Flüssigkeit** wird durch zwei Regulationssysteme erreicht, die über das gemeinsame Stellglied der **ADH-Sekretion** funktionell verknüpft sind. Wenn auch osmotische Konzentration und Volumen der ECF als zwei Größen betrachtet werden müssen, zwischen denen enge wechselseitige Beziehungen bestehen, so kann man dennoch – etwas vereinfachend – davon ausgehen, daß Veränderungen der Osmolarität weitgehend auf Änderungen des Wassergehalts beruhen, während Abweichungen des extrazellulären Flüssigkeitsvolumens von der Norm in erster Linie auf Änderungen des $Na^+$-Bestandes zurückzuführen sind.

Die Meßfühler innerhalb des Regelkreises zur Konstanthaltung der Osmolarität der ECF sind spezifische Rezeptoren (**Osmorezeptoren**), die im Hypothalamus in den peripheren Anteilen des Nucleus supraopticus lokalisiert sind. Ihre nervalen Impulse gelangen über eine oder mehrere Synapsen zu den im Zentrum des Nucleus gelegenen ADH-produzierenden Zellen, um auf diese Weise die ADH-Freisetzung zu steuern.

So ließ sich experimentell nachweisen, daß es bei einem Anstieg der osmotischen Konzentration im Blutplasma bzw. in der extrazellulären Flüssigkeit zu einer vermehrten Ausschüttung von ADH aus dem Hypophysenhinterlappen kommt. Unter dem Einfluß des ADH geht die Niere in den Zustand der Antidiurese über, woraus eine maximale Wasserretention resultiert. Umgekehrt beobachtet man bei einer Abnahme der Osmolarität des Blutplasmas bzw. der ECF – beispielsweise nach peroraler oder intravenöser Zufuhr von Wasser – eine deutliche Herabsetzung der ADH-Freisetzung. Dadurch gelangt die Niere in den Zustand der Wasserdiurese, so daß der Wasserüberschuß rasch ausgeschieden wird.

## 9.9.6  Volumenregulation

Das Volumen der extrazellulären Flüssigkeit ist im wesentlichen von ihrem Natriumgehalt ab-

hängig. Eine Zunahme des $Na^+$-Bestandes des Organismus – beispielsweise als Folge einer erhöhten exogenen $Na^+$-Zufuhr – geht mit einer Steigerung der Wasseraufnahme einher. Daraus resultiert eine Expansion des extrazellulären Flüssigkeitsvolumens und zwar unter Wahrung der Isotonie. Dagegen kommt es bei einer Einschränkung der Kochsalzzufuhr zu einer Abnahme des Natriumbestandes und des extrazellulären Flüssigkeitsvolumens.

Das extrazelluläre Flüssigkeitsvolumen umfaßt, wie bereits erörtert, das interstitielle und transzelluläre Flüssigkeitsvolumen sowie das Blutplasmavolumen. Die drei letztgenannten Flüssigkeitsräume bilden eine funktionelle Einheit. Änderungen des Volumens der ECF erstrecken sich daher zumeist auch auf das Blutplasmavolumen, wodurch reflektorisch eine Reihe von Stellvorgängen zur Stabilisierung der Kreislauffunktion aktiviert wird.

Von besonderer Bedeutung sind in diesem Zusammenhang die im Einmündungsgebiet der Pulmonalvenen und im linken Vorhof des Herzens lokalisierten **Dehnungsrezeptoren**, weil im Niederdrucksystem, das hinsichtlich seiner Eigenschaften einem druckpassiven Behälter vergleichbar ist, Veränderungen der Gefäßwandspannung nahezu ausschließlich das Resultat von Blut- bzw. Plasmavolumenveränderungen sind.

Die im Dienste der Volumenregulation über die Dehnungsrezeptoren auslösbaren Stellvorgänge werden nachfolgend kurz dargestellt:

Die afferenten Impulse aus den Dehnungsrezeptoren wirken unmittelbar auf die hypothalamischen Osmorezeptoren ein, durch die ja – wie bereits erwähnt – die Steuerung der ADH-Sekretion erfolgt. Eine durch Zunahme des Blutvolumens (**Hypervolämie**) bewirkte Aktivierung der Dehnungsrezeptoren führt zu einer **Hemmung der ADH-Freisetzung**. Als Folge davon kommt es zu einer erhöhten Ausscheidung von Wasser.
Andererseits läßt sich dann, wenn die Dehnungsrezeptoren bei Abnahme des Blutvolumens (**Hypovolämie**) nur noch schwach erregt werden, ein deutlicher **Anstieg der ADH-Sekretion** nachweisen. Die Niere geht damit in den

Zustand der Antidiurese über, so daß die renale Wasserausscheidung auf ein Minimum reduziert wird.

Einige experimentelle Befunde sprechen dafür, daß die Volumenrezeptoren auch an der **Steuerung des Renin-Angiotensin-Aldosteron-Systems** beteiligt sind.

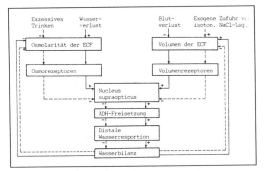

Abb. 9.19: Die "ADH-Freisetzung" aus dem HHL als ein gemeinsames Stellglied innerhalb der Regelkreise zur Konstanthaltung der Osmolarität bzw. des Volumens der extrazellulären Flüssigkeit (ECF)

## 9.9.7 Hyper- und hypovolämische Zustände

Pathologische Volumenänderungen der Körperflüssigkeiten beruhen auf Störungen des Elektrolyt- und Wasserhaushalts. Die Abweichungen des Elektrolyt- und Wasserbestands des Körpers betreffen anfangs zumeist nur den extrazellulären Flüssigkeitsraum. Zwischen dem extra- und intrazellulären Flüssigkeitskompartiment existiert ein osmotisches Fließgleichgewicht. Abweichungen des extrazellulären Flüssigkeitsvolumens haben daher nur dann Rückwirkungen auf die Größe des intrazellulären Flüssigkeitsvolumens, wenn sie gleichzeitig mit Veränderungen der Osmolarität verbunden sind. In solchen Fällen stellt sich – aufgrund des osmotisch bedingten Wasserflusses – nach einiger Zeit ein neues osmotisches Gleichgewicht ein.

Eine **isotonische Hydratation** oder **Dehydratation** betrifft ausschließlich den Extrazellulär-raum. Eine **isotonische Hydratation** entsteht – im Zusammenhang mit einer generalisierten Ödembildung – vor allem bei Herzinsuffizienz, Hyperaldosteronismus oder nephrotischem Syndrom. Prinzipiell handelt es sich dabei um eine Retention von $Na^+$ (in isotonischer Lösung). Eine isotonische Hydratation läßt sich daher auch durch exogene Zufuhr einer größeren Menge an physiologischer Kochsalzlösung (0,9%ige NaCl-Lösung) erzeugen. Eine **isotonische Dehydratation** ist die Folge eines Verlusts an isotonischer Körperflüssigkeit. So führen starkes Erbrechen und chronischer Durchfall, hohe Blutverluste sowie Exsudation – falls nicht rechtzeitig eine adäquate Substitutionstherapie eingeleitet wird – zu einer isotonischen Dehydratation.

Für die **hypertonische Hydratation**, wie sie sich nach Infusion einer hypertonischen NaCl- bzw. Mannitlösung entwickelt, ist zunächst der Anstieg der Osmolarität in der extrazellulären Flüssigkeit charakteristisch. Die Folge davon ist ein osmotisch bedingter Ausstrom von Wasser aus den Zellen, woraus eine Abnahme des intrazellulären Flüssigkeitsvolumens bei gleichzeitiger Expansion des extrazellulären Volumens resultiert.

Eine **hypotonische Hydratation** entsteht durch Zufuhr hypotonischer Lösungen (hypotonische NaCl-Lösung oder isotonische Glucoselösung). Dabei ist die Volumenzunahme der extrazellulären Flüssigkeit von einem Absinken ihrer osmotischen Konzentration begleitet. Dadurch entwickelt sich zwischen intra- und extrazellulärem Flüssigkeitskompartiment ein osmotischer Gradient, der als treibende Kraft für einen Wassereinstrom in die Zellen wirkt.

Damit nimmt auch das Volumen der intrazellulären Flüssigkeit zu. Der Endzustand nach Erreichen des neuen osmotischen Gleichgewichts ist gekennzeichnet durch eine Vergrösserung beider Flüssigkeitskompartimente unter Verlust der Isotonie. Die Infusion einer isotonischen Glucoselösung führt zu einer hypotonischen Hydratation, weil Glucose rasch in die Leber-, Muskel- und Gehirnzellen aufgenommen wird, so daß im Extrazellulärraum osmotisch freies Wasser zurückbleibt

# 10. Hormonale Regulation

## 10.1 Allgemeines

### 10.1.1 Hormonale Regulation

Die Konstanz des "milieu intérieur" resultiert aus dem Zusammenspiel einer Vielzahl von Regelungsmechanismen, über die der Funktionszustand der einzelnen Organe respektive Organsysteme entsprechend den jeweiligen Erfordernissen verändert werden kann. Diese Steuerung intrazellulärer Stoffwechselleistungen erfolgt duch zwei verschiedene Systeme:

- **Nervale Steuerung**
  Hierbei wird die Informationsübermittlung vom Nervensystem übernommen, wobei die efferenten Impulse aus den übergeordneten zentralnervösen Strukturen entlang von Nervenfasern fortgeleitet werden, um das periphere Erfolgsorgan zu erreichen.
- **Hormonale (endokrine) Steuerung**
  Die Informationsträger des endokrinen Systems, die Hormone, sind körpereigene Wirkstoffe, die – in spezifischen Drüsen gebildet – auf dem Blutwege zum peripheren Erfolgsorgan gelangen und dort ihre Wirkung entfalten.

Es sollte jedoch betont werden, daß die Unterteilung in nervale und hormonale Steuerung nicht zu starr gesehen werden darf. So unterliegt eine Vielzahl von Stoffwechselleistungen sowohl einer nervalen als auch hormonalen Kontrolle. Produktion und Sekretion einer Reihe von Hormonen lassen sich außerdem durch nervale Reize fördernd oder hemmend beeinflussen.

### 10.1.2 Nervale Kontrolle hormonaler Regulationen

Einen wesentlichen Bestandteil innerhalb des endokrinen Systems bildet das **hypothalamo-hypophysäre System**. Unter Berücksichtigung entwicklungsgeschichtlicher und funktioneller Aspekte kann letzteres in zwei unterschiedliche Systeme unterteilt werden:
- Hypothalamus-Neurohypophysen-System
- Hypothalamus-Adenohypophysen-System.

**Hypothalamus-Neurohypophysen-System**
Die **Nuclei supraopticus und paraventricularis** des Hypothalamus und die Neurohypophyse (Hypophysenhinterlappen, HHL) bilden ein funktionell zusammengehöriges System. In den Neuronen jener hypothalamischen Kernkomplexe werden die Hormone **ADH** (Antidiuretisches Hormon, Adiuretin ) und **Ocytocin** synthetisiert, um dann – gebunden an ein Lipoglycoprotein ("Neurophysin") – in den axonalen Fortsätzen, die in ihrer Gesamtheit als Tractus hypothalamohypophyseus bezeichnet werden, zum Hypophysenhinterlappen transportiert zu werden. Dort werden die Hormone zunächst gespeichert und bei Bedarf an das in den Kapillargefäßen des HHL zirkulierende Blut abgegeben. Die Hormonfreisetzung erfolgt durch Depolarisation der Nervenendigung nach Eintreffen eines Aktionspotentials aus dem jeweiligen hypothalamischen Kerngebiet.

**Hypothalamus-Adenohypophysen-System**
Die hypophysiotrope Zone des Hypothalamus, das hypothalamo-hypophysäre **Pfortadersystem** der Eminentia mediana und die Adenohypophyse (Hypophysenvorderlappen, HVL) bilden eine funktionelle Einheit. Die in den

Nervenzellen der hypophysiotropen Zone gebildeten **Releasing- und Inhibiting-Hormone**
steuern die Synthese und Ausschüttung der
glandotropen sowie gonadotropen Hypophy-
senvorderlappenhormone. Letztere wiederum
entfalten ihre Wirkung an den jeweiligen
peripheren endokrinen Drüsen bzw. an den
Gonaden.

Zwischen der hypophysiotropen Zone des
Hypothalamus, dem Hypophysenvorderlappen
und den endokrinen Drüsen respektive Gonaden existieren **Rückkopplungssysteme**, die sich
durch eine autonome Funktionsweise auszeichnen. Dabei unterliegt die endokrine Regula-
tionstätigkeit des Hypothalamus zusätzlich
einer Vielzahl zentralnervöser Einflüsse, die
eine Anpassung der Rückkopplungssysteme an
die aktuellen Bedürfnisse des Organismus ermöglichen. Von besonderer Bedeutung sind in
diesem Zusammenhang die afferenten und
efferenten Verbindungen des Hypothalamus
mit dem limbischen System, der Formatio
reticularis des Hirnstamms, dem Thalamus und
dem Großhirn.

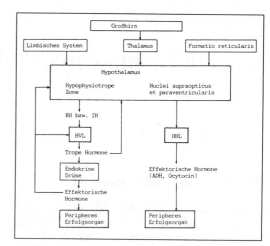

Abb. 10.1: Das hypothalamo-hypophysäre System.
Nähere Einzelheiten siehe Text.

# 10.2  Effektorische Hormone der Hypophyse

## 10.2.1 Antidiuretisches Hormon (ADH)

Das im **Nucleus supraopticus** gebildete Octapeptid **ADH** gelangt im Zuge eines axonalen
Transports über den Tractus hypothalamohypophyseus zum HHL, wo es zunächst gespeichert wird. Im Bedarfsfall wird ADH auf einen
nervalen Reiz hin aus dieser Provenienz freigesetzt und an das zirkulierende Blut abgegeben. Adäquate Reize einer gesteigerten ADH-
Freisetzung sind eine Zunahme des osmotischen Drucks im Blut sowie eine Hypovolämie.

Der osmotische Druck des Bluts bzw. der ECF
wird durch spezifische im Hypothalamus lokalisierte Rezeptoren (**Osmorezeptoren**) registriert, während die Informationen über die

Größe des Blutvolumens durch die im Einmündungsgebiet der Pulmonalvenen und im linken
Vorhof des Herzens gelegenen **Dehnungsrezeptoren** geliefert werden. Über diese Rezeptorsysteme wird unter den genannten
Bedingungen die ADH-Ausschüttung nerval
induziert. Unter dem Einfluß von ADH kommt
es in der Niere zu einer Steigerung der
Wasserpermeabilität im "distalen Nephron".
Dadurch kann die den aufsteigenden Schenkel
der Henleschen Schleife verlassende hypotonische Tubulusflüssigkeit im distalen Konvolut
durch osmotisch bedingten Wasserausstrom
isotonisch und während der Sammelrohrpassa-

ge hypertonisch werden (Antidiurese), das heißt, es kommt zur Ausscheidung eines konzentrierten Harns. Beim Fehlen von ADH ist das "distale Nephron" nahezu impermeabel für Wasser, so daß die aus dem aufsteigenden Schleifenschenkel kommende Tubulusflüssigkeit bis zum Austritt aus den Sammelrohren hypotonisch bleibt (Wasserdiurese). Weitere Einzelheiten siehe 9.9.5 und 9.9.6.

### 10.2.2  Ocytocin

Das im Nucleus paraventricularis synthetisierte und aus dem HHL freigesetzte Octapeptid **Ocytocin** hat am Uterus – besonders in der Gravidität – einen fördernden Einfluß auf den Tonus der glatten Muskulatur. Durch Östrogene kommt es zu einer Steigerung, durch Gestagene zu einer Herabsetzung der Ansprechbarkeit der Uterusmuskulatur auf Ocytocin. Zusammen mit einer Reihe weiterer Regelmechanismen ist es an der Auslösung des Geburtsvorgangs beteiligt, indem es bei der Gebärenden die **Uterusmuskulatur** zur **Kontraktion** anregt. Außerdem bewirkt Ocytocin eine Kontraktion der myoepithelialen Zellen der Brustdrüse, wodurch bei der laktierenden Mamma die von den Alveolarzellen sezernierte Milch in die Ausführungsgänge transportiert wird ("**Milchejektion**"). Der adäquate Reiz für eine gesteigerte Ocytocinproduktion bzw. -ausschüttung ist die Erregung mechanosensibler Strukturen der Brustwarze beim Saugvorgang.

### 10.2.3  Wachstumshormon (STH, GH)

Das menschliche **STH (GH)** ist ein aus 191 Aminosäuren bestehendes Proteohormon, das eine **strenge Artspezifität** aufweist. STH (GH) wird in den azidophilen Zellen des HVL synthetisiert und erreicht nach Abgabe an das Blut teils frei, teils gebunden an ein $\alpha_2$-Globulin

die peripheren Gewebe. Die STH-Ausschüttung wird durch den Hypothalamus unter Vermittlung eines spezifischen Releasing-Hormons (GRH) bzw. Inhibiting-Hormons (GIH, Somatostatin) gesteuert.

STH fördert die enchondrale Verknöcherung, so daß es beim Jugendlichen – bei noch geöffneten Epiphysenfugen – eine Zunahme des Längenund Dickenwachstums bewirkt.

Daneben besitzt STH eine Reihe komplexer Wirkungen auf den Kohlenhydrat-, Lipid- und Proteinstoffwechsel (siehe GK Physiologische Chemie).

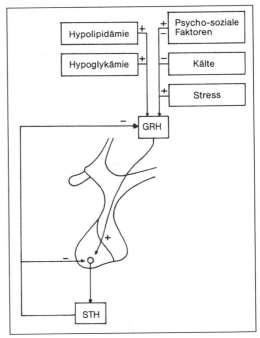

Abb. 10.2: Steuerung und Regelung der STH (GH)  - Freisetzung (GRH = Growth Hormone Releasing Hormone)

# 10.3 Hypophyse, glandotrope Hormone

Als **glandotrope Hormone des HVL** sind zu nennen:

- Adrenocorticotropes Hormon  ACTH
- Thyreotropes Hormon  TSH
- die Gonadotropine:

  - Follikelstimulierendes Hormon  FSH
  - Luteinisierendes Hormon  LH bzw. Interstitielle Zellen stimulierendes Hormon ICSH
  - Prolactin bzw. Lactotropes Hormon  LTH

Das Wirkungsspektrum der drei hypophysären Gonadotropine sowie die Bedingungen für deren Produktion und Ausschüttung werden in Abschnitt 10.9 ausführlich erörtert. Im folgenden soll daher nur eine knappe Charakterisierung der beiden glandotropen HVL-Hormone gegeben werden.

### Thyreotropes Hormon (TSH)

Das menschliche TSH ist ein Glykoprotein mit einem Molekulargewicht von ca. 28 000. Als glandotropes Hormon fördert es das Wachstum der Schilddrüse und stimuliert die Synthese und Ausschüttung der Schilddrüsenhormone **Thyroxin ($T_4$)** und **Trijodthyronin ($T_3$)**. Bildung und Freisetzung des TSH unterliegen der Kontrolle eines hypothalamischen **Releasing-Hormons (TRH)**.

### Adrenocorticotropes Hormon (ACTH)

Das menschliche **ACTH** ist ein aus 39 Aminosäuren bestehendes Polypeptid, das – wie schon der Name besagt – für die Funktionsfähigkeit der Nebennierenrinde eine entscheidende Bedeutung besitzt. Dabei erstreckt sich der trope Effekt des ACTH nahezu ausschließlich auf die Zellen der Zona fasciculata und der Zona reticularis. In diesen Zellpopulationen erfolgt hauptsächlich die Synthese der Corticosteroide mit glucocorticoider Aktivität (**Cortisol, Cortison** usw.). Dagegen sind die Zellen der Zona glomerulosa, in denen vor allem das Mineralcorticoid Aldosteron gebildet wird, in ihren Stoffwechselleistungen weitgehend unabhängig von ACTH.

Außerdem entfaltet ACTH auch sogenannte **extraadrenale Wirkungen**, das heißt, es beeinflußt auch direkt nicht-endokrine Erfolgsorgane. Eine der augenfälligsten extraadrenalen Wirkungen, die jedoch – wie auch die schwach lipolytische Wirkung – nur bei pathologisch erhöhtem ACTH-Plasmaspiegel zu beobachten ist, besteht in der Stimulierung der Pigmentbildung in den Melanozyten.

Bildung und Freisetzung des ACTH werden durch den Hypothalamus unter Vermittlung eines spezifischen **Releasing-Hormons (CRH)** gesteuert (siehe Abschnitt 10.8.5 und 10.8.6).

# 10.4 Schilddrüse

## 10.4.1 Steuerung der Schilddrüse

Wie bereits im vorigen Abschnitt dargestellt, wird durch das in den basophilen Zellen des HVL gebildete TSH das Wachstum der Schilddrüse gefördert und die Produktion und Ausschüttung der Schilddrüsenhormone $T_3$ und $T_4$ stimuliert. TSH wirkt dabei über das Adenylat-Cyclase-System.

Die Ergebnisse zahlreicher experimenteller Untersuchungen legen den Schluß nahe, daß zwischen Schilddrüse und HVL ein **negativ rückgekoppelter Regelkreis** existiert. So registriert man bei einem Ausfall der $T_3$- bzw. $T_4$-Sekretion eine erhebliche Steigerung der TSH-Abgabe aus dem HVL. Umgekehrt beobachtet man nach exogener Zufuhr hoher $T_3$- respektive $T_4$-Dosen eine deutliche Abnahme der TSH-Ausschüttung. Aus der Tatsache, daß der eben beschriebene Regelkreis auch nach Durchschneidung des Hypophysenstiels weiter funktioniert, kann gefolgert werden, daß die peripheren Schilddrüsenhormone ihre hemmende Wirkung direkt im HVL – unter Umgehung des Hypothalamus – ausüben können.

Einige experimentelle Befunde deuten jedoch darauf hin, daß außerdem ein zweites Rückkopplungssystem besteht, und zwar zwischen Schilddrüse und hypophysiotroper Zone des Hypothalamus. So kommt es bereits nach Injektion geringster Thyroxinmengen in den Hypothalamus zu einer Abnahme der Stoffwechselaktivität in der Schilddrüse.

Des weiteren liegen Berichte vor, wonach TSH hemmend auf die hypophysiotrope Zone des Hypothalamus einwirkt und damit die TRH-Sekretion mitsteuert.

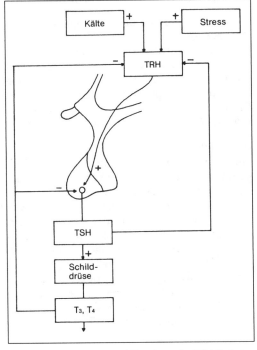

Abb. 10.3: Steuerung und Regelung der TSH-Freisetzung

## 10.4.2 Wirkungen der Schilddrüsenhormone

Die menschlichen Schilddrüsenhormone **Thyroxin** ($T_4$) und **Trijodthyronin** ($T_3$) zeichnen sich durch ein komplexes Wirkungsspektrum aus. So sind sie von entscheidender Bedeutung für Wachstum und Differenzierung des Gesamtorganismus. Daneben wirken sie auf den Kohlenhydrat-, Lipid- und Proteinstoffwechsel ein und treten in Wechselwirkung mit anderen endokrinen Systemen.

Eine der hervorstechendsten Wirkungen der Schilddrüsenhormone besteht in der **Steigerung des Energieumsatzes**. Nach exogener Zufuhr hoher $T_3$- bzw. $T_4$-Dosen beobachtet man Grundumsatzerhöhungen auf nahezu das Doppelte der Ausgangsgröße. Umgekehrt läßt sich bei einem Ausfall der Hormone $T_3$ und $T_4$ eine deutliche Herabsetzung des Grundumsatzes registrieren. Dieser Effekt auf den Energieumsatz, der auch als **kalorigene Wirkung** bezeichnet wird, setzt erst nach einer Latenzzeit ein, die maximal ein bis zwei Tage betragen kann.

Eine erhöhte Ausschüttung von Schilddrüsenhormonen geht des weiteren mit einer Steigerung der Erregbarkeit des Zentralnervensystems einher.

Als **Hyperthyreosen** bezeichnet man eine Reihe von Krankheiten, denen als gemeinsame Ursache eine Überproduktion an Schilddrüsenhormonen zugrunde liegt. Bei einer Vielzahl der hyperthyreotischen Krankheitszustände ist die Ätiologie respektive Pathogenese noch weitgehend umstritten. So wird beispielsweise die **Basedowsche Krankheit**, die als die "klassische" Form der Hyperthyreose gilt, von einigen Forschern als Autoimmunerkrankung gedeutet. Danach soll es durch die Bildung der in ihrer Wirkung dem TSH vergleichbaren Substanz **LATS** (**Long Acting Thyreotropic Substance**) zu einer permanenten Stimulierung der Schilddrüse und damit zu einer vermehrten Ausschüttung der Hormone $T_3$ und $T_4$ kommen.

Die für eine **Hyperthyreose** charakteristischen Symptome sind im folgenden stichwortartig aufgeführt:
- Tachykardie
- vermehrte Wärmebildung
- feuchte Haut
- weite Pupillen
- Gewichtsverlust und gleichzeitige Appetitzunahme
- Nervosität.

# 10.5 Parathormon und Calcitonin

Für die Regulation des Calcium- und Phosphatstoffwechsels sind in erster Linie zwei Hormone verantwortlich:
- Parathormon
- Calcitonin.

Das in den Zellen der **Glandulae parathyreoideae** (Epithelkörperchen) gebildete **Parathormon** ist ein Proteohormon mit einem Molekulargewicht von 8 500. **Calcitonin** – ebenfalls ein Proteohormon – besitzt ein Molekulargewicht von 3 600 und wird in den sog. **C-Zellen der Schilddrüse** produziert. Die beiden Hormone können als Stellglieder innerhalb von Rückkopplungssystemen zur Konstanthaltung der $Ca^{2+}$-Konzentration im Blutplasma betrachtet werden.

### Parathormon(PTH)
PTH führt in erster Linie durch Stimulierung der osteoklastischen Aktivität zu einer erhöhten Freisetzung von $Ca^{2+}$- und Phosphat-Ionen aus der Knochenmatrix. Als Folge davon kommt es zu einem verstärkten Knochenabbau sowie zu einem Anstieg des Blut-$Ca^{2+}$-Spiegels.

Die Wirkungen des PTH auf die Niere bestehen zum einen in einer Steigerung der $Ca^{2+}$-Rückresorption aus dem Tubulussystem sowie andererseits in einer erhöhten Elimination von Phosphat-Ionen. Dadurch bleibt auch nach Gabe hoher PTH-Dosen die Phosphat-Konzentration im Blut weitgehend konstant, während der Blutcalciumspiegel deutlich ansteigt.

Unter dem Einfluß von PTH kommt es weiterhin – bei gleichzeitiger Anwesenheit geringer Mengen an Vitamin D – zu einer verstärkten Resorption von $Ca^{2+}$-, Magnesium- und Phosphat-Ionen aus dem Dünndarm.

### Calcitonin
Das Calcitonin kann als direkter **Antagonist des Parathormons** bzeichnet werden. Die Wirkung des Calcitonins erstreckt sich auf zwei Organe: auf die Niere und das Knochensystem.

Unter dem Einfluß von Calcitonin kommt es am Knochen zu einer Herabsetzung der osteoklastischen Aktivität sowie zu einer Hemmung der Resorptionsprozesse. An der Niere bewirkt Calcitonin eine erhöhte Ausscheidung von $Ca^{2+}$- und Phosphat-Ionen. Demnach führt Calcitonin zu einer Abnahme des Blut-$Ca^{2+}$- bzw. des Blut-Phosphat-Spiegels.

Ein Abfall des Plasma-$Ca^{2+}$-Spiegels auf Werte unter 8 mg-% geht mit einer deutlichen Steigerung der neuromuskulären Erregbarkeit einher. Unter diesen Bedingungen führen bereits geringfügige mechanische oder elektrische Reize zu lang anhaltenden Kontraktionen der quergestreiften Skelettmuskulatur. In einem späteren Stadium setzen diese muskulären Krämpfe auch spontan ein. Der Tod tritt schließlich als Folge einer tonischen Dauerkontraktion der Kehlkopf- und Atemmuskulatur ein. Dieses durch die Hypocalcämie hervorgerufene Krankheitsbild wird als **Tetanie** bezeichnet.

# 10.6 Inselorgan des Pankreas

## 10.6.1 Insulin und Glukagon

Die **Langerhans-Inseln des Pankreas** sind die Bildungsstätten von Insulin und Glukagon. Mit Hilfe immunhistochemischer Verfahren lassen sich innerhalb der Langerhans-Inseln drei unterschiedliche Zelltypen differenzieren:

- $A_1$-**Zellen**, in denen Gastrin und vermutlich auch Somatostatin gebildet wird
- $A_2$-**Zellen**, in denen Glukagon synthetisiert wird
- **B-Zellen**, in denen Insulin gebildet wird.

Insulin und Glukagon spielen eine wesentliche Rolle bei der Regulation des Blut-Glucosespiegels, wobei die beiden Hormone eine antagonistische Wirkung besitzen:

☞ Insulin führt zu einer Senkung des Glucosespiegels im Blut,
Glukagon dagegen übt eine blutzuckersteigernde Wirkung aus.

### Wirkungsmechanismus des Insulins

- Unter dem Einfluß von Insulin kommt es – durch Stimulierung membranständiger Transportsysteme – zu einem **verstärkten Einstrom von Glucose** in die Herzmuskel-, Skelettmuskel- und Fettgewebszellen (sog. insulinabhängiges Gewebe). In den Gehirnzellen und Erythrozyten ist die Verfügbarkeit an Glucose unabhängig von Insulin.
- In der Leber – und in geringem Maße auch in der Muskulatur – bewirkt Insulin eine **Steigerung des Glykogenanabolismus**
- Durch Insulin wird in den peripheren Organen (hauptsächlich in Leber, Muskulatur und Fettgewebe) die **Glucoseutilisation** – im Zuge einer gesteigerten Glykolyse bzw. eines verstärkten Pentosephosphatstoffwechsels – **beträchtlich erhöht**
- Unter dem Einfluß von Insulin kommt es zu einer **Hemmung der Gluconeogenese**.

### Wirkungsmechanismus des Glukagons

- In der Leber wird unter Glukagoneinfluß die **Glykogenolyse erhöht**

- In der Leber wird durch Glukagon die **Gluconeogenese stimuliert**.

Die beschriebenen durch Glukagon induzierten Stoffwechselumstellungen wirken synergistisch im Sinne einer verstärkten Glucoseabgabe aus der Leber an das zirkulierende Blut.

### Diabetes mellitus

Ätiologie und Pathogenese des Diabetes mellitus sind bis heute noch nicht in allen Einzelheiten geklärt. So werden neben einem relativen bzw. absoluten Insulinmangel noch eine Reihe weiterer Faktoren für das Entstehen des Diabetes mellitus verantwortlich gemacht (z.B. vermehrte Ausschüttung der hormonellen Gegenspieler des Insulins, Empfindlichkeitsabnahme der Erfolgsorgane des Insulins usw.).

Bei Diabetes mellitus erreicht die Glucosekonzentration im Plasma teilweise Werte über 180 mg% (Normalbereich: 80-120 mg% nüchtern); damit wird die Nierenschwelle überschritten, so daß Glucose im Urin erscheint (**Glucosurie**). Charakteristisch für die diabetische Stoffwechsellage ist – außer dem erhöhten Blutzuckerspiegel (**Hyperglykämie**) – die vermehrte Fettverbrennung, die gesteigerte Bildung von Ketonkörpern, die Ausbildung einer mehr oder weniger starken Azidose, die negative Stickstoffbilanz sowie die teilweise erheblichen Elektrolyt- und Wasserverluste (**osmotische Diurese**).

Ein Absinken des Plasma-Glucosespiegels auf Werte unter 50 mg-% (**Hypoglykämie**) geht mit einer Reihe typischer Symptome einher. So kommt es zu einer Tachykardie, einer erhöhten Schweißsekretion, einer gesteigerten zentralnervösen Erregbarkeit, einem starken Tremor sowie zu einem deutlichen Hungergefühl. Bei einem weiteren Absinken des Glucosespiegels gerät der Patient rasch in den Zustand des **hypoglykämischen Schocks**. Nach einer mehr oder weniger ausgedehnten Phase der Bewußtlosigkeit tritt schließlich der Tod ein. Die eigentliche Todesursache ist in der ungenügenden Versorgung der Gehirnzellen mit Glucose zu sehen.

### Weitere Hormone der Blutzuckerregulation

An der Regulation respektive Konstanthaltung des Blutzuckerspiegels sind neben dem Insulin und Glukagon noch eine Reihe weiterer Hormone beteiligt, so insbesondere das STH, das Adrenalin, die Glucocorticoide und die Schilddrüsenhormone.

- **STH**

  STH hemmt in den peripheren Organen – hauptsächlich in der Skelettmuskulatur – die Glucoseutilisation und setzt außerdem die Wirksamkeit des Insulins herab; gleichzeitig wird durch STH die Gluconeogenese – vor allem in der Leber – stimuliert. STH besitzt daher einen diabetogenen, das heißt, blutzuckersteigernden Effekt

- **Adrenalin**

  Adrenalin führt in der Leber – und in geringem Ausmaß auch in der Skelettmuskulatur – zu einer Steigerung der Glykogenolyse und damit zu einer verstärkten Abgabe von Glucose an das Blut (zur Glucose- abgabe ist jedoch nur die Leber befähigt). Adrenalin hat demnach eine diabetogene Wirkung

- **Glucocorticoide**

  Unter dem Einfluß der Glucocorticoide kommt es zu einer Abnahme des Glucoseeinstroms in die Körperzellen sowie zu einer Steigerung der Gluconeogenese in der Leber. Daraus resultiert ein Anstieg des Blutglucosespiegels

- **Schilddrüsenhormone**

  Die Hormone $T_3$ und $T_4$ stimulieren die Glykogenolyse, wodurch – solange die Glykogenreserven noch nicht erschöpft sind – die Glucosekonzentration im Blut erhöht wird.

# 10.7 Nebennierenmark (NNM)

## 10.7.1 Adrenalin und Noradrenalin

Die Informationsträger des **sympathiko-adrenergen Systems**, die Katecholamine Adrenalin und Noradrenalin, werden im Nebennierenmark gebildet. Beim Menschen beträgt das Verhältnis Adrenalin zu Noradrenalin ca. 4:1, das heißt, im menschlichen NNM wird zu etwa 80% Adrenalin und nur zu etwa 20% Noradrenalin produziert. In diesem Zusammenhang sollte darauf hingewiesen werden, daß an den Endigungen der postganglionären sympathischen Fasern ausschließlich Noradrenalin freigesetzt wird.

Die Steuerung des NNM, das heißt, die Regulation der Katecholaminausschüttung, erfolgt vom Hypothalamus aus auf nervalem Wege. So wird das NNM von präganglionären sympathischen Fasern innerviert, als deren Transmittersubstanz das Acetylcholin fungiert.

Einige experimentelle Befunde weisen daraufhin, daß die Freisetzung der Katecholamine aus dem NNM selektiv gesteuert werden kann: Bei Absinken des arteriellen Blutdrucks kommt es – vermittelt über die Pressorezeptoren – zu einem deutlichen Anstieg der Katecholaminausschüttung, wobei der Anteil des Noradrenalins am Sekretvolumen erheblich zunimmt. Andererseits registriert man bei einer Hypoglykämie eine deutliche Zunahme der Adrenalinsekretion, während die Sekretionsrate des Noradrenalins nahezu konstant bleibt.

## 10.7.2 Adrenalin und Emotion

Unter Ruhebedingungen wird aus den Zellen des NNM kontinuierlich eine gewisse Menge an Katecholaminen freigesetzt (**Ruhe-Sekretion**). Die besondere physiologische Bedeutung des NNM besteht nun darin, daß in bestimmten **Notfallsituationen**, wie beispielsweise bei einem akuten Blutverlust, einer Hypoglykämie, einer länger dauernden Kälteexposition usw., die Katecholaminausschüttung auf einen nervalen Reiz hin schlagartig um ein Vielfaches erhöht werden kann. Neben diesen Notfallsituationen sind es jedoch auch gerade **emotionale Belastungen**, die zu einer Steigerung der Katecholaminfreisetzung aus dem NNM führen. So erreicht die Sekretionsrate der Katecholamine bei emotionalem Streß einen gegenüber Ruhebedingungen zehnfach höheren Wert. Diese Mehrausschüttung an NNM -Hormonen wird durch die Aktivierung bestimmter Zentren des limbischen Systems ausgelöst.

# 10.8 Nebennierenrinde (NNR)

### 10.8.1   Aldosteron und $Na^+$-Rückresorption
siehe Kapitel 9.4.6

## 10.8.2 Ausfall der Mineralcorticoide

Ein isolierter Ausfall der Mineralcorticoide, dem ein angeborener Enzymdefekt als Ursache zugrunde liegen kann, ist durch folgende klinische Symptome gekennzeichnet:
- Hyponatriämie
- Hyperkaliämie
- Azidose
- Hypovolämie
- Hypotonie.

Wenn nicht rechtzeitig eine Substitutionstherapie eingeleitet wird, kommt es nicht selten infolge der erheblichen NaCl- und Wasserverluste und der damit verbundenen Hypovolämie und Hypotonie zu einem Kreislaufversagen, das unmittelbar zum Tode führen kann.

## 10.8.3 Steuerung der Aldosteronausschüttung

Aldosteron wird hauptsächlich in den Zellen der Zona glomerulosa der NNR gebildet. Die Funktion des Aldosterons, das verglichen mit den übrigen NNR-Hormonen die höchste **mineralcorticoide Aktivität** besitzt, besteht vor allem in der **Regulation des Elektrolythaushalts** des Organismus. Der Hauptangriffsort des Aldosterons ist die Niere, wo es eine Steigerung der $Na^+$-Rückresorption und eine Erhöhung der $K^+$- und $H^+$-Sekretion bewirkt.

An der **Steuerung der Aldosteron-Sekretion** ist entsprechend der überragenden Bedeutung des Hormons eine Reihe von Faktoren beteiligt:
- Angiotensin II
- $Na^+$
- $K^+$
- ACTH.

**Angiotensin II:**
Das nach Aktivierung des juxtaglomerulären Apparats der Niere im Blut zirkulierende Octapeptid Angiotensin II fördert die Sekretion von Aldosteron.

$Na^+$
Eine Reihe experimenteller Befunde spricht dafür, daß eine Abnahme des $Na^+$ -Bestands des Organismus unmittelbar – unter Umgehung des Renin-Angiotensin-Mechanismus – zu einem Anstieg der Aldosteronausschüttung führt (''$Na^+$-Sensibilität`` der NNR).

$K+$
Durch exogene Zufuhr großer Mengen an $K^+$ -Ionen läßt sich eine verstärkte Freisetzung von Aldosteron aus den Zellen der Zona glomerulosa auslösen. Umgekehrt wird bei einer Verarmung des Organismus an $K^+$ -Ionen die Aldosteronausschüttung eingeschränkt. Diese Effekte sind weitgehend unabhängig von gleichzeitigen Veränderungen des $Na^+$ -Bestands und werden auch nicht über das Renin-Angiotensin-System vermittelt.

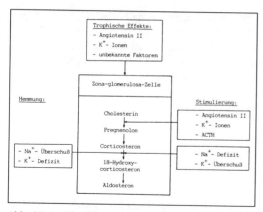

Abb. 10.4: Die Aldosteronbiosynthese und ihre Regulation

## 10.8.4 Adrenocorticotropes Hormon (ACTH) und Aldosteron

Das im HVL gebildete ACTH übt einen **tropen Effekt auf die NNR** aus. Dieser Effekt bleibt jedoch weitgehend auf die Zellen der Zona fasciculata und Zona reticularis beschränkt, in denen vorwiegend die Steroidhormone mit glucocorticoider Aktivität synthetisiert werden. Dagegen ist die Funktionsfähigkeit der Zellen der Zona glomerulosa, in denen vor allem das Mineralcorticoid Aldosteron gebildet wird, nahezu unabhängig vom ACTH.

Ein Ausfall der HVL-Funktion oder eine operative Entfernung der Hypophyse (Hypophysektomie) haben daher praktisch keinerlei Auswirkungen auf die Vorgänge der Aldosteronsynthese bzw. -sekretion. Vermutlich erschöpft sich die Wirkung des ACTH auf die Zellen der Zona glomerulosa darin, deren Empfindlichkeit für die physiologisch relevanten Reize zu erhöhen.

## 10.8.5 ACTH und Glucocorticoide

Die sekretorische Aktivität der ACTH-bildenden Zellen des HVL wird durch ein spezifisches – in der hypophyseotropen Zone des Hypothalamus produziertes – Releasing-Hormon (CRH) gesteuert. ACTH selbst steuert – wie bereits erörtert – die Synthese und Freisetzung der NNR-Hormone mit glucocorticoider Akti-

vität. Nach Hypophysektomie kommt es daher zu einer drastischen Abnahme der Glucocorticosteroid-Bildung bzw. -sekretion.

Zwischen den in der NNR gebildeten Glucocorticosteroiden und den corticotropen Zellen des HVL existiert ein negatives Rückkopplungssystem. So registriert man nach Mikroinjektion hoher Glucocorticosteroid-Dosen in den HVL eine deutliche Abnahme der ACTH-Ausschüttung. Daneben ist ein zweiter negativer Rückkopplungsmechanismus ausgebildet, und zwar zwischen den Glucocorticosteroiden und der im Hypothalamus gelegenen hypophysiotropen Zone. So kommt es bei einem stark erhöhten Glucocorticosteroid-Plasmaspiegel zu einer Herabsetzung der CRH-Freisetzung im Hypothalamus und damit verbunden zu einer Reduktion der ACTH-Sekretion.

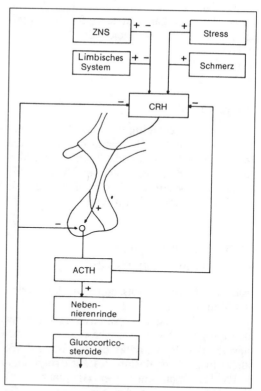

Abb. 10.5: Steuerung und Regelung der ACTH-Freisetzung

Außerdem konnte nachgewiesen werden, daß ein hoher ACTH-Plasmaspiegel im Hypothalamus zu einer Abnahme der CRH-Bildung und -Sekretion führt. Daraus kann geschlossen werden, daß ACTH selbst eine Hemmung der hypothalamischen CRH-Bildungsstätten bewirkt.

### 10.8.6 Glucocorticoide und Streß

Zwischen der hypophysiotropen Zone des Hypothalamus und anderen zentralnervösen Strukturen sind zahlreiche efferente und afferente Fasersysteme ausgebildet. Besonders hervorzuheben sind in diesem Zusammenhang die engen Verbindungen des Hypothalamus mit der Formatio reticularis des Hirnstamms, dem limbischen System, dem Thalamus und dem Großhirn. Gerade die Aktivität der CRH-sezernierenden Zellen wird durch nervale Impulse, die aus den genannten zentralnervösen Strukturen einlaufen, teils fördernd, teils hemmend beeinflußt. So läßt sich der in Streßsituationen nachweisbare Anstieg des ACTH-Plasmaspiegels, der zu einer verstärkten Freisetzung von Glucocorticosteroiden aus der NNR führt, als Resultat einer zentralnervös induzierten Mehrausschüttung von CRH interpretieren.

Die insgesamt an der Bildung und Freisetzung von CRH beteiligten Regulationsmechanismen können dem in Abb. 10.5 dargestellten Schema entnommen werden.

# 10.9 Sonstige Hormone

siehe Kapitel 7.

# 10.10 Hypophysäre Steuerung der Sexualfunktionen

### 10.10.1 Gonadotrope Hormone

Die im Hypophysenvorderlappen gebildeten **gonadotropen Hormone** sind:
- Luteinisierendes Hormon   LH
  bzw. interstitielle Zellen
  stimulierendes Hormon   ICSH
- Follikelstimulierendes Hormon   FSH
- Laktotropes Hormon bzw. Prolaktin   LTH

LH (ICSH), FSH und LTH sind **geschlechtsunspezifische Hormone**, das heißt, hinsichtlich der chemischen Struktur besteht kein Unterschied zwischen den hypophysären Gonadotropinen männlicher und weiblicher Individuen. Das in den basophilen Zellen des HVL produzierte **LH (ICSH)** ist ein Glykoprotein mit einem Molekulargewicht von ca. 30 000. **Bei der Frau** fördert LH – gemeinsam mit dem FSH – die Eireifung und die Synthese von Östrogenen. Etwa in der Mitte des Menstruationszyklus steigt die LH-Konzentration im Blut rapide an, wodurch unmittelbar die Ovulation ausgelöst wird. Unter dem Einfluß des noch erhöhten LH-Plasmaspiegels kommt es anschließend zur Umbildung des leeren Follikels in ein Corpus luteum (Gelbkörper). **Beim Mann** stimuliert das LH die Androgenproduktion in den Leydigschen Zwischenzellen des Hodens.

Das **FSH**, ein Glykoprotein mit einem Molekulargewicht von etwa 32 000, wird – wie auch das LH – in den basophilen Zellen des HVL gebildet. Das FSH steuert **bei der Frau** das Wachstum und die Reifung des Follikels und

fördert die Östrogenproduktion. **Beim Mann**
besteht die Wirkung des FSH in einer Stimulierung der Spermiogenese.

## 10.10.2 Releasing-Faktoren (Hormone) und nervale Steuerung

Die Synthese und die Freisetzung der Gonadotropine FSH und LH (ICSH) werden durch die
spezifischen Releasing-Hormone FSH-RH
bzw. LH-RH (ICSH-RH) gesteuert. Man kann
davon ausgehen, daß es sich bei FSH-RH und
LH-RH um identische Substanzen handelt. Die
Releasing-Hormone werden in der hypophysiotropen Zone des Hypothalamus gebildet und
erreichen – nach ihrer Freisetzung im Bereich
der Eminentia mediana – den HVL auf dem
Blutweg über den hypothalamo-hypophysären
Pfortaderkreislauf. Die hypophysiotrope Zone
des Hypothalamus ist über zahlreiche afferente
und efferente Fasersysteme mit einer Reihe
anderer zentralnervöser Zentren verknüpft
(Formatio reticularis des Hirnstamms, Thalamus, limbisches System und Großhirn). Die in
der hypophysiotropen Zone gelegenen Bildungsstätten der verschiedenen Releasing-
bzw. Inhibiting-Hormone unterliegen damit
dem modulierenden Einfluß einer Vielzahl
nervaler Impulse, die – wie eben dargestellt –
von den unterschiedlichsten Teilen des ZNS
ausgehen. So konnte experimentell nachgewiesen werden, daß durch elektrische Reizung
bestimmter Anteile des limbischen Systems die
Freisetzung von Gonadotropinen – unter Vermittlung der spezifischen Releasing- respektive
Inhibiting-Hormone – sowohl fördernd als auch
hemmend beeinflußt werden kann.

## 10.10.3 Rückkopplung von den Keimdrüsen zum Hypothalamus

Zwischen den effektorischen Hormonen der
Gonaden und den hypothalamischen Bildungsstätten des FSH-RH und LH-RH existieren
negative Rückkopplungssysteme. Steigt nämlich die Konzentration der Sexualhormone im
Blut an, so kommt es zu einer Hemmung der
FSH-RH- bzw. LH-RH-Freisetzung und damit
auch zu einer Reduktion der Gonadotropinse-
kretion. Bei niedrigem Sexualhormon-Blut-
spiegel dagegen werden die hypothalamischen
Releasing-Hormone für FSH respektive LH
verstärkt gebildet und freigesetzt, so daß FSH
und LH vermehrt aus dem HVL ausgeschüttet
werden. Beim Mann sind es die Androgene
(und Östrogene?), bei der Frau die Östrogene
(und Androgene?), die hemmend auf die hypophysiotrope Zone zurückwirken.

# 10.11 Männliche Geschlechtshormone

## 10.11.1 Testosteron

**Testosteron**, das männliche Sexualhormon mit
der höchsten biologischen Wirksamkeit, wird
in den **Leydigschen Zwischenzellen** des Hodens
synthetisiert. Bildung und Freisetzung des
Testosterons werden durch das HVL-Gonado-
tropin LH (ICSH) gesteuert. FSH hingegen hat
keinen Einfluß auf die Testosteronproduktion
und -ausschüttung.

Testosteron, als der wichtigste Vertreter der
**Androgene**, ist verantwortlich für:
* die männliche Differenzierung des somatischen Geschlechts im Verlauf der **Embryo-
nalentwicklung**
* die Entwicklung und Reifung der **Geschlechtsorgane** während der Pubertät, das
heißt, für das Wachstum von Penis und
Skrotum sowie des Nebenhodens, des Samenleiters, der Samenbläschen, der Prostata
und der Cowperschen Drüsen

- die Ausbildung der **sekundären Geschlechtsmerkmale** im Verlauf der Pubertät (Ausprägung der typisch männlichen Axillar- und Schambehaarung; Stimulierung des Larynxwachstums, des Bartwuchses und der Sekretionstätigkeit der apokrinen Drüsen)
- die Aufrechterhaltung der **Sekretionstätigkeit** der Prostata und Samenbläschen nach der Pubertät
- die "sexuelle Gestimmtheit des Individuums" (Sensibilisierung der Kopulationsreflexe).

Testosteron besitzt neben diesen sexualspezifischen auch einige **sexualunspezifische Wirkungen**. Besonders hervorzuheben ist dabei die proteinanabole Wirkung des Testosterons (positive Stickstoffbilanz). Außerdem werden unter dem Einfluß von Testosteron Na⁺-Ionen und Wasser in erhöhtem Umfang retiniert.

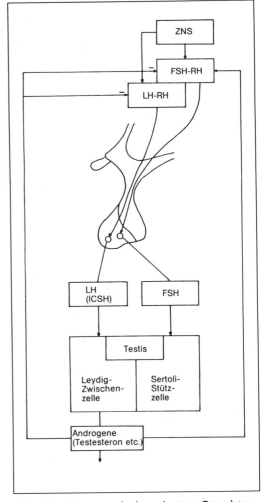

Abb. 10.6: Steuerung der hypophysären Gonadotropinfreisetzung beim Mann

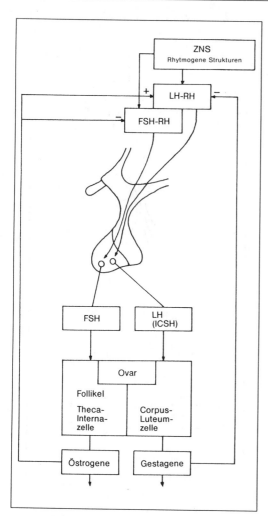

Abb. 10.7: Steuerung der hypophysären Gonadotropinfreisetzung bei der Frau

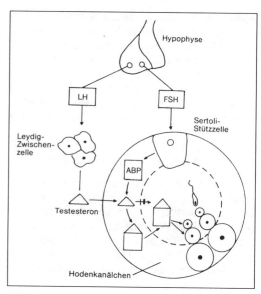

Abb. 10.8: Schematische Darstellung der hormonalen
Faktoren, die an der Regulation der Spermiogenese beteiligt sind

## 10.11.2 FSH und Spermiogenese

FSH stimuliert die in den Tubuli seminiferi des
Hodens ablaufende Spermiogenese. FSH entfaltet seine Wirkung an den Sertoli-Stützzellen,
indem es in diesen Zellen – unter Zwischenschaltung des Adenylat-Cyclase-Systems – die
Synthese eines spezifischen androgenbinden-
den Proteins (ABP) stimuliert. Das ABP wird
an die Flüssigkeit der Tubuli seminiferi abgegeben, um die darin enthaltenen Androgene –
in erster Linie das Testosteron und das $5\alpha$-Di-
hydrotestosteron – aktiv zu binden. Dem ABP
kommt dabei die Funktion eines "Carriers" zu,
da die Androgene nur in Form eines **ABP-An-
drogen-Komplexes** die **Blut-Hoden-Schranke**
passieren können. Der für einen funktionsgerechten Ablauf der Spermiogenese recht hohe
Bedarf an Androgenen kann nur bei Anwesenheit einer genügend großen Menge an ABP
bzw. – geht man in der Überlegung einen Schritt
weiter – bei einem ausreichend hohen FSH-
Plasmaspiegel gedeckt werden. Ein Ausfall des
FSH führt daher zu einem Sistieren der Spermiogenese.

# 10.12 Weibliche Geschlechtshormone

## 10.12.1 Östrogene und Gestagene

Die Östrogene, als deren wichtigste Vertreter das Östradiol-17ß, das Östron und das Östriol zu nennen sind, werden in den **Theka-interna- sowie Granulosa-Zellen des Ovars**, in der Nebennierenrinde, in den Leydigschen Zwischenzellen des Hodens und – während der Schwangerschaft – in der Placenta gebildet. Von den mehr als 40 verschiedenen Gestagenen, als deren Bildungsorte die **Corpus-luteum-Zellen** des Ovars, die Nebennierenrinde sowie die Placenta zu nennen sind, besitzt das Progesteron die größte biologische Wirksamkeit.

Die hypophysiotrope Zone des Hypothalamus, die Hypophyse und das Ovar bilden eine funktionelle Einheit. Unter Berücksichtigung regeltechnischer Gesichtspunkte könnte man auch von einem "kybernetischen System" sprechen, das nach dem Prinzip der (negativen und/oder positiven) Rückkopplung organisiert ist. So unterliegt die inkretorische Ovarialfunktion weitgehend der Kontrolle der hypophysären Gonadotropine bzw. der entsprechenden hypothalamischen Releasing-Hormone, während andererseits die Sekretionsrate der Releasing-Hormone maßgeblich von der Höhe des Sexualhormonspiegels bestimmt wird.

Das FSH fördert – zusammen mit dem LH – das Wachstum des Follikels und regt die Östrogensynthese an. Der Anstieg des Östrogen-Blutspiegels führt in der hypophysiotropen Zone zu einer Hemmung der FSH-RH-Freisetzung. Als Folge davon nimmt die Ausschüttung von FSH aus dem HVL ab.

Dagegen gilt es als erwiesen, daß die präovulatorische Zunahme der Östrogen-Plasmakonzentration eine vermehrte LH-Freisetzung aus dem HVL bewirkt (**positive Rückkopplung, Hohlweg-Effekt**). Der plötzliche LH-Schub wirkt unmittelbar ovulationsauslösend. Anschließend kommt es unter dem Einfluß des noch erhöhten LH-Plasmaspiegels zur Umbildung des leeren Follikels in ein Corpus luteum. Das LH fördert weiterhin die im Corpus luteum einsetzende Progesteronsynthese. Mit zunehmender Progesteronkonzentration im Plasma kommt es jedoch über eine Hemmung der LH-Freisetzung zu einer Abnahme der LH-Ausschüttung aus dem HVL (**negative Rückkopplung**).

## 10.12.2 Entwicklung der Geschlechtsorgane

Für das Wachstum und die Reifung der weiblichen Geschlechtsorgane während der Pubertät sowie für die gleichzeitige Ausprägung der sekundären Geschlechtsmerkmale sind in erster Linie die Östrogene verantwortlich.

Unter dem Einfluß pubertärer Östrogen-Plasmakonzentrationen wird das Wachstum von Ovar, Tube, Uterus und Vagina gefördert. Unter Östrogeneinfluß nehmen Zellgröße und Zellzahl in der Uterusmuskulatur deutlich zu; das Endometrium erfährt erstmalig, danach bis zur Menopause in Abhängigkeit von den periodischen Konzentrationsänderungen, eine Umbildung zur funktionsfähigen Uterusschleimhaut (Proliferationsphase). Charakteristisch sind weiterhin die Längen- und Weitenzunahme der Drüsenschläuche. Die Sekretionstätigkeit der Drüsen wird jedoch durch Gestagene stimuliert.

In der Pubertät kommt es unter der Östrogeneinwirkung außerdem zu einer Vergrößerung der Labia minora sowie zu einer erhöhten Sekretbildung durch die Bartholinischen Drüsen. Die Ausbildung der Scham- und Axillarbehaarung ist ebenso wie die Entwicklung der Klitoris und der Labia majora androgenabhängig.

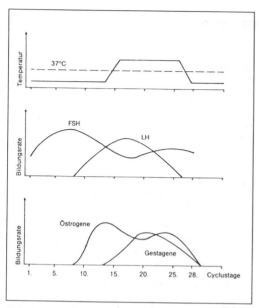

Abb. 10.9: Zeitdiagramm des Menstruationszyklus

Des weiteren vergrößern sich unter dem Einfluß pubertärer Östrogen-Plasmakonzentrationen die Mammae (Proliferation des spezifischen Drüsengewebes sowie vermehrte Einlagerung von Fettgewebe), die Mamillen und der Warzenhof. Die Östrogene bewirken daneben die scharfe Begrenzung der Schambehaarung sowie die Ausbildung der typisch weiblichen Körperform mit der charakteristischen Fettverteilung.

## 10.12.3 Menstruationszyklus

Der Menstruationszyklus ist Ausdruck einer endogenen Periodik. Unmittelbar verantwortlich für die zyklischen Veränderungen des Funktionszustands der weiblichen Gechlechtsorgane sind die periodischen Schwankungen der inkretorischen Ovarialfunktion. Letztere unterliegt selbst – wie bereits ausgeführt – der Kontrolle hypothalamischer Zentren, die über spezifische Releasing- bzw. Inhibiting-Hormone die Gonadotropinfreisetzung aus dem HVL steuern. Die Aktivität der hypothalamischen Zentren schließlich wird durch eine Vielzahl sowohl hormonaler als auch nervaler Reize

beeinflußt (z.B. aus zentralnervösen Zentren mit der Fähigkeit zur Rhythmogenese).

Die während eines Menstruationszyklus registrierbaren Schwankungen der Bildungsrate der Gonadotropine FSH und LH sowie der Östrogene und Gestagene können dem Diagramm in Abb. 10.4. entnommen werden. Das Verhalten der Körpertemperatur im Verlauf eines Menstruationszyklus ist ebenfalls in das Diagramm eingetragen.

FSH stimuliert zusammen mit dem LH das Wachstum und die Reifung des Follikels; außerdem wird durch die beiden Gonadotropine die Östrogensynthese angeregt.

Der etwa in der Mitte des Zyklus registrierbare **LH-Peak**, dem immer ein ebenso charakteristischer Östrogen-Gipfel vorausgeht, löst unmittelbar die Ovulation aus. Die Umwandlung des leeren Follikels in ein Corpus luteum vollzieht sich ebenfalls unter dem Einfluß des LH. Auch die anschließend in den Corpus-luteum-Zellen anlaufende Progesteronsynthese ist LH-abhängig.

Die zyklischen Veränderungen an der Uterusschleimhaut (Endometrium) werden durch die weiblichen Sexualhormone bewirkt. Der **endometriale Zyklus** kann unter Berücksichtigung funktioneller und histologischer Gesichtspunkte in drei Phasen unterteilt werden:
- **Proliferationsphase**
  Unter dem zunehmenden Einfluß der Östrogene kommt es etwa vom fünften Zyklustage an zu einer Regeneration der Uterusschleimhaut. Im Vordergrund stehen dabei das Dickenwachstum der Schleimhaut sowie die Ausbildung der uterinen Drüsen
- **Sekretionsphase**
  Unter der zusätzlichen Gestageneinwirkung findet nach der Ovulation die sekretorische Transformation der Schleimhaut statt; die Endometriumdrüsen werden korkenzieherartig geschlängelt, ihr Lumen vergrößert sich und sie beginnen Glykogen und Schleim (Mukoide) zu sezernieren. Diese Veränderungen gehen mit einer starken Vaskularisation einher
- **Desquamationsphase**
  Durch den steilen Abfall des Sexualhormon-

Plasmaspiegels wird die Abstoßung der Uterusschleimhaut (Functionalis) ausgelöst. Dieser Vorgang erstreckt sich über 3 bis 5 Tage.

Abschließend soll noch kurz auf den bei Frauen charakteristischen Verlauf der Körperkerntemperatur während eines Menstruationszyklus eingegangen werden. Unmittelbar nach der Menstruation nimmt die Körpertemperatur ab, um bis zur Ovulation auf diesem – vergleichsweise erniedrigten – Niveau konstant gehalten zu werden. Mit der Ovulation erfährt die Körperkerntemperatur einen Anstieg um ca. 0,5 °C. Dieser erhöhte Wert bleibt bis zur nächsten Menstruation bestehen.

Der mit der Ovulation einhergehende **Anstieg der Körperkerntemperatur** erfolgt unter dem Einfluß von **Progesteron**, dessen Wirkungen in einer Steigerung des Grundumsatzes und einer gleichzeitigen Reduktion der Wärmeabgabe zu sehen sind.

### 10.12.4 Schwangerschaft

Die Degeneration des Corpus luteum bleibt aus, sobald sich eine befruchtete Eizelle in der Uterusschleimhaut eingenistet hat. Ausschlag-gebend dafür ist, daß im Synzytiothrophoblasten der implantierten Blastozyste ein Hormon, das sog. **HCG (Human Chorionic Gonadotropin)**, synthetisiert wird, welches eine LH-analoge Wirkung besitzt. Unter dem tropen Einfluß dieses Hormons wächst das Corpus luteum weiter und wandelt sich schließlich in das **Corpus luteum graviditatis** um. Damit sind eine Steigerung der Progesteronbildung und -ausschüttung verbunden. Der anhaltend hohe Progesteron-Plasmaspiegel wirkt einer Abstossung der Uterusschleimhaut entgegen. Gegen Ende der sechsten Schwangerschaftswoche setzt im Corpus luteum graviditatis ein allmählicher Degenerationsprozeß ein. Zu diesem Zeitpunkt jedoch bildet die Plazenta bereits selbst die für einen normalen Schwangerschaftsablauf erforderlichen Mengen an Progesteron und Östrogenen.

Die Bedeutung eines weiteren in der Plazenta gebildeten Gonadotropins, nämlich des **HPL (Human Placental Lactogen)**, ist noch umstritten. Einige experimentelle Befunde weisen darauf hin, daß HPL sowohl die Mammogenese als auch die Östrogen- und Progesteronproduktion in der Placenta fördernd beeinflußt. Eine luteotrope, das heißt, die Corpus-luteum-Funktion stimulierende Wirkung, besitzt HPL wahrscheinlich nicht.

# 10.13 Kohabitation und Konzeption

## 10.13.1 Empfängniszeit

Die bei der Ovulation freiwerdende menschliche Eizelle ist während eines Zeitraums von etwa 6 bis 12 Stunden befruchtungsfähig. Auch die Überlebensdauer der Spermien im weiblichen Genitaltrakt ist recht begrenzt; sie beträgt rund 2 bis 3 Tage. Demnach kann eine Konzeption nur dann eintreten, wenn die Kohabitation innerhalb eines Zeitraumes von 3 Tagen vor bis 1 Tag nach dem errechneten Ovulationstag (insgesamt also 5 Tage) erfolgt.

## 10.13.2 Erektion und Ejakulation

**Erektionsreflex**
Taktile Reize aus den erogenen Zonen erreichen über den Nervus pudendus das Sakralmark und erhöhen dort das Aktivitätsniveau des – im dorsomedialen Bereich des Vorderhorns gelegenen – **parasympathischen Erektionszentrums** ($S_2$-$S_5$). Den efferenten Schenkel dieses Leitungsbogens bilden die Nervi erigentes (Nervi splanchnici pelvini), die als parasympathische präganglionäre Fasern das Rückenmark verlassen, um im Plexus hypogastricus inferior auf das postganglionäre Neuron

umzuschalten. Die Reizung dieser Bahn führt zu einer Dilatation der Penisschwellkörperarterien, wodurch der Blutzustrom in die kavernösen Räume des Penis erheblich ansteigt. Die Blutfüllung der Kavernen sowie die Spannungszunahme der Tunica albuginea sind von einer Drosselung des venösen Abstroms begleitet. Neben der Erektion des Penis wird gleichzeitig die Sekretionstätigkeit der Cowperschen Drüsen angeregt.

Das Erregungsniveau des sakral-autonomen Erektionszentrums wird – neben den über den Nervus pudendus einlaufenden Erregungen – durch eine Vielzahl nervaler Impulse aus übergeordneten zentralnervösen Strukturen beeinflußt. So können Sinnesreize der unterschiedlichsten Art, bewußt hervorgerufene Phantasien und unbewußte Gefühlsregungen sowohl fördernd als auch hemmend auf den spinal-reflektorischen Ablauf einwirken.

### Ejakulationsreflex

Das **sympathische Ejakulationszentrum** ist im Bereich des Nucleus intermediolateralis des Seitenhorns zwischen dem 12. Thorakal- und dem 2. Lumbalsegment lokalisiert. Taktile Reize, die während der Kohabitation wirksam werden, erreichen das Ejakulationszentrum und steigern dessen Erregungsniveau. Dabei ist eine gewissen Reizsummation erforderlich, um die Ejakulation auszulösen. Die Axone der präganglionären Neurone gelangen über die Rami communicantes albi zu den Grenzstrangganglien, um dann über die Nervi splanchnici lumbales u. sacrales zum Plexus hypogastricus inferior zu ziehen, wo sie auf das postganglionäre Neuron umschalten. Die Reizung dieses efferenten Schenkels führt zu einer Kontraktion der glatten Muskulatur des Samenleiters, der Prostata und der Samenbläschen, so daß sich deren Inhalt in den hinteren Teil der Harnröhre entleert. Durch die damit verbundene Dehnung des hinteren Harnröhrenabschnitts kommt es reflektorisch zu einer Kontraktion der quergestreiften Muskulatur des Beckenbodens und des Genitales (Mm. bulbospongiosi und ischiocavernosi), wodurch die Samenflüssigkeit ausgeschleudert wird.

## 10.13.3 Allgemeinreaktionen

Der Gynäkologe Masters und die Psychologin Johnson kamen zu dem Ergebnis, daß sich der **sexuelle Reaktionszyklus** beim Mann und bei der Frau – unter Berücksichtigung psychologischer und physiologischer Kriterien – in vier unterschiedliche Phasen unterteilen läßt:

* Erregungsphase
* Plateauphase
* Orgasmusphase
* Rückbildungsphase.

Die beim Mann bzw. bei der Frau für die einzelnen Phasen der sexuellen Reaktion typischen Veränderungen des Funktionszustands einzelner Organsysteme können den folgenden Tabellen entnommen werden. Eine Erörterung des sexuellen Reaktionszyklus unter Berücksichtigung psychologischer Aspekte würde an dieser Stelle zu weit führen. Hierzu sei auf die Darstellung in den medizinisch-psychologischen Fachbüchern verwiesen.

## 10.13.4 Hormonale Konzeptionsverhütung

Durch die Gabe von Östrogenen und Gestagenen zu Beginn eines Menstruationszyklus läßt sich – über eine **Hemmung der hypothalamischen Freigabezentren** – die Ausschüttung der hypophysären Gonadotropine FSH und LH nahezu vollständig unterdrücken. Dadurch werden Wachstum und Reifung des Follikels verhindert; eine Ovulation kann somit nicht zustande kommen.

| Die sexuelle Reaktion der Frau | | | | |
|---|---|---|---|---|
| Organsystem | Erregungsphase | Plateauphase | Orgasmusphase | Rückbildungsphase |
| Atmung | normal | Hyperventilation | Hyperventilation | allmähliche Normalisierung |
| Herz | Anstieg der Herzfrequenz | Tachykardie | Tachykardie | langsames Absinken der Herzfrequenz |
| Blutdruck | Anstieg des systolischen Blutdrucks | Steigerung des systolischen Blutdrucks | weiterer Anstieg des systolischen Blutdrucks | allmähliche Normalisierung |
| Klitoris | Volumenzunahme von Glans und Corpus clitoridis | Klitorisretraktion | – | stetige Rückbildung |
| Labia minora | rasche Anschwellung | – | – | – |
| Vagina | Erweiterung, Lubrikation | Ausbilden der orgastischen Manschette (Vasokongestion) | 3-15 Kontraktionen im Bereich der orgastischen Manschette in Intervallen von ca. 0,8 s | Rückbildung der orgastischen Manschette |

Die Konzeptionsverhütung bei Gabe reiner Gestagenpräparate hingegen beruht auf einem anderen Wirkmechanismus. So kommt es unter dem Einfluß von Gestagenen zu einer Viskositätszunahme des Zervikalsekretes und damit zu einer Herabsetzung der Penetrierbarkeit für Spermien. Des weiteren nimmt unter Gestageneinfluß die Implantationsbereitschaft des Uterusendometriums deutlich ab.

| Die sexuelle Reaktion des Mannes | | | | |
|---|---|---|---|---|
| Organsystem | Erregungsphase | Plateauphase | Orgasmusphase | Rückbildungsphase |
| Atmung | normal | Hyperventilation | Hyperventilation | allmählich normal |
| Herz | Anstieg der Herzfrequenz | Tachykardie | Tachykardie | langsames Absinken der Herzfrequenz |
| Blutdruck | Anstieg des systolischen Blutdrucks | weitere Steigerung des systolischen Blutdrucks | Fortsetzung des systolischen Blutdruckanstiegs | allmählich normal |
| Penis | Erektion | Anschwellen der Glans penis | 3-10 austreibende Kontraktionen | Abschwellung in zwei Stufen: a) schnelle Rückbildungsphase b) langsame Rückbildungsphase |
| Skrotum | Elevation | – | – | schnelle Rückbildung |

# 11. Vegetatives (autonomes) Nervensystem

## 11.1 Sympathischer und parasympathischer Anteil

### 11.1.1 Zentraler Ursprung der präganglionären Fasern

Die Ursprungsneurone des Sympathikus sind im Seitenhorn (Nucleus intermediolateralis) des **thorakolumbalen Rückenmarkabschnitts** ($C_8$-$L_2$) lokalisiert.

Beim Parasympathikus unterscheidet man aufgrund der unterschiedlichen Lage der Ursprungszellen einen kranialen von einem sakralen Abschnitt. So sind die präganglionären Neurone des kranialen Parasympathikus im Tegmentum von Rauten- und Mittelhirn diskontinuierlich in einer Reihe hintereinander liegender Einzelkerne angeordnet. Die Wurzelzellen des sakralen Parasympathikus liegen im Seitenhorn (Nucleus intermediomedialis) der Rückenmarkabschnitte $S_1$-$S_3$.

Nach Verlassen des Rückenmarks über die Vorderwurzeln ziehen die Axone der sympathischen Ursprungszellen (**präganglionäres Neuron**) als Rami communicantes albi zu den paarig angelegten **paravertebralen Ganglien**, in denen eine partielle Umschaltung auf ein zweites **postganglionäres Neuron** erfolgt. Eine Gruppe postganglionärer Fasern verläßt das Ganglion rückläufig, um als Rami communicantes grisei in die Spinalnerven der einzelnen Segmente zu gelangen und so die vegetative Versorgung von Rumpf und Extremitäten zu übenehmen. Ein beträchtlicher Anteil präganglionärer Fasern durchzieht die **paravertebralen Ganglien** jedoch auch ohne synaptische Umschaltung, um erst in den unpaaren prävertebralen Ganglien des Bauchraumes an einem postganglionären Neuron synaptisch zu enden (z.B. Ggl. coeliacum, Ggl. mesentericum superius usw.)

**Parasympathische Ganglien** sind nur im Kopfbereich in der Nachbarschaft der Erfolgsorgane ausgebildet (z.B. Ggl. ciliare, Ggl. pterygopalatinum, Ggl. submandibulare, Ggl. oticum) sowie die parasympathischen postganglionären Neurone des Plexus hypogastricus im kleinen Becken, ansonsten sind parasympathische postganglionäre Neurone nur in den Wandstrukturen der zu innervierenden Organe lokalisiert (**intramurale Ganglien**).

### 11.1.2 Nebennierenmark (NNM)

Die Applikation oxydierender Farbstoffe führt im Nebennierenmark zu einer Braunfärbung der hormonbildenden Zellen, die deshalb auch als **chromaffine Zellen** bezeichnet werden. Mit Jodaten ist eine weitere Differenzierung in zwei verschiedene Markzelltypen möglich: die stärker färbbaren dunklen Zellen synthetisieren hauptsächlich Noradrenalin, während die helleren als die mutmaßlichen Produzenten des Adrenalins gelten. Gegenüber dem Noradrenalin stellt Adrenalin mit ca. 80% den Hauptanteil am gesamten Marksekret.

Die hormonbildenden Zellen des Nebennierenmarks können als spezialisierte postganglionäre sympathische Nervenzellen interpretiert werden (NNM als sympathisches Ganglion). Entsprechend wird das NNM auch von präganglionären Fasern sympathischer Ursprungszellen versorgt.

### 11.1.3 Überträgerstoffe

An den Nervenendigungen der präganglionären sympathischen und parasympathischen Nervenzellen sowie an den Axonendigungen der postganglionären parasympathischen Neurone ist der Überträgerstoff **Acetylcholin**.

Die postganglionären sympathischen Nervenzellen setzen bis auf zwei Ausnahmen (sympathische cholinerge Nervenendigungen an Schweißdrüsen und spezifischen Muskelgefäßabschnitten) ausschließlich **Noradrenalin** an ihren präsynaptischen Endigungen frei.

### 11.1.4 Vegetativer Tonus

Unter geeigneten Bedingungen lassen sich aus den prä- und postganglionären Neuronen bzw. Nervenfasern nahezu immer Folgen von Aktionspotentialen unterschiedlicher Frequenz ableiten; man spricht deshalb von einer toni-schen Aktivität in vegetativen Nervenfasern. Entsprechend der funktionellen Gliederung des vegetativen Nervensystems unterscheidet man zwischen einem sog. **Sympathikustonus** und einem **Parasympathikustonus**. Diese in ihrem Ausmaß ständig wechselnde Aktivität in den efferenten Nervenfasern hat einen entscheidenden Einfluß auf die Funktion der einzelnen Erfolgsorgane, wird doch durch die nervalen Impulse eine wirksame Anpassung der Organtätigkeit an die jeweiligen Erfordernisse des Gesamtorganismus in optimaler Weise gewährleistet.

So wirken die in den Endigungen postganglionärer sympathischer Nervenfasern kontinuierlich einlaufenden Erregungen auf den Kontraktionszustand glatter Gefäßmuskelzellen modulierend ein und regeln auf diese Weise die Größe des Gefäßwiderstandes, der neben der Höhe des Blutdrucks der entscheidende Parameter für das Ausmaß der Organdurchblutung ist.

# 11.2 Wirkung vegetativer Nervenerregung auf die Erfolgsorgane

**Antwortverhalten vegetativ innervierter Organe bei Stimulierung des sympathischen bzw. parasympathischen Systems**

| Organ bzw. Organsystem | Rezeptortyp | Sympathikus | Parasympathikus |
|---|---|---|---|
| **Auge** | | | |
| M. dilatator pupillae | $\alpha$ | Kontraktion | 0 |
| M. sphincter pupillae | ($\beta$?) | (Relaxation) | Kontraktion |
| M. ciliaris | ($\beta$?) | Relaxation | Kontraktion |
| M. tarsalis | $\alpha$ | Kontraktion | 0 |
| **Herz** | | | |
| Sinusknoten | $\beta 1$ | positiv chronotrop | negativ chronotrop |
| Vorhöfe | $\beta 1$ | positiv inotrop | negativ inotrop |
| AV-Knoten und Reizleitungsgewebe | $\beta 1$ | positiv dromotrop | negativ dromotrop |
| Ventrikel | $\beta 1$ | positiv inotrop | 0 |
| **Blutgefäße** | | | |
| Koronargefäße | $\beta 1$ | Dilatation | 0 |
| Gehirngefäße | ($\alpha$) | minimale Vasokonstriktion | ? |
| Muskelgefäße | ($\alpha$) $\beta 2$ cholinerg | (Konstriktion) Dilation Dilation | 0 |
| Hautgefäße | $\alpha$ | Konstriktion | 0 |
| **Lunge** | | | |
| Bronchialmuskulatur | $\beta 2$ | Relaxation | Kontraktion |

| Intestinaltrakt | | | |
|---|---|---|---|
| longitudinale und zirkuläre Muskulatur | $\beta 1$ | Tonusabnahme | Tonusteigerung |
| Sphinkteren | $\alpha$ | Kontraktion | Relaxation |
| **Harnblase** | | | |
| Detrusor vesicae | $\beta 1$ | Relaxation | Kontraktion |
| M. sphinkter internus | $\alpha$ | Kontraktion | Relaxation |
| **Exokrine Drüsen** | | | |
| Schweißdrüsen | cholinerg | Sekretion | 0 |
| Speicheldrüsen | ? | dickflüssiger Speichel | dünnflüssiger Speichel |
| Tränendrüsen | ? | 0? | Sekretion |
| Verdauungsdrüsen | ? | 0? | Sekretion |
| Bronchialdrüsen | ? | 0? | Sekretion |
| **Leber** | $\beta 2(\alpha)$ | Glykogenolyse | 0 |
| **Muskel** | $\beta 2$ | Glykogenolyse | 0 |
| **Fettgewebe** | $\beta 1$ | Lipolyse | 0 |
| **Pankreas** | $\beta 2$ | Zunahme der Insulin-Sekretion | 0 |
| **Niere** | $\beta 1$ | Zunahme der Reninfreisetzung | 0 |
| **Uterus** | $\beta 2$ $\alpha$ | Relaxation (Kontraktion) | 0 |

# 11.3 Physiologie der terminalen vegetativen Fasern

## 11.3.1 Bildung der Überträgerstoffe

Die Synthese der Transmittersubstanzen findet in den präsynaptischen Endigungen der einzelnen prä- und postganglionären vegetativen Nervenzellen mit Hilfe spezifischer Enzyme statt.

| Synthese und Abbau der Überträgerstoffe der terminalen vegetativen Fasern | |
|---|---|
| Katecholamin-Metabolismus | Acetylcholin-Metabolismus |
| **L-Phenylalanin** | **Acetat** |
| Phenylalanin-Hydroxylase | Acetyl-CoA-Synthetase |
| **L-Tyrosin** | **Acetyl-CoA** |
| Tyrosin-Hydroxylase | Cholinacetyl-Transferase |
| **L-Dopa** | **Acetylcholin** |
| Dopa-Decarboxylase | Cholinesterase |
| **Dopamin** | **Acetat + Cholin** |
| Dopamin-ß-Hydroxylase | |
| **L-Noradrenalin** | |
| N-Methyl-Transferase | |
| **L-Adrenalin** | |
| Katechol-O-Methyl-Transferase Monoaminooxydase Aldehydoxydase | |
| **Vanillinmandelsäure** | |

## 11.3.2 Speicherung und Freisetzung der Überträgerstoffe

Aufgrund elektronenoptischer Befunde kann es als gesichert betrachtet werden, daß die Überträgerstoffe im Bereich der terminalen Nervenaufzweigungen in membranumschlossenen Bläschen (**Vesikeln**) gespeichert werden. Die Freisetzung des Transmitters an der präsynaptischen Membran ähnelt dem Vorgang der Exozytose.Eigentliche Ursache für den Transmitterausstoß ist eine kurzzeitige Membrandepolarisation, wie sie sich bei Einlaufen eines Aktionspotentials in der präsynaptischen Endigung ausbildet. Voraussetzung für das funktionsgerechte Ablaufen dieser Vorgänge ist eine genügend hohe Konzentration an extrazellulären $Ca^{2+}$-Ionen.

## 11.3.3 Pharmakologischer Rezeptor

Nach seiner Freisetzung aus der präsynaptischen Endigung bzw. Varikosität (Auftreibung entlang dem Axon) diffundiert der Transmitter über eine Distanz von ca. 200 bis 600 Å zu den angrenzenden Zellen der Erfolgsorgane. Hier kommt es zu einer **molekularen Interaktion** der Überträgersubstanz mit spezifischen **membranständigen Rezeptoren**, wodurch eine Veränderung der Membraneigenschaften der Effektorzelle erreicht wird. Typisch in diesem Zusammenhang sind eine selektive Erhöhung oder Erniedrigung der Membranpermeabilität für bestimmte Ionen und daraus resultierende De- bzw. Hyperpolarisation der Membran. Bei einer glatten Muskelzelle zum Beispiel schließt sich an eine derart ausgelöste Depolarisation eine Kontraktion an.

Ein vereinfachtes Schema der Wirkstoff-Rezeptor-Interaktion gibt das "Schlüssel-Schloß-Prinzip":
- Passen des Schlüssels X (Transmitter oder anderer Wirkstoffe) zum Schloß Y (Membranrezeptor, d.h. spezifische Oberflächenstruktur der Membran) bedeutet **Affinität**
- Schließen des Schlosses (Auslösung einer biologischen Reaktion) bedeutet dann **Intrinsic-Activity**.

## 11.3.4 Inaktivierung der Wirkung

Die Wirkungsdauer der Überträgerstoffe an der Membran der Effektorzelle wird durch besondere **Inaktivierungsvorgänge** begrenzt.

Für **Acetylcholin** geschieht dies in erster Linie durch hydrolytische Spaltung in die pharmakologisch unwirksamen Moleküle Acetat und Cholin. Im Gegensatz dazu erfolgt die Aufhebung der Wirkung der **adrenergen Wirkstoffe** durch deren Wiederaufnahme in die präsynaptischen Endigungen im Zuge eines Energie verbrauchenden aktiven Transports. Der gleichzeitig ablaufende enzymatische Abbau von Adrenalin und Noradrenalin (durch Monoamino- und Aldehydoxydase sowie O-Methyl-Transferase) zu Vanillinmandelsäure ist nur von untergeordneter Bedeutung.

# 11.4 Grundzüge der Pharmakologie des vegetativen Nervensystems

## 11.4.1 Mimetika

In den letzten Jahren ist es in zunehmendem Maße gelungen, pharmakologische Substanzen zu entwickeln, deren Applikation in den einzelnen Erfolgsorganen die gleichen Reaktionen auslöst, wie sie physiologischerweise durch die Freisetzung der natürlichen Transmitter hervorgerufen werden. Stoffe mit derartiger, die Effekte der vegetativen Überträgerstoffe imitierenden Wirkung werden allgemein als **Mimetika** bezeichnet. Aufgrund der unterschiedlichen Transmitter der postganglionären Neurone von Sympathikus und Parasympathikus erfolgt eine weitere Differenzierung in **Sympathiko-** und **Parasympathikomimetika.**

Die Auslösung mimetischer Effekte durch eine pharmakologische Substanz kann grundsätzlich durch verschiedene Mechanismen erfolgen. Zum einen besteht die Möglichkeit, daß das Pharmakon, quasi als "falscher Transmitter", die rezeptiven Strukturen der Effektorzellmembran besetzt und eine Reaktion der Zelle hervorruft; in diesem Fall spricht man von einem **direkten Mimetikum.** Andererseits existieren auch Stoffe, die spezifisch die Enzymsysteme blockieren, die unter physiologischen Bedingungen durch Abbau des Transmitters dessen Wirkung an der Effektorzellmembran zeitlich begrenzen. Verwirklicht ist dieses Prinzip bei den **indirekten Parasympathikomimetika,** den sog. **Cholinesterasehemmern,** die durch Inaktivierung der Acetylcholinesterase den Abbau von Acetylcholin verzögern und damit dessen Wirkung an der Effektorzelle steigern. Grundsätzlich unterscheidet sich davon der Wirkungsmechanismus der **indirekten Sympathikomimetika.** Letztere entfalten ihren sympathikomimetischen Effekt durch Freisetzung des physiologischen Transmitters aus den präsynaptischen Granula in den synaptischen Spalt. Als weitere, die Wirkung verstärkende Komponente ist dabei die Hemmung der Rückresorption des Transmitters in die präsynaptische Endigung zu nennen.

### Sympathikomimetika

Die im menschlichen Organismus physiologischerweise vorkommenden "Botenstoffe" des adrenergen Systems sind das Adrenalin, Noradrenalin und Dopamin. Zu betonen ist, daß ausschließlich Noradrenalin als Transmittersubstanz an den präsynaptischen Endigungen der postganglionären sympathischen Neurone fungiert, während Adrenalin den Hauptanteil am Nebennierenmarkinkret stellt. Hinsichtlich des Dopamins kann bis heute nur dessen Rolle als Neurotransmitter in bestimmten Arealen des ZNS als gesichert betrachtet werden.

Die adrenergen Botenstoffe entfalten ihre biologische Wirkung über spezifische, in der Effektorzellmembran gelegene Rezeptorsysteme. Gebräuchlich ist die Unterteilung in Dopaminrezeptoren, $\alpha$-Rezeptoren und $\beta$-Rezeptoren. Innerhalb jeder dieser drei Gruppen lassen sich weitere Untergruppen differenzieren:

- **Dopaminrezeptoren**
  Potentester Aktivator der Dopaminrezeptoren ist natürlicherweise das Dopamin. Eine deutlich schwächere Wirkung entfaltet das Noradrenalin. Am Rande erwähnt sei hier nur die weitere Unterteilung der Dopamin-Rezeptoren in $D_1$- und $D_2$-Rezeptoren

- **$\alpha$-Rezeptoren**
  Bei den $\alpha$-Rezeptoren unterscheidet man zwischen $\alpha_1$- und $\alpha_2$-Rezeptoren. Stärkster Agonist ist dabei das Noradrenalin, wohingegen Adrenalin eine schwächere Wirkung entfaltet und Dopamin einen nur gering stimulierenden Effekt hat

- **ß-Rezeptoren**
  Auch hier wird eine Unterteilung in $\beta_1$- und $\beta_2$-Rezeptoren vorgenommen. Der physiologisch wirksamste Stimulator der $\beta$-Rezeptoren ist das Adrenalin, gefolgt von dem nur schwach wirksamen Noradrenalin. Der Effekt von Dopamin auf $\beta$-Rezeptoren muß insgesamt als sehr gering bezeichnet werden.

## Parasympathikomimetika

Transmitter an den präsynaptischen Endigungen der postganglionären parasympathischen Neurone ist das Acetylcholin. Daneben fungiert es jedoch bei einer Reihe weiterer Neurone als Transmitter: präganglionäre sympathische und parasympathische Neurone, sympathische cholinerge Neurone, $\alpha$- und $\gamma$-Motoneurone sowie Neurone im ZNS.

Die Wirkung des Acetylcholins wird über zwei unterschiedliche Rezeptoren vermittelt: Rezeptoren vom Nikotin-Typ und Muscarin-Typ.

- **Rezeptoren vom Nikotin-Typ**
  Die Rezeptoren dieses Typs finden sich postsynaptisch auf den Membranen der postganglionären sympathischen und parasympathischen Neurone in den vegetativen Ganglien, an der subsynaptischen Membran der **neuromuskulären Synapsen der quergestreiften Muskelzellen** sowie an Neuronen im ZNS. Erregende Wirkungen auf diese Rezeptoren haben definitionsgemäß Acetylcholin und Nikotin.

- **Rezeptoren vom Muscarin-Typ**
  Die Rezeptoren dieses Typs sind auf den Membranen der parasympathisch innervierten inneren Organe sowie auf Neuronen innerhalb des ZNS lokalisiert. Einen stimulierenden Effekt auf die Muscarin-Rezeptoren übt neben Acetylcholin und Muscarin eine Reihe pharmakologischer Substanzen aus, die in ihrer Gesamtheit die direkten Parasympathikomimetika repräsentieren.

Eine tabellarische Übersicht über die Pharmakologie katecholaminerger und cholinerger Synapsen wird nebenstehend gegeben.

| Sympathiko- und Parasympathikomimetika | | |
|---|---|---|
| **Adrenerges System** | | |
| **Direkte Sympathikomimetika** | Dopamin-Rezeptoren ($D_1$- und $D_2$-Rezeptoren) | Dopamin, Noradrenalin |
| | $D_1$-Rezeptoren | Apomorphin (partieller Agonist) |
| | $D_2$-Rezeptoren | Bromergocryptin (Pravidel®) |
| | $\alpha$-Rezeptoren ($\alpha_1$- und $\alpha_2$-Rezeptoren) | Noradrenalin, Adrenalin und Dopamin |
| | $\alpha_1$-Rezeptoren | Methoxamin (Rolinex®) |
| | $\alpha_2$-Rezeptoren | Clonidin (Catapresan®) |
| | $\beta$-Rezeptoren ($\beta_1$- und $\beta_2$-Rezeptoren) | **Adrenalin** **Isoprenalin** (Aludrin®) **Orciprenalin** (Alupent®) |
| | $\beta_1$-Rezeptoren | Dobutamin (Dobutrex®) Noradrenalin (sehr schwach) |
| | $\beta_2$-Rezeptoren | Fenoterol (Berotec®) Salbutamol (Sultanol®) Terbutalin (Bricanyl®) |
| **Indirekte Sympathikomimetika** | Ephedrin (Ephetonin®) Amphetamin (Benzedrin®), ein zentralerregendes Sympathikomimetikum mit peripherer indirekt sympathikomimetischer Wirkkomponente | |
| **Cholinerges System** | | |
| **Direkte Parasympathikomimetika** | Rezeptoren vom Nikotin-Typ | Acetylcholin, Nikotin |
| | Rezeptoren vom Muscarin-Typ | Acetylcholin, Muscarin Carbachol (Doryl®) **Pilocarpin** |
| **Indirekte Parasympathikomimetika** | Physostigmin (Eserin®) Neostigmin Pyridostigmin Nitrostigmin (Parathion®: E 605) | |

## 11.4.2 Sympathiko- und Parasympathikolytika

Neben der Möglichkeit, durch Gabe mimetischer Substanzen vegetative Reaktionen auszulösen, ist es durch die Synthese pharmakologischer Substanzen gelungen, die Wirkung der natürlichen Transmitter des vegetativen Nervensystems abzuschwächen oder sogar völlig zu unterdrücken. Wirkstoffe mit derartig hemmenden Effekten bezeichnet man als Sympathiko- bzw. Parasympathikolytika. Aufgrund ihrer hohen Affinität zu den rezeptiven Strukturen in der Effektorzellmembran kommt es dabei zu einer Besetzung dieser "Wirkorte", wobei aber wegen der fehlenden "Intrinsic-Activity" eine biologische Reaktion ausbleibt. Der Membranrezeptor ist blockiert und für den natürlichen Transmitter nicht mehr zugänglich (kompetitive Hemmung).

| Sympathiko- und Parasympathikolytika | | |
|---|---|---|
| **Adrenerges System** | | |
| Sympathikolytika | Dopamin-Rezeptoren | |
| | D$_1$-Rezeptoren | Bromergocryptin (Pravidel®) |
| | D$_2$-Rezeptoren | Sulpirid (Dogmatil®) Metoclopramid (Paspertin®) |
| | $\alpha$-Rezeptoren | Phenoxybenzamin(Dibenzyran®) Phentolamin (Regitin®) |
| | $\alpha_1$-Rezeptoren | Prazosin (Minipress®) |
| | $\alpha_2$-Rezeptoren | Yohimbin |
| | $\beta$-Rezeptoren | Dichlorisoproterenol Propanolol (Dociton®) Pindolol (Visken®) |
| | $\beta_1$-Rezeptoren | Atenolol (Tenormin®) Metoprolol (Beloc®) |
| | $\beta_2$-Rezeptoren | Butoxamin |
| **Cholinerges System** | | |
| Parasympathikolytika | Rezeptoren vom Nikotin-Typ | Hexamethonium (im Bereich der vegetativen Ganglien) Decamethonium (an den neuromuskulären Synapsen) |
| | Rezeptoren vom Muscarin-Typ | Atropin Scopolamin Homatropin |

# 11.5 Funktionelle Organisation des vegetativen Nervensystems, übergeordnete Zentren

## 11.5.1 Vegetativer Reflexbogen

Die einfachste Form des vegetativen Reflexbogens kann als eine viergliedrige Neuronenkette mit drei interneuronalen Synapsen beschrieben werden. Der afferente Schenkel dieses Leitungsbogens wird von der Nervenfaser einer viszerosensiblen (z.T. auch somatosensiblen) Spinalganglienzelle gebildet, von der die aus der Peripherie einlaufenden Erregungen über ein im Rückenmark lokalisiertes Interneuron auf eine im Seitenhorn gelegene präganglionäre viszeromotorische Nervenzelle übertragen werden. Das Axon dieses präganglionären Neurons verläßt das Rückenmark über die Vorderwurzel, um in einem der nachgeschalteten

vegetativen Ganglien an einem postganglionären Neuron synaptisch zu enden, von dem aus die Erregungen schließlich die eigentliche Effektorzelle erreichen. An einigen Organen, wie z.B. dem Herzen, konnte die Existenz eines derartigen Reflexbogens experimentell nachgewiesen werden (kardio-kardiale Reflexe).

Krankhafte Prozesse innerer Organe rufen in vielen Fällen auch Überempfindlichkeitsreaktionen in bestimmten Hautgebieten (**Dermatome**) hervor. So werden oft selbst einfache Berührungsreize von Patienten als heftige Schmerzempfindungen wahrgenommen (**Hyperalgesie**). Die Ursache für das Zustandekommen dieses **übertragenen Schmerzes** ist die

Konvergenz kutaner nozizeptiver Fasern und viszerosensibler Fasern auf ein und dieselbe Ursprungszelle (Strangzelle) des Tractus spinothalamicus. Die Erregung dieses Neurons durch die einlaufenden Afferenzen aus dem inneren Organ wird dabei von den nachgeschalteten übergeordneten zentralnervösen Strukturen als Oberflächenschmerz gedeutet (**viszero-kutaner Reflex**).

Die Möglichkeit der Beeinflussung des Funktionszustandes innerer Organe durch Aktivierung somatosensibler Afferenzen wird vielfach therapeutisch in Form von Massagen, Umschlägen usw. genützt (**kuti-viszeraler Reflex**).

Neben dem bereits beschriebenen kardio-kardialen Reflexbogen ist im Rückenmark eine Reihe weiterer Leitungsbögen ausgebildet, die eine gewisse Regelung von Organfunktionen auf relativ einfachem Niveau erlauben. So existieren im Lumbal- und Sakralmark Zellpopulationen, die an der Vermittlung der Genitalreflexe (**Centrum genitospinale**) und der Blasenentleerung (**Centrum vesicospinale**) beteiligt sind. Mit der im Laufe der Phylogenese stattfindenden Ausbildung supraspinaler vegetativer Kernkomplexe verlieren die spinalen Zentren zunehmend ihre Autonomie, da ein nun ständig einlaufender hemmender bzw. fördernder Impulsstrom aus den übergeordneten Kernarealen den Funktionszustand der viszeromotorischen Neurone mitbestimmt. Nach Rückenmarksdurchtrennung, d.h. nach dem Wegfall der Kontrolle durch höhere zentralnervöse Strukuren, ist eine Vielzahl vegetativer Reflexe in verstärktem Maße auslösbar (z.B. Rückkehr der Automatie der Blasenentleerung). Auch beobachtet man bei **Querschnittsgelähmten** nach einer gewissen Zeit, die gekennzeichnet ist durch das Fehlen sämtlicher Reflexe (totale Areflexie), eine erhebliche Steigerung der kuti-viszeralen Reflexe hauptsächlich in den Sudomotoren und Vasokonstriktoren bei schon leichten, oft nicht einmal nozizeptiven Hautreizen.

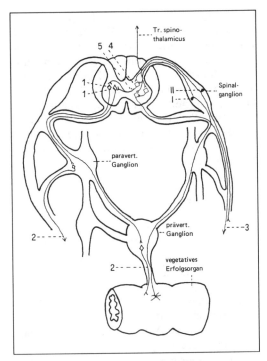

Abb. 11.1:  Schematische Darstellung einiger segmentaler vegetativer Leitungsbögen
(1) Präganglionäres viszeromot.Neuron
(2) Postganglionäres viszeromot. Neuron
(3) Somatomotor. Neuron
(4u.5) Zentrale Interneurone
(I) Viszerosensible Ganglienzelle
(II)Somatosensible Ganglienzelle
(I-4-1-2) Viszero-viszeraler Reflex
(II-4-1-2) Kuti-viszeraler Reflex
(I-4-3) Viszero-somatomot. Reflex
(II-5-3) Senso-motor. Reflex

### 11.5.2   Medulläres Herz-Kreislauf-Zentrum
siehe Kapitel 4.7

## 11.5.3 Hypothalamische Zentren

Mit der fortschreitenden Entwicklung komplexer biologischer Organismen im Verlauf der Phylogenese kam es zur Ausbildung und Differenzierung immer komplizierterer körpereigener Regelsysteme, deren koordiniertes Funktionieren die Grundlage für die Konstanthaltung eines adäquaten physiko-chemischen Körpermilieus schuf. Die Homöostase, d.h. die Konstanz des "milieu intérieur", ist die Voraussetzung für jegliche Organfunktion und damit Grundlage für biologische Existenz überhaupt. Die hierzu erforderlichen vielfältigen Regelprozesse werden bei höheren Wirbeltieren und dem Menschen in erster Linie durch die Tätigkeit hypothalamischer Zentren zu funktionsorientierten Programmen integriert. Die vom Hypothalamus ausgelösten Reaktionen beinhalten dabei immer sowohl **vegetativ nervale** als auch **somatomotorische** und **hormonale Komponenten**.

Dies sei erläutert am Beispiel der regulatorischen Vorgänge, die bei plötzlicher Kältebelastung des Organismus von einem umschriebenen Kernareal im hinteren Hypothalamus in Gang gesetzt werden. Die dabei zur Aufrechterhaltung der Körperkerntemperatur erforderliche Isolierung der Körperschale bzw. zusätzliche Wärmebildung werden durch folgende Mechanismen erreicht:

* **Somatischer Anteil**
  - Willkürliche Aktivierung des Bewegungsapparates
  - Unwillkürlich gesteigerte tonische Aktivität der Skelettmuskulatur (Kältezittern)

* **Vegetativer Anteil**
  - Nach verstärkter Vasokonstriktion aufgrund eines erhöhten Sympathikustonus erfolgt eine Abnahme der Durchblutung im Bereich der Akren und proximalen Extremitäten (dadurch Verringerung des Wärmeabstroms)
  - Zitterfreie Wärmebildung im braunen Fettgewebe durch Aktivierung sympathischer postganglionärer Fasern (diese Form der Wärmebildung ist beim Menschen nur im Säuglinsalter möglich)

* **Hormonaler Anteil**
  - Gesteigerter Energieumsatz durch Ausschüttung der Schilddrüsenhormone Thyroxin und Trijodthyronin.

Auch die während einer körperlichen Belastung beobachtbaren Umstellungen des Herz-Kreislauf-Systems werden von einem im lateralen Hypothalamus lokalisierten Zentrum ausgelöst mit dem Ziel, eine optimale Versorgung der an der Leistung beteiligten Organsysteme zu garantieren (generelle Erhöhung des

Sympathikustonus, verstärkte Ausschüttung von Adrenalin und Noradrenalin aus dem Nebennierenmark sowie eine vermehrte Ausschüttung von ACTH aus dem Hypophysenvorderlappen usw.).

Neben diesen der Homöostase dienenden Regelprozessen ist im Tierexperiment auch die Auslösung komplexer Verhaltensweisen möglich. Das beobachtbare Flucht- und Abwehrverhalten sowie das nutritive Verhalten stehen dabei ganz im Dienste der Selbsterhaltung, während das reproduktive Verhalten (Fortpflanzungsverhalten) eine Erhaltung der Art sichern soll.

So treten bei der Katze durch Reizung des kaudalen Hypothalamus charakteristische Abwehrreaktionen auf:

* Somatische Komponente
  - Gespreizte Zehen, ausgestülpte Krallen, aggressives Fauchen
* Vegetative Komponente
  - Steigerung des Blutdrucks und des Herzminutenvolumens; Erhöhung der Koronar- und Muskeldurchblutung, Einschränkung der Haut- und Intestinaldurchblutung usw
* Hormonale Komponente
  - Freisetzung von Adrenalin und Noradrenalin aus dem Nebennierenmark, Ausschüttung von ACTH aus dem Hypophysenvorderlappen.

Zum Schluß sei noch einmal besonders hingewiesen auf die funktionelle Verknüpfung bestimmter hypothalamischer Kernkomplexe mit den hormonbildenden Zellen des Hypophysenvorderlappens (medialer Hypothalamus als Produktionsstätte der Releasing- bzw. Inhibitingfactors), wodurch dem Zentralnervensystem die Möglichkeit gegeben ist, jederzeit modulierend auf die autonom ablaufenden hormonalen Regelkreissysteme einzuwirken. Dies ermöglicht eine rasche Anpassung bestimmter Organfunktionen an veränderte Umwelt- bzw. Innenweltbedingungen. Eine weitere Beeinflussung des Endokriniums durch den Hypothalamus ist gegeben durch die gesteigerte Katecholaminausschüttung aus dem Nebennierenmark nach einer von hypothalamischen Zentren induzierten Sympathikustonuserhöhung. Die eben skizzierten Verbindungen erklären die Mitbeteiligung des hormonalen Systems bei vegetativen Regulationen.

## 11.5.4 Limbischer Cortex

Unter dem Begriff des limbischen Systems subsumiert man eine Reihe phylogenetisch älterer Abschnitte des Telenzephalons sowie einige subkortikale Kernkomplexe nebst zugehörigen Verbindungszügen. Zum limbischen System zählt man heute aufgrund neuerer physiologischer und anatomischer Untersuchungen in erster Linie folgende Anteile des ZNS:

• Gyrus cinguli
• Hippokampusformation, Gyrus dentatus
• Corpus amygdaloideum, Septumkerne, Habenulakerne
• Indusium griseum
• Nuclei anteriores des Hypothalamus sowie bestimmte Thalamuskerne
• Bahnverbindungen zwischen den einzelnen Anteilen.

Imponierend in diesem Zusammenhang sind die stark ausgebildeten Fasersysteme, die die verschiedenen Strukturen des limbischen Systems mit hypothalamischen Kerngruppen verbinden. In erster Linie sind dies:

• Fornix: Hippokampusformation mit den Corpora mamillaria sowie Septumkernen
• Stria terminalis: Corpus amygdaloideum mit dem Hypothalamus
• Mediales Vorderhirnbündel: Orbitofrontale Cortexanteile mit dem Hypothalamus.

Genauere Angaben über die Funktion und Stellung dieses Systems innerhalb des zentralnervösen Gesamtgeschehens sind zur Zeit nicht möglich, da sich wegen der komplexen Struktur und Arbeitsweise dieser Gehirnabschnitte die herkömmlichen Forschungsmethoden als zu grob und undifferenziert erwiesen haben.

☞ Im allgemeinen postuliert man eine Mitbeteiligung der limbischen Strukturen bei der Bildung und Ausformung der affektiven, emotionalen Komponenten menschlichen Verhaltens und Erlebens.

In diesem Sinne kann von einer Steuerung der emotionalen Mitbewegung durch das limbische System bei vegetativen Reaktionen gesprochen werden. So ist zum Beispiel Weinen, eine vermehrte Sekretion der Tränendrüse, zumeist verknüpft mit einer typischen Gesichtsmimik, die das Gefühl von Trauer oder Freude zum Ausdruck bringt.

☞ Dem limbischen System wird auch eine Schlüsselrolle bei der **Motivationsentstehung** zugeschrieben. Eine Beteiligung der Hippokampusformation an der Überführung von Informationen aus dem Kurzzeitgedächtnis in das Langzeitgedächtnis wird als wahrscheinlich angenommen.

Das limbische System kann auch als eine übergeordnete Kontrollinstanz für den Hypothalamus interpretiert werden, dies schon allein aufgrund der anatomisch nachweisbaren engen Verknüpfung der beiden Gehirngebiete. Auslösung und Unterdrückung gewisser im Hypothalamus integrierter Verhaltensweisen mit ihren vegetativen, somatischen und hormonalen Komponenten unterlägen demnach der ständigen Kontrolle durch die verschiedenen limbischen Kernkomplexe.

Im Tierversuch gewonnene Befunde elektrischer Reizexperimente sprechen für eine zumindest partielle Richtigkeit dieser Hypothese. So führt die Reizung des basolateralen Abschnitts des Mandelkerns beim Tier zur Auslösung von Flucht- und Abwehrverhalten bei gleichzeitiger Unterdrückung sämtlicher nutritiver Verhaltensweisen, insgesamt also zu Reaktionen, wie sie auch durch direkte Stimulierung entsprechender hypothalamischer Areale auslösbar sind.

# 12. Allgemeine Neuro-und Sinnesphysiologie

## 12.1 Ruhepotential der Membran

### 12.1.1 Messung des Ruhepotentials

Die Aufnahme, Weiterleitung und Integration von Informationen sowie die Aktivierung effektorischer Zellpopulationen (Muskel-, Drüsenzellen usw.) sind spezifische Funktionen des Nervensystems, dessen konstitutive Elemente, die Neuronen, in komplexer Weise untereinander verschaltet sind. Die Grundlagen der neuronalen Tätigkeit bilden bioelektrische Prozesse an den Membranen der Zellen. Die Vorgänge der Reizaufnahme bzw. der Erregungsfortleitung sind an das Vorhandensein eines **Ruhemembranpotentials** von ausreichender Größe geknüpft.

Die Messung dieser Potentialdifferenz zwischen dem Extrazellulärraum und dem Inneren der Nervenzelle geschieht mit Hilfe zweier Mikroelektroden, die über ein empfindliches Galvanometer miteinander verbunden sind. Als Elektroden dienen zwei Glaskapillaren (Spitze <1 $\mu$m), die mit einer elektrisch leitenden Elektrolytlösung gefüllt sind. Befinden sich am Anfang der Messung beide Elektroden im Extrazellulärraum, so ist zwischen ihnen keine Potentialdifferenz ableitbar; gemäß einer allgemeinen Verabredung wird das Potential des Extrazellulärraums als Null definiert. Erst nach Eindringen einer der beiden Elektroden in den Intrazellulärraum kann am Galvanometer eine Spannung von -70 bis -80 mV registriert werden, das heißt, das Innere einer Nervenzelle ist gegenüber dem Extrazellulärraum negativ geladen.

### 12.1.2 Membran-Polarisation

Einer Membran-Polarisation liegt prinzipiell ein Ungleichgewicht von Ladungen über der Membran zugrunde. Die Negativität des Intrazellulärraums gegenüber dem Extrazellulärraum beruht auf einem Überschuß an negativen Ladungsträgern (Anionen) innerhalb der Zelle bzw. einem adäquaten Überschuß an positiven Ladungsträgern (Kationen) außerhalb der Zelle, wobei die trennende Zellmembran als elektrischer Kondensator betrachtet werden kann, an dem die einzelnen Ladungen lokalisiert sind (so sind ca. 5 000 Ionenpaare pro $\mu$m$^2$ Membranoberfläche zur Erzeugung einer Potentialdifferenz von -70 bis -80 mV notwendig).

Eine über das Ruhepotential hinausgehende Erhöhung der Potentialdifferenz auf Werte zwischen -70 und -90 mV bezeichnet man als **Hyperpolarisation** (z.B. unter dem Einfluß hemmender Synapsen oder auch an den Photorezeptoren nach Belichtung).

Unter **Depolarisation** hingegen versteht man die im Zuge einer Erregung beobachtbare Abnahme bzw. Umkehr der Membranpotentialdifferenz.

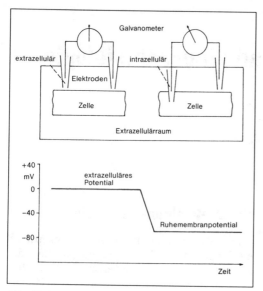

Abb. 12.1: Schematische Darstellung der intrazellulären Membranpotentialmessung

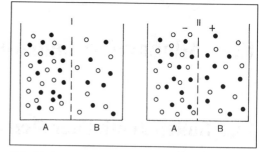

Abb. 12.2.: Modell zur Erklärung der Entstehung eines
elektrochemischen Gleichgewichtspotenti-
als.

$\bullet = K^+$-Ion
$O = Cl^-$-Ion
I = Verteilung der KCl-Ionen vor
Einstellung des elektrochemischen Gleich-
gewichtspotentials
II = Verteilung der KCl-Ionen nach
Einstellung des elektrochemischen Gleich-
gewichtspotentials

### 12.1.3 Ionenverteilung intra- und extrazellulär

| Ionenverteilung intra- und extrazellulär am Skelettmuskel bei einem Warmblüter (Katze) | | |
|---|---|---|
| | intrazellulär | extrazellulär |
| $K^+$ (in mmol/l) | 152 | 4 |
| $Na^+$ (in mmol/l) | 12 | 150 |
| $Cl^-$ (in mmol/l) | 5 | 125 |
| $HCO_3^-$ (in mmol/l) | 7 | 27 |

### 12.1.4 Elektrochemisches Gleichgewichtspotential

Die Entstehung eines Membranpotentials an
einer erregbaren Nerven- oder Muskelzelle
beruht auf einer selektiven Permeabilität der
Membran für bestimmte Ionen sowie auf einer
unterschiedlichen Verteilung der einzelnen
Ionenarten zwischen Intra- und Extrazellulärraum. Erläutert sei dies anhand der Abb. 12.2.

Die beiden Kompartimente A und B enthalten
jeweils eine Kaliumchloridlösung (KCl) unterschiedlicher Konzentration ([KCl] in A>[KCl]
in B); die sie trennende Membran sei ausschließlich permeabel für Kaliumionen, ein
Durchtritt von Chloridionen sei deshalb nicht
möglich. Unter diesen Voraussetzungen wird
es zunächst zu einem Netto-Kaliumionenstrom
entlang dem Konzentrationsgefälle vom Kompartiment A ins Kompartiment B kommen.
Aufgrund der Impermeabilität der Membran
für Chloridionen können diese der Kaliumbe-
wegung nicht folgen und bleiben als negative
Ladungsträger im Kompartiment A an der
Membranoberfläche lokalisiert zurück, so daß
es allmählich zum Aufbau einer Membranspan-
nung kommt (Kompartiment A negativ gegenüber Kompartiment B), die einem weiteren
Ausstrom positiver Ladungsträger entgegen-
wirkt. Es stellt sich schließlich ein **thermodyna-
misches Gleichgewicht** ein, das gekennzeichnet ist durch gleich große, aber entgegen-
gerichtete transmembranöse Kaliumionenströ-
me. Die Größe eines derartigen
**Gleichgewichtspotentials** ist eine Funktion des
Verhältnisses der $K^+$-Ionenkonzentration im
Kompartiment A und Kompartiment B.

Eine quantitative Beschreibung dieses Sachverhalts ermöglicht die **Nernst'sche Gleichung:**

$$E_{A,B} = \frac{R \times T}{z \times F} \times \ln \frac{c_A}{c_B}$$

$E_{A,B}$ = Gleichgewichtspotential
$R$ = allgemeine Gaskonstante
$T$ = absolute Temperatur
$F$ = Faradaykonstante
$z$ = Ladungszahl des Ions
$c_A$ = Konzentration der $K^+$-Ionen im Kompartiment A (z.B. Intrazellulärraum)
$c_B$ = Konzentration der $K^+$-Ionen im Kompartiment B (z.B. Extrazellulärraum)

## 12.1.5 $K^+$-Konzentrationsgradient und Ruhepotential

Unter Anwendung der Nernst'schen Gleichung errechnet sich für $K^+$-Ionen bei Annahme eines Konzentrationsverhältnisses zwischen Intrazellulärraum von$c_I/c_E$ = 30 ein $K^+$-Gleichgewichtspotential von ca. -90 mV. Die gleiche Rechenoperation, übertragen auf die $Cl^-$- bzw. $Na^+$-Ionenkonzentration, liefert Werte von -70 mV für das $Cl^-$-Gleichgewichtspotential bzw. +60 mV für das $Na^+$-Gleichgewichtspotential.

Als physikalische Größe zur Beschreibung der Permeabilität einer Membran dient die **Ionenleitfähigkeit** g [1/Ohm], also der reziproke Wert des Widerstandes R [Ohm]. Unter Ruhebedingungen ist die Membranleitfähigkeit $g_K$ für Kalium-Ionen etwa um den Faktor 10 höher als die Membranleitfähigkeit $g_K$ für Natrium-Ionen.

☞ Da unter physiologischen Bedingungen die Nervenzellmembran im Ruhezustand für $K^+$-Ionen die höchste Permeabilität aufweist, kann man das **Ruhemembranpotential** vereinfachend als **$K^+$-Gleichgewichtspotential** interpretieren.

Die Abweichung des aktuellen Ruhemembranpotentials vom theoretischen, rechnerisch bestimmbaren $K^+$-Gleichgewichtspotential wird durch einen geringen $Na^+$-Ionenstrom verursacht, der entlang einem elektrochemischen Gradienten erfolgt und eine partielle Entladung des Membrankondensators bewirkt.

Das Verhältnis der intrazellulären zur extrazellulären $Cl^-$-Ionenkonzentration stellt sich entsprechend dem Membranpotential ein, weil eine Differenz zwischen $Cl^-$-Gleichgewichtspotential und Membranpotential so lange zu kompensatorischen $Cl^-$-Ionenströmen führt, bis Membranpotential und $Cl^-$-Gleichgewichtspotential identisch sind. Die Folge ist daher eine bezüglich der $K^+$-Ionen reziproke Verteilung der $Cl^-$-Ionen.

Wie schon oben angedeutet, muß man die vereinfachte Interpretation des Ruhemembranpotentials als ein $K^+$-Gleichgewichtspotential in der Weise korrigieren, daß man unter Berücksichtigung der $Na^+$-Ionenströme eher von einem **Mischpotential** ausgehen muß. Das konstante Ruhemembranpotential als Mischpotential ist gekennzeichnet durch einen ständigen $Na^+$-Ioneneinwärtsstrom, dem in jedem Augenblick ein gleich großer, aber entgegengerichteter $K^+$-Ionenauswärtsstrom die Waage hält. Das treibende Potential für diese Ionenströme ergibt sich rechnerisch als Differenz aus dem jeweiligen Gleichgewichtspotential der einzelnen Ionenart und dem herrschenden Membranpotential. Unter Berücksichtigung der Leitfähigkeit (g) der Membran für die einzelnen Ionensorten gilt für den stationären Zustand des Ruhepotentials:

(I )   $I_{Na}$ = $I_K$

(II)   $I_{Na}$ = $(E_M - E_{Na}) \times g_{Na}$

       $I_K$  = $(E_M - E_K) \times g_K$

aus I und II:

(III)  $(E_M - E_{Na}) \times g_{Na} = (E_M - E_K) \times g_K$

$I_{Na}$ = passiver $Na^+$-Ioneneinstrom
$I_K$ = passiver $K^+$-Ionenausstrom
$g_{Na}$ = Membranleitfähigkeit für $Na^+$-Ionen
$g_K$ = Membranleitfähigkeit für $K^+$-Ionen
$E_{Na}$ = $Na^+$-Gleichgewichtspotential (ca. 60 mV)
$E_K$ = $K^+$-Gleichgewichtspotential (ca. -90 mV),
$E_M$ = Ruhepotential

## 12.1.6 Aktiver Ionentransport

Im Ruhezustand verliert die Nervenzelle also ständig K$^+$-Ionen, während sich in gleichem Maße die Na$^+$-Ionenkonzentration erhöht. Die Folge derartiger Ionenbewegungen wäre über kurz oder lang der Abbau der bestehenden Konzentrationsgradienten für K$^+$ und Na$^+$; ein Vorgang, der einherginge mit der allmählichen Abnahme des K$^+$-Gleichgewichtspotentials und damit auch des Ruhemembranpotentials. Unter osmotischer Wasseraufnahme bei insgesamt erhöhter intrazellulärer Gesamtionenkonzentration käme es nach anfänglichem Funktionsverlust schließlich zu einem Platzen der Zelle und einer völligen Degeneration.

Ein adäquates Ruhepotential läßt sich auf Dauer also nur garantieren, wenn die passiven Ionenströme durch aktive, Stoffwechselenergie verbrauchende **Ionentransporte** entgegen bestehenden elektrochemischen Gradienten kompensiert werden, und zwar in der Weise, daß für jedes passiv in die Zelle fließende Na$^+$-Ion ein anderes im Gegenzug nach außen geschleust wird, und für jedes die Zelle verlassende K$^+$-Ion ein ebensolches ins Zelleninnere gepumpt wird. Eine Modellvorstellung einer solchen gekoppelten Na$^+$-K$^+$-Pumpe liefert Abb. 12.3.

Wie aus dem Schema zu entnehmen ist, vollziehen sich die durch die **Na$^+$-K$^+$-Pumpe** vermittelten aktiven Ionenbewegungen unter Wahrung der bestehenden Ladungsverhältnisse, das heißt, die Pumpe arbeitet **elektroneutral**; es kommt durch den Transportvorgang zu keiner Änderung des Membranpotentials.

Andererseits weisen Befunde von Tintenfischriesenaxonen darauf hin, daß unter bestimmten Bedingungen die **Na$^+$-K$^+$-Pumpe** auch eine **elektrogene Wirkung** entfalten kann, wobei unter diesen Bedingungen pro drei aus der Zelle transportierten Na$^+$-Ionen zwei K$^+$-Ionen in die Zelle gelangen, was einer transmembranösen Verschiebung von Nettoladung gleichkommt und somit zu einer Veränderung der Membran-Polarisation führt (möglicher Mechanismus bei der Entstehung von hyperpolarisierenden Nachpotentialen an dünnen Nervenfasern der Gruppe IV).

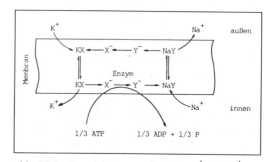

Abb. 12.3: Der aktive Transport von Na$^+$ und K$^+$ durch die Nervenzellmembran und seine Kopplung (Modellvorstellung). X$^-$ = hypothetischer Carrier für K$^+$ Y$^-$ = hypothetischer Carrier für Na$^+$ Unter der Wirkung eines an der Membraninnenseite lokalisierten Enzyms wird der K$^+$-Carrier in den Na$^+$-Carrier umgewandelt; die dazu erforderliche Energie wird durch die Spaltung von ATP in ADP und P bereitgestellt.

# 12.2 Erregung von Nerv und Muskel, Ionentheorie

## 12.2.1 Verlauf des Aktionspotentials

Das entlang einer Nervenfaser fortgeleitete Aktionspotential ist die universelle Grundeinheit jeder Information. Der im Zuge eines Aktionspotentials an einer bestimmten Mem-branstelle registrierbare zeitliche Verlauf des Membranpotentials zeigt bei den einzelnen erregbaren Zellen zum Teil erhebliche funktionell bedingte Unterschiede.

Im weiteren wollen wir uns auf die Beschreibung eines Aktionspotentials an einer Nervenzelle bzw. einer Skelettmuskelzelle beschränken. Den charakteristischen Verlauf eines derartigen Aktionspotentials zeigt die Abb.12.4.

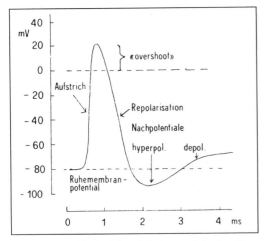

Abb. 12.4: Zeitverlauf des Aktionspotentials einer Nervenzelle

Der Beginn des **Aktionspotentials** ist gekennzeichnet durch eine rasche positive Potentialänderung, deren Ursache eine schnelle Ent- bzw. Umladung des Membrankondensators ist. Dieser ca. 0,2 bis 0,5 ms dauernde Abschnitt des Aktionspotentials wird auch als **Aufstrich**- respektive **Depolarisationsphase** bezeichnet. Der über das Nullpotential hinausgehende positive Anteil des Aktionspotentials wird **overshoot** genannt. In der anschließenden **Repolarisationsphase** erfolgt die Rückkehr des Membranpotentials in Richtung ursprüngliches Ruhepotential. Variabel in ihrer Art und Ausprägung sind die Potentialverläufe am Ende eines Aktionspotentials; sie werden als **Nachpotentiale** bezeichnet. Kurzzeitige über das Ruhepotential hinausgehende Membranpotentiale werden dabei als **hyperpolarisierende Nachpotentiale** den in positiver Richtung abweichenden **depolarisierenden Nachpotentialen** gegenübergestellt.

## 12.2.2 Schwelle, Alles- oder Nichts-Verhalten, Refraktär-Verhalten

Die Auslösung eines Aktionspotentials erfolgt durch eine Depolarisation des "Membrankondensators" bis zum **Schwellenpotential**, dessen Wert unter physiologischen Bedingungen bei ca. -50 mV liegt. Elektrische Reize, die eine zur Erreichung der kritischen Schwelle notwendige Depolarisation nicht erzeugen können, bleiben unterschwellig; ein fortgeleitetes Aktionspotential kann nicht entstehen.

> ☞ Alle überschwelligen Reize bewirken ein in Form und Verlauf von der Reizintensität unabhängiges Aktionspotential. Die relative Invarianz des Aktionspotentials, das heißt, seine von der Stärke des Reizes unabhängige Ausprägung, wird auch mit dem Begriff des **Alles-oder-Nichts-Verhaltens** umschrieben; das Aktionspotential entsteht oder bleibt aus.

Die **Refraktärzeit** umfaßt den Zeitraum, in dem nach einer Membranerregung die Auslösung eines weiteren Aktionspotentials unmöglich (**absolute Refraktärzeit**) bzw. das kritische Schwellenpotential für eine fortgeleitete Erregung noch stark erhöht ist (**relative Refraktärzeit**). Die absolute Refraktärzeit entspricht in ungefähr der Dauer des Aktionspotentials, während die relative Refraktärzeit eine etwa zwei- bis dreimal so große Zeitspanne umfaßt. Die während der relativen Refraktärzeit ausgelösten Aktionspotentiale weisen gegenüber den normalen Aktionspotentialen deutlich verkleinerte Amplituden auf.

## 12.2.3 Einleitung der Erregung durch Na$^+$-Einstrom

Die bei Erreichen des Schwellenpotentials einsetzende rasch in den positiven Bereich verlaufende Potentialänderung entsteht durch die Aktivierung eines autoregenerativen positiv rückgekoppelten Kreisprozesses. Die initiale Schwellendepolarisation führt zu einer Erhöhung der Membranleitfähigkeit für Na$^+$-Ionen, die daraufhin entlang dem Konzentrations-

und Potentialgradienten in die Zelle einströmen, den Membrankondensator entladen und damit das Membranpotential zu positiven Werten hin verschieben. Dieser Depolarisationsvorgang bewirkt eine weitere Steigerung der $Na^+$- Leitfähigkeit mit einem entsprechend erhöhten $Na^+$-Ionenstrom und forcierter Depolarisation. Allerdings kommt es noch vor Erreichen des theoretisch möglichen $Na^+$-Gleichgewichtspotentials von ca. +60 mV (Leckströme durch ausströmende $K^+$-Ionen bleiben hierbei unberücksichtigt) zu einer Inaktivierung dieses **schnellen $Na^+$-Systems** und damit zu einem Abbruch des $Na^+$-Einstroms.

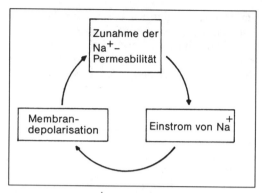

Abb. 12.5: Das $Na^+$-System. Schematische Darstellung des positiv rückgekoppelten autoregenerativen Kreisprozesses.

## 12.2.4 $Na^+$-Einstrom und Ausgangspotential der Erregung

Die Größe des im vorigen Abschnitt skizzierten schnellen $Na^+$-Ioneneinstroms ist abhängig von der Höhe des Membranpotentials vor Auslösung der Erregung. Der maximal mögliche $Na^+$-Ionenstrom ist erreichbar, wenn man eine Depolarisation von Membranpotentialen aus startet, die gegenüber dem Ruhepotential um ca. 30 bis 40 mV in hyperpolarisierender Richtung verschoben sind. Umgekehrt ist eine fortschreitende Abnahme des $Na^+$-Ionenstroms registrierbar, sobald die Erregung ihren Ausgang von über dem Ruhepotential liegenden Membranpotentialen nimmt. Erreichen die Ausgangspotentiale Werte von -50 bzw. -40 mV, so bleibt der schnelle initiale $Na^+$-Ionenstrom aus; das "$Na^+$-System" befindet sich in einem Zustand völliger Inaktivierung; selbst stärkste depolarisierende Reize haben keinen erregenden Einfluß.

## 12.2.5 Repolarisationsphase des Aktionspotentials, $K^+$-Strom

Die sich an die Spitze des Aktionspotentials anschließende Repolarisationsphase wird neben der raschen Inaktivierung des $Na^+$-Systems in erster Linie durch die verzögert einsetzende Erhöhung der Membranleitfähigkeit für $K^+$-Ionen verursacht.

So strömen bei einer Membranerregung bereits nach 1 ms $K^+$-Ionen aus der Zelle und kompensieren dadurch den – in Form der $Na^+$-Ionen – zelleinwärts gerichteten Strom positiver Ladungsträger. Übertrifft schließlich der $K^+$-Ionenausstrom den $Na^+$-Ioneneinstrom, kommt es zu einer Umladung des Membrankondensators und damit zu einer Rückführung des Membranpotentials zum Ruhepotential. Die am Ende eines Aktionspotentials beobachtbaren hyperpolarisierenden Nachpotentiale sind Ausdruck einer über die Repolarisationsphase hinaus anhaltenden Erhöhung der Membranleitfähigkeit für $K^+$-Ionen, wodurch es zu einer Verschiebung des Membranpotentials in Richtung $K^+$-Gleichgewichtspotential kommt.

☞ Ausdrücklich zu betonen ist, daß die den Verlauf eines einzelnen Aktionspotentials bestimmenden Ionenströme quantitativ so gering sind, daß es zu keinen meßbaren Veränderungen der intrazellulären Ionen-Konzentrationen kommt.

## 12.2.6 Zyklus der Ionenleitfähigkeit der erregten Membran

Anhand der Abb. 12.6 soll noch einmal im Zusammenhang der zeitliche Verlauf der $Na^+$- bzw. $K^+$-Leitfähigkeit während eines Aktionspotentials beschrieben werden.

Wie bereits ausgeführt, kommt es nach erfolgter Schwellendepolarisation zu einem potentialabhängigen Anstieg der $g_{Na}$, die ihren Maximalwert bereits vor Erreichen der Spitze des Aktionspotentials durchläuft. Daran schließt sich die zeitabhängige Inaktivierung des "$Na^+$-Systems" an, so daß $g_{Na}$ allmählich auf den ursprünglichen Ruhewert zurückfällt.

Hingewiesen sei noch einmal auf die verzögert einsetzende zeitabhängige Steigerung der $g_K$, deren Maximalwert im steilen Abschnitt der Repolarisationsphase liegt. Danach erfolgt die relativ langsame potentialabhängige Rückkehr von $g_K$ auf den ursprünglichen Ausgangswert. Betont werden sollte in diesem Zusammenhang, daß $g_K$ keiner zeitabhängigen Inaktivierung unterliegt, wodurch stets eine vollständige Repolarisation der Membran nach einer Erregung erzielt wird.

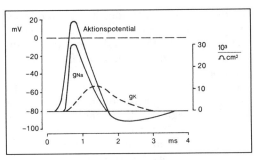

Abb. 12.6: Zyklus der Ionenleitfähigkeit der erregten Membran

## 12.2.7 Lokale Erregung

In den bisherigen Ausführungen wurde das Schwellenpotential immer als relativ konstante Größe beschrieben, bei deren Erreichen es zu einem explosionsartigen Anstieg der Membranleitfähigkeit für $Na^+$-Ionen und damit zur Auslösung eines Aktionspotentials kommt. Eine derartige Darstellung muß in der Weise korrigiert werden, als schon bei Potentialen, die einige mV unter dem Schwellenpotential liegen, eine Steigerung der $g_{Na}$ erfolgt, was zu einem erhöhten zelleinwärts gerichteten $Na^+$-Strom führt.

> ☞ Der depolarisierende Strom bei einer **lokalen Erregung** erreicht nicht die nötige Größe und Anstiegssteilheit, um eine vollständige Aktivierung des $Na^+$-Systems zu bewirken. Die Membranerregung bleibt unterschwellig und bildet sich lokal begrenzt zurück; ein fortgeleitetes Aktionspotential kann nicht entstehen.

# 12.3 Membranwirkungen und Nervenerregungen durch elektrische Reize

## 12.3.1 Technik der extrazellulären Reizung

Bisher bedienten wir uns bei der Auslösung von Aktionspotentialen intrazellulär eingeführter Mikroelektroden, durch die ein depolarisierender Strom in die Zelle appliziert wurde. In der neurologischen Praxis findet die Nervenreizung dagegen mittels auf der Haut angebrachter Elektroden statt. Der Erfolg einer derartigen Reizung ist zunächst an zwei Bedingungen geknüpft:

- Die Stromdichte muß an der zu reizenden Stelle einen möglichst hohen Wert erreichen
- Die Reizwirkung sollte möglichst auf das entsprechende Areal begrenzt bleiben, eine Fernwirkung auf größere Gewebsabschnitte sollte also vermieden werden.

Diesen beiden Forderungen wird man annähernd gerecht, wenn man sich zweier unterschiedlicher Reizelektroden bedient: zum einen einer großflächigen **indifferenten Elektrode**, zum anderen einer kleinen kugelförmigen **differenten Elektrode**. Letztere wird dabei in unmittelbarer Nachbarschaft des zu reizenden Nerven auf der Hautoberfläche angebracht.

Nur unter der differenten Elektrode wird die Stromdichte (Strom/Fläche) Werte erreichen, die eine Nervenreizung erlauben. Natürlich hängen die Effekte derartiger Gleichstromreize vor allem von der Stromrichtung ab. Wie bereits im ersten Abschnitt erläutert, ist im Ruhezustand der Extrazellulärraum gegenüber dem Intrazellulärraum positiv geladen; es ist deshalb verständlich, daß nur das Anbringen der negativen Elektrode (Kathode) an der Außenseite eine Membrandepolarisation verursachen und damit ein Aktionspotential auslösen kann. Unter der positiven Elektrode (Anode) hingegen werden umgekehrte Wirkungen beobachtet; hier kommt es zu einer Hyperpolarisation der Membran, wodurch die Bedingungen für eine fortgeleitete Erregung erschwert werden.

---

☞ Kathode: →Depolarisation
    Anode:    →Hyperpolarisation.

---

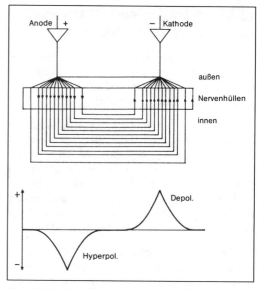

Abb. 12.7: Technik der extrazellulären Reizung. Nähere Einzelheiten siehe Text

## 12.3.2 Elektrotonus

Bevor wir uns im einzelnen mit den Mechanismen der Fortleitung eines Aktionspotentials beschäftigen können, bedarf es der Darstellung der wesentlichsten passiv elektrischen Eigenschaften einer Nervenzellmembran.

Ein mittels einer Mikroelektrode intrazellulär applizierter Strom verursacht – solange er unterschwellig bleibt, das heißt, die Bedingung für eine Depolarisation zur Schwelle nicht erfüllt – einen Potentialverlauf, der dem Spannungsverlauf eines Kondensators während eines Aufladevorgangs bzw. eines Entladevorgangs entspricht. Diese Parallelität leuchtet ein, wenn man die Membran als ein System begreift, in dem kapazitive und resistive Elemente sowohl parallel als auch hintereinander geschaltet sind.Nach Einschalten des Stroms fließt anfänglich ein rein kapazitiver Strom, der eine Umladung des Kondensators auf das neue Potential bewirkt, bis schließlich in der zweiten Phase der gesamte Strom bei konstantem Membranpotential durch die resistive Komponente fließt. Die Membrankondensatorumladung verläuftexponentiell; der Exponent ist $\frac{t}{\tau}$, wobei die **Membranzeitkonstante** $\tau$ das Produkt aus Membranwiderstand R und Membrankapazität C ist.

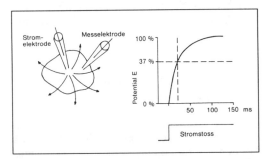

Abb. 12.8: Elektrotonisches Potential bei einer kugelförmigen Nervenzelle. Nähere Erläuterungen siehe Text.

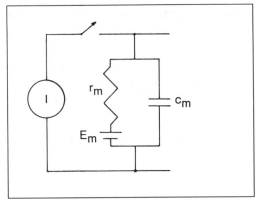

Abb. 12.9: Äquivalentschema eines Nervenzellmembranabschnitts

Noch zu berücksichtigen bleibt in diesem Zusammenhang, daß eine derartige, an einer umschriebenen Membranstelle ausgelöste Potentialänderung zu einem Stromfluß längs der Nervenfaser führt, so daß an den benachbarten Membranbezirken Potentialverläufe ähnlicher Ausprägung wie am Ort der direkten Stromapplikation registrierbar sind. Nach Abklingen der kapazitiven Ströme wird es deshalb entlang der Nervenfaser zu der in Abb. 12.10 dargestellten

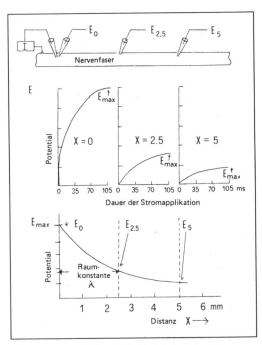

Abb. 12.10:Elektronische Potentiale bei einer langgestreckten Nervenzelle (Kabeleigenschaft der Nervenzelle). Nähere Erläuterungen siehe Text.

stationären Verteilung der Membranpotentiale kommen. Die quantitative Beschreibung dieser Potentialverteilung erfolgt durch eine Exponentialfunktion mit der **Membranlängskonstanten** $\lambda$ als Exponent.

### 12.3.3 Auslösung der Erregung an der Schwelle

Benutzt man zur Reizung von Nerven Gleichströme bzw. Gleichspannungen in Form von Rechteckimpulsen unterschiedlicher Größe und Dauer, so erhält man die in Abb. 12.11 gezeigte Funktion zwischen Reizintensität und Reizdauer; der Graph der Funktion wird auch als **Reizzeit-Spannungs-** bzw. **Reizzeit-Strom-Kurve** bezeichnet.

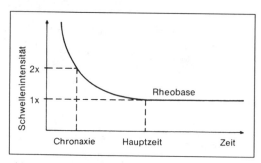

Abb. 12.11:Reizzeit-Spannungskurve

Erwähnt werden sollten noch zwei Kenngrößen dieser Funktion:

• **Rheobase**
Minimale **Stromstärke**, durch die bei "unendlicher" Flußdauer des Reizstroms eine Erregungsauslösung noch möglich ist.

• **Chronaxie**
**Zeit**, während der ein Reizstrom doppelter Rheobasenstärke wirksam sein muß, um die Schwellenbedingung zu erfüllen (die Chronaxie ist damit ein Maß für die Erregbarkeit eines Nerven bzw. eines Muskels).

Neben der Reizung eines Nerven mit Rechteckimpulsen bietet sich auch die Möglichkeit der Applikation linear ansteigender Reizströme. Bei einem derartigen Reizmodus wird eine Erregung um so später ausgelöst, je geringer der Reizanstieg ist. Wird ein gewisser Minimalgradient des Reizanstiegs unterschritten, ist eine Erregungsauslösung völlig unmöglich. Mit

der langsamen Membrandepolarisation kommt es nämlich zu einer fortschreitenden Inaktivierung des "Na$^+$-Systems" bei einem sich ständig erhöhenden Schwellenpotential, ein Vorgang, der als **Akkommodation** bezeichnet wird. Auf diese Weise ist es möglich, relativ große transmembranöse Ströme zu erzeugen, ohne damit eine Erregung auszulösen; es erfolgt ein langsames Einschleichen.

### 12.3.4 Wirkung von Gleich- und Wechselströmen

Gleichströme bzw. niederfrequente Wechselströme mit Stärken zwischen 20 und 80 mA können sich für den menschlichen Organismus schon gefährlich auswirken (Bewußtlosigkeit und Nervenläsionen), besonders dann, wenn sie in die relative Refraktärzeit des Herzaktionspotentials (**vulnerable Phase**) fallen, wodurch es nur allzu leicht zur Entstehung des tödlichen **Kammerflimmerns** kommt. Stromstärken von über 100 mA führen praktisch immer zum Tode.

Hochfrequente Wechselströme hingegen (f = 10 kHz) lösen an Nervenzellmembranen keine Erregung mehr aus, da während der anschließenden positiven Halbwelle eine Repolarisation der Membran erfolgt. Derartig hochfrequente Wechselströme nutzt man deshalb therapeutisch in Form der **Diathermie**, die eine gezielte, lokal begrenzte Erwärmung des durchströmenden Gewebes erlaubt.

# 12.4 Fortleitung der Erregung, Nervenfasergruppen

### 12.4.1 Fortleitung des Aktionspotentials durch elektrotonische Ausbreitung

Auf der Spitze des Aktionspotentials besitzt der erregte Membranbezirk eine den noch ruhenden Membranabschnitten gegenüber entgegengesetzte Polarität. Der in dieser Phase kräftige zelleinwärts gerichtete Na$^+$-Ionen-

strom fließt entlang dieser in Längsrichtung bestehenden Potentialdifferenz aus dem erregten Faserbezirk in die benachbarten unerregten Abschnitte und dient dort als Generator für ein **depolarisierendes elektrotonisches Potential**. Erreicht dieses die Schwelle, so bildet sich auch an dieser Membranstelle – entsprechend dem Alles-oder-Nichts-Gesetz – ein Aktionspotential aus; die Erregung breitet sich auf diese Weise entlang der Nervenfaser aus.

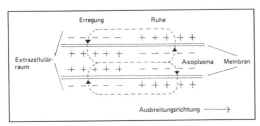

Abb. 12.12 Fortleitung des Aktionspotentials aufgrund
lokaler Stromkreise.
Nähere Einzelheiten siehe Text.

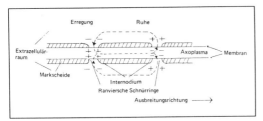

Abb. 12.13:Saltatorische Erregungsleitung

## 12.4.2  Saltatorische Erregungsleitung

Die saltatorische Erregungsleitung in **markhaltigen Nervenfasern** beruht im wesentlichen auf
den gleichen Mechanismen, die wir bei der
kontinuierlichen Erregungsleitung entlang
markloser Nervenfasern kennengelernt haben.

☞ Bei markhaltigen Nervenfasern ist eine Erregung ausschließlich an den Membranabschnitten der Ranvierschen Schnürringe –
zwischen den einzelnen Internodien – möglich.

Ein im Bereich eines Schnürrings entstehendes
Aktionspotential wird sich deshalb entlang dem
Internodium elektrotonisch auf die benachbarten Schnürringe ausbreiten, um dort bei Erreichen des Schwellenpotentials eine Erregung zu
erzeugen. Aufgrund der sprunghaften Erregungsausbreitung wird diese Art der Fortleitung auch als **saltatorische Erregungsleitung**
bezeichnet.

## 12.4.3  Leitungsgeschwindigkeit und Faserdurchmesser

☞ Die Erregungsausbreitung in marklosen
wie auch in markhaltigen Nervenfasern beruht prinzipiell auf der Existenz depolarisierender Ströme zwischen erregten und
unerregten Membranabschnitten.

Die Geschwindigkeit einer solchen elektrotonischen Membrandepolarisation wird neben
der Aktivierbarkeit des $Na^+$-Systems in erster
Linie bestimmt durch die Größe der Membrankapazität C und die Höhe des Längswiderstands
$R_L$, den die Ströme passieren müssen. Sowohl
die Membrankapazität als auch der Längswi-
derstand sind vom Durchmesser der Nervenfaser abhängige Größen. So kommt es bei
Zunahme des Faserquerschnitts zu einer Abnahme des Längswiderstands ($R_L \sim 1/r^2$), während die Größe der Membrankapazität proportional mit dem Umfang des Achsenzylinders
($C \sim r$) zunimmt. Zwar wird bei einer Faser-
querschnittszunahme die Erhöhung der Membrankapazität die durch die Längswiderstands-
abnahme bewirkte Steigerung der Leitungsgeschwindigkeit teilweise kompensieren, insgesamt jedoch ergibt sich eine der Quadratwurzel
des Faserdurchmessers proportionale Zunahme der Leitungsgeschwindigkeit.

☞ In dicken Nervenfasern erfolgt die Erregungsausbreitung schneller als in dünnen.
Eine noch wesentlich größere Steigerung
der Erregungsleitungsgeschwindigkeit als
allein durch Zunahme des **Faserdurchmessers** läßt sich durch Ausbildung von **Markscheiden** erzielen.

Aufgrund der weitgehenden Isolierung der
Internodien durch die lipoproteinhaltigen Mar-
klamellen bleiben die eigentlichen Erregungsvorgänge auf die Membranbezirke der
Schnürringe beschränkt; eine zeitraubende
Umladung der entlang der Internodien vorhandenen Membrankapazitäten bleibt dadurch
erspart.
Den unterschiedlichen Leitungsgeschwindigkeiten entsprechend ist eine Einteilung der
verschiedenen Nervenfasern in drei große
Gruppen möglich:

| Funktionelle Gliederung der Nervenfasern nach ihrer Leitungsgeschwindigkeit Einteilung nach Erlanger/Grasser. | | | | |
|---|---|---|---|---|
| | | Funktion | NLG* [m/s] | Morphologie |
| A | Aα | efferent: Fasern der α-Motoneurone (Innervation der quergestreiften Arbeitsmuskulatur) afferent: aus den Muskelspindeln und den Golgi-Sehnenorganen | 90 | markhaltig |
| | Aβ | afferent: aus den Berührungsrezeptoren der Haut | 60 | markhaltig |
| | Aγ | efferent: Fasern der γ-Motoneurone (Innervation der intrafusalen Muskelfasern) | 40 | markhaltig |
| | Aδ | afferent: Vermittlung der kutanen Thermo- u. Nocizeption | 20 | markhaltig |
| B | | efferent: vegetative präganglionäre Fasern | 8 | schwach markhaltig |
| C | | efferent: vegetative postganglionäre Fasern afferent: viscerosensible und somatosensible (dumpfer Schmerz) Fasern | 0,5 - 1 | marklos |
| NLG = Nervenleitungsgeschwindigkeit | | | | |

# 12.5  Allgemeine Synapsenlehre

## 12.5.1  Synapsenbegriff, elektrische und chemische Übertragung

*Unter dem Begriff der Synapse versteht man eine in morphologischer und funktioneller Hinsicht spezialisierte Kontaktstelle zwischen einer axonalen Endigung und einer nachgeschalteten Nerven-, Muskel- oder Drüsenzelle. Entsprechend dem unterschiedlichen Modus der Erregungsübertragung unterscheidet man zwischen elektrischer und chemischer Synapse.*

**Chemische Synapse**
Sie ist der beim Menschen bei weitem am häufigsten anzutreffende Synapsentyp. Ein in die präsynaptische terminale Nervenendigung einlaufendes Aktionspotential bewirkt den kurzzeitigen Ausstoß eines chemischen Überträgerstoffes, der auf die nachfolgende Zelle – in Abhängigkeit von der eigenen chemischen Konformation sowie der Differenzierung der subsynaptischen Membran – erregend oder hemmend wirkt. Gemäß der polaren Ausbil-

dung der am Aufbau einer chemischen Synapse beteiligten Strukturen erfolgt der Erregungsfluß in der Regel nur in einer Richtung; man spricht deshalb von einer **Ventilfunktion der synaptischen Übertragung**.

### Elektrische Synapse

Bei elektrischen Synapsen, die bisher in größerem Umfang nur bei Fischen und Invertebraten nachgewiesen werden konnten und deren Bedeutung für den Menschen noch weitgehend unklar ist, erfolgt die Erregungsweiterleitung mittels elektrotonischer Ausbreitung der einlaufenden Aktionspotentiale über niederohmige zwischenzellige Kontaktstellen (**gap junctions**).

## 12.5.2 Erregende und hemmende synaptische Übertragung

Wie bereits im vorigen Abschnitt angedeutet, hängt die Wirkung einer Überträgersubstanz (**Transmitter**) auf eine nachgeschaltete Zelle in erster Linie von der Konformation der Transmittermoleküle sowie der Differenzierung spezifischer rezeptiver Strukturen in der subsynaptischen Membran ab. Im allgemeinen unterscheidet man bei den chemischen Synapsen einen erregenden (**exzitatorischen**) von einem hemmenden (**inhibitorischen**) Funktionstyp. Die Möglichkeit einer eindeutigen Unterscheidung der funktionell unterschiedlichen Synapsentypen aufgrund morphologischer Kriterien ist bisher noch nicht gegeben.

# 12.6 Mechanismen der synaptischen Übertragung

## 12.6.1 Funktion der präsynaptischen Nervenendigung

Die Transmittermoleküle werden mittels spezieller im Axoplasma vorhandener Enzymsysteme synthetisiert; ihre Speicherung erfolgt in membranumschlossenen Kompartimenten (Vesikeln) der terminalen Nervenaufzweigungen. Die Freisetzung des Transmitters geschieht quantenhaft (ausgestoßene Transmittermenge als ganzzahliges Vielfaches eines Elementarquants) durch Exozytose an der präsynaptischen Membran nach Depolarisation durch ein Aktionspotential.

Nicht selten beobachtet man bei wiederholter Aktivierung einer Synapse eine Erhöhung der synaptischen Potentiale an der subsynaptischen Membran, das heißt, die Effizienz der synaptischen Übertragung wird bei frequenter Dauerreizung erheblich gesteigert. Ist diese **synaptische Potenzierung** bereits im Verlauf einer Dauerreizung nachweisbar, spricht man von einer tetanischen Potenzierung (oder auch

von der Frequenzpotenzierung). Tritt der Effekt der **synaptischen Potenzierung** hingegen erst nach Ablauf der Dauerreizung ein, so handelt es sich um eine **posttetanische Potenzierung**. Die Prinzipien, auf denen die Phänomene der synaptischen Potenzierung beruhen, sind zum einen in einer Steigerung der präsynaptisch ausgestoßenen Transmittermenge nach Erhöhung der Aktionspotentialamplitude durch Zunahme des Ruhemembranpotentials sowie zum anderen in einer verstärkten Mobilisierung von Überträgersubstanz im Bereich der axonalen Nervenendigung zu sehen.

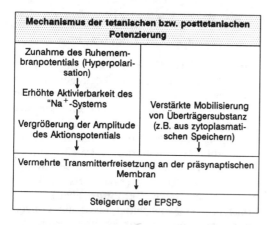

| Mechanismus der tetanischen bzw. posttetanischen Potenzierung | |
| --- | --- |
| Zunahme des Ruhemembranpotentials (Hyperpolarisation) ↓ Erhöhte Aktivierbarkeit des "Na⁺-Systems ↓ Vergrößerung der Amplitude des Aktionspotentials ↓ | Verstärkte Mobilisierung von Übertragersubstanz (z.B. aus zytoplasmatischen Speichern) ↓ |
| Vermehrte Transmitterfreisetzung an der präsynaptischen Membran ↓ | |
| Steigerung der EPSPs | |

Vereinzelt beobachtet man allerdings auch den der synaptischen Potenzierung entgegengesetzten Prozeß der **synaptischen Depression**, bei der es während oder nach einer frequenten Dauerreizung zu einer Verkleinerung der synaptischen Potentiale an der subsynaptischen Membran kommt.

## 12.6.2 Diffusion des synaptischen Überträgerstoffes zur postsynaptischen Membran

Nach ihrer Entleerung aus den membranumschlossenen Vesikeln in den synaptischen Spalt gelangen die Transmittermoleküle durch Diffusion zur benachbarten subsynaptischen Membran, wo sie für Bruchteile einer Millisekunde ihre Wirkung entfalten. Die Inaktivierung des synaptischen Überträgerstoffes geschieht durch enzymatische Spaltung der Transmittermoleküle (Acetylcholin z.B. wird durch Cholinesterase in die unwirksamen Bestandteile Cholin und Acetat gespalten) oder durch die Wiederaufnahme der Übertragersubstanz in die präsynaptische Endigung mittels eines aktiven Transportprozesses (Beispiel hierfür ist das an den postganglionären sympathischen Nervenendigungen freigesetzte Noradrenalin).

## 12.6.3 Reaktion der subsynaptischen Membran auf den Überträgerstoff

Die Besetzung spezifischer rezeptiver Strukturen der subsynaptischen Membran durch die Transmittermoleküle kann als eine besondere Form der molekularen Interaktion verstanden werden, in deren Verlauf es zu einer Änderung bestimmter Membraneigenschaften kommt.

☞ Bei der Aktivierung einer erregenden Synapse resultiert eine Erhöhung der Leitfähigkeit der subsynaptischen Membran für kleine Kationen (Na⁺- und K⁺-Ionen).

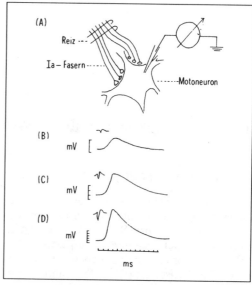

Abb. 12.14: Erregende postsynaptische Potentiale (EPSP) eines α-Motoneurons nach Reizung der homonymen Muskelspindelafferenzen
(A) Versuchsanordnung
(B-D) Zunahme der EPSPs mit ansteigender Reizstärke
In die Diagramme mit eingezeichnet sind die Registrierungen der afferenten Impulse am Dorsalwurzeleintritt ins Rückenmark.

Der daraufhin einsetzende zelleinwärts gerichtete Nettostrom positiver Ladungsträger führt zu einer lokalen Depolarisation, die sich elektrotonisch entlang der postsynaptischen Membran ausbreitet und am Initialsegment bei Erreichen der Schwelle ein fortgeleitetes Aktionspotential erzeugt. Derartige an der postsynaptischen Membran nachweisbare Potentialverläufe werden als **erregende postsynaptische Potentiale (EPSP)** bezeichnet.

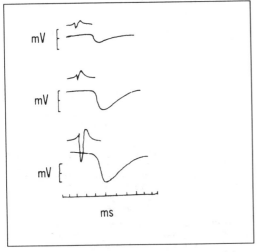

Abb. 12.15: Inhibitorische postsynaptische Potentiale (IPSP)
Versuchsanordnung wie in Abb. 12.14 (A)
Zunahme der IPSPs mit ansteigender Reizstärke.

☞ Die Aktivierung einer hemmenden Synapse verursacht eine Leitfähigkeitszunahme der subsynaptischen Membran für $K^+$- und $Cl^-$-Ionen.

Der daraus resultierende $K^+$-Ionenausstrom bzw. $Cl^-$-Ioneneinstrom führt zu einer Hyperpolarisation der subsynaptischen respektive postsynaptischen Membranbezirke. Ein derartiges **inhibitorisches postsynaptisches Potential (IPSP)** führt das Membranpotential weg vom Schwellenpotential, so daß die Auslösung einer fortgeleiteten Erregung erschwert bzw. völlig unterdrückt wird.

Das bei Aktivierung einer erregenden Synapse entstehende EPSP ist in der Regel weit unterschwellig; nur durch die gleichzeitige Aktivierung einer Vielzahl exzitatorischer Synapsen (**räumliche Bahnung**) bzw. durch eine wieder-

holte Reizfolge in ein und derselben Synapse (**zeitliche Bahnung**) kann im Zuge der dabei stattfindenden Summationsprozesse die Schwellenbedingung zur Auslösung einer fortgeleiteten Erregung erfüllt werden. Dieser ständig ablaufende Integrationsprozeß, das heißt, die in jedem Augenblick stattfindende räumliche und zeitliche Summation von postsynaptischen Potentialen bestimmt die akute Impulsaktivität des Neurons.

## 12.6.4 Neuromuskuläre Erregungsübertragung

Zwischen der peripheren terminalen Nervenendigung eines im Rückenmark lokalisierten Motoneurons und einer quergestreiften Muskelfaser existiert eine spezielle Kontaktstelle, deren Bau und Funktionsweise denen einer neuro-neuralen chemischen Synapse recht nahekommen. Hauptsächlich aufgrund der charakteristischen Struktur des präsynaptischen Anteils bezeichnet man diese Form der chemischen Synapse als **motorische Endplatte**.

☞ Das Eintreffen eines Aktionspotentials in der präsynaptischen Axonendigung führt zur Freisetzung des Überträgerstoffes Acetylcholin, das an der subsynaptischen Membran zunächst lokal eine Depolarisation (ca. 50 mV) erzeugt. Dieser Depolarisation liegt eine Erhöhung der Leitfähigkeit der subsynaptischen Membran für kleine Ionen ($Na^+$- und $K^+$-Ionen) zugrunde

Es resultiert ein zelleinwärts gerichteter Nettostrom an positiven Ladungsträgern. Durch die elektrotonische Ausreitung dieses **Endplattenpotentials (EPP)** wird eine Schwellendepolarisation der benachbarten erregbaren (konduktilen) Membranbezirke der Muskelfaser verursacht. Das dabei induzierte fortgeleitete Aktionspotential ist der eigentliche Auslöser für die nachfolgende mechanische Kontraktion.

☞ Die Inaktivierung des Transmitters Acetylcholin geschieht mittels enzymatischen Abbaus durch die **Acetylcholinesterase**.

## Miniatur-Endplattenpotentiale

Abschließend sei noch kurz auf dieses Phänomen eingegangen. Man versteht unter Miniatur-Endplattenpotentialen die in unregelmäßigen Intervallen auftretenden – intrazellulär ableitbaren – Membrandepolarisationen, die hinsichtlich ihres zeitlichen Verlaufes dem normalen Endplattenpotential nahekommen, in ihrer Amplitude jedoch um ein Vielfaches kleiner ausfallen. Ihre Entstehung beruht auf der Wirkung einer definierten Menge an Acetylcholin, die man als Elementarmenge oder Quant bezeichnen kann. Ein regelrechtes Endplattenpotential wird demnach durch die Freisetzung einer Vielzahl solcher Quanten hervorgerufen.

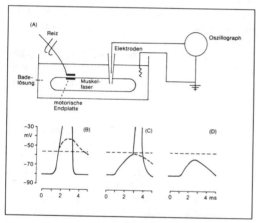

Abb. 12.16:Die neuromuskuläre Erregungsübertragung (motorische Endplatte)
(A) Versuchsanordnung
(B) intrazelluläre Registrierung des Potentialverlaufs nach Reizung der zugehörigen Nervenfaser
(C und D) intrazelluläre Registrierung des Potentialverlaufs nach Reizung der zugehörigen Nervenfaser unter Zusatz von d-Tubocurarin zur Badelösung.
Die Schwellenbedingung (Schwelle gestrichelt eingezeichnet) zur Auslösung eines fortgeleiteten Aktionspotentials wird kaum (C) bzw. nicht mehr erreicht (D).

## Muskelrelaxantien

In den letzten Jahren ist eine Vielzahl pharmakologischer Substanzen entwickelt worden, die durch Beeinflussung der verschiedenen synaptischen Prozesse die neuromuskuläre Übertra-

gung modifizieren können. So bestehen prinzipiell ganz unterschiedliche Möglichkeiten, die Erregungsübermittlung zwischen Motoaxon und Muskelfaser durch Applikation geeigneter Agentien völlig zu blockieren. Derartige Stoffe, die man zum Beispiel bei Operationen zur Erzeugung einer Muskelerschlaffung einsetzt, werden als **Muskelrelaxantien** bezeichnet. Eine tabellarische Zusammenstellung der wichtigsten Vertreter dieser Gruppe von Pharmaka sowie deren Wirkungsmechanismen sei im folgenden gegeben.

| Muskelrelaxantien und ihre Wirkungsweise | | |
|---|---|---|
| | Vertre-ter | Wirkungsmechanismus |
| **Polar-isierende** Muskel-rela-xantien | Curare d-Tubo-curarin Pancu-ronium | Die Stoffe besitzen eine hohe Affinität zu den in der subsynaptischen Membran lokalisierten Rezeptoren, ohne jedoch eine Depolarisation auszulösen (fehlende "intrinsic activity"); es resultiert eine kompetitive Verdrängung des physiologischen Transmitters Acetylcholin (Ach). |
| **Depolari-sierende** Muskel-rela-xantien | Succi-nylcho-lin Deca-metho-nium | Die Wirkungsdauer dieser Pharmaka an den subsynaptischen Membranrezeptoren ist gegenüber dem Acetylcholin deutlich verlängert, da eine Inaktivierung durch Cholinesterase nicht erfolgt. Die dadurch provozierte Dauerdepolarisation der Endplatte verhindert eine Repolarisation der benachbarten konduktilen (erregbaren) Membranbezirke; die Auslösung weiterer Erregungen ist daher nicht mehr möglich. |
| Cholinesterasehemmer | | |
| reversibel | Neo-stigmin Pyrido-stigmin | Durch eine Blockierung der Cholinesterase kommt es zu einer verzögerten Inaktivierung bzw. einer verlängerten Wirkung des Ach an der subsynaptischen Membran. |
| irreversibel | Alkyl-phos-phate | Die dadurch ausgelösten Reaktionen entsprechen denen von depolarisierenden Relaxantien. |

## 12.6.5 Präsynaptische Hemmung

Die **präsynaptische Hemmung** zeigt gegenüber der postsynaptischen Hemmung eine unterschiedliche neuronale Organisation und eine prinzipiell verschiedene Funktionsweise. Die an der Verwirklichung einer präsynaptischen Hemmung beteiligten zellulären Elemente sind in Abb. 12.17 schematisch gezeigt.

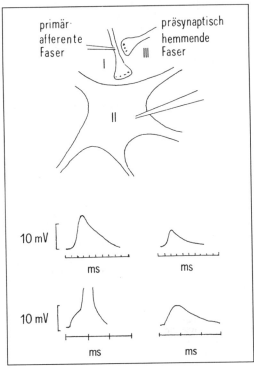

Abb. 12.17: Schematische Darstellung der präsynaptischen Hemmung. Nähere Erläuterungen siehe Text.

Die afferente Faser (I) bildet mit dem Neuron (II) eine exzitatorische Synapse, deren Aktivierung am Neuron (II) zur Ausbildung eines EPSP führt, das bei Erreichen des Schwellenpotentials am Initialsegment des Axons eine fortgeleitete Erregung startet. Kommt es jedoch vor der Reizung der Faser (I) zu einer Aktivierung der in der Abbildung ebenfalls dargestellten axo-axonalen Synapse zwischen der Faser (III) und der Faser (I), so resultiert im folgenden eine Verkleinerung der Amplitude des EPSP am Neuron (II); die Bedingungen zur Auslösung einer Schwellendepolarisation sind erschwert. Die beobachtbare Abnahme des EPSP ist zurückzuführen auf eine verminderte Transmitterfreisetzung an der präsynaptischen Endigung der exzitatorischen Synapse (zwischen I und II also). Die Ursache einer derartigen Verringerung der ausgestoßenen Transmittermenge ist in einer Verkleinerung der Amplitude des präsynaptisch einlaufenden Aktionspotentials zu sehen. Die Amplitudenabnahme selbst ist das Resultat einer partiellen Depolarisation der afferenten Faser – und damit einer verminderten Aktivierbarkeit des "$Na^+$-Systems" – nach Aktivierung der axo-axonalen Synapse (**Primär Afferente Depolarisation, PAD**). Die Verkleinerung des EPSP und damit die relative Hemmung des Neurons (II) beruhen auf dem Wirksamwerden präsynaptisch lokalisierter Mechanismen; eine für die postsynaptische Hemmung charakteristische Hyperpolarisation der Membran (IPSP) ist nicht registrierbar.

# 12.7 Synaptische Überträgerstoffe

### 12.7.1 Dale-Prinzip der Freisetzung eines Überträgerstoffes durch eine Zelle

☞ Das **Dale-Prinzip** besagt, daß ein einzelnes Neuron an allen seinen terminalen Nervenaufzweigungen den gleichen Transmitter freisetzt

Nach dem heutigen Stand der Wissenschaft ist dieses Prinzip aufzugeben.

### 12.7.2 Überträgerstoffe

Die folgende Tabelle soll eine Übersicht über Vorkommen und Wirkung von Transmittersubstanzen geben.

| Vorkommen und Wirkungsweise von Transmittersubstanzen | | | |
|---|---|---|---|
| Transmitter | Freisetzung | Wirkung | Hauptnachweis im ZNS |
| Acetylcholin | – an den präsynaptischen Endigungen der Motoneurone des Rückenmarks (inklusive Renshaw-Hemmung) | erregend, Ausbildung eines EPSP | |
| | – an den präsynaptischen Endigungen aller präganglionären vegetativen Nervenfasern | erregend | |
| | – an den präsynaptischen Endigungen der postganglionären parasympathischen Nervenfasern sowie einiger spezialisierter sympathischer cholinerger Fasern | komplexe Wirkungsspektren (s.11.2) | |
| | – möglicher Transmitter zentraler Neurone | erregend | Großhirn, motorische Kerne, Basalganglien |
| Noradrenalin | an den präsynaptischen Endigungen postganglionärer sympathischer Fasern | komplexes Wirkungsspektrum (s. 11.2) | |
| Dopamin | Transmittersubstanz zentraler Neurone | ? | Hypothalamus, Hypophyse, Basalganglien, Eminentia mediana |
| Serotonin | Transmitter zentraler Neurone | ? | Hypothalamus u. Raphe-Kerne des Hirnstamms |
| Glutamat | möglicher Transmitter zentraler Neurone | erregend | Frontalhirn, Kleinhirn, Hinterwurzeln, Zentrales Höhlengrau |
| Glycin | Transmitter hemmender Interneurone des Rückenmarks | vermittelt wahrscheinlich die postsynaptische Hemmung im RM (Ausbildung von IPSP) | Hirnstamm, Rückenmark |
| GABA (γ-Aminobuttersäure) | – Transmitter hemmender Interneurone supraspinaler Anteile des ZNS | vermittelt wahrscheinlich die postsynaptische Hemmung in supraspinalen ZNS-Anteilen | Großhirn, Nucleus vestibularis lateralis |
| | – möglicher Transmitter präsynaptischer Hemmung | Auslösung einer PAD | |

### 12.7.3 Bestimmung der postsynaptischen Wirkung des Überträgerstoffes durch den Rezeptor

Wie schon bereits dargestellt, erfolgt die Ausbildung der verschiedenen postsynaptischen Potentiale durch Leitfähigkeitsänderungen der subsynaptischen Membran für bestimmte Ionen im Zuge einer Reaktion der Transmittermoleküle mit spezifischen rezeptiven Strukturen der subsynaptischen Membran (Begriff des pharmakologischen Rezeptors). Ausschlaggebend für die spezielle Wirkung einer Überträgersubstanz sind daher vor allem die Eigenschaften der subsynaptischen Membran; die chemische Beschaffenheit der Transmittermoleküle ist nur von sekundärer Bedeutung; durch entsprechende Pharmaka sind letztere durchaus ersetzbar. Dies erklärt auch die Tatsache, daß ein und derselbe Transmitter an verschiedenen Effektorzellen unterschiedliche biologische Reaktionen auslösen kann. So besitzt beispielsweise Acetylcholin an der neuromuskulären Endplatte, an den Renshaw-Zellen sowie an einigen vegetativen Zellen eine erregende Wirkung, während die Aktivierung der Synapsen zwischen dem Nervus vagus und den Herzmuskelfasern hemmende Effekte auslöst. Bezüglich der Wirkungen des Noradrenalins, des Transmitters der postganglionären sympathischen Nervenfasern, sei auf die Ausführungen in Abschnitt 11.1.3 verwiesen.

| Pharmakon- und Giftwirkungen an Synapsen | | |
|---|---|---|
| Pharmakon bzw. toxische Substanz | Angriffsort | Wirkungsmechanismus |
| Strychnin | hauptsächlich im Rückenmark | Es verdrängt kompetitiv das Glycin, den Transmitter hemmender Interneurone, von den subsynaptischen Membranrezeptoren der im Rückenmark gelegenen Motoneurone; daraus resultiert ein Zustand relativer Enthemmung, so daß es zur Auslösung von Muskelkrämpfen kommt. |
| Tetanustoxin | hauptsächlich im Rückenmark | Es verhindert die Freisetzung des Glycins aus den präsynaptischen Endigungen der inhibitorisch wirksamen Interneurone; die auftretenden Symptome entsprechen denen einer Strychninvergiftung. |
| Botulinustoxin | motorische Endplatte | Blockierung der Transmitterfreisetzung (Acetylcholin); damit Unterbrechung der neuromuskulären Übertragung mit entsprechend schlaffer Lähmung. |
| Organophosphate (Alkylphosphate) | Cholinesterase | irreversible Hemmung der Cholinesterase (s. auch 12.6.4) |

# 12.8 Membranprozesse an Rezeptoren

## 12.8.1 Transduktoren

Informationen über Vorgänge im Körperinneren und in der Außenwelt werden dem Organismus über spezialisierte Sinnessysteme vermittelt, deren Aktivierung zu charakteristischen, unverwechselbaren Sinnesempfindungen führt. Unter dem Begriff des Sinnessystems versteht man in diesem Zusammenhang die funktionelle Einheit aus peripherem Rezeptor, Afferenz und supraspinalen Strukturen. Den peripheren Rezeptor, das erste Glied innerhalb dieser Informationskette, könnte man auch – entsprechend einem in der Elektrotechnik häufig benutzten Schaltelement – als Wandler (**transducer**) interpretieren, der energetische Veränderungen (Reize) in der Umwelt und Innenwelt des Organismus in eine für das Zentralnervensystem verständliche Sprache übersetzt. So konnte bei nahezu allen bisher untersuchten Rezeptorzellen während der Dauer der adäquaten Reizeinwirkung eine Membrandepolarisation, das sogenannte **Rezeptorpotential**, registriert werden.

## 12.8.2 Rezeptor-(Generator)Potential

Ein derartiges Rezeptorpotential wurde erstmals am Dehnungsrezeptor eines Krebsmuskels mittels einer intrazellulären Mikroelektrode abgeleitet (s. Abb. 12.18). Bei Dehnung der Muskelfaser, das heißt, bei adäquater Reizung des Rezeptors, registriert man eine langsame Depolarisation der Zellmembran, die während der gesamten Dauer der Dehnung bestehen bleibt; der Ruhewert des Membranpotentials wird erst nach Aufhören der Reizeinwirkung – in diesem Fall nach Entdehnung – wieder erreicht. Eine stärkere adäquate Reizung (größere Dehnung) bewirkt am selben Rezeptor eine gesteigerte Depolarisation. Das Rezeptorpotential ist also während der gesamten Dauer der Reizeinwirkung ausgebildet und seine Amplitude steigt mit zunehmender Reizintensität; das Rezeptorpotential ist demnach eine reizabbildende Größe.

Die bei adäquater Reizung nachweisbare Membrandepolarisation entsteht durch eine lokale Änderung der transmembranösen Ionenströme. Im Vordergrund steht dabei der durch graduelle Änderung der Membranleitfähigkeit für $Na^+$-Ionen bewirkte $Na^+$-Ioneneinstrom (neben einem ebenfalls registrierbaren $K^+$-Ionenausstrom), der zu einer partiellen Entladung der Membrankapazität führt.

### 12.8.3 Sekundäre fortgeleitete Rezeptor-Reizantwort

In der afferenten Faser einer primären Sinneszelle (z.B. Dehnungsrezeptor des Krebses oder aber auch Sinneszelle des Riechepithels) ist während der Dauer des adäquaten Reizes eine Folge von Aktionspotentialen ableitbar. Diese Serie fortgeleiteter Erregungen entsteht an einem spezialisierten Membranbezirk der Rezeptorzelle (**pace-maker-Region**) aus dem Rezeptorpotential, das bei genügend großer Amplitude nach elektrotonischer Ausbreitung an eben diesem Membranabschnitt eine Schwellendepolarisation erzeugt und damit die Auslösung eines Aktionspotentials bewirkt. Nach der Repolarisation mit einem anschließenden hyperpolarisierenden Nachpotential,

während dessen Dauer eine Regeneration und Reaktivierung des "$Na^+$-Systems" erfolgt, kann es bei Fortbestehen des Rezeptorpotentials am pace-maker zu einer erneuten Schwellendepolarisation und damit zu einer wiederholten Erregungsauslösung kommen.

Es erfolgt also ständig eine Umsetzung der kontinuierlich analog vorliegenden Information der Rezeptorzelle (in Form des Rezeptorpotentials) in eine diskret analoge Serie von Aktionspotentialen, deren Frequenz von der Amplitude des Rezeptorpotentials – und damit auch von der Intensität des einwirkenden Reizes – abhängig ist.

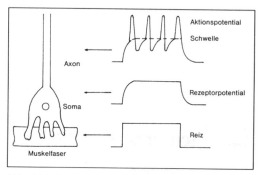

Abb. 12.18:Rezeptorpotential und Aktionspotential an einer primären Sinneszelle (z.B. Dehnungsrezeptor des Krebses). Nähere Einzelheiten siehe Text.

# 12.9 Grundbegriffe der Informationslehre

Die systematische Erforschung der allgemeinen Gesetzmäßigkeiten der Nachrichtenvermittlung, Nachrichtenverarbeitung, der Steuerung und der Regelung führte zur Formulierung einer umfassenden Informations- und Regelungstheorie. Die Anwendung der aus diesen theoretischen Studien gewonnen Erkenntnisse blieb zunächst auf den Bereich der Technik beschränkt; erst unter Wiener etablierte sich eine Forschungsrichtung – die

Kybernetik –, die einen Schritt weiter ging und vergleichende Betrachtungen über die Informations- und Regelungsprozesse in Technik und Biologie anstellte.

Jeder biologische Organismus stellt danach ein Kommunikationssystem dar, dessen funktionelle Bestandteile in gesetzmäßiger Weise zu einer vollständigen Informationskette verknüpft sind. Die Elemente eines derartigen Informationssystems sind im einzelnen:

- Nachrichtenquelle (Sender)
- Codiereinrichtung
- Nachrichtenkanal
- Decodierungseinrichtung
- Nachrichtensenke (Empfänger).

Die Begriffe **Nachricht** und **Information** werden oft synonym gebraucht; letzterer jedoch besitzt eine über den Begriff der Nachricht hinausgehende Bedeutung. Information im eigentlichen Sinn meint nämlich den quantitativ erfaßbaren Anteil einer Nachricht, der allein dazu beiträgt, die Kenntnisse des Empfängers zu vermehren. In dieser Weise kann Information als die meßbare Beseitigung von Ungewißheit über einen inhaltlich gleich wie gearteten Sachverhalt verstanden werden.

Zur Übertragung von Nachrichten bedient man sich bestimmter Zeichen (z.B. der Ziffern 0 bis 9 oder der Buchstaben des Alphabets), die als **Nachrichtenelemente** bezeichnet werden. In ihrer Gesamtheit bilden sie den sogenannten **Zeichenvorrat**. Die Anzahl Z der Nachrichten, die mittels m Elementen eines Zeichenvorrats von insgesamt n Elementen erstellt werden können, ist der Nachrichtenvorrat bzw. die **Nachrichtenmenge:**

$$Z = n^m$$

So läßt sich beispielsweise durch die Folge von je zwei Buchstaben (m = 2) der insgesamt 26 Buchstaben des Alphabets (n = 26) eine Zahl von $26^2 = 576$ Nachrichten bilden; die Zahl der maximal möglichen Nachrichten aus je drei Buchstaben beläuft sich entsprechend auf $26^3$ usw.

In dem eben dargestellten Beispiel bestand der Zeichenvorrat aus insgesamt 26 Elementen. In der Technik jedoch werden meistens Nachrichtensysteme eingesetzt, deren Zeichenvorrat sich auf zwei Elemente – die sogenannten **Binärzeichen** –– beschränkt.

Der Informationsgehalt, den ein einzelnes Binärzeichen besitzt, wurde als Maßeinheit der Information festgelegt.

*Man definierte die elementare Informationsmenge, die durch ein einzelnes Binärzeichen übermittelt wird, als ein* **bit.**

Zur Übertragung einer größeren Informationsmenge, das heißt, von Nachrichten mit höherem Informationsgehalt, bedarf es einer steigenden Zahl von Binärzeichen. Dabei gibt die Zahl der zur Codierung einer Nachricht verwendeten Binärzeichen unmittelbar die Menge der Information in bit an. So überträgt eine durch zwei Binärzeichen verschlüsselte Nachricht eine Informationsmenge von 2 bit, bis 3 Binärzeichen sind es 3 bit usw. Die Anzahl der Nachrichten, die aus einem Binärzeichen gebildet werden könnte, ist $2^1 = 2$. Mit 2 binären Zeichen lassen sich bereits $2^2 = 4$ Nachrichten übermitteln, und mit 3 Binärzeichen sind es gar $2^3 = 8$ Nachrichten. Mit m binären Zeichen ergibt sich demnach die Möglichkeit, $2^m$ Nachrichten zu bilden, die jeweils eine Informationsmenge zu m bit übertragen.

Der in einem Übertragungskanal mögliche Informationsfluß besitzt einen oberen Grenzwert, bis zu dem eine weitgehend störungsfreie Übermittlung gewährleistet ist. Der Wert dieses größtmöglichen Informationsflusses – definiert als maximale über einen Kanal pro Zeiteinheit übertragbare Informationsmenge (bit/sec) – wird als **Kanalkapazität** bezeichnet.

*Unter dem Begriff* **Redundanz** *versteht man die bei der Übermittlung einer Nachricht überflüssige Informationsmenge.*

Stehen zur Codierung einer 8 Nachrichten umfassenden Nachrichtenmenge 4 Binärzeichen zur Verfügung, so ergeben sich insgesamt $2^4 = 16$ Kombinationsmöglichkeiten; für jede Nachricht lassen sich demnach 2 unterschiedliche Codeworte bilden. Die Größe der Redundanz R in diesem Beispiel beträgt:

$$R = 4\,bit - 3\,bit = 1\,bit$$

Eine derartige redundante Nachrichtenübertragung zeichnet sich durch eine erhöhte Sicherung gegen Fehler und Kanalstörungen aus.

Unter Codierung versteht man prinzipiell die Übersetzung einer Nachricht in eine spezifische – für den Kanal geeignete – Zeichenfolge.

# 12.10 Informationsaufnahme durch Rezeptoren, Informationsleitung

## 12.10.1 Reiz-Spezifität der Rezeptoren

Informationen über Vorgänge in der Umwelt bzw. Innenwelt des Organismus werden dem Zentralnervensystem durch morphologisch und funktionell spezialisierte Nervenzellen, die Rezeptoren, übermittelt. Derartige Zellen beantworten eine adäquate Reizung mit einer Änderung ihres Membranpotentials; es kommt zur Ausbildung des sogenannten Rezeptorpotentials.

*Unter* **adäquatem Reiz** *versteht man die spezifische Energieform (Wärme, Licht, Schall usw.), durch die ein bestimmter Rezeptortyp ausschließlich bzw. optimal erregt wird .*

Für einen Grün-Rezeptor der menschlichen Retina ist dies z.B. Licht der Wellenlänge $\lambda = 546$ nm.

Eine der häufigsten Formen der inadäquaten Reizung eines Rezeptors stellt die Applikation eines Stromes dar.

Die über einen peripheren Rezeptor ausgelöste Aktivierung eines bestimmten Sinnessystems ist mit einer unverwechselbaren – nur subjektiv erfahrbaren – Sinnesempfindung verbunden. Diese **absolute Spezifität der Sinnesempfindung** ist einerseits bedingt durch die Spezialisierung des peripheren rezeptiven Elements auf den adäquaten Reiz, andererseits jedoch auch durch die zentralen Verbindungen, das heißt, durch die in bestimmten Gehirngebieten ablaufenden Integrationsvorgänge.

## 12.10.2 Frequenzcodierung der Sinnesinformation

Nahezu alle bisher untersuchten Rezeptorzellen reagieren auf eine adäquate Reizung mit der Ausbildung eines Rezeptorpotentials, das heißt, mit der Änderung ihres Membranpotentials in depolarisierender Richtung (eine Aus-

nahme bilden die Photorezeptoren der menschlichen Retina, die eine Belichtung mit einer Membranpotentialänderung in hyperpolarisierender Richtung beantworten). In der Regel entspricht die Dauer des Rezeptorpotentials der Dauer der Reizwirkung. Die Klassifikation des Rezeptors in **phasisch** und **tonisch** richtet sich dabei nach der Geschwindigkeit des Amplitudenabfalles seines Rezeptorpotentials bei konstantem Reiz (tonisch = langsam adaptierend und phasisch = schnell adaptierend). Ein Rezeptorpotential kann generell – trotz der eben gemachten Einschränkung – als eine reizabbildende Größe verstanden werden.

Die in der afferenten Faser einer primären Sinneszelle während der Reizeinwirkung ableitbaren Aktionspotentiale entstehen an einem umschriebenen Membranbezirk der Rezeptorzelle (pace-maker-Region) durch wiederholte Schwellendepolarisationen, die durch das elektrotonische Ausgreifen des Rezeptorpotentials erzeugt werden.

> ☞ Die **Frequenz** der Aktionspotentiale nimmt dabei mit der Größe der Rezeptorpotential-**amplitude** zu. Am Rezeptor vollzieht sich damit die Codierung der Amplitude des Rezeptorpotentials in eine Impulsfrequenz.

Die fortgeleiteten Erregungen führen an einer nachfolgenden Synapse durch Transmitterfreisetzung zur Ausbildung erregender postsynaptischer Potentiale (EPSP), die – unter zeitlicher und/oder räumlicher Bahnung – bei Erreichen der Schwellenbedingung im Bereich des Axonabgangshügels (Initialsegment) eine Serie fortgeleiteter Aktionspotentiale erzeugen können.

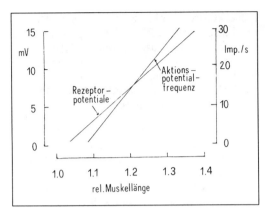

Abb. 12.19: Abhängigkeit der Rezeptorpotentialamplitude und der Aktionspotentialfrequenz
von der Intensität des Reizes (Dehnung eines Krebsmuskels).

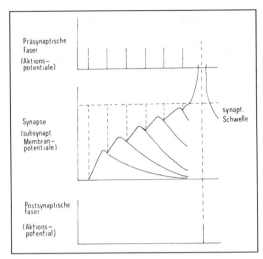

Abb. 12.20: Schematische Darstellung des De- bzw.
Neucodierungsprozesses an einer Synapse
Nähere Einzelheiten siehe Text.

An den Synapsen zwischen den afferenten
Fasern und den dendritischen Fortsätzen eines
weiteren sensiblen Neurons findet ständig ein
Decodierungsprozeß (Transformation der einlaufenden Impulse in postsynaptische Potentiale) respektive Neucordierungsprozeß statt
(Ausbildung einer diskreten Folge von fortgeleiteten Erregungen in der Faser des nachgeschalteten Neurons).

# 12.11 Einteilung und Leistungsvermögen der Sinne

## 12.11.1 Sinnes-Modalitäten und -Qualitäten

Die Einteilung der Sinne in bestimmte **Sinnesmodalitäten** geschieht in erster Linie nach
Gesichtspunkten der subjektiven Sinnesphysiologie. So werden den Sinnessystemen – wie
Auge und Ohr beispielsweise – die Modalitäten
Gesichtssinn respektive Gehörsinn zugeordnet. Ein Modalbezirk wie der Gesichtssinn
umfaßt selbst noch einmal eine Anzahl unterschiedlicher **Sinnesqualitäten** (Helligkeit respektive Dunkelheit, Farben), die allesamt über

ein und dasselbe Sinnesorgan, nämlich das
Auge, vermittelt werden. Die unterschiedlichen Sinnesqualitäten eines Modalbezirks
zeichnen sich untereinander durch einen ähnlichen Empfindungsgehalt aus (eine Rot-Emp-
findung ist durchaus mit einer Grün-Em-
pfindung vergleichbar); gegenüber den Sinnesqualitäten eines anderen Modalbezirks ist eine
derartige inhaltliche Verwandtschaft nicht gegeben.

| Einteilung der Sinne in Modalbezirke und Empfindungsqualitäten | | |
|---|---|---|
| Empfindungs-modalität | Empfindungs-qualität | Rezeptortyp |
| Gesichtssinn | Helligkeit bzw. Dunkelheit und Farben | Photorezeptor |
| Gehörsinn | unterschiedliche Tonhöhen | zilientragender Mechanorezeptor |
| Geruchssinn | unterschiedliche Duftnoten | Chemorezeptor |
| Geschmackssinn | sauer, salzig, süß und bitter | Chemorezeptor |
| Somato-viscerale Sensibilität | siehe Kapitel 19 | |

## 12.11.2 Absolut-und Unterschiedsschwellen

Die minimale Reizstärke, der ein Sinnesorgan ausgesetzt sein muß, damit es zu einer bewußten Sinnesempfindung kommt, wird als Schwellenreizstärke bzw. Absolutschwelle bezeichnet. Hinsichtlich der Intensität der Schwellenreizstärke bestehen zwischen den einzelnen Sinnesmodalitäten zum Teil erhebliche Unterschiede.

| Schwellenreizstärke einiger Sinnesmodalitäten | |
|---|---|
| Modalbezirk | Absolutschwelle |
| Gesichtssinn | $2 \times 10^{-10}$ erg |
| Gehörsinn | $2 \times 10^{-11}$ erg |
| Drucksinn | $2 \times 10^{-1}$ bis 2 erg |

Nach Überschreiten der Absolutschwelle variieren die Empfindungen innerhalb eines mehr oder weniger weiten Kontinuums zwischen gerade eben merklicher Stärke und maximaler Stärke. Entscheidend für die Beurteilung des Leistungsvermögens eines Sinnessystems ist in diesem Zusammenhang neben der absoluten Größe dieser Skala vor allem das Kriterium, inwieweit Intensitätsunterschiede einzelner Reize wahrgenommen werden können. Durch Anwendung von Doppelreizen ermittelt man dabei, um wieviel der zweite Reiz in seiner Intensität gesteigert werden muß, damit eine Reizstärkenzunahme vom Probanden gerade

bemerkt wird. Der hierzu erforderliche Reizintensitätszuwachs (dR) wird im allgemeinen auf die Intensität des Ausgangsreizes ($R_o$) bezogen; man erhält damit die für einen bestimmten Modalbezirk in einem gewissen Intensitätsbereich charakteristische **relative Intensitätsunterschiedsschwelle** ($dR/R_o$).

Neben der Intensitätsunterschiedsschwelle lassen sich Unterschiedsschwellen noch für eine Vielzahl verschiedener Reizparameter bestimmen. Erwähnung finden sollte vor allem die Ortsunterschiedsschwelle, die Zeit- und die Tonhöhenunter- schiedsschwelle.

## 12.11.3 Adaptation

Der Begriff **Adaptation** umfaßt zwei inhaltlich verschiedene Aspekte, die im folgenden nacheinander dargestellt werden sollen:

- Adaptation im eigentlichen Sinn meint **Anpassung an einen Reiz bestimmter Intensität.** Im Verlauf einer Reizwirkung konstanter Intensität kommt es fast immer zu einer allmählichen Abnahme der Empfindungsintensität. Dieser Adaptationsvorgang kann derart vollkommen sein, daß nach einiger Zeit trotz Fortbestehen des Reizes jegliche bewußte Empfindung verstummt. Die Grundlage des Adaptationsprozesses bilden zum einen Mechanismen am peripheren Rezeptor (Abnahme des Rezeptorpotentials bei konstanter Reizeinwirkung), zum andern aber auch zentralnervöse Vorgänge, über die bisher noch keine genaueren Ergebnisse vorliegen (Begriff der zentralen Adaptation)

- Wie eingangs bereits erwähnt, meint der Begriff Adaptation jedoch mehr als nur: **Abnahme der Empfindungsintensität bei konstantem Dauerreiz.** So versteht man in erweitertem Sinn unter Adaptation die Fähigkeit der Sinnessysteme, sich auf Veränderungen der Reizintensität einstellen zu können. Diese Form der Anpassung finden wir in nahezu vollkommener Weise beim Gesichtssinn, der hinsichtlich der Leuchtdichte Intensitätsunterschiede von $1:10^9$ zu überbrücken hat. Dieser Adaptationsvorgang beruht neben Mechanismen am peripheren Rezeptor (photochemische

Adaptation) in erster Linie auf neuronalen Prozessen, die zu Veränderungen in der Organisation der rezeptiven Felder retinaler Ganglienzellen führen.

Bei Auftreten hoher Leuchtdichtewerte vollzieht sich die Anpassung in der Weise, daß es zu einer raschen Zunahme der Schwellenreizstärke, das heißt, zu einer Abnahme der Empfindlichkeit des Sinnesorgans kommt (**Helladaptation**). Nehmen hingegen die Leuchtdichtewerte wieder ab, so erfolgt eine langsame Rückkehr der Schwellenreizstärke auf niedrigere Werte; die Empfindlichkeit des Sinnessystems nimmt damit wieder zu (**Dunkeladaptation**). In einem solchen Fall kann man von einer sinnvollen Anpassung der Absolutschwelle an unterschiedliche Ausgangslagen sprechen. Ranke bezeichnet diese Form der Adaptation sehr treffend als **Bereichseinstellung unter Verschiebung der Kennlinien**. Der Arbeitspunkt des Sinnessystems wird dabei jeweils so gewählt, daß er im steilsten Kurvenabschnitt der Kennlinie, also im Bereich der größten Unterschiedsempfindlichkeit liegt.

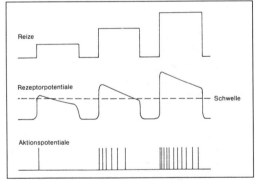

Abb. 12.21:Schematische Darstellung des Adaptationsprozesses auf Rezeptorebene.
Mit steigender Reizstärke nimmt die Rezeptorpotentialamplitude zu; die Adaptation erfolgt mit mittlerer Geschwindigkeit. Weiterhin dargestellt ist die Abhängigkeit der Aktionspotentialfrequenz von der Größe der Rezeptorpotentialamplitude.

## 12.11.4    Räumliches und zeitliches Auflösungsvermögen

### Räumliches Auflösungsvermögen

Das räumliche Auflösungsvermögen – als ein Charakteristikum für das Leistungsvermögen eines Sinnessystems – kann durch die Bestimmung der Ortsunterschiedsschwelle ermittelt werden. Die Ortsunterschiedsschwelle repräsentiert dabei den minimalen Abstand auf der peripheren Sinnesfläche, den zwei punktförmige Reize voneinander haben müssen, um als getrennte Reize wahrgenommen werden zu können. Beim Gesichtssinn wird das räumliche Auflösungsvermögen – also die Fähigkeit, zwei Lichtreize als getrennt wahrzunehmen – als Sehschärfe bezeichnet (näheres siehe 16.5.2).

### Zeitliches Auflösungsvermögen

Das zeitliche Auflösungsvermögen wird erfaßt, indem man jene Grenzfrequenz bestimmt, oberhalb derer zwei aufeinanderfolgende Reize nicht mehr getrennt wahrgenommen werden können. So lösen rhythmische Lichtreize bis zu einer bestimmten Frequenz (Verschmelzungsfrequenz) den Eindruck des Flackerns oder Flimmerns aus, um schließlich mit steigender Frequenz eine Lichtempfindung hervorzurufen, die einer konstanten Belichtung entspricht. Die Verschmelzungsfrequenz hängt dabei von der Größe des belichteten Feldes, der Wellenlänge des Lichts und von der Leuchtdichte ab.

Prinzipiell versteht man unter der Verschmelzungsfrequenz in der Sinnesphysiologie diejenige Frequenz, bei der ein rhythmischer Vorgang den Eindruck erweckt, kontinuierlich abzulaufen.

# 12.12 Reiz-Antwort-Beziehungen

## 12.12.1 Reiztopographie, rezeptives Feld

Peripherer Rezeptor und primär afferente Faser stehen am Anfang einer Informationskette, deren weitere Funktionsglieder in immer höheren Abschnitten des ZNS lokalisiert sind. Wichtige Erkenntnisse über die Arbeitsweise und die Organisationsprinzipien der einzelnen Sinnessysteme liefern Untersuchungen über die Beeinflußbarkeit der Entladeaktivität zentraler sensibler Neurone durch eine periphere Reizung. Experimentell geht man dabei so vor, daß man den Bereich der peripheren Sinnesfläche ermittelt, von dem aus durch eine adäquate periphere Reizung ein zentrales Neuron in seiner Impulsaktivität verändert werden kann. Dieses umschriebene Areal bezeichnet man dann als **rezeptives Feld** des zentralen Neurons.

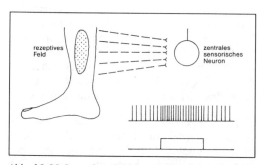

Abb. 12.22: Rezeptives Feld für taktile Reize am Unterschenkel nebst dem zugehörigen sensorischen zentralen Neuron, dessen Impulsaktivität während einer peripheren Reizeinwirkung zunimmt.

Durch eine adäquate Reizung innerhalb des rezeptiven Felds kommt es also zu einer Beeinflussung des entsprechenden zentralen Neurons; dabei kann man zwischen fördernden und hemmenden Effekten unterscheiden. Interessanterweise sind Zentrum und Peripherie des rezeptiven Felds häufig antagonistisch organisiert. So kann beispielsweise bei Reizung des rezeptiven Feldzentrums am zentralen

Neuron eine Erhöhung der Impulsaktivität registriert werden, während bei adäquater Reizung der peripheren Anteile des rezeptiven Felds eine Abnahme der Entladeaktivität nachgewiesen werden kann. Rezeptive Felder mit einer derartigen Organisationsstruktur bezeichnet man als "An-Zentrum-Felder". Eine den **An-Zentrum-Feldern** gegenüber umgekehrte Organisation ist charakteristisch für die sogenannten **Aus-Zentrum-Felder** (Reizung des rezeptiven Feldzentrums führt am zentralen Neuron zu einer Aus-Reaktion, ein Reiz in der Peripherie des rezeptiven Felds verursacht eine An-Reaktion).

## 12.12.2 Reizantwort als Funktion der Reizintensität

Maßsysteme, die der Beschreibung exakter physikalischer Größen dienen, sind prinzipiell untauglich, Empfindungsintensitäten quantitativ zu erfassen, da letztere nur subjektiv erfahrbar sind. Um dennoch eine Beschreibung von Empfindungsintensitäten zu ermöglichen, bezog man sich bei der Erstellung eines Maßsystems auf die Parameter, die für eine jede Sinnesempfindung charakteristisch sind. Derartige zur Entwicklung einer Meßskala geeignete Größen sind die **Absolutschwelle** und die **Unterschiedsschwelle** der einzelnen Empfindungen.

So formulierte erstmals Weber – ausgehend von Ergebnissen, die er für den Drucksinn erarbeitet hatte – das heute nach ihm benannte Gesetz, das eine Proportionalität zwischen der Unterschiedsschwelle dE der Empfindung und dem relativen Reizzuwachs dR/R postuliert:

$$dE = k \times dR/R$$

Besonders betont werden sollte in diesem Zusammenhang, daß dieses **Webersche Gesetz** nur in einem mittleren Intensitätsbereich Gültigkeit besitzt.

Die Integration der Weberschen Gleichung über dR liefert das von Fechner propagierte

Grundgesetz der Psychophysik mit seiner logarithmischen Reizstärke-Empfindungs-Beziehung:

$$E = k \times \log R.$$

Die Gültigkeit des **Fechnerschen Gesetzes** ist selbstverständlich – wie die Webersche Regel – nur auf einen mittleren Intensitätsbereich beschränkt.

In den letzten Jahren gelang es dem Amerikaner Stevens, durch systematische Experimente nachzuweisen, daß die rechnerische Beziehung für einzelne Sinnesmodalitäten überhaupt nicht gültig ist und daß eine exakte Beschreibung der psychophysischen Zusammenhänge nur durch eine Potenzfunktion erfolgen kann:

$$E = k \times (R - Ro)^n$$

Der Exponent n nimmt dabei – modalitätsspezifisch – Werte zwischen 0,33 und 3,5 an.

Diese mathematische Beziehung zwischen Empfindungsintensität E einer spezifischen Sinnesempfindung und der überschwelligen Reizstärke (R – Ro) wird als **Stevenssche Potenzformel** bzw. Potenzfunktion bezeichnet.

Nimmt dabei der Exponent n den Wert 1 an, so erhält man den Spezialfall einer linearen Abhängigkeit der Empfindungsintensität von der Reizstärke.

# 12.13 Verarbeitung und Speicherung der Sinnesinformation

## 12.13.1 Informationsreduktion

Die Informationsmenge, die dem menschlichen Organismus pro Zeiteinheit über sein Nervensystem vermittelt wird, kann näherungsweise auf $10^9$ bit/sec veranschlagt werden. Aus dieser ungeheuren Informationsfülle gelangt nur ein verschwindend kleiner Anteil von $10^2$ bit/sec ins menschliche Bewußtsein. Es erfolgt also eine selektive Reduktion der einlaufenden Sinnesinformationen in einem Verhältnis von $10^7$:1. Die für den Organismus relevanten Informationen werden durch diesen Auswahlprozeß bewußt wahrnehmbar, während den unterdrückten Informationen der Zutritt zum Bewußtsein verwehrt bleibt. Auf diese Weise erst sind zweckvolle Reaktionen des Organismus auf Außenreize hin möglich, woraus insgesamt eine optimale Anpassung an die Umweltbedingungen resultiert. Die einem derartigen Selektionsprozeß zugrunde liegenden zentralnervösen Mechanismen sind bisher weitgehend unbekannt. Im folgenden sollen die wenigen, schon eingehender untersuchten Teilmecha-

nismen der Informationsverarbeitung kurz dargestellt werden.

*Unter dem Begriff* **Divergenz** *versteht man ein neuronales Verschaltungsprinzip, bei dem eine Nervenfaser unter Aufsplittung synaptische Verbindungen mit einer Vielzahl nachgeschalteter Neurone eingeht. Entsprechend spricht man von einem* **Konvergenzprinzip** *neuronaler Verschaltung, wenn auf eine einzelne Nervenzelle Axone verschiedener Neurone konvergieren.*

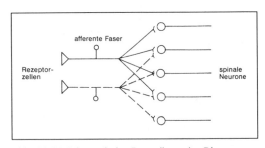

Abb. 12.23: Schematische Darstellung des Divergenz- respektive Konvergenzprinzips neuronaler Verschaltung

Eine negative Rückkopplung bzw. eine **Feed-Back-Hemmung** ist dann gegeben, wenn ein hemmendes Interneuron auf die Zelle zurückwirkt, von der es selbst erregt wurde. Das Ausmaß der vom Interneuron vermittelten Hemmwirkung hängt von der Stärke seiner ursprünglichen Aktivierung ab.

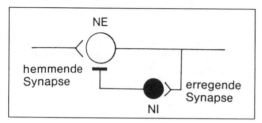

Abb. 12.24:Schematische Darstellung der synaptischen Organisation einer Feed-Back-Hemmung

Ob im ZNS auch positiv rückgekoppelte Neuronenverbände existieren, die ein Kreisen von Erregungen ermöglichen, konnte experimentell noch nicht nachgewiesen werden.

Ein in seiner Organisationsform der bereits dargestellten Feed-Back-Hemmung vergleichbares inhibitorisch wirksames neuronales Verschaltungsprinzip ist in Abb. 12.24 dargestellt.

Die über die Kollateralen der Nervenfasern aktivierten Interneurone sind derartig synaptisch verschaltet, daß sich ihre hemmende Wirkung nicht nur direkt auf die zuvor erregte Zelle erstreckt, sondern vielmehr auch benachbarte – schwach oder gänzlich unerregte – mit einbezieht, wobei die inhibitorische Beeinflussung dieser Zellen relativ stärker ausfällt. Eine derartige Form der Feed-Back-Hemmung bezeichnet man als **laterale Hemmung**, deren funktionelles Ziel darin zu sehen ist, um einen zentralen Erregungsfocus eine Zone relativer Hemmung zu erzeugen.

Prä- oder postsynaptisch organisiert bildet die laterale Umfeldhemmung eine der wesentlichsten Teilmechanismen der Informationsverarbeitung im ZNS; sie bildet nämlich das morphologische Korrelat für die im subjektiven Erleben wahrnehmbare Kontrastverschärfung.

Ein weiterer der Informationsreduktion dienender Teilprozeß wird allgemein als **zentrale Hemmung** bezeichnet. Unter diesem Begriff versteht man all die zentralnervösen Rückkopplungsmechanismen, die im Sinne einer sensosensorischen Kontrolle ablaufen. So unterliegt bereits der periphere Rezeptor einer ständigen – hemmenden oder fördernden – zentralen Beeinflussung, die eine den jeweiligen Umweltbedingungen entsprechende Empfindlichkeitseinstellung ermöglicht. Auf jeder Stufe der integrativen Verarbeitung afferenter Sinnesmeldungen – sei es auf Rückenmarksebene, im Hirnstamm oder aber im Thalamus – werden zentrale Einflüsse aus kortikalen respektive subkortikalen Strukturen wirksam, so daß es zu einer permanenten Selektion bzw. Modifikation der eingehenden Sinnesinformationen kommt.

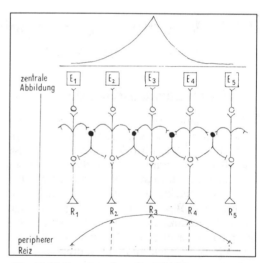

Abb. 12.25:Das einer lateralen Umfeldhemmung zugrunde liegende synaptische Verschaltungsprinzip. Auf die periphere Sinnesfläche wirkt ein Reiz, dessen Maximum bei R3 liegt. Unter der Beteiligung hemmender Interneurone wird in der nächsthöheren Ganglienzellschicht eine im Vergleich zu dem flachen Reizstärkegradienten erhebliche Steigerung des Erregungsgradienten erzielt, was sich im subjektiven Erleben als Kontrastverschärfung manifestiert.

## 12.13.2 Zerebrale Informationsspeicherung

Die Fähigkeit bestimmter zentralnervöser Strukturen, Informationen mehr oder weniger dauerhaft zu speichern, bezeichnet man allgemein als Gedächtnisleistung, wobei zur vollständigen Beschreibung dieses komplexen Gesamtvorgangs die zunächst erfolgende Informationsaufnahme (Lernen) und der später stattfindende Abruf von Informationen aus den Speichern (Erinnern) als wesentliche Teilaspekte angeführt werden müssen.

Eine eingehendere Beschreibung der unterschiedlichen Teilaspekte der Gedächtnisleistung wird in Abschnitt 19.7 gegeben.

# 12.14 Subjektive Empfindungen und Wahrnehmungen

## 12.14.1 Empfindung und Wahrnehmung

Eine einheitliche **Sinnesempfindung** ergibt sich aus der Integration von mehreren elementaren **Sinneseindrücken.** Derartige Sinneseindrücke müssen dabei als Ausdruck des unmittelbar über die Sinne Perzipierten verstanden werden; ein Lichtreiz der Wellenlänge $\lambda = 700$ nm manifestiert sich im subjektiven Erleben zunächst als der spezifische Sinneseindruck "rot". Aus der Kombination mehrerer verschiedener Sinneseindrücke formt sich schließlich eine Sinnesempfindung, die als Aussage in folgender Weise darstellbar ist:

"Ich sehe mehrere rote, zirkuläre Flecken auf einem weißen Untergrund". Durch den Vergleich der aktuellen Sinnesempfindung mit Inhalten aus den zerebralen Speichern vollzieht das mit einem Bewußtsein ausgestattete Individuum eine Interpretation der Sinnesinformation; daraus resultiert als eine Art übergeordnetes Integrationsprodukt die eigentliche Wahrnehmung: "Ich sehe ein weißes, rot-getupftes Tuch".

| Abbildungsprinzipien in der Sinnesphysiologie | |
|---|---|
| Mehrere verschiedene simultane Sinneseindrücke<br>↓ | |
| Sinnesempfindung<br>↓ | zerebrale Informationsspeicher<br>↓ |
| bewußte Wahrnehmung | |

## 12.14.2 Meßverfahren der Empfindungsintensität

Wie bereits in Abschnitt 12.12.2 beschrieben, bezog man sich bei der Erstellung von Meßverfahren zur quantitativen Beschreibung von Empfindungsintensitäten auf Grundgrößen, die den Sinnesempfindungen unmittelbar eigen sind. Die Absolutschwelle respektive die Unterschiedsschwelle einer Empfindung erwiesen sich bei der Erarbeitung derartiger eigenmetrischer Verfahren als geeignete Basisgrößen. Eines der am häufigsten angewandten eigenmetrischen Bestimmungsverfahren der Empfindungsintensität wird durchgeführt, indem der Proband angeben soll, um wieviel stärker er einen Testreiz gegenüber einem vorgegebenen, definierten Standardreiz empfindet. Als Standardreiz wählt man dabei häufig den Schwellenreiz für die jeweilige Empfindung. Ein derartiges Meßverfahren liefert eine Intervallskala mit frei definierbarem Nullpunkt.

Ein weiteres, für eine systematische Eigenmetrik der Sinnesempfindung geeignetes Verfahren ist der **intermodale Intensitätsvergleich.** So läßt man den Probanden beispielsweise einen Handdynamometer drücken, wobei die aufgewandte Kraft der subjektiv empfundenen Lautstärke eines 1 000-Hz-Tones entsprechen soll. Die Auftragung der ermittelten Werte der aufgewandten Handkraft gegen die jeweiligen Werte der relativen Reizstärke in einem doppelt logarithmischen Diagramm ergibt näherungsweise eine Gerade, das heißt, die Reizstärke-Empfindungs-Beziehung ist durch eine Stevenssche Potenzfunktion beschreibbar.

## 12.14.3 Dimensionen der Wahrnehmung

Reize können ihrer Natur nach als Energieformen verstanden werden, die bei Einwirken auf einen spezialisierten Rezeptor zu charakteristischen, unverwechselbaren Sinnesempfindungen führen. Eine derartige, bezüglich ihrer Qualität wohl definierte Sinnesempfindung besitzt als weitere Dimensionen: Raum, Zeit und Intensität. Eine Sinnesempfindung zeichnet sich demnach neben einer spezifischen Qualität durch eine bestimmte Intensität aus, sie ist lokalisierbar und zeigt einen definierten Zeitverlauf.

# 13. Muskelphysiologie

## 13.1 Typen des Muskelgewebes

Motilität, also die Fähigkeit, aktiv beweglich zu sein, ist eine Funktion strukturell hochspezialisierter Zellen, die im tierischen wie auch menschlichen Organismus zu Zellverbänden, den Muskeln, zusammengeschlossen sind.

Eine Übersicht über die unterschiedlichen Typen des Muskelgewebes beim Menschen gibt die folgende Tabelle:

| Die unterschiedlichen Typen des Muskelgewebes | | | |
|---|---|---|---|
| | | Vorkommen | Physiologische Eigenschaften |
| Querge-streifte Muskel-faser | Schnelle Zuk-kungsfasern | Neben den langsamen Zuckungsfasern hauptsächlicher Bestandteil der extrafusalen Arbeitsmuskulatur der schnellen Bewegungsmuskeln | "Alles-oder-Nichts-Verhalten", d.h., ein einzelner überschwelliger Reiz wird mit einer in Stärke und Dauer invarianten, von der Reizstärke unabhängigen Zuckung beantwortet |
| | Langsame Zuckungs-fasern | In erster Linie – neben einem geringen Anteil schneller Zuckungsfasern – Bestandteil der extrafusalen Arbeits-muskulatur der Haltemuskeln | "Alles-oder-Nichts-Verhalten" |
| | Tonusfasern | In Muskelspindeln und äußeren Augenmuskeln | Eine reizstärkeabhängige Depolarisa-tion bewirkt eine in Intensität und Dauer abstufbare Kontraktur |
| | Herzmuskel-fasern | Bilden das Arbeitsmyokard des Herzens, wobei die ein-zelnen Herzmuskelfasern über spezialisierte (niederohmi-ge) Kontaktstellen (Disci intercalares) miteinander verbunden sind (Begriff des "funktionellen Synzytiums") | "Alles-oder-Nichts-Verhalten" |
| Glatte Muskel-faser | "Multi-Unit-Typ" | Irismuskel, Vas deferens (?) | Keine Automatie, Kontraktion im Zu-ge einer Membranerregung nach Ein-laufen eines Aktionspotentials in der efferenten Nervenfaser (Ausbildung ei-ner Art neuromuskulären Synapse) |
| | "Single-Unit-Typ" a) vollauto-matisch b)partiell-automatisch | z.B. glatte Muskulatur des Gastro-Intestinaltraktes Ureter | Zellpopulationen mit der Fähigkeit zur automatischen Erregungsbildung und Kontraktion Hierarchische Organisation mit Ar-beitsteilung; spezialisierte Zellgruppen zur Erregungsbildung, Er-regungsausbreitung und Kontraktion |

# 13.2 Mechanik des Skelettmuskels

## 13.2.1 Längenänderung des ruhenden Muskels

Bevor wir genauer auf die mechanischen Eigenschaften des Skelettmuskels eingehen können, bedarf es zunächst der Definition einiger physikalischer Größen.

### Elastizität

Elastizität ist die Eigenschaft eines Körpers, einer verformenden Kraft einen Widerstand entgegenzusetzen, dessen Größe vom Ausmaß der Deformation abhängt. Nach Aufhören der verformenden Krafteinwirkung kehrt der Körper unter Freisetzung der gespeicherten potentiellen Energie in seine Ausgangslage zurück. Eine quantitative Beschreibung eines Spezialfalls der elastischen Verformung – nämlich der Längenänderung eines Körpers – gibt das **Hooksche Gesetz**. Danach besteht für die Abhängigkeit der Spannung (F/A) von der relativen Längenänderung ($\Delta$ l/l) folgende Beziehung:

$$F/A = E \times \Delta l/l$$

F   = Kraft
A   = Querschnitt des gedehnten Körpers
$\Delta$ l = Längenänderung
l   = Ausgangslänge

Der Proportionalitätsfaktor E wird als **Elastizitätsmodul** bezeichnet und stellt eine für den jeweiligen Stoff charakteristische Größe dar.

Auch der ruhende Skelettmuskel setzt einer Dehnung einen elastischen Widerstand entgegen.

☞ Die im Verlauf des Dehnungsvorgangs registrierbaren Spannungswerte zeigen allerdings im Gegensatz zu einem ideal elastischen Körper keine lineare Abhängigkeit von der Größe der relativen Längenänderung. So beobachtet man bei zunehmender Dehnung ein überproportionales Anwachsen der Spannung.

Aus der Auftragung der nach einem Dehnungsschritt meßbaren Kraft gegen die jeweilige Muskellänge resultiert die sogenannte **Ruhe-Dehnungs-Kurve**, deren Verlauf in dem Diagramm der Abb. 13.1 gezeigt ist.

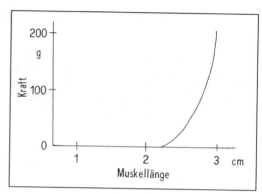

Abb. 13.1: Ruhe-Dehnungs-Kurve eines Froschmuskels

Die Ruheelastizität des Muskels wird in erster Linie hervorgerufen durch bindegewebige Strukturen, die als Endo- bzw. Perimysium den eigentlich kontraktilen Elementen (Myofibrillen) parallelgeschaltet sind und das Sarkolemm umgeben.

## 13.2.2 Muskelkontraktion

Der eigentliche Auslöser für die Kontraktion einer Muskelfaser ist ein entlang der Fasermembran fortgeleitetes Aktionspotential. Die Verkürzung bzw. Spannungsentwicklung erfolgt mit einer geringen Verzögerung (Latenzzeit) im Anschluß an das Aktionspotential. Dabei zeigt die einzelne Muskelfaser ein **Alles-oder-Nichts-Verhalten;** der mechanische Erfolg einer Reizung läßt sich durch Variation der Reizstärke nicht beeinflussen; jeder überschwellige Reiz hat prinzipiell die gleiche Wirkung.

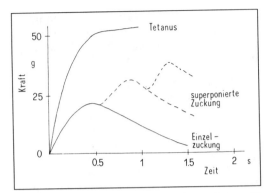

Abb. 13.2: Einzelzuckung, Superposition und glatter Tetanus. Versuchsanordnung mit Froschmuskel.

Der zeitliche Verlauf einer isometrischen Einzelkontraktion (Erklärung dieses Begriffs siehe weiter unten) ist in Abb. 13.2 dargestellt.

Trifft auf die Muskelfaser ein zweiter überschwelliger Reiz in einem zeitlichen Abstand, der größer ist als die Dauer der Einzelkontraktion, so kommt es zwischen beiden Kontraktionen zu einer vollständigen Erschlaffung der Muskelfaser. Erfolgt die zweite Reizung – bei schon repolarisierter Fasermembran – noch bevor die erste Einzelkontraktion abgeschlossen ist, so setzt sich eine zweite Kontraktion der ersten auf (**Superposition**); die Spannungsentwicklung im Verlauf dieser superponierten Zuckung erreicht im Vergleich zur Einzelzuckung einen höheren Wert ("Summationseffekt"). Auf diese Weise erhält man im Zuge einer frequenten Dauerreizung – der minimale Reizabstand ist durch die Refraktärzeit der Fasermembran gegeben – durch Summation am kontraktilen Apparat eine gegenüber einer Einzelreizung verstärkte mechanische Antwort. Bei niedriger Reizfrequenz kann man die sich einander überlagernden Einzelzuckungen noch deutlich voneinander trennen (**unvollkommener Tetanus**); erst bei höheren Reizfrequenzen kommt es durch eine vollständige Verschmelzung der Einzelkontraktionen zu einem **vollkommenen Tetanus**. Die dabei von der einzelnen Muskelfaser entwickelte Spannung zeigt einen konstanten Verlauf. Die zur Ausbildung eines vollkommenen Tetanus notwendige minimale Verschmelzungsfrequenz

liegt um so höher, je größer die Verkürzungs- und Erschlaffungsgeschwindigkeit der Muskelfaser ist.

Die eben anhand einer einzelnen Muskelfaser abgeleiteten, der Entstehung eines Tetanus zugrunde liegenden Mechanismen gelten natürlich auch für den Gesamtmuskel, der nichts anderes darstellt als ein Kollektiv von Einzelfasern.

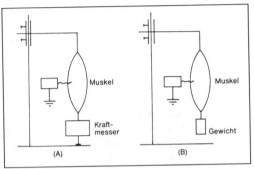

Abb. 13.3: Isometrische Kontraktion (A) und isotonische Kontraktion (B).

Um eine sowohl qualitative als auch quantitative Beschreibung einer Einzelzuckung, die als die Elementarfunktion des Muskels interpretiert werden kann, geben zu können, bedarf es zunächst der genauen Definition der äußeren Versuchsbedingungen. Prinzipiell sind **zwei Grenzfälle** denkbar, die im folgenden kurz skizziert werden sollen (siehe Abb. 13.3).

- **Isometrische Kontraktion**
  Der isolierte Muskel wird in einer Versuchsanordnung derart fixiert, daß er nach elektrischer Reizung ausschließlich Spannung entwickeln kann, ohne sich dabei zu verkürzen

- **Isotonische Kontraktion**
  Bei dieser Form der Kontraktion verkürzt sich der Muskel unter konstanter Belastung (z.B. angehängtes Gewicht).

## 13.2.3 Abhängigkeit der Kontraktion von der Dehnung und von der Last

Die Größe der von einem Muskel unter isometrischen Bedingungen entwickelten Spannung ist neben dem Reizmodus (Einzelreiz oder frequente Dauerreizung) in erster Linie abhängig von seiner Ausgangslage. Diese Beziehung zwischen Ausgangslänge und Spannung wird in einem Diagramm als **Kurve der isometrischen Maxima** dargestellt (siehe Abb. 13.4).

Die größten Spannungen werden registriert, wenn der Muskel vor Reizung auf seine Ruhelänge (In-corpore-Länge) gebracht wurde. Bei stärkerer **Vordehnung** wächst zwar auch die Ruhespannung (vgl. Ruhe-Dehnungs-Kurve); die während der anschließenden isometrischen Kontraktion aktiv entwickelte Spannung nimmt dagegen kontinuierlich ab und bleibt völlig aus, wenn der Muskel auf das 1,8fache seiner Ruhelänge vorgedehnt wurde.

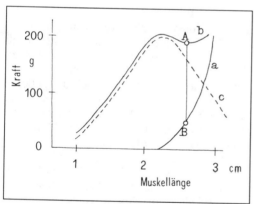

Abb. 13.4: Ruhe-Dehnungs-Kurve (a)
Kurve der isometrischen Maxima (b)
Kurve der aktiv entwickelten Kontraktionskraft (c)
Die Kurve der isometrischen Maxima ergibt sich aus der Summe der passiven Spannung bei einer bestimmten Vordehnung (z.B. B) und der aktiv entwickelten Kontraktionskraft (A-B).

Unterschreitet der Muskel seine In-corpore-Länge, kommt es gleichfalls zu einer Abnahme

der während der isometrischen Kontraktion aktiv entwickelten Spannung; bei Erreichen des 0,6fachen der Ruhelänge ist eine Spannungsentwicklung nicht mehr möglich.

**Molekulare Mechanismen**

Eine Erklärung der eben dargestellten Befunde läßt sich ableiten bei Kenntnis der Funktionsweise des kontraktilen Apparates bzw. der an seinem Aufbau beteiligten Bestandteile. Danach beruht der Kontraktionsvorgang auf einem Aneinandervorbeigleiten von dicken und dünnen Filamenten unter zyklischer Ausbildung von Querbrücken (siehe Abschnitt 13.3). Die während einer isometrischen Kontraktion entwickelte Spannung hängt von der Anzahl der pro Zeiteinheit zwischen den dicken und dünnen Filamenten (**Myosin- bzw. Aktinfilamenten**) gebildeten Querbrücken ab. Durch eine stärkere Vordehnung der Muskelfasern kommt es durch eine Abnahme des Überlappungsbereichs der Aktin- und Myosinfilamente zu einer Reduzierung der maximal möglichen Interaktionsorte und damit der maximal ausbildbaren Querbrücken; daraus resultiert die mit zunehmender Dehnung registrierbare Spannungsabnahme.

Auch der bei Muskellängen unterhalb der Ruhelänge sich abzeichnende allmähliche Abfall der Spannungsentwicklung wird unter Berücksichtigung der submikroskopischen Verhältnisse erklärbar. So vermutet man, daß es nach Unterschreiten einer gewissen Mindestlänge (Abnahme der Sarkomerengröße auf ca. 2,0 $\mu$m) zu einer Stauchung der innerhalb zweier Z-Streifen einander gegenüberstehenden Aktinfilamente kommt. Nimmt die Muskellänge (und damit auch die Sarkomerengröße) noch weiter ab, stoßen schließlich die Myosinfilamente im Bereich der Z-Streifen an; ein weiteres – und wenn auch nur geringfügiges – Gleiten der Filamente ist daher unmöglich.

**Verkürzungsgeschwindigkeit**

Die Geschwindigkeit, mit der sich ein Muskel unter isotonischen Bedingungen verkürzt, hängt neben der Ausgangslänge vor allem vom Ausmaß der Belastung ab. Die Verkürzungsgeschwindigkeit nimmt dabei ausgehend von ihrem Maximalwert bei unbelasteter Verkürzung in Form einer hyperbolischen Kurve ab und erreicht den Wert Null, wenn die einwirkende Gewichtskraft der maximal möglichen isometrischen Kraft des Muskels entspricht. Zur quantitativen Beschreibung dieser Beziehung hat sich die **Gleichung von Hill** bewährt:

$$v = b \times \frac{(1 - P)}{(a + P)}$$

v = Verkürzungsgeschwindigkeit
b = Geschwindigkeitskonstante
P = zu hebende Last
a = Kraftkonstante

Die Erklärung für die eben dargestellte Abhängigkeit der Verkürzungsgeschwindigkeit von der Belastung ergibt sich relativ zwanglos aus der Theorie der gleitenden Filamente (siehe Abschnitt 13.3). Danach verschieben sich die Aktinfilamente gegen die Myosinfilamente um so schneller, je geringer die Zahl der gerade gebildeten Querbrücken ist. Umgekehrt jedoch nimmt die vom Muskel entwickelte Spannung bei steigender Zahl der pro Zeiteinheit stattfindenden Aktin-Myosin-Interaktionen kontinuierlich zu. Die Verkürzungsgeschwindigkeit kann also mit zunehmender Belastung nur abnehmen.

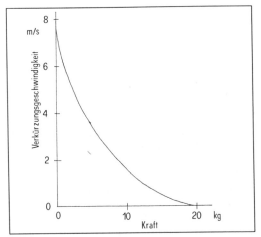

Abb. 13.5: Abhängigkeit der maximalen Verkürzungsgeschwindigkeit von der Belastung am Beispiel eines menschlichen Armmuskels.

## 13.2.4 Muskelermüdung

*Ermüdung ist ein komplexer Prozeß, der einsetzt, wenn eine Belastung die Dauerleistungsgrenze des Organismus überschreitet, und der weiterhin gekennzeichnet ist durch eine Verminderung der Leistungsfähigkeit.*

In den letzten Jahren wurde von seiten zahlreicher Leistungsphysiologen eine begriffliche Trennung zwischen psychischer und physischer Ermüdung vollzogen; inhaltlich erscheint eine derartig klare Unterscheidung jedoch nicht möglich. So nimmt man an, daß beide Formen der Ermüdung in gegenseitigem Wechselspiel – je nach Art der Belastung (körperlich oder geistig) anteilsmäßig verschieden – die individuelle Leistungsfähigkeit limitieren.

Nach Abbruch der beanspruchenden Tätigkeit kommt es in einer anschließenden Phase der **Erholung** zu einer allmählichen Rückkehr der ursprünglichen Leistungsfähigkeit.

Eine über der Dauerleistungsgrenze liegende Muskelleistung führt über kurz oder lang zur Ermüdung, deren Ursachen vor allem in Veränderungen des Muskelstoffwechsels gesehen werden. Danach soll es im Verlauf schwerer Muskelarbeit zu einer Leerung der intrazellulären Energiespeicher sowie zu einer Anreicherung von Milchsäure kommen. Diese Prozesse sind Ausdruck eines gestörten metabolischen Gleichgewichts; die während eines Kontraktionsvorgangs verbrauchten energiereichen Phosphate können in der sich anschließenden Erschlaffungsphase in nicht mehr genügendem, dem Verbrauch entsprechenden Maße resynthetisiert werden. Auch die Elimination metabolischer Endprodukte kann mit der steigenden intrazellulären Produktion nicht mehr Schritt halten.

Neben der eben dargestellten Ansicht, daß die bei starker physischer Belastung einsetzende Leistungsminderung primär als "periphere" Ermüdung interpretiert werden kann, herrscht bei vielen Forschern die Meinung vor, daß die "zentrale" Komponente der Ermüdung von größerer Bedeutung sei. Der nach länger dauernder Muskeltätigkeit beobachtbare Leistungsabfall wäre demnach nicht die Folge einer Verarmung an energiereichen Verbindungen; denn ein direkt bzw. indirekt elektrisch gereizter Muskel kann im Anschluß an eine erschöpfende Tätigkeit zu einer mit voller Kraftentwicklung ablaufenden Kontraktion gebracht werden. Des weiteren beobachtet man einen verzögerten Leistungsabfall nach Verabreichung zentralerregender Pharmaka; ein weiterer Befund also, der die Theorie der zentralen Ermüdung favorisiert. Als primär ursächliche Faktoren werden eine mögliche Hypoglykämie sowie die entstehende Azidose angeführt, die zu einer merklichen Beeinträchtigung des Nervenzellstoffwechsels führen sollen.

### 13.2.5 Kontrakturen, Totenstarre

*Unter* Kontraktur *versteht man eine mehr oder weniger dauerhafte Form der Verkürzung, die allerdings im Gegensatz zum vollkommenen Tetanus* nicht *durch eine Serie fortgeleiteter* Aktionspotentiale *bewirkt wird, sondern durch eine in ihrem Ausmaß variable Dauerdepolarisation der Muskelfasermembran.*

Eine derartige **Depolarisationskontraktur** ist auslösbar, wenn man die Muskelfaser in eine Badeflüssigkeit mit unphysiologisch hoher $K^+$-Konzentration einbringt. Das Ausmaß der Depolarisation und damit die Stärke der Kontraktur hängt – bei genügend hoher $Ca^{2+}$-Konzentration in der Versuchslösung – direkt von der Höhe der $K^+$-Konzentration ab.

Die sogenannte **Coffeinkontraktur** beruht auf einem gegenüber der eben geschilderten Kaliumkontraktur gänzlich unterschiedlichen Mechanismus. Das in hoher Dosis der Badeflüssigkeit zugesetzte Coffein dringt in die Muskelfaser ein, ohne daß es zu einer Veränderung des Ruhemembranpotentials käme. Intrazellulär bewirken die Coffeinmoleküle eine Freisetzung von $Ca^{2+}$-Ionen aus den Speichern des sarkoplasmatischen Retikulums und wirken auf diese Weise direkt kontraktionsauslösend (pharmakomechanische Koppelung).

Ein irreversibler Kontraktionszustand, der gekennzeichnet ist durch den völligen Verlust der elastischen Eigenschaften des Muskels, wird als **Starre** bezeichnet. Entscheidend für die Ausbildung dieses Funktionszustands der kontraktilen Strukturen ist die Abnahme bzw. das vollständige Fehlen des **Weichmachers ATP**, der normalerweise für die regelhafte Dissoziation der Aktin-Myosin-Querbrücken verantwortlich ist und damit erst ein Gegeneinandergleiten der Filamente erlaubt. Auch die bei Eintritt des Todes beobachtbare **Totenstarre** erklärt sich aus dem Verlust des intrazellulären ATP; denn die vor Eintritt des Todes – bei allgemein eingeschränktem Stoffwechsel – sistierende ATP-Resynthese kann den Verbrauch nicht mehr decken.

# 13.3 Mechanismen der Skelettmuskel-Kontraktion

## 13.3.1 Kontraktion im Sarkomer, Filament-Gleit-Mechanismus

### Strukturelle Bestandteile

Bevor wir die Mechanismen der Skelettmuskel-Kontraktion im einzelnen erläutern können, müssen zunächst die wesentlichen strukturellen Bestandteile einer quergestreiften Muskelfaser beschrieben werden.

Eine Skelettmuskelfaser, die bei einem Durchmesser von rund 20 bis 100 $\mu$m eine Länge von wenigen Millimetern bis zu einigen Zentimetern erreichen kann, zeichnet sich in erster Linie durch die lichtmikroskopisch erkennbare charakteristische Querstreifung aus. Bei stärkerer Vergrößerung erkennt man, daß diese Hell-Dunkel-Streifung durch die **Myofibrillen**, die kontraktilen Strukturen der Muskelfaser, hervorgerufen wird. Die Myofibrillen, die innerhalb der Muskelzelle – gruppenweise zusammenliegend – eine achsenparallele Anordnung zeigen, sind aus einer Vielzahl hintereinander liegender identischer Struktureinheiten, den **Sarkomeren,** zusammengesetzt. Die konstitutiven Bestandteile der Sarkomere – und damit der Myofibrille – sind die **Myofilamente,** wobei man entsprechend der sie bildenden Proteine zwischen **Aktin- und Myosinfilamenten** unterscheidet. Diese Filamente zeigen, wie in Abb. 13.6 dargestellt, eine regelmäßige Anordnung, welche die morphologische Grundlage für die charakteristische Querstreifung der Myofibrille bildet. So liegen die Myosinfilamente bündelweise in der Mitte zwischen den als Z-Scheiben bezeichneten Grenzen eines Sarkomers. Die Aktinfilamente hingegen inserieren zu beiden Seiten an den Z-Streifen und ragen zwischen die Myosinfilamente hinein, ohne jedoch die von der Gegenseite eindringenden Aktinfilamente zu erreichen.

Die Myosinfilamente imponieren lichtmikroskopisch als optisch dichte, stark doppelbrechende (anisotrope) **A-Bande,** an die sich zu beiden Seiten – hervorgerufen durch die gleichmäßige Anordnung der Aktinfilamente – die optisch weniger dichte (isotrope) **I-Bande** anschließt. Innerhalb der A-Bande erscheint der Bereich, in dem die Aktin- und Myosinfilamente einander überlappen, deutlich dunkler gegenüber der aktinfilamentfreien Sarkomermitte, die sich lichtmikroskopisch als **H-Zone** darstellen läßt.

### Kontraktionsmechanismus

Nach dieser Einführung sollen nun die einer Muskelkontraktion zugrunde liegenden Mechanismen erörtert werden.

Eine unter isotonischen Versuchsbedingungen registrierbare Muskelverkürzung kann immer als das Resultat einer gleichzeitigen Verkürzung der vielen, in den Myofibrillen hintereinandergeschalteten Sarkomeren verstanden werden. Im Verlauf einer maximalen Kontraktion verkürzt sich ein einzelnes Sarkomer um ca. 30 bis 50%. Huxley und Mitarbeiter begannen, systematisch – mittels mikroskopischer Versuchsanordnungen – Längenmessungen der A- und I-Banden an den einzelnen Sarkomeren während der verschiedenen Funktions

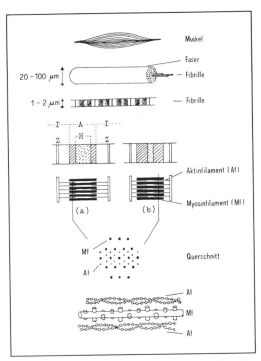

Abb. 13.6: Die Morphologie eines quergestreiften Muskels. Nähere Einzelheiten siehe Text.

zustände durchzuführen, das heißt, in erschlafftem, in kontrahiertem und gedehntem Zustand. Dabei stellten sie fest, daß die Ausdehung der A-Bande und damit die Länge der Myosinfilamente während sämtlicher Phasen des Kontraktionszyklus konstant bleibt. Dieselbe Längenkonstanz zeigt auch der Abstand zwischen der Z-Scheibe und dem Rand der H-Zone, was nur in der Weise interpretiert werden kann, daß auch die Aktinfilamente ihre Länge nicht ändern. Aus diesen Befunden konnte geschlossen werden, daß die Verkürzung eines Sarkomers, der kontraktilen Elementareinheit, aus dem Aneinandervorbeigleiten der längenkonstanten Aktin- und Myosinfilamente resultiert (**sliding-filament-theory**). Der Grad der gegenseitigen Überlappung variiert natürlich in Abhängigkeit von den jeweiligen Zuständen (größtmögliche Überlappung der Filamente bei maximaler Kontraktion, minimale Überlappung bei stärkster Dehnung).

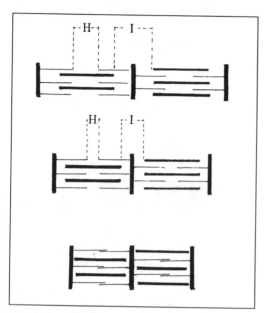

Abb. 13.7: Gleit-Filament (sliding-filament)-Mechanis-
mus nach Huxley und Hanson.

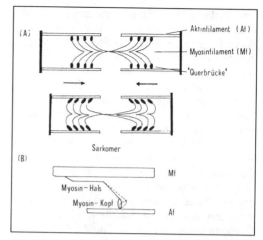

Abb. 13.8: Schematische Darstellung des Querbrük-
kenmodells. Sarkomerverkürzung durch
Umklappen der Querbrücken (A).
Modell zur Erklärung der Kraftentwicklung
bei der isometrischen Kontraktion (B).

Wie jedoch kommt es überhaupt zu einem derartigen Gleiten von Filamenten? Aus physiko-chemischen Untersuchungen weiß man, daß die ca. 150 ein Myosinfilament bildenden Myosinmoleküle an einem ihrer Enden einen funktionell besonders differenzierten globulären Anteil besitzen, der elektronenoptisch als regelrechter Querfortsatz erscheint. Während eines Kontraktionszyklus bilden sich zwischen den Querfortsätzen der Myosinfilamente und den gegenüberliegenden Aktinfilamenten wiederholt in stereotyper Weise **Querbrücken** (cross bridges) aus, um dann durch eine anschließende Umklappbewegung die Aktinfilamente in Richtung Sarkomerenmitte zu bewegen. Danach werden die Querbrücken wieder abgebrochen. Daß aus dieser spezifischen Aktin-Myosin-Interaktion auch tatsächlich eine Verkürzung des Sarkomers resultiert, ist allein darauf zurückzuführen, daß die Myosinmoleküle innerhalb der Myosinfilamente eine bipolare Orientierung zeigen, wodurch eine gegensinnige Bewegung der Aktinfilamente der beiden jeweiligen Halbsarkomere ermöglicht wird.

Die einem derartigen **Querbrückenzyklus** und damit dem Filamentgleiten zugrunde liegenden Mechanismen seien anhand der Abb. 13.9 dargestellt.

Aus entsprechenden in-vitro-Versuchen konnte man schließen, daß die Querbrücken in Abwesenheit von ATP absolut stabil sind (Zustand I in Abb. 13.9), bei genügend hoher ATP-Konzentration jedoch dissoziieren (**Weichmacherfunktion des ATP**, Zustand II). Das auslösende Signal, das einen Kontraktionszyklus in Gang setzt, ist eine – wie wir in Abschnitt 13.3.3 noch sehen werden – Freisetzung von $Ca^{++}$-Ionen aus intrazellulären Speichern, wodurch es zu einer Aktivierung der in den Myosinköpfen lokalisierten ATPase kommt; unter ATP-Abbau bilden sich die Querbrücken aus (Zustand IV). Um eine gelenkartig differenzierte Aktinverbindungsstelle erfolgt schließlich eine Kippbewegung, die aus dem Wirksamwerden bisher noch unbekannter (vielleicht elektrostatischer) Kräfte resultiert. Der Halsteil des Myosinmoleküls, der vermutlich elastische Eigenschaften besitzt, wird unter Spannungsentwicklung gedehnt (Zustand I).

Wenn die von der Gesamtheit der aktivierten Querbrücken aufgebrachte Spannung eine am Muskelende einwirkende Gewichtskraft übersteigt, läßt sich eine Muskelverkürzung registrieren. Eine derartige isotonische Kontraktion resultiert jedoch nicht aus einer nur einmaligen "Kippbewegung" der Querbrücken; erst durch die ständig aufeinanderfolgende Wiederholung des Querbrückenzyklus ist eine merkliche Verkürzung des einzelnen Sarkomers und damit auch des Gesamtmuskels möglich.

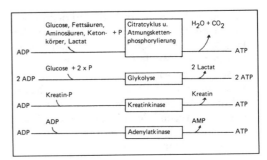

Abb.13.10: Die ATP-liefernden intrazellulären Stoffwechselreaktionen.

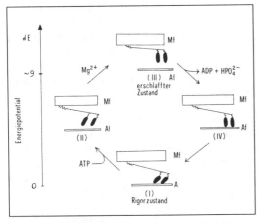

Abb. 13.9: Modell des Querbrückenzyklus bei der Muskelkontraktion.
Nähere Erläuterungen siehe Text.

## 13.3.2 Stoffwechsel, Energieumsatz und Wärmebildung während der Kontraktion

Während eines Kontraktionsvorgangs setzt der Muskel chemische Energie in mechanische Arbeit (nur unter isotonischen Bedingungen) und Wärme um. Die Bewegungs- bzw. Kraftmaschine Muskel gewinnt die nötige chemische Energie direkt aus der hydrolytischen Spaltung des ATP in ADP und anorganisches Phosphat. Zur optimalen Funktionsweise der Muskelzelle bedarf es deshalb der Aufrechterhaltung eines genügend hohen ATP-Spiegels. Eine Übersicht über die wichtigsten ATP-liefernden Stoffwechselreaktionen gibt Abbildung 13.10.

Die skizzierten Stoffwechselreaktionen stellen biochemische Vorgänge dar, die ebenso wie die Kontraktion selbst mit Energieänderungen – zumeist in Form von Wärmeübergängen – im "System" Muskel verknüpft sind. So läßt sich während und im Anschluß an eine Kontraktion eine deutliche Steigerung der Wärmeproduktion des Muskels nachweisen; man unterscheidet entsprechend zwischen **Initial- und Erholungswärme**. Die im Verlauf des eigentlichen Kontraktionsvorgangs freigesetzte Initialwärme wird in drei aufeinanderfolgenden Stadien freigesetzt.

**Initialwärme**
- **Aktivierungswärme**
  Schon kurze Zeit vor der Kontraktion, also noch während der sogenannten Latenzzeit, beobachtet man eine starke Zunahme der Wärmeproduktion. Welchen chemischen Prozessen diese Aktivierungswärme letztlich entstammt, ist bisher noch unklar. Man vermutet einen Zusammenhang mit den während der Aktivierung des kontraktilen Apparates ablaufenden Vorgängen, wie z.B. Bindung der $Ca^{++}$-Ionen an das Troponin
- **Verkürzungswärme**
  Während der Kontraktion registriert man eine weitere Steigerung der Wärmeproduktion, die aus der beim Durchlaufen eines Querbrückenzyklus obligaten ATP-Hydrolyse resultiert, da nur ein Teil der im ATP gespeicherten chemischen Energie (etwa 40%) direkt in mechanische Energie umgesetzt werden kann. Die Menge der gebildeten Verkürzungswärme ist relativ unabhängig vom jeweiligen Kontraktionsmodus

(isometrisch oder isotonisch) und richtet sich nur nach dem Grad der Aktivierung der kontraktilen Elemente (Anzahl der Querbrücken pro Zeiteinheit)

- **Erschlaffungswärme**
Die während der Erschlaffungsphase beobachtbare Zunahme der Wärmeabgabe ist vor dem Hintergrund der physikalischen Gegebenheiten erklärbar. So wird die – unter isotonischen Bedingungen – in Form von Hubarbeit bzw. – unter isometrischen Bedingungen – durch die Spannung der serienelastischen Elemente gespeicherte potentielle Energie beim Erschlaffungsvorgang in Wärme umgesetzt.

**Erholungswärme**
Nach einer Kontraktion fällt die Wärmeproduktion im Muskel allmählich auf ihren Ausgangswert zurück. Die in diesem Stadium anfallende Wärme entsteht im Zuge der restitutiven Stoffwechselprozesse, die der Wiederauffüllung der entleerten ATP- und Kreatinphosphatspeicher dienen. Am nicht ermüdeten Muskel und bei genügender Sauerstoffversorgung, das heißt, unter aeroben Bedingungen, entspricht die Größe der Erholungswärme näherungsweise der Größe der während der Kontraktion freigesetzten Initialwärme.

## 13.3.3 Elektromechanische Kopplung

Durch eine direkte (mittels Reizelektrode) bzw. indirekte (über eine Erregung motorischer Nervenfasern bewirkte) Reizung läßt sich ein Muskel zu einer Einzelzuckung stimulieren. Das eigentlich kontraktionsauslösende Signal bildet das nach Schwellendepolarisation entlang der Muskelfasermembran fortgeleitete Aktionspotential. Die Depolarisation der Zellmembran, das heißt, die Änderung des Ruhemembranpotentials, bewirkt demnach die Aktivierung des kontraktilen Apparats (**elektromechanische Kopplung**). Eine entscheidende Funktion bei der Übermittlung des elektrischen Signals an die kontraktilen Strukturen kommt den $Ca^{2+}$-Ionen zu, deren Rolle im folgenden genauer dargestellt werden soll.

Aufgrund experimenteller Befunde nimmt man an, daß sich die Membranerregung entlang der **transversalen Tubuli** (dünne Röhrchen, die sich in regelmäßigen Abständen als Einstülpung der äußeren Zellmembran in die Muskelfaser einsenken und zum Extrazellulärraum hin offen sind) ausbreitet und an den eng benachbarten – intrazellulär lokalisierten – **longitudinalen Tubuli** (besonders differenzierte Form des endoplasmatischen Retikulums – sarkoplasmatisches Retikulum –, wobei die einzelnen schlauchförmigen Kompartimente parallel zu den Myofilamenten in der Faserlängsrichtung angeordnet sind) über noch unbekannte Mechanismen eine Steigerung der Membranpermeabilität für $Ca^{2+}$-Ionen induziert. Diese strömen nun entlang einem hohen Konzentrationsgradienten aus ihren Speichern in den zytoplasmatischen Raum und ermöglichen durch eine Aktivierung der ATPase – bei gleichzeitig hohem ATP-Spiegel – die einer Kontraktion zugrunde liegende Myosin-Aktin-Interaktion.

Der Aktivierungsmechanismus beruht dabei letztlich auf einer durch die Anlagerung von $Ca^{2+}$-Ionen ausgelösten allosterischen Konformationsänderung der am Aufbau der Aktinfilamente beteiligten Proteine **Troponin** und **Tropomyosin**, wodurch die zur Anlagerung der Myosinköpfe blockierten Kontaktstellen der Aktinfilamente freigegeben werden. Die in den Myosinköpfen lokalisierte ATPase kann jetzt erst ihre katalytische Wirkung entfalten.

Die für eine Aktivierung der kontraktilen Elemente notwendige Konzentration an ionisiertem Calcium liegt bei Werten um ca. $10^{-5}$ mol/l. Nach Aufhören der Depolarisation beobachtet man während der Erschlaffungsphase eine rasche Rückkehr der zytoplasmatischen $Ca^{2+}$-Ionenkonzentration auf den ursprünglichen Ruhewert von ca. $10^{-8}$ mol/l, wobei die $Ca^{2+}$-Ionen durch eine in den Membranen des sarkoplasmatischen Retikulums lokalisierte Ionenpumpe unter Aufwendung von Stoffwechselenergie entgegen dem herrschenden Konzentrationsgefälle in ihre Speicher zurückbefördert werden.

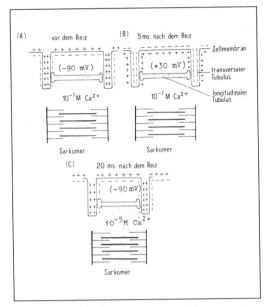

Abb. 13.11:Schema der elektromechanischen Kopplung. Nähere Einzelheiten siehe Text.

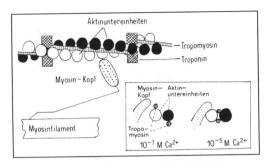

Abb. 13.12:Schematische Darstellung der Wirkungsweise des "Calcium-Schalters" (Troponin-Tropomyosin-System).
Nach Anlagerung der Calcium-Ionen an das Troponin gleitet das Tropomyosin in die Rinne zwischen die beiden Aktin-Stränge, wodurch die Haftpunkte für die Myosin-Köpfe freigegeben werden.

Die sarkoplasmatische $Ca^{2+}$-Ionenpumpe ist damit verantwortlich sowohl für die Aufrechterhaltung der konstant niedrigen $Ca^{2+}$-Ionenkonzentration im zytoplasmatischen Kompartiment unter Ruhebedingungen als auch für die rasche Konzentrationsabnahme am Ende einer Depolarisation.

# 13.4 Kontrolle der Kontraktion der Muskeln in situ

## 13.4.1 Motorische Einheit

Die Axone der motorischen Vorderhornzellen ($\alpha$-Motoneurone) des Rückenmarks verzweigen sich in der Peripherie, um an den quergestreiften Muskelfasern unter Ausbildung einer spezialisierten neuro-muskulären Kontaktstelle, der sogenannten Endplatte, synaptisch zu enden. Normalerweise wird eine Muskelfaser nur von einer einzigen Axonkollateralen innerviert.

*Die Gesamtheit der von einer motorischen Vorderhornzelle nervös versorgten Muskelfasern bildet eine* **motorische Einheit,** *die als Mini-malelement der motorischen Innervation betrachtet werden kann.*

So wird nach Erregung eines Motoneurons nicht eine einzelne Muskelfaser, sondern vielmehr die gesamte Population der gemeinsam innervierten Muskelfasern aktiviert.

Hinsichtlich der Anzahl der Muskelfasern, die jeweils zu einer motorischen Einheit zusammengefaßt sind, bestehen zwischen den einzelnen Muskeln zum Teil erhebliche Unterschiede. So zeichnen sich rasch und präzise arbeitende Muskeln, wie z.B. Augen- und

Fingermuskeln, durch kleine motorische Einheiten mit Faserzahlen zwischen 5 und 15 aus, während die weniger exakt arbeitenden Haltemuskeln, wie beispielsweise der Musculus glutaeus maximus, motorische Einheiten besitzen, die von hundert bis zu tausend Muskelfasern gebildet werden.

## 13.4.2 Zentrale Kontrolle der Kontraktionskraft

Eine vom Zentralnervensystem gesteuerte Abstufung der Muskelkontraktion in Kraft und Geschwindigkeit kann sich auf prinzipiell zweierlei Art und Weise vollziehen:

* **Änderung der Erregungsfrequenz in den einzelnen motorischen Einheiten**
  Durch eine Erhöhung der Entladeaktivität eines im Rückenmark lokalisierten $\alpha$-Motoneurons kommt es in den Muskelfasern der zugehörigen motorischen Einheit infolge von Summationsprozessen am kontraktilen Apparat zur Ausbildung eines zunächst noch unvollkommenen Tetanus, der bei Überschreiten der Verschmelzungsfrequenz (zwischen 30 und 50 Hz) in einen vollkommenen Tetanus übergeht, wodurch eine Steigerung der Kontraktionskraft auf nahezu das Doppelte erreicht wird
* **Variation der Zahl der aktivierten motorischen Einheiten**
  Durch die Änderung der Zahl der jeweils aktivierten motorischen Einheiten kann der Skelettmuskel die Kontraktionskraft und die Kontraktionsgeschwindigkeit variieren, wobei die Präzision einer derartigen Regulation von der Größe der motorischen Einheiten abhängt. Muskeln mit vielen kleinen motorischen Einheiten besitzen daher weit mehr Abstufungsmöglichkeiten als Muskeln mit weniger, dafür aber größeren motorischen Einheiten.

## 13.4.3 Elektromyographie (EMG)

*Die* **Elektromyographie** *ist ein Meßverfahren zur Registrierung der bioelektrischen Membranprozesse während einer Muskelkontraktion. Aufgezeichnet werden* **Summenaktionspotentiale***, die das Entladungsmuster der aktivierten motorischen Einheiten im Muskel widerspiegeln. Es handelt sich dabei um eine extrazelluläre Potentialableitung, wobei die Meßelektrode entweder direkt auf dem Hautareal über dem aktivierten Muskel angebracht oder aber in den Muskel eingestochen wird.*

In der neurologischen Praxis bildet die Elektromyographie ein häufig angewandtes Verfahren zur Erkennung verschiedener Formen von Muskelerkrankungen. So liefert die elektromyographische Untersuchungstechnik diagnostisch wertvolle Hinweise bei einer häufig beobachteten pathologischen Störung der Muskulatur, die in erster Linie gekennzeichnet ist durch eine Steigerung der Erregbarkeit mit einer entsprechend erhöhten Kraftentwicklung. Dieses Krankheitsbild wird als **myotonisches Syndrom** bezeichnet, dessen primäre Ursache in einem Funktionsverlust der Plasmamembran der Muskelfasern zu sehen ist, wodurch es zu einer Abnahme des Ruhepotentials mit der bereits erwähnten Übererregbarkeit kommt.

## 13.4.4 Innervation der autonomen Muskulatur

Die glatte Muskulatur der verschiedenen Organsysteme im menschlichen Organismus besitzt in der Regel eine vegetative Innervation, wobei man entsprechend der antagonistischen Organisationsform zwischen einem sympathischen und parasympathischen System unterscheidet.

Die Funktion einer derartigen Innervation besteht jedoch im Gegensatz zur Skelettmuskulatur nahezu ausschließlich – von einigen Ausnahmen einmal abgesehen – in einer Modifikation der spontanrhythmischen Aktivität der glatten Muskulatur.

Die Wirkstoffe des sympathischen Systems, die Katecholamine Adrenalin und Noradrenalin, sowie der Transmitter der postganglionären parasympathischen Fasern, das Acetylcholin, lösen an der glatten Muskulatur der einzelnen Organsysteme recht unterschiedliche Reaktionen aus, die im einzelnen der Tabelle auf S. 176 zu entnehmen sind.

## 13.4.5 Myogene Automatie

Zur Erregung der glatten Muskulatur bedarf es in der Regel keiner nervalen Impulse. Nur die glatten Muskelzellen der Arterien, der Iris und des Samenleiters werden direkt nervös versorgt, indem die in den efferenten Nervenfasern einlaufenden Erregungen – ganz ähnlich wie am Skelettmuskel – eine Kontraktion auslösen (neurogener Tonus).

Die in den übrigen Organen und Organsystemen, wie z.B. dem Magen-Darm-Trakt, dem Ureter, der Harnblase usw., differenzierte glatte Muskulatur besitzt die Fähigkeit zur autonomen Erregungsbildung (**myogener Tonus**). Die in einzelnen, spontanrhythmisch depolarisierenden Muskelzellen entstehenden Erregungen breiten sich entlang den niederohmigen interzellulären Kontaktstellen (gap junctions) über den gesamten Muskel aus, so daß es dadurch zu einer nahezu gleichzeitigen Kontraktion der gesamten Muskelzellen (single unit) kommt. In diesem Zusammenhang soll darauf hingewiesen werden, daß die Prozesse der Erregungsbildung und Erregungsausbreitung und damit auch der Kontraktionszustand (Tonus) der glatten Muskulatur durch mechanische Faktoren wie z.B. Dehnung oder Entdehnung im Sinne einer Förderung bzw. Hemmung beeinflußt werden können. Auch eine endogene Periodik, bei der Phasen mit erhöhter Impulsaktivität mit Phasen der relativen Inaktivität abwechseln (Minutenrhythmus), kann häufig nachgewiesen werden.

Die vegetative Innervation hat demnach die Funktion, auf die glatten Muskelzellen modulierend – im Sinne einer Regulation der mechanischen Aktivität – einzuwirken, um eine optimale Anpassung der Organfunktion an die Bedürfnisse des Organismus zu gewährleisten.

# 14. Sensomotorik

## 14.1 Propriozeptoren und andere periphere Afferenzquellen

### 14.1.1 Muskelspindel als verstellbarer Muskellängenmesser

Die **Muskelspindel** spielt eine entscheidende Rolle bei der Regulation der spinalen Sensomotorik. Dieses spezialisierte Rezeptororgan besteht aus fünf bis zehn dünnen quergestreiften Muskelfasern, den sogenannten **intrafusalen Fasern**, die von einer flüssigkeitsgefüllten Bindegewebskapsel umgeben werden. Hinsichtlich der Kernanordnung lassen sich zwei verschiedene Arten von intrafusalen Fasern differenzieren:
• Kernkettenfasern
• Kernsackfasern.

Die sensible Innervation der Muskelspindel erfolgt durch eine dicke markhaltige Nervenfaser (Ia-Faser), die sich innerhalb der Muskelspindel aufzweigt und jede Faser im mittleren, nicht kontraktilen Abschnitt auf einer Länge von ca. 200 $\mu$m spiralig umgreift. Diese morphologisch besondere Form der Innervation wird als **anulospiralige** bzw. **primär sensible Endigung** bezeichnet.

Bei vielen, jedoch nicht allen Muskelspindeln konnte man eine zusätzliche sensible Innervation nachweisen, wobei die afferenten Fasern der Gruppe II angehören. Letztere enden fast ausnahmslos an Kernkettenfasern, indem sie sich zu beiden Seiten der anulospiraligen Endigung unter Ausbildung sogenannter **flower--spray-Endigungen** verzweigen. Diese Form der peripheren Nervenendigung wird auch als **sekundär sensible Endigung** bezeichnet.

Die Muskelspindel kann entsprechend ihrem adäquaten Reiz als **Dehnungsrezeptor** klassifiziert werden. Eine verstärkte Dehnung des

Muskels geht mit einer Steigerung der Impulsfrequenz in der Ia-Faser einher, während eine Entlastung der Muskelspindel – beispielsweise im Zuge einer isotonischen Kontraktion – von einer Abnahme der Entladeaktivität begleitet ist. Die Muskelspindel ist demnach – bedingt durch ihre parallele Anordnung zur extrafusalen Muskulatur – dazu befähigt, Informationen über die jeweilige Länge des Muskels nach zentral zu melden.

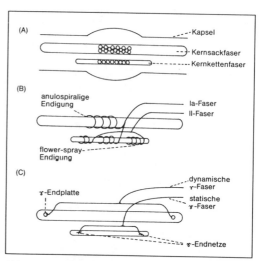

Abb. 14.1: Schematische Darstellung einer Muskelspindel. (A) Aufbau, (B) afferente Innervation, (C) efferente Innervation

Die primären Muskelspindelendigungen zeigen hinsichtlich ihrer Rezeptoreigenschaften ein ausgeprägtes PD-( Proportional-Differential-)Verhalten. So registriert man in der Ia-Faser nach einem Dehnungsschritt eine initial überproportionale Zunahme der Entladungsrate (dynamische Komponente), die jedoch bei anhaltender Dehnung sehr bald abnimmt (schnelle Adaptation), um sich allmählich einem Wert anzunähern (langsame Adaptation), der in einem mittleren Intensitätsbereich dem Logarithmus der einwirkenden Kraft proportional ist.

Als Dehnungsrezeptoren fungieren ebenfalls die sekundär sensiblen Muskelspindelendigungen. Sie zeichnen sich jedoch gegenüber den primär sensiblen Endigungen durch eine höhere Schwelle und eine geringere dynamische Empfindlichkeit aus.

## 14.1.2 Efferente Spindelkontrolle

Die primären Muskelspindelendigungen können neben einer Muskeldehnung auch durch eine Kontraktion der peripheren Abschnitte der intrafusalen Muskelfasern adäquat gereizt werden. Eine derartige Kontraktion hat zunächst keinen direkten Einfluß auf den Kontraktionszustand des Gesamtmuskels; sie bewirkt vielmehr eine Dehnung des äquatorialen Bereichs der intrafusalen Fasern, wodurch es zu einer Aktivierung der primär sensiblen Muskelspindelendigungen und damit zu einer Erhöhung der Impulsfrequenz in der afferenten Ia-Faser kommt. So ist es möglich, über eine Regulation des Kontraktionszustands der intrafusalen Fasern die Schwelle und Empfindlichkeit des Dehnungsrezeptors wirksam zu beeinflussen.

Die peripheren kontraktilen Abschnitte der intrafusalen Fasern werden dabei von spezifischen – gegenüber den skelettmotorischen $\alpha$-Fasern dünneren – $\gamma$-Fasern efferent innerviert.

## 14.1.3 Golgi-Sehnenorgan als Muskelspannungsmesser

Das **Golgi-Sehnenorgan** ist, wie schon aus der Bezeichnung geschlossen werden kann, im Übergangsbereich zwischen Muskel und Sehne

lokalisiert, es besteht aus den Sehnenfaszikeln extrafusaler Muskelfasern und wird von einer Bindegewebskapsel umgeben. Die sensible Innervation wird von ein bis zwei markhaltigen Ib-Fasern übernommen, die nach ihrem Durchtritt in die Kapsel unter Verlust ihrer Markscheiden zahlreiche Verzweigungen bilden und die Kollagenfasern rankenförmig umgeben.

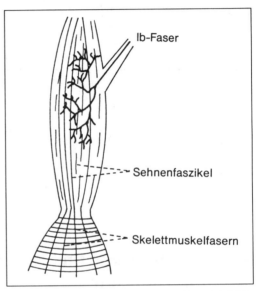

Abb. 14.2: Schematische Darstellung eines Golgi-Sehnenorgans

Die Golgi-Sehnenorgane sind ebenso wie die Muskelspindeln als Dehnungsrezeptoren zu bezeichnen, sind jedoch gegenüber letzteren in Serie zur extrafusalen Arbeitsmuskulatur angeordnet. So registriert man bei einer Muskeldehnung nicht nur in den die Muskelspindeln versorgenden Ia-Fasern eine Erhöhung der Impulsfrequenz, sondern auch in den Ib-Fasern der aktivierten Sehnenorgane. Auch während einer sich anschließenden isotonischen Kontraktion ist das Sehnenorgan belastet; die Entladeaktivität bleibt daher nahezu konstant. Die Golgi-Sehnenorgane üben demnach aufgrund ihrer In-Serie-Anordnung zum Skelettmuskel eine **Spannungsmeßfunktion** aus, wobei sie hinsichtlich ihrer Rezeptoreigenschaften als fast reine **Proportional-Fühler** bezeichnet werden können.

## 14.1.4 Kutane und tiefe Mechano- und Nocizeptoren

Neben den bisher dargestellten Rezeptorsystemen, den Muskelspindeln und Sehnenorganen, sind noch eine Vielzahl unterschiedlicher Rezeptoren am Aufbau der spinalen sensomotorischen Leitungsbögen beteiligt. In diesem Zusammenhang sind in erster Linie die verschiedenen kutanen und tiefen Mechano- und Nocizeptoren zu nennen, die hauptsächlich von Gruppe III- und IV-Fasern versorgt werden. Diese Afferenzen faßt man summarisch unter dem Begriff der **Flexor-Reflex-Afferenzen** (**FRA**) zusammen, da ihre Aktivierung über polysynaptische Reflexwege zu einer Erregung der ipsilateralen Flexormotoneurone führt. Es kommt dabei zur Auslösung eines gleichseitigen Beugereflexes, das heißt, der Kontraktion sämtlicher Flexoren einer Extremität.

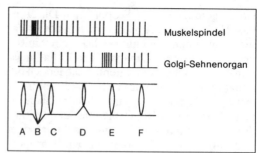

Abb. 14.3: Schematische Darstellung des Impulsmusters einer Muskelspindel (über Ia-Faser) und eines Golgi-Sehnenorgans bei Längen- und Spannungsänderungen im zugehörigen Skelettmuskel. (A) Ruhe, (B) Dehnung des Muskels, (C) Entdehnung des Muskels, (D) isotonische Kontraktion, (E) isometrische Kontraktion, (F) Ruhe.

# 14.2 Motoneurone und ihre Efferenzen, spinale Interneurone

## 14.2.1 Motoneurone als letzte gemeinsame Endstrecke

Die im Vorderhorn des Rückenmarks lokalisierten $\alpha$-**Motoneurone** übernehmen die efferente Innervation der extrafusalen Arbeitsmuskulatur. Eine Kontraktionsauslösung ist demnach – gleichgültig, ob peripher oder zentral induziert – nur durch Aktivierung dieser motorischen Vorderhornzellen möglich; sie bilden gleichsam die **letzte gemeinsame Endstrecke** (Sherrington) der motorischen Innervation. Es sollte schon in diesem Zusammenhang darauf hingewiesen werden, daß auf ein einzelnes $\alpha$-Motoneuron eine Vielzahl erregender und hemmender Impulse konvergiert, deren integrative Verarbeitung die jeweils aktuelle Impulsaktivität des $\alpha$-Motoneurons bestimmt.

## 14.2.2 $\alpha$-Motoneurone, $\alpha$-Efferenz: extrafusale Innervation

Unter Berücksichtigung funktioneller Kriterien läßt sich eine Unterteilung der $\alpha$-Motoneurone in zwei unterschiedliche Klassen vornehmen:

- **große phasische $\alpha$-Motoneurone**
- **kleine tonische $\alpha$-Motoneurone.**

Die Axone der großen phasischen $\alpha$-Motoneurone besitzen aufgrund ihres relativ großen Durchmessers eine hohe Leitungsgeschwindigkeit. Eine einzelne Faser versorgt dabei jeweils eine größere Zahl von Skelettmuskelfasern (große motorische Einheiten), die dem Typ der "weißen" (ATPase-armen), schnell ermüdbaren **Muskelfasern** mit hoher Verkürzungsgeschwindigkeit zuzuordnen sind. Eine Aktivierung durch eine direkte bzw. indirekte Reizung beantworten diese großen Motoneurone mit einer hohen Entladungsrate, die sich dann aber rasch dem Nullwert nähert (schnelle Adaptation). Daher bezeichnet man sie als phasische Motoneurone.

Die von den dünnen Axonen der kleinen tonischen Motoneurone innervierten Muskelfasern sind vom Typ der **"roten"** (**ATPase-reichen**), langsam kontrahierenden **Muskelfasern**, die nur schwer ermüden. Auf eine Dauerdepolarisation reagieren die kleinen Motoneurone mit einer nahezu konstanten Impulsaktivität; eine Adaptation findet nur in geringem Ausmaß statt, weshalb man diesen Typ von motorischen Vorderhornzellen als tonische Motoneurone bezeichnet.

Die eben dargestellten experimentellen Befunde legen den Schluß nahe, daß die großen phasischen $\alpha$-Motoneurone überwiegend im Dienste einer raschen **Bewegungsinnervation** stehen, während die kleinen tonischen $\alpha$-Motoneurone vorwiegend die langsamere **Haltungsinnervation** übernehmen.

### 14.2.3  $\gamma$-Motoneurone (Fusimotoneurone, $\gamma$-Efferenz: intrafusale Innervation)

Ein Teil der im Rückenmark lokalisierten motorischen Vorderhornzellen gehört nicht zum Typ der $\alpha$-Motoneurone, sondern bildet die Klasse der sogenannten $\gamma$-Motoneurone (Fusimotoneurone). Ihre efferente Innervation beschränkt sich ausschließlich auf die intrafusale Muskulatur mit der Funktion, die Entladeaktivität der Muskelspindeln zu regulieren.

Auch die $\gamma$-Motoneurone bilden keine funktionell einheitliche Gruppe; man unterscheidet vielmehr zwei verschiedene Arten von $\gamma$-Fasern:

• **dynamische $\gamma$-Fasern**
  Ihre Aktivierung führt zu einer Steigerung der Muskelspindelempfindlichkeit hinsichtlich der dynamischen Komponente (Diffe-

rential-Verhalten), während die statische Empfindlichkeit annähernd konstant bleibt

• **statische $\gamma$-Fasern**
  Durch ihre Aktivierung kommt es – ohne Steigerung der Geschwindigkeitsempfindlichkeit – bei vorgegebener Dehnung zu einer Erhöhung der Entladungsrate, das heißt, zu einer Zunahme der statischen Empfindlichkeit.

Die dynamischen $\gamma$-Fasern enden hauptsächlich an Kernsackfasern unter Ausbildung sogenannter $\gamma$-Endplatten, wohingegen die statischen $\gamma$-Fasern in erster Linie die Kernkettenfasern in Form sogenannter $\gamma$-Endtrauben innervieren.

### 14.2.4  Erregende und hemmende Interneurone

Aus der Oberflächen- und Tiefensensibilität erhalten die motorischen Vorderhornzellen ständig Erregungen, die nahezu ausschließlich (Ausnahme: monosynaptischer Dehnungsreflex) über **spinale Interneuronensysteme** vermittelt werden. Als Bestandteil der verschiedenen sensomotorischen Leitungsbögen beeinflussen diese je nach Differenzierung die Entladeaktivität der Motoneurone fördernd oder hemmend. Die Interneurone selbst unterliegen der ständigen Kontrolle supraspinaler Zentren, die auf diese Weise fortwährend auf die spinalen Reflexsysteme modulierend einwirken. So konnte experimentell nachgewiesen werden, daß vor allem motorische Zentren des Hirnstamms (**bulbo-mesencephales System**) eine variable Kontrollfunktion der verschiedenen Interneuronensysteme wahrnehmen, woraus eine wirkungsvolle Bahnung bzw. Hemmung der einzelnen Reflexwege resultiert.

Die Mechanismen, um eine teilweise oder vollständige Okklusion bestimmter Reflexdurchgänge zu erzielen sind:

• **postsynaptische Hemmung**
  Ausbildung von IPSPs an den Membranen erregender Interneurone

• **präsynaptische Hemmung**
  Auslösung einer PAD im Bereich einer primär-afferenten Faser.

Eine Übersicht über die verschiedenen deszendierenden Bahnsysteme des Hirnstamms sowie ihrer unterschiedlichen Wirkungen auf die einzelnen Interneuronensysteme des Rückenmarks wird in Abschnitt 14.4.2 gegeben (s. auch 14.8.3).

# 14.3 Elementare spinale Reflexe und Neuronenverschaltungen

## 14.3.1 Reflexbogen, mono- und polysynaptische Reflexbahnen

*Unter dem Begriff des* **Reflexes** *versteht man eine in Form und Ausprägung wenig elastische, stereotype Reaktion des motorischen Systems auf einen peripheren Reiz.*

Die morphologische Grundlage derartiger Reaktionen bilden die sensomotorischen Leitungs- bzw. Reflexbögen, deren konstitutive Bauelemente im folgenden dargestellt werden sollen.

Das periphere Rezeptororgan sowie dessen afferente Faser(n) stellen den **afferenten Schenkel** des jeweiligen Reflexbogens dar, der im Rückenmark synaptisch über ein oder mehrere zentrale Neurone Anschluß an den **efferenten Schenkel** gewinnt. Den efferenten Schenkel bilden entweder die Axone der motorischen Vorderhornzellen oder die prä- und postganglionären Fasern des vegetativen Nervensystems. Über diese efferenten Fasersysteme erfolgt die Aktivierung der **Effektoren**; als solche fungieren letztlich die Skelettmuskelfasern, die glatten Muskelfasern, die Herzmuskelfasern, die Herzmuskeln sowie die Drüsenzellen.

| Schematische Darstellung der Bestandteile eines sensomotorischen Leitungsbogens. | | |
|---|---|---|
| Zentrale Neurone | | |
| ↑ Afferenz ↑ | | ↓ Efferenz ↓ |
| Rezeptor | | Effektor |

**Reflexzeit**

Die Zeit zwischen dem Reizbeginn und der Effektoraktivierung bezeichnet man als Reflex-

zeit. Die Dauer der Reflexzeit wird durch folgende Faktoren bestimmt:

- Dauer der **Transformation** eines Reizes in einer Serie fortgeleiteter Erregungen am Rezeptor
- **Afferente Leitungszeit** (Funktion der Leitungsgeschwindigkeit sowie der Länge der afferenten Faser)
- **Zentrale Verzögerung** (u.a. abhängig von der Reizstärke sowie der Zahl der zentralen Synapsen)
- **Efferente Leitungszeit** (Funktion der Leitungsgeschwindigkeit sowie der Länge der efferenten Faser)
- Dauer der **synaptischen Übertragung** zwischen efferentem Schenkel und Effektor
- Dauer des **Aktivierungsmechanismus am Effektor** (z.B. elektro-mechanische Kopplung).

Im Rückenmark ist nur eine einzige Form des **monosynaptischen Reflexbogens realisiert** (monosynaptisch bedeutet, daß die Erregungsübertragung zwischen afferentem und efferentem Schenkel über eine einzige zentrale Synapse erfolgt), und zwar besteht dieser aus der Verbindung der primären Spindel-Afferenz mit den $\alpha$-Motoneuronen desselben (homonymen) Muskels (s. 14.3.2).

Gleichzeitig besitzen die afferenten Fasern der primären Spindelendigungen disynaptisch hemmende, das heißt, über inhibitorisch wirksame Interneurone verlaufende Verbindungen zu den $\alpha$-Motoneuronen der antagonistischen Muskeln.

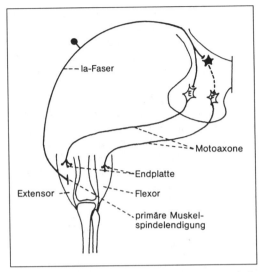

Abb. 14.4: Der monosynaptische Reflexbogen und die reziprok antagonistische Hemmung.

Die übrigen Afferenzen – hauptsächlich der Oberflächensensibilität – erreichen die $\alpha$-Motoneurone erst über Interneurone, also stets auf **polysynaptischen** Wegen (s. 14.3.4).

## 14.3.2 Phasische und tonische Dehnungsreflexe (Eigenreflexe)

In den vorangegangen Abschnitten wurde bereits eingehend die Funktion der primären Muskelspindelendigung als Dehnungsrezeptor dargestellt. Nachdem wir nun auch die monosynaptische Verschaltung der primären Spindel-Afferenz mit den $\alpha$-Motoneuronen des homonymen Muskels kennengelernt haben, ist es möglich, näher auf die Arbeitsweise und die funktionelle Bedeutung dieses monosynaptischen Reflexbogens einzugehen.

Die Dehnung eines Muskels, z.B. durch leichten Schlag auf die Sehne (**T-Reflex**, T wie Tendon) führt über eine adäquate Reizung der primären Spindelendigung zur Auslösung einer Serie fortgeleiteter Aktionspotentiale in der zugehörigen Ia-Faser, wodurch es im Rückenmark an den $\alpha$-Motoneuronen des homonymen Muskels zur Ausbildung erregender postsynap-

tischer Potentiale kommt. Die bei Erreichen der Schwellendepolarisation in den Motoaxonen entstehenden fortgeleiteten Erregungen lösen ihrerseits eine Kontraktion des homonymen Muskels aus.

Eine weitere Möglichkeit zur Aktivierung des monosynaptischen Reflexbogens besteht darin, die Ia-Fasern mittels auf der Hautoberfläche liegender Elektroden direkt zu reizen (**H-Reflex**, H wie Hoffmann, der diesen Auslösemodus erstmals beschrieb).

Einige wichtige Beispiele monosynaptischer Dehnungsreflexe, deren routinemäßige Prüfung in der klinischen Praxis zur Diagnose einer Reihe neurologischer Störungen beitragen kann, sollen im folgenden kurz erwähnt werden:

- Masseterreflex (N. trigeminus)
- Bizepssehnenreflex ($C_5/C_6$)
- Tricepssehnenreflex ($C_6/C_7$)
- Radiusperiostreflex ($C_5/C_6$)
- Patellarsehnenreflex ($L_2$-$L_4$)
- Achillessehnenreflex ($L_5$,$S_1$/$S_2$).

Der menschliche Bewegungsapparat unterliegt dem ständigen Einfluß der Schwerkraft. Zur Sicherung der aufrechten Körperstellung bedarf es daher einer erhöhten Grundaktivität in vielen unserer Muskeln, die einen variablen Spannungszustand, den sogenannten Haltetonus, aufrechterhalten. Vor diesem Hintergrund ist auch die funktionelle Bedeutung des monosynaptischen Dehnungsreflexes zu sehen.

Die Kniegelenke drohten ständig einzuknikken, würde nicht duch den M. quadriceps ein ausreichend hoher Muskeltonus garantiert. So bewirkt ein schon geringes, noch nicht wahrnehmbares Einknicken im Kniegelenk eine verstärkte Dehnung des M. quadriceps, wodurch in dessen primären Muskelspindelendigungen eine erhöhte Impulsaktivität induziert wird. Die über das Rückenmark einlaufenden Erregungen der primär-afferenten Fasern führen zu einer verstärkten Aktivierung der $\alpha$-Motoneurone des M. quadriceps, so daß mit dem nun erhöhten Muskeltonus einem weiteren Einknicken entgegengewirkt und der Muskel seinem ursprünglichen Dehnungszustand wieder angenähert wird. Der monosynaptische Dehnungsreflex kann somit als Regelkreis interpretiert werden, in dem die Muskellänge über einen negativen Rückkopplungsmechanismus konstant gehalten werden soll. Es handelt sich demnach um einen **Halteregelkreis**, der im Sinne eines **Längenservomechanismus** wirkt.

Die konstituierenden Bestandteile dieses Regelkreises seien im folgenden stichwortartig aufgeführt:

- **Regelstrecke**: Muskel mit zugehörigen Sehnen und den betreffenden Gelenken
- **Regelgröße**: Länge des Muskels zusammen mit der Sehne
- **Regler**: $\alpha$-Motoneurone
- **Meßfühler**: Muskelspindeln
- **Stellglied**: extrafusale Muskulatur
- **Stellgröße**: Frequenz der Aktionspotentiale in den $\alpha$-Motoaxonen
- **Ist-Wert**: Aktionspotentialfrequenz der primären Spindelafferenzen
- **Führungsgröße**
  von supraspinalen Zentren vorgeschriebener Wert der Muskellänge
- **Störgröße**
  z.B. Einfluß der Schwerkraft.

Beim dezerebrierten Tier läßt sich bei Dehnung eines Muskels eine Zunahme des Muskeltonus registrieren; hierbei kann man eine – schon im Verlauf der Dehnung beobachtbare – phasische Komponente von einer – im Anschluß an den Dehnungsschritt nachweisbaren – tonischen Komponente unterscheiden. Man vermutet in diesem Zusammenhang, daß an der Aufrechterhaltung der tonischen Komponente neben den Ia-Fasern auch wesentlich die Gruppe-II-Fasern der sekundären Muskelspindelendigungen beteiligt sind, die über polysynaptische Bahnen die $\alpha$-Motoneurone des homonymen Muskels erreichen.

## 14.3.3 Dehnungsreflex, $\gamma$-Muskelspindelschleife als verstellbarer Folge-Regelkreis

Eine Aktivierung der primär sensiblen Spindelendigungen ist neben einer direkten Muskeldehnung durch eine über die $\gamma$-Motoneurone

ausgelöste Kontraktion der intrafusalen Fasern induzierbar ("innere Dehnung"). Entsprechend registriert man in der afferenten Ia-Faser eine Steigerung des Impulsstrom, wodurch es zu einer verstärkten Erregung der homonymen $\alpha$-Motoneurone und damit zu einer Verkürzung des gesamten Muskels kommt. Aus dieser Verkürzung des Muskels resultiert eine Entlastung der Muskelspindel, so daß sich unter Rückkehr der Entladungsrate auf den ursprünglichen Wert mit Erreichen der neuen Muskellänge das alte intrafusal-extrafusale Gleichgewicht einstellt. Aus regeltechnischer Sicht kann man die zentral ausgelöste Änderung der Muskelspindelaktivität als eine Sollwertverstellung im Längen-Regelkreis verstehen, bei der die extrafusale Muskellänge der über die Muskelspindel vorgegebenen Länge folgt. Diese Form des Regelkreises wird – entsprechend seinem Funktionsprinzip – als **Folge-Regelkreis** bzw. $\gamma$-**Schleife** bezeichnet.

Die funktionelle Bedeutung dieses Folge-Regelkreises ist vor allem darin zu sehen, daß sich dem motorischen System mit diesem "indirekten" Weg der $\gamma$-Schleife die Möglichkeit bietet, unter Umgehung des "direkten" $\alpha$-Weges eine Kontraktion der extrafusalen Arbeitsmuskulatur auszulösen.

## 14.3.4 Beugereflex und verwandte polysynaptische Reflexe

Durch eine starke thermische oder mechanische Reizung eines umschriebenen Hautareals am Handrücken läßt sich eine – ihrem Charakter nach reflexhafte – motorische Reaktion auslösen mit dem Ziel, die gereizte Extremität dem Einfluß der schädigenden Noxe zu entziehen. Dabei beobachtet man eine gleichzeitige Beugung in den verschiedenen Gelenken der betroffenen Extremität (Hand-, Ellenbogen- und Schultergelenk); man spricht daher von einem **Beuge- oder Flexorreflex**. Da die am Aufbau dieses Reflexbogens beteiligten rezeptiven Strukturen (thermo- und mechanosensible Nozizeptoren) und Effektoren (Flexormuskulatur der gereizten Extremität) nicht in demselben Organ lokalisiert sind, bezeichnet man derartige Reflexe als **Fremdreflexe**.

Einen weiteren, an der unteren Extremität auslösbaren Flexorreflex bildet der Plantarreflex, bei dem durch Reizung der Fußsohlenhaut eine Anziehbewegung des Beines (Flexion im Hüft-, Knie- und Sprunggelenk) provoziert werden kann.

Die bisher dargestellten Flexorreflexe können funktionell als Abwehr- und Schutzantworten auf nociceptive Reize verstanden werden (**Schutzreflexe**).

Eine weitere Gruppe von Fremdreflexen bilden die sogenannten **Nutritionsreflexe** (Saugreflex, Schluckreflex usw.), die auch als Nahrungsfindungs-Reflexe bezeichnet werden.

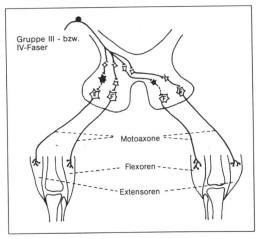

**Abb. 14.5:** Der Reflexweg des ipsilateralen Flexorreflexes und des kontralateralen Extensorreflexes.

Gemeinsames Charakteristikum der Fremdreflexe ist, wie bereits in Abschnitt 14.1.4 angedeutet, die polysynaptische Verschaltung der eingehenden Afferenzen aus der Oberflächen- und Tiefensensibilität (neben Gruppe-II-Fasern hauptsächlich Gruppe-III- und IV-Fasern, FRA). Die am Aufbau derartiger polysynaptischer Reflexbögen beteiligten Interneuronensysteme erlauben im Gegensatz zum monosynaptischen Leitungsbogen eine von der Reizstärke abhängige, in Form und Ausprägung variablere Reflexausbreitung.

Die Fremdreflexe sind in der Intensität der Reflexantwort von vorangehenden Reflexauslösungen abhängig und durch eine rasche Folge von unterschwelligen Reizen auslösbar.

### 14.3.5 Kontralateraler (gekreuzter) Streckreflex

Am spinalisierten Tier registriert man während der Beugung einer Extremität einen deutlich gesteigerten Muskeltonus der Extensoren der kontralateralen Extremität, so daß auch unter diesen veränderten Gleichgewichtsbedingungen eine aufrechte Körperstellung gesichert ist. Der kontralaterale Streckreflex bildet insofern eine funktionell sinnvolle Ergänzung zum ipsilateralen Beugereflex.

### 14.3.6 Spinale Hemmungssysteme; reziproke Innervation

**Direkte Hemmung**
Die afferenten Ia-Fasern der primären Muskelspindelendigungen eines Muskels besitzen neben den monosynaptisch erregenden Kontakten zu den homonymen $\alpha$-Motoneuronen auch disynaptisch hemmende Verbindungen zu den $\alpha$-Motoneuronen der Antagonisten.

Diese Form der Hemmung wird als **direkte bzw. reziprok antagonistische Hemmung** bezeichnet. Ihre funktionelle Bedeutung ist darin zu sehen, daß eine über die Ia-Faser induzierte motorische Aktion der homonymen und der agonistischen (synergistischen) Muskeln nicht durch eine gegengerichtete Kontraktion der an demselben Gelenk angreifenden Antagonisten gestört wird.

**Autogene Hemmung**
Der autogenen Hemmung liegt ein synaptisches Schaltprinzip zugrunde, das – unter genau umgekehrten Vorzeichen – mit dem des Eigenreflexes vergleichbar ist. Hierbei bilden die Ib-Fasern der Golgi-Sehnenorgane di- und trisynaptisch hemmende Verbindungen zu den homonymen und agonistischen $\alpha$-Motoneuronen (autogene Hemmung) sowie disynaptisch

erregende Kontakte zu den $\alpha$-Motoneuronen der Antagonisten.

Bei einer eigenreflektorischen Kontraktion der extrafusalen Muskulatur werden die in den Sehnenansätzen lokalisierten Golgi-Sehnenorgane im Zuge der anwachsenden Muskelspannung verstärkt aktiviert, so daß es über eine Steigerung der Impulsaktivität in den afferenten Ib-Fasern zu einer Hemmung der homonymen und agonistischen $\alpha$-Motoneurone kommt. Auf diese Weise wird der Muskel vor einer schädigenden Überlastung (Muskel- oder Sehnenriß) bewahrt.

Die beiden bisher dargestellten Möglichkeiten einer inhibitorisch wirksamen synaptischen Verschaltung – nämlich die reziprok antagonistische und die autogene Hemmung – sind typische Beispiele für das Prinzip der **Vorwärtshemmung**.

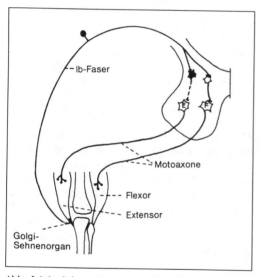

Abb. 14.6: Schematische Darstellung der synaptischen Verschaltung einer afferenten Ib-Faser auf segmentaler Ebene.

**Renshaw-Hemmung**

Ein negativer Rückkopplungskreis ist im Rückenmark in Form der sogenannten Renshaw-Hemmung verwirklicht. Dabei bilden rekurrente Axonkollateralen der im Vorderhorn lokalisierten $\alpha$-Motoneurone noch innerhalb

des Rückenmarks synaptische Verbindungen zu inhibitorisch wirksamen Interneuronen, den sogenannten Renshaw-Zellen. Diese wiederum entfalten ihre hemmende Wirkung unmittelbar an den $\alpha$-Motoneuronen von denen sie selbst erregt wurden. Auch eine hemmende Beeinflussung heteronym-synergistischer $\alpha$-Motoneurone wird diskutiert. Die physiologische Bedeutung dieser Rückkopplungshemmung wird vor allem in der Begrenzung der Entladeaktivität tonischer $\alpha$-Motoneurone gesehen, die – wie bereits ausgeführt – vorwiegend im Dienste der langsameren Halteinnervation stehen. Der Transmitter an der Synapse vom $\alpha$-Motoneuronen zum Interneuron ist Acetylcholin.

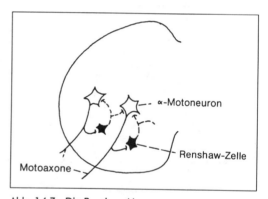

Abb. 14.7: Die Renshaw-Hemmung

## 14.3.7 Disinhibition

Eine vereinfachte Definition des Begriffs Disinhibition lautet: Indirekte Förderung durch Hemmung von Hemmung.

Eine genauere Erläuterung sei anhand der Abb. 14.8 gegeben.

Das inhibitorisch wirksame Neuron $NI_1$ bildet eine synaptische Verbindung zum exzitatorisch wirksamen Neuron NE. Erhöhte transsynaptische Aktivität zwischen $NI_1$ und NE bewirkt eine relative Hemmung und damit eine Abnahme der Impulsaktivität von NE. Wird $NI_1$ selbst durch Aktivierung eines hemmenden Neurons $NI_2$ in seiner Entladeaktivität gedämpft, so resultiert aus dieser Wegnahme von Hemmung indirekt eine Förderung des erregenden Neurons NE.

Die Disinhibition bildet eines der wesentlichsten Funktionsprinzipien zentralnervöser Tätigkeit (siehe auch 14.6).

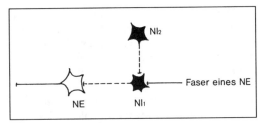

Abb. 14.8: Schematische Darstellung einer disinhibitorisch wirksamen synaptischen Verschaltung.

# 14.4 Supraspinale Kontrolle der Spinalmotorik

## 14.4.1 Absteigende motorische Einflüsse; direkter $\alpha$-, indirekter $\gamma$-Weg

Die Durchführung zentral intendierter motorischer Programme ist letztlich an eine Aktivierung der spinalen $\alpha$-Motoneurone gebunden, die laut Sherrington die letzte gemeinsame Endstrecke der motorischen Innervation darstellen. Den supraspinalen motorischen Zentren stehen dabei prinzipiell zwei Möglichkeiten offen, auf die Entladeaktivität der $\alpha$-Motoneurone einzuwirken. So erreicht ein Großteil der in den verschiedenen absteigenden motorischen Bahnsystemen fortgeleiteten Erregungen die $\alpha$-Motoneurone über zwischengeschaltete Interneuronensysteme. Da diese – teils erregenden, teils hemmenden – Zuströme letztlich auf die $\alpha$-Motoneurone konvergieren, wurden sie (wie auch die wenigen unmittelbar die $\alpha$-Motoneurone erreichenden Impulse des Tractus corticospinalis lateralis) unter dem Oberbegriff direkter $\alpha$-Weg zusammengefaßt und dem phylogenetisch jüngeren indirekten $\gamma$-Weg gegenübergestellt.

Über letzteren, auch als $\gamma$-Schleife bezeichneten Weg gewinnen die motorischen Zentren indirekt Einfluß auf das Aktivitätsniveau der $\alpha$-Motoneurone. So wird über eine Erregung der $\gamma$-Motoneurone eine Kontraktion der in-

trafusalen Muskelfasern ausgelöst, das heißt, die primäre Muskelspindelendigung wird adäquat gereizt. Dadurch kommt es in der afferenten Ia-Faser zu einer Steigerung des Impulsstroms, der auf der bekannten monosynaptischen Bahn des Eigenreflexes die $\alpha$-Motoneurone erreicht und auf diese aktivierend einwirkt.

## 14.4.2 Motorische Antriebs- und Kontrollinstanzen im Hirnstamm

*Unter dem Begriff* **Hirnstamm** *subsumiert man – nach physiologischer Definition – die Medulla oblongata, die Pons und das Mesencephalon. Die in diesen Gehirnabschnitten lokalisierten motorischen Kernareale sind in erster Linie zuständig für die* **Koordination der stützmotorischen Innervation.**

Die hierzu erforderlichen afferenten Meldungen erhält dieses bulbo-mesencephale System vorwiegend aus den peripheren Rezeptoren der Oberflächen- und Tiefensensibilität (in besonderem Maße aus den Rezeptoren des Halses), aus den Gleichgewichtsorganen, aus dem benachbarten Cerebellum sowie aus höhergelegenen zentralnervösen Gebieten. Die Hirnstamm-Region ist damit Sammelbecken für die verschiedensten erregenden und hem-

menden Zuflüsse sowie gleichzeitig Ausgangsstation einer Reihe deszendierender motorischer Bahnsysteme. Die in diesem Zusammenhang wichtigsten Kernkomplexe und ihre efferenten Bahnen sollen nun im einzelnen kurz
vorgestellt werden:

- **Nucleus ruber und Tractus rubrospinalis:**
  Die von dem im Mesencephalon lokalisierten Nucleus ruber ausgehenden efferenten
  Fasern verlaufen im Rückenmark größtenteils gekreuzt ventro-lateral vom Tractus
  corticospinalis lateralis abwärts. Der Tractus
  rubrospinalis wirkt über ein Interneuronen-
  system vorwiegend erregend auf $\alpha$- und
  $\gamma$-Flexomotoneurone, während er an den
  Extensormotoneuronen eine hemmende
  Wirkung entfaltet
- **Nucleus vestibularis lateralis und Tractus
  vestibulospinalis:** Die im Nucleus vestibularis lateralis entspringenden efferenten Fasern ziehen ungekreuzt im ventromedialen
  Abschnitt des Rückenmarks nach kaudal und
  enden im medialen Bereich des Vorderhorns. Ihre erregende Wirkung erstreckt sich
  nahezu ausschließlich auf die $\alpha$- und $\gamma$-Ex-
  tensormotoneurone, die sie zum Teil auf
  monosynaptischem Wege erreichen; auf die
  Flexormotoneurone haben sie eine hemmende Wirkung
- **Pontine Formatio reticularis und Tractus
  reticulospinalis medialis:** Die Fasern des
  Tractus reticulospinalis medialis haben ihren
  Ursprung im Bereich der pontinen Formatio
  reticularis und enden – nach ungekreuztem
  Verlauf – in der grauen Substanz des Rük-
  kenmarks weitgehend in der Nähe des Endi-
  gungsgebiets des vestibulären Bahnsystems.
  Dabei vermitteln sie eine erregende Wirkung
  auf die $\alpha$- und $\gamma$-Extensormotorneurone,
  wohingegen die Flexormotoneurone ge-
  hemmt werden
- **Medulläre Formatio reticularis und Tractus reticulospinalis lateralis:** Die aus der
  medullären Formatio reticularis entspringenden efferenten Fasern verlaufen im Rük-
  kenmark teils gekreuzt, teils ungekreuzt nach
  kaudal. Ihr Endigungsgebiet im Rücken-
  marksgrau liegt in unmittelbarer Nachbarschaft des Terminalbereichs des Tractus
  corticospinalis lateralis und des Tractus rubrospinalis. Wie diese Bahnsysteme besitzt

der Tractus reticulospinalis lateralis eine erregende Wirkung auf die $\alpha$- und $\gamma$-Motoneu-
rone der Flexoren, während er auf die
Extensormotoneurone einen hemmenden
Einfluß ausübt.

Wie aus dieser Darstellung zu entnehmen ist,
kann man die deszendierenden motorischen
Bahnsysteme in zwei Gruppen unterteilen, die
auf die Extensor- und Flexormotoneurone eine
jeweils entgegengesetzte Wirkung haben. So
verlaufen die einzelnen Bahnen jeder Gruppe
im Rückenmark in unmittelbarer Nachbarschaft zueinander, wobei diejenigen mit erregender Wirkung auf die Extensormotoneurone
ventromedial gelegen sind. Entsprechend der
antagonistischen Wirkung sind den beiden
Gruppen von Bahnsystemen jeweils getrennte
– funktionell unterschiedlich organisierte –
Interneuronensysteme zugeordnet.

### 14.4.3 Supraspinale und segmentale $\alpha,\gamma$-Kopplung (-Koaktivierung)

Bis vor einigen Jahren herrschte die Auffassung, daß dem Zentralnervensystem mit dem
direkten $\alpha$-Weg und dem indirekten $\gamma$-Weg
zwei funktionell unterschiedliche Systeme zur
Verfügung stünden, über die – jeweils getrennt
– eine Aktivierung der $\alpha$-Motoneurone möglich
sei. So glaubte man, daß eine „direkte" Erregung der $\alpha$-Motoneurone hauptsächlich im
Zuge der raschen Bewegungsinnervation erfol-
ge, während die $\gamma$-Schleife für gleichmäßigere
und präzisere Bewegungen aktiviert werde.
Erst die in jüngster Zeit durchgeführten Experimente legten den Schluß nahe, daß das $\alpha$- und
$\gamma$-System bei den meisten motorischen Aktionen – in gegenseitiger funktioneller Abstimmung – gleichzeitig aktiviert werden. Dies
bedeutet, daß die im Vorderhorn lokalisierten
$\alpha$- und $\gamma$-Motoneurone vor einer Bewegung
gleichsinnigen – entweder fördernden oder
hemmenden – Einflüssen ausgesetzt sind. Dieses Innervationsprinzip der **Alpha-Gamma-
Kopplung** bildet die Grundlage sowohl
supraspinal ausgelöster motorischer Aktionen
als auch einer Reihe segmental reflektorischer
Bewegungen. Betont werden sollte jedoch, daß

in einigen Ausnahmefällen eine ausschließliche Aktivierung des einen oder anderen Systems erfolgt (z.B. monosynaptischer Dehnungsreflex: die afferenten Ia-Fasern erregen nur die homonymen $\alpha$-Motoneurone, nicht dagegen die eigenen $\gamma$-Motoneurone).

Durch die im Zuge der Alpha-Gamma-Kopplung ablaufende gleichzeitige Aktivierung der $\gamma$-Schleife können die über den "direkten" $\alpha$-Weg ausgelösten motorischen Aktionen unmittelbar kontrolliert werden, da über die $\gamma$-Spindel-Rückkopplung überschießende oder zu schwache Kontraktionen – im Sinne eines gestörten extrafusalen Gleichgewichts – sofort korrigiert werden können.

### 14.4.4 Supraspinale Kontrolle spinaler Afferenzen

Durch eine Aktivierung des $\gamma$-Systems ist dem Zentralnervensystem die Möglichkeit gegeben, über eine Änderung der Meßeigenschaften der primären Muskelspindelendigung den sensorischen Input der Ia-Faser wirksam zu beeinflussen. Die efferente Kontrolle zentralnervöser Strukturen erstreckt sich demnach nicht ausschließlich auf den Effektorpol, sondern greift gerade auch an den Rezeptoren und den verschiedenen afferenten Systemen an. Die zentrale Kontrolle der sensorischen Eingänge und Kanäle vollzieht sich auf allen Stationen zentralnervöser Verarbeitung. Durch diese Form der Informationsverarbeitung ist es möglich, auch auf segmentaler Ebene die Förderung oder Hemmung bestimmter Reflexbahnen

zu bewirken. So kann davon ausgegangen werden, daß die verschiedenen im Rückenmark lokalisierten Interneuronensysteme ständig einem modulierenden Erregungsstrom aus höheren zentralnervösen Zentren ausgesetzt sind.

In den supraspinalen Stationen wird durch die Einflußnahme seitens kortikaler und subkortikaler Strukturen eine effektive Selektion und Reduktion der eingehenden afferenten Meldungen erreicht. Die inhibitorisch wirksamen neuronalen Verschaltungsprinzipien, die eine wesentliche Grundlage für die geschilderten efferenten Kontrollfunktionen bilden, sind:
- postsynaptische Hemmung
- präsynaptische Hemmung.

Gerade auf Rückenmarksebene konnte zwischen den verschiedenen spinalen Afferenzen eine Vielzahl präsynaptisch hemmend organisierter Reflexverbindungen nachgewiesen werden.

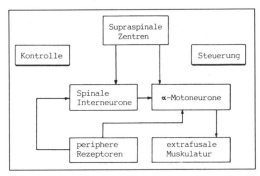

Abb. 14.9: Supraspinale Steuerung und supraspinale Kontrolle spinaler Afferenzen.

# 14.5 Vorbereitung und Start subjektiver motorischer Akte

### 14.5.1 Stützmotorik und Zielmotorik, Willkürbewegung

**Stützmotorik** (motorische Aktionen zur Kontrolle der Haltung und Stellung des Körpers im dreidimensionalen Raum) und **Zielmotorik** (bewußt oder unbewußt intendierte, erlernte oder angeborene Bewegungen) bilden die komplementären Anteile eines jeden gesamtmotorischen Aktes. Die störungsfreie Durchführung eines zielmotorischen Programms setzt eine adäquate Stützinnervation voraus, die zunächst die eigentliche Zielbewegung einleitend vorbereitet und dann während der gesamten Bewegungsdauer in funktioneller Abhängigkeit variiert.

*Unter* **Willkürbewegungen** *versteht man die Gesamtheit motivierter Verhaltensweisen, die sich als Ergebnis komplexer zentralnervöser Prozesse manifestieren und die psychologisch als Ausdruck einer Selektion des Willens verstanden werden können. Damit stehen sie im Gegensatz zu den Reflexbewegungen, die relativ einfache stereotype Antworten des motorischen Systems auf bestimmte Außenreize darstellen.*

### 14.5.2 Vorausprozesse der Bewegungsinnervation

Die zielmotorische Aktivität steht am Ende einer Reihe zentralnervöser Vorgänge. So wird postuliert, daß in alten tiefen Hirnstrukturen – wie dem limbischen System und dem Hypothalamus – **Handlungsantriebe** entstehen, die im assoziativen Cortex zu **Bewegungsentwürfen** verarbeitet werden. In überwiegend subkortikalen Strukturen werden diese schließlich in **Bewegungsprogramme** transformiert und zu den verschiedenen motorischen Cortexarealen weitergeleitet. Letztere sowie bestimmte motorische Kernareale im Hirnstamm und im Rückenmark übernehmen dann die eigentliche **Bewegungsausführung**.

Die im Vorstadium und während einer Willkürbewegung ablaufenden neuronalen Prozesse bewirken eine veränderte bioelektrische Aktivität des Gehirns. So kann man bei einer Versuchsperson unmittelbar vor einer Willkürbewegung mittels zweier auf der Kopfhaut angebrachter Elektroden eine langsam ansteigende negative Potentialverschiebung, das sogenannte **Bereitschaftspotential**, ableiten. Die Amplitude dieses über der gesamten Oberfläche des Schädels ableitbaren Hirnpotentials zeigt ein Maximum im Bereich der prä- und postzentralen Cortexareale mit einer stärkeren Ausprägung auf der der Bewegung gegenüberliegenden Gehirnseite.

### 14.5.3 Start-Programmierung, Nachkorrekturen

Rasche, kurzdauernde Bewegungen bezeichnet man als **ballistisch**; sie zeichnen sich gegenüber den **längerdauernden** in erster Linie durch ein höheres Tempo und die fehlende Korrekturmöglichkeit während der Bewegungsdurchführung aus. So laufen zwar beide Bewegungsformen nach einem zeitlich exakt koordinierten Bewegungsprogramm ab, eine während des Bewegungsablaufs durch Rückmeldungen aus der Peripherie erfolgende Programmkorrektur ist jedoch nur bei den langsamen Bewegungen noch möglich. Im Zusammenhang mit den dabei ablaufenden integrativen Prozessen spielen Kleinhirn und Basalganglien eine wesentliche Rolle. Die ballistische Bewegung ist also gänzlich vorprogrammiert; es bestehen komplette Kurzprogramme, die durch häufiges Üben erworben wurden und die bei Auftreten bestimmter auslösender Reize unmittelbar ablaufen.

### 14.5.4 Motorischer Cortex als Ausführungsorgan

Wie schon im ersten Abschnitt dieses Kapitels angedeutet, gelangen die im assoziativen Cortex integrierten Bewegungsentwürfe in erster

Linie zu den verschiedenen Anteilen der Basalganglien (Striatum sowie inneres und äußeres Segment des Pallidum) und auf einem zweiten Weg nach Umschaltung in den Brückenkernen zu den Kleinhirnhemisphären. Die in diesen zentralnervösen Strukturen entstehenden Startprogramme werden schließlich zum präzentralen Motorcortex weitergegeben, der als erste Station innerhalb der an der Bewegungsdurchführung beteiligten motorischen Systeme die zielmotorische Innervation einleitet.

# 14.6 Kleinhirn als sensomotorisches Kontrollorgan

## 14.6.1 Gliederung

Eine Einteilung des Kleinhirns nach phylogenetischen Gesichtspunkten sei im folgenden gegeben:

- **Archicerebellum**: Lobus flocculo-nodularis
- **Palaeocerebellum**: Vermis des Lobus anterior, Pyramis und Uvula sowie Paraflocculus
- **Neocerebellum**: Hemisphären, Vermis kaudal der Fissura prima.

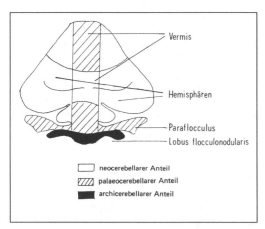

Abb. 14.10: Einteilung des Kleinhirns unter Berücksichtigung phylogenetischer Aspekte

Vergleichend-anatomische Untersuchungen führen zu einer Gliederung des Kleinhirns in zwei verschiedene Abschnitte. Danach unterscheidet man einen Lobus flocculo-nodularis von dem übrigen durch die Fissura posterolateralis getrennten Corpus cerebelli. Letzteres zerfällt in zwei durch die Fissura prima gegeneinander abgegrenzte Teile, den Lobus anterior und Lobus posterior.

## 14.6.2 Haupteingänge und Schaltkreise der Kleinhirnrinde

Die oben dargestellte Gliederung deckt sich auch weitestgehend mit der Gliederung nach afferenten Haupteingängen. Folgende schematische Zusammenstellung mag einen groben Überblick vermitteln:

- **Archicerebellum**: In erster Linie Afferenzen aus dem Vestibularissystem
- **Palaeocerebellum**: Afferenzen aus somatosensiblen Systemen (Tractus spinocerebellares anterior und posterior, des weiteren spino-olivo-cerebellare Bahnen) sowie aus dem optischen und akustischen System (Tractus tecto-cerebellaris)
- **Neocerebellum**: Afferenzen aus der gesamten Großhirnrinde (vor allem fronto-pontine und temporo-pontine Bahnen, die nach Umschaltung in den Brückenkernen über die mittleren Kleinhirnstiele in die Hemisphären ziehen).

Zum Verständnis der im Kleinhirn ablaufenden integrativen Prozesse bedarf es der Kenntnis der konstitutiven neuronalen Elemente sowie ihrer gegenseitigen Verschaltung. Eine Übersicht über die am Aufbau der dreischichtigen Kleinhirnrinde beteiligten Neuronentypen gibt folgende Abbildung. Die einzelnen Zelltypen sind Funktionsglieder innerhalb komplexer Mehrfach-Hemmungs-Schaltkreise.

| Aufbau der Kleinhirnrinde | |
| --- | --- |
| Stratum moleculare | Sternzellen, Korbzellen |
| Stratum ganglionare | Purkinje-Zellen |
| Stratum granulosum | Körner-Zellen, Golgi-Zellen |

Die verschiedenen afferenten Zuflüsse gelangen auf zwei unterschiedlichen Wegen in die Kleinhirnrinde. So durchziehen die sogenannten **Kletterfasern** (hauptsächlich spinocerebellare und olivo-cerebellare Fasern) die Körnerschicht, um erst in der Molekularschicht mit spezialisierten Parallelkontakten an den Dendriten der Purkinje-Zellen synaptisch zu enden. Die **Moosfasern** hingegen (z.T. spinocerebellare und olivo-cerebellare Fasern, überwiegend jedoch ponto-cerebellare Afferenzen) bilden unter starker Konvergenz und Divergenz bereits im Stratum granulosum mit den Körnerzellen komplex gestaltete Synapsen (Glomeruli cerebellares). Die Axone der Körnerzellen ziehen zur Molekularschicht und spalten sich hier T-förmig auf, um nun als Parallelfasern – entlang dem horizontalen Windungsverlauf – den Dendritenbaum aller übrigen cerebellaren Neurone unter Ausbildung erregender Synapsen zu durchqueren. Insbesondere bewirken die Parallelfasern dabei eine zeitlich gestaffelte Aktivierung langer Reihen nebeneinanderliegender Purkinje-Zellen. Während die Parallelfasern mit allen übrigen Kleinhirnzellen erregende synaptische Verbindungen eingehen, wirken letztere selbst ausschließlich hemmend.

So üben die erregten Golgi-Zellen an den Synapsen der Glomeruli cerebellares eine hemmende Wirkung aus (Rückwärtshemmung); die durch die Parallfasern aktivierten Sternzellen (I) und Korbzellen (II) vermitteln ihre hemmende Wirkung an den Dendriten (I) bzw. den Körpern (II) der Purkinje-Zellen. Die Purkinje-Zellen ihrerseits bilden hemmende Synapsen an den Neuronen der Kleinhirnkerne und der Vestibulariskerne.

☞ Die **Purkinje-Zellen** sind demnach die einzigen Ausgangsneurone der Kleinhirnrinde.

Die Purkinje-Zellen zeigen eine kontinuierliche Ruheentladung, die zu einer tonischen Hemmung der neuronalen Elemente der Kleinhirn- und Vestibulariskerne führt. Die möglichen Veränderungen der Entladeaktivität einer Purkinje-Zelle nach Aktivierung der verschiedenen afferenten Eingänge seien im folgenden kurz skizziert:

Eine Erregung der Kletterfasern führt über Aktivierung der exzitatorischen synaptischen Verbindungen (Parallelkontakte) zu einer erhöhten Impulsaktivität der Purkinje-Zellen; die durch letztere vermittelten hemmenden Effekte erfahren damit eine Verstärkung.

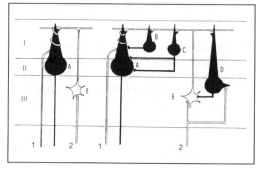

Abb. 14.11: Schematische Darstellung der neuronalen Verschaltung in der Kleinhirnrinde
I = Str. moleculare, II = Str. ganglionare, III = Str. granulosum;
1 = Kletterfaser, 2 = Moosfaser;
A = Purkinje-Zelle, B = Sternzelle, C = Korbzelle D = Golgi-Zelle, E = Körner-Zelle;
die inhibitorisch wirksamen Neuronentypen sind schwarz gezeichnet.

Eine Erregung der Moosfasern hingegen bewirkt eine Hemmung der Purkinje-Zellen, die durch die Aktivierung der Stern- und Korbzellen hervorgerufen wird. Die Purkinje-Zelle ist zwar dabei auch gleichzeitig erregenden Einflüssen ausgesetzt, die über die direkten exzitatorischen Synapsen der Parallelfasern an den Purkinje-Zelldendriten vermittelt werden. Diese erregende Wirkung kommt aber kaum zum Tragen, da die über Stern- und Korbzellen erfolgte Vorwärtshemmung auf die Entladeaktivität der Purkinje-Zelle wegen der günstigeren Synapsenlokalisation einen stärkeren

Einfluß ausübt. Der hemmende Effekt der Purkinje-Zelle auf die nachgeschalteten Kleinhirn- und Vestibulariskerne wird dadurch insgesamt abgeschwächt; eine erhöhte Impulsaktivität dieser Strukturen ist die direkte Folge. Das hier verwirklichte Schaltprinzip, nämlich die Hemmung eines inhibitorisch wirksamen neuronalen Elements, wird als Disinhibition bezeichnet.

### 14.6.3 Hauptefferenzen der Kleinhirnrinde

Entsprechend der Organisation der efferenten Projektion der Kleinhirnrinde auf die nachgeschalteten Kleinhirnkerne erfolgt eine Gliederung des Kleinhirns in drei verschiedene Längszonen (Vermis, Pars intermedia und Hemisphären). Dieser Sachverhalt sei im folgenden schematisch dargestellt:

- **Vermis**: Projektion zum Nucleus fastigii
- **Pars intermedia**: Projektion zum Nucleus emboliformis und Nucleus globosus
- **Hemisphären**: Projektion zum Nucleus dentatus.

Nicht berücksichtigt sind in diesem Schema die Efferenzen des archicerebellaren Anteils des Kleinhirns, die in erster Linie direkt zu den Vestibulariskernen ziehen, aber auch Verbindungen zu sämtlichen Kleinhirnkernen herstellen.

Der **Nucleus fastigii**, dessen neuronale Eingänge hauptsächlich aus dem Vermis stammen, schickt seine Efferenzen vor allem zu den Vestibulariskernen und zur medullären und pontinen Formatio reticularis. Über diese Verbindungen gewinnt das Kleinhirn Einfluß auf die für eine intakte Stützmotorik entscheidenden Zentren.

Die über die **Nuclei globosus und emboliformis** verlaufenden neuronalen Ausgänge der Pars intermedia erreichen in erster Linie motorische Kernareale im Hirnstamm, wie z.B. den Nucleus ruber. Des weiteren existiert eine über den Thalamus ziehende efferente Projektion zum motorischen Cortex. Diese eben dargestellten Verbindungen erlauben dem Kleinhirn bei langsamen Bewegungen unter gleichzeitiger Verrechnung somatosensibler Afferenzen korrigierend auf die zielmotorische Aktivität einzuwirken und damit eine optimale Koordination zwischen Stützmotorik und Zielmotorik zu erreichen. Die aus dem gesamten assoziativen Cortex in die Kleinhirnhemisphären projizierten Bewegungsentwürfe werden dort zu kompletten Bewegungsprogrammen integriert und gelangen schließlich über den **Nucleus dentatus** zum Nucleus ventralis lateralis des Thalamus. Dieses Kernareal hat direkte efferente Verbindungen zum präzentralen Motorcortex.

### 14.6.4 Funktionsausfälle des Kleinhirns

Der nach Läsionen beobachtbare Ausfall bestimmter Kleinhirnfunktionen äußert sich hauptsächlich in einer Störung der Bewegungskoordination und des Muskeltonus. Die häufigsten Symptome bei cerebellaren Funktionsausfällen sind folgender Tabelle zu entnehmen:

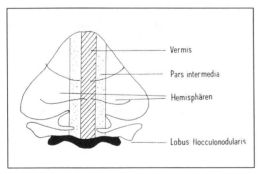

Abb. 14.12: Funktionelle Gliederung des Kleinhirns in Längszonen

| Funktionsausfälle des Kleinhirns | | |
|---|---|---|
| Asynergie | Dysme-trie | Unfähigkeit, Bewegungen in ihrem Ausmaß korrekt zu steuern; es kommt zu überschießenden motorischen Aktionen. |
| | Ataxie | Unsicherer breitbeiniger Gang. |
| | Adiado-chokine-se | Unfähigkeit, rasch aufeinanderfolgende Bewegungen (z.B. Supination-Pronation) auszuführen. |
| Intentions-tremor | | Ein in Ruhe nicht nachweisbarer Tremor, der erst beim Start zielmotorischer Aktivitäten auftritt. |

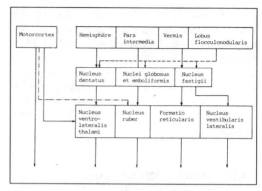

Abb. 14.13:Die Projektionen der verschiedenen Klein-hirnrindenareale auf die nachgeschalte-ten Kernkomplexe sowie deren Efferenzen

# 14.7 Stamm- oder Basalganglien

## 14.7.1 Bestandteile der Stamm-ganglien, zugehörige Nachbarkerne

Unter dem Begriff Basalganglien subsumiert man eine Reihe von Kernkomplexen, die sich sowohl hinsichtlich ihrer funktionellen Bedeutung als auch ihrer phylogenetischen Herkunft sehr wohl voneinander unterscheiden. Zu den Basalganglien im eigentlichen Sinn zählt man heute folgende Strukturen:

• **Nucleus caudatus und Putamen** zusammengefaßt unter dem Begriff Corpus striatum
• **Globus pallidus** mit einem inneren und äußeren Segment.

Sehr häufig erstreckt sich der Begriff auch noch auf die Substantia nigra, den Nucleus subthalamicus, einige pedunkuläre Kerne sowie das Claustrum.

## 14.7.2 Grundkenntnisse folgender Verbindungen und ihrer Bedeutungen

Neben der zentralen Rolle der Basalganglien als Zwischenstationen zu motorischen Kerngebieten des Hirnstamms haben sie eine entscheidende Funktion bei der Gestaltung von Bewegungsprogrammen.

So erhalten Nucleus caudatus und Putamen zahlreiche Afferenzen aus dem gesamten assoziativen Cortex. Der Großteil der Erregungen dieser Eingänge gelangt dann weiter über den äußeren Teil des Globus pallidus zu dessen innerem Segment. Die von hier ausgehenden Efferenzen erreichen hauptsächlich den Nucleus ventralis des Thalamus, der auch – wie bereits dargestellt – Eingänge aus dem Nucleus dentatus des Kleinhirns empfängt. Die efferenten Fasern dieses thalamischen Kernareals ziehen dann zum präzentralen Motorcortex.

☞ Sowohl der Nucleus dentatus des Kleinhirns als auch die Basalganglien besitzen über den Thalamus verlaufende Projektionen zum motorischen Cortex.

Man kann sie demnach als auf vergleichbarem funktionellen Niveau stehende zentralnervöse Strukturen betrachten, die als wesentliche Bindeglieder zwischen dem assoziativen Cortex und dem motorischen Cortex an der Programmierung zielmotorischer Bewegungen entscheidend beteiligt sind.

Hinsichtlich der Bedeutung im Rahmen der sogenannten extrapyramidalen Motorik besteht beim nigro-striopallidären System noch eine Reihe offener Fragen.

Erst in den letzten Jahren gelang mit Hilfe histochemisch-fluoreszenzmikroskopischer Untersuchungen eine Darstellung der reziproken Faserverbindungen zwischen Substantia nigra und Striatum (nigro-striäres System). Eine zentrale Rolle für die intakte Funktionsweise dieses motorischen Teilsystems spielt das als Transmitter fungierende Katecholamin **Dopamin**, das vor allem im Striatum im Endigungsgebiet der nigralen Efferenzen nachgewiesen werden konnte. Die aus dem Striatum zur Substantia nigra abwärts ziehenden Fasern setzen an ihren präsynaptischen Terminalen wahrscheinlich das biogene Amin **GABA**($\gamma-$Aminobuttersäure) als Transmitter frei.

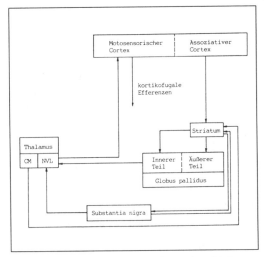

Abb. 14.14.Schematische Darstellung der wichtigsten neuronalen Verbindungen der Basalganglien

Neben diesen doppelläufigen strio-nigralen Verbindungszügen wird auch die Existenz einer direkten Verbindung zwischen Substantia nigra und Globus pallidus angenommen.

Die unmittelbare Ursache der **Parkinson-Krankheit** wird zurückgeführt auf eine Unterfunktion dieses nigro-striopallidären Gesamtsystems (siehe 14.7.3).

### 14.7.3 Störungen bei Läsionen der Stammganglien

Im folgenden sei zunächst rein deskriptiv ein grober Überblick über die wesentlichen motorischen Störungen bei Läsionen der Stammganglien gegeben.

* **Akinese**
"Motorische Gebundenheit" die sich darin äußert, eine Zielbewegung nur unter größter Schwierigkeit initiieren und durchführen zu können. Nach Derwort ist dabei "ein Verlust an Handlungsfreiheit kennzeichnend"
* **Rigor**
Hypertonus einzelner Muskelgruppen, der einer passiven Bewegung einen relativ gleichmäßigen Widerstand entgegensetzt. Man spricht deshalb auch von plastischem oder wächsernem Widerstand. Ein während der Bewegung oft rückartiges Nachgeben wird als "Zahnradphänomen" bezeichnet. Der erhöhte Muskeltonus ist weitgehend unabhängig von der jeweiligen Gelenkstellung
* **Ruhetremor**
Ein besonders in Ruhe nachweisbarer Tremor mit erstaunlich regelmäßiger Schlagfolge (4-6/s), der mit Beginn einer motorischen Handlung nachläßt
* **Hemiballismus**
Auftreten blitzartig schleudernder und ausfahrender Bewegungen, die mehrere Gliedmaßenabschnitte gleichzeitig ergreifen
* **Hyperkinesen**
Unkontrollierbare, zwanghafte Bewegungen, die unwillkürlich und spontan ablaufen.

Nach dieser kurzen schematischen Symptomatologie soll im weiteren eine Beschreibung der wesentlichen Krankheitsbilder bei Funktionsausfällen der Stammganglien folgen.

- **Parkinson-Syndrom**
  Das Krankheitsbild ist in erster Linie durch die drei Hauptsymptome (Parkinson-Trias) Akinese, Rigor, Ruhetremor gekennzeichnet. Dieser Symptomkomplex wird auch als akinetisch-hypertonisches Syndrom bezeichnet. Die Ursache der Parkinson-Krankheit wird in einem partiellen bzw. totalen Ausfall der dopaminergen – wahrscheinlich inhibitorisch wirksamen – nigro-strialen Bahn gesehen. Daraus resultiert eine Enthemmung des Striatums, eines Kerngebiets also, das selbst vorwiegend hemmende Wirkungen auf nachgeschaltete motorische Systeme ausübt. Die Folge einer derartigen Enthemmung hemmender Strukturen ist die beobachtbare Akinese.
  Der Rigor entwickelt sich nach Wegfall der hemmenden Wirkung der Substantia nigra auf ein exzitatorisches Teilsystem des inneren Segments des Globus pallidus. Es resultiert daraus ein erhöhtes Aktivitätsniveau

verschiedener motorischer Strukturen (präzentrale Cortexareale sowie Formatio reticularis des Hirnstamms). Eine befriedigende Erklärung für den im Zuge des pathologischen Prozesses auftretenden Ruhetremor ist augenblicklich noch nicht möglich.

- **Chorea**
  Diese Form der motorischen Störung ist in erster Linie gekennzeichnet durch eine erhöhte Unruhe und Übererregtheit. Ruckartige, ausfahrende Bewegungen bei einem allgemein herabgesetzten Muskeltonus bestimmen das Bild der Chorea, die auch als hyperkinetisch-hypotonisches Syndrom charakterisiert ist.

- **Athetose**
  Die Athetose ist gleichfalls als Überschuß-Syndrom zu interpretieren. Die auftretenden hyperkinetischen Bewegungsstörungen sind allerdings von langsamerem und trägerem Charakter als bei der Chorea. Einander abwechselnde, in ihrer Form verzerrte Greif- und Spreizbewegungen der Hand sind dabei typische Symptome.

# 14.8 Motorischer Cortex und kortikofugale Bahnen

## 14.8.1 Motorische Cortexareale

Durch elektrische Reizung umschriebener Cortexareale lassen sich in bestimmten Muskelgruppen motorische Reaktionen auslösen. Reizexperimente dieser Art waren jahrelang die bevorzugte Methode, motorische Rindengebiete zu lokalisieren. Man stieß dabei zunächst auf ein präzentral gelegene motorisches Feld, das sich über den gesamten Gyrus praecentralis ausdehnt. Dieses für die Bewegungsausführung wohl entscheidendste Cortexareal wird als primär motorischer Cortex oder besser – um auch den hier eingehenden sensiblen Afferenzen Rechnung zu tragen – **als primär moto-sensorischer Cortex (MsI)** bezeichnet.Ein motorisches Feld liegt auch auf der medialen Fläche der Hemisphäre im Bereich der Area 4 und 6 (nach Brodman) und greift

sogar zum Teil auf den darunter liegenden Gyrus cinguli über.Dieses **sekundär moto-sensorische Cortexgebiet (MsII)** wird auch supplementär motorisches Feld genannt. Von somatosensorischen Cortexarealen, wie z.B. dem Gyrus postcentralis und entsprechenden benachbarten Gebieten, lassen sich ebenfalls motorische Aktionen auslösen; die Bezeichnung dieser Gehirngebiete als **primär und sekundär senso-motorischer Cortex (SmI und SmII)** wird diesem Sachverhalt gerecht.

### Somatotopie
Ein charakteristisches Merkmal der eben beschriebenen motosensorischen Gehirngebiete ist die **somatotopische Organisation**. Unter diesem Begriff versteht man die systematische

Zuordnung bestimmter Anteile der Körperperipherie (z.B. gewisser Muskelgruppen, Hautareale) zu entsprechenden Gebieten der Cortexoberfläche. Körperteile mit der Fähigkeit, differenzierte Bewegungsmuster auszuführen, beanspruchen dabei einen relativ großen, überproportionalen Anteil an den einzelnen motorischen Cortexgebieten.

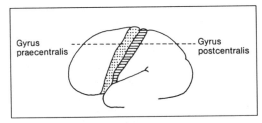

Abb. 14.15: Der Gyrus praecentralis als primär moto-sensorisches Cortexareal bzw. der Gyrus postcentralis als primär senso-motorisches Cortexareal.

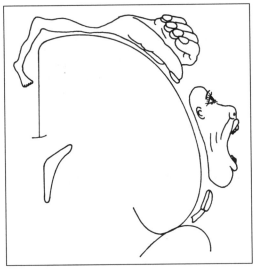

Abb. 14.16: Schematische Darstellung der somatotopischen Organisation des primär moto-sensorischen Cortex (sog. "Homunculus").

## 14.8.2 Eingangs-Ausgangs-Organisation des (primär-) motorischen Cortex

Cortexzellen mit identischen oder ähnlichen afferenten Zuflüssen aus der Körperperipherie bilden innerhalb der moto-sensorischen Rindengebiete radiär angeordnete Zellsäulen mit einem Durchmesser von ca. 0,2 mm. Etwa 75% dieser Zellen besitzen dabei eng umschriebene, "lokale" rezeptive Felder, während sich die verbleibenden 25% der motorischen Cortexneurone durch relativ weit ausgedehnte rezeptive Felder auszeichnen. Bevor jedoch die spezifischen Afferenzen aus der Körperperipherie die moto-sensorischen (und natürlich die sensomotorischen) Cortexareale erreichen, erfolgt eine letzte synaptische Umschaltung in den spezifischen Kernarealen des Thalamus (Nucleus ventralis posteromedialis und posterolateralis). Die Ausbreitung der in den unspezifischen Thalamuskernen einlaufenden Afferenzen erfolgt diffus über die gesamte Cortexoberfläche (keine Somatotopie).

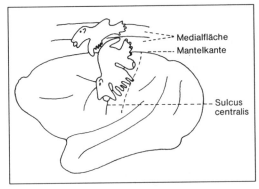

Abb. 14.17: Primäres und sekundäres motorisches Areal im Affencortex

Nachdem wir nun in groben Zügen die Organisation der Eingangsseite des moto-sensorischen Cortex dargestellt haben, soll eine kurze Übersicht der Organisationsprinzipien der Ausgangsseite gegeben werden.

Charakteristisch auch hier wieder ist die Gliederung des Cortex in radiär zur Oberfläche angeordnete efferente Zellsäulen mit einem Durchmesser von ca. 1 mm, das heißt, eine efferente Zellsäule besteht aus rund 25 afferenten. Die Neuronenpopulation einer derartigen efferenten Zellsäule bildet eine funktionelle Einheit; durch sie erfolgt die Erregung einer umschriebenen Gruppe spinaler Motoneurone, die für eine bestimmte Bewegung verantwortlich sind. Interessant in diesem Zusammenhang ist die Tatsache, daß der Hauptanteil der neuronalen Eingänge einer efferenten Zellsäule gerade aus dem Hautareal stammt, das über der aktivierten Muskelgruppe liegt und in dessen Richtung die Bewegung zielt (Prinzip der funktionellen Kopplung der Eingangs- und Ausgangsprojektionen).

Die Fasern der in der dritten und fünften Schicht lokalisierten **Pyramidenzellen** bilden die efferenten Bahnsysteme des motorischen Cortex. Um peripher eine Bewegung auszulösen, bedarf es allerdings der gleichzeitigen Aktivierung von bis zu hundert der in einer Zellsäule lokalisierten Pyramidenzellen. Die Erregung eines derart ausgedehnten Zellverbands durch einen afferenten Input wird erreicht durch die Zwischenschaltungen eines verstärkenden Interneuronensystems. Gleichzeitig aber werden durch rekurrente Kollateralen aktivierter Pyramidenzellen die Cortexzellen benachbarter efferenter Säulen über hemmende Interneuronensysteme in ihrer Entladeaktivität gedämpft (Fokussierung der Erregung).

## 14.8.3 Tractus cortikospinalis und -bulbaris

Die **Tractus cortikospinalis und cortikobulbaris** bilden den Direktweg der motorischen Innervation, indem sie die motorischen Areale des Cortex mit den Motoneuronen im Rückenmark bzw. den einzelnen motorischen Hirnnervenkernen verbinden.

Ungefähr 30% der Fasern dieser beiden Bahnsysteme haben ihren Ursprung im Gyrus praecentralis (Area 4), weitere 30% entspringen aus der rostral davon gelegenen Area 6, während

die restlichen 40% weitgehend aus dem Lobus parietalis stammen (Area 1, 2 und 3). Aus den verschiedenen Cortexarealen laufen die Fasern fächerförmig aufeinander zu, um die Capsula interna im Bereich des Knies bzw. des hinteren Schenkels zu passieren. Von hier erfolgt der weitere Verlauf über die Crura cerebri durch die ventralen Abschnitte der Brücke bis hinab zur Medulla oblongata, an deren Ventralseite die Fasern des Tractus cortikospinalis in Form der sogenannten Pyramiden makroskopisch sichtbar werden. Etwa 75 bis 90% der Pyramidenstrangfasern – die Fasern des Tractus corticobulbaris enden bereits an den im Hirnstamm lokalisierten motorischen Hirnnervenkernen – ziehen hier im Bereich der Pyramidenkreuzung auf die Gegenseite und verlaufen im Rückenmark als **Tractus cortikospinalis lateralis** weiter abwärts; die ungekreuzten Fasern bilden den **Tractus cortikospinalis ventralis**. Der Großteil dieser im Vorderstrang verlaufenden Fasern kreuzt auf segmentaler Ebene auf die Gegenseite; der Anteil der gekreuzten Fasern nimmt damit noch einmal erheblich zu.

Während ihres Verlaufs geben der Tractus cortikospinalis und -bulbaris Kollateralen zu verschiedenen motorischen Zentren des Hirnstamms ab, so z.B. zum Nucleus ruber, zu den Nuclei pontis (und weiter zur Kleinhirnrinde), zur Oliva inferior und vor allem zur Formatio reticularis.

Die Fasern des Tractus corticospinalis enden in den einzelnen Rückenmarkssegmenten größtenteils nicht direkt an den Motoneuronen des Vorderhorns, sondern an zwischengeschalteten Interneuronen. Nur ein verschwindend kleiner Anteil kortikospinaler Fasern besitzt demnach monosynaptische Direktverbindungen.

Der erregende Einfluß des Tractus corticospinalis erstreckt sich vorwiegend auf die Flexoren, während auf die Extensoren eine hemmende Wirkung nachgewiesen werden konnte.

## 14.8.4 Cortikofugale Bahnen zum Hirnstamm

Die bereits als Ursprungsgebiet der Tractus cortikospinalis und cortikobulbaris beschriebenen Cortexareale schicken auch efferente Fasersysteme zu den verschiedenen für die Koordination der stütz- und zielmotorischen Innervation entscheidenden motorischen Strukturen des Hirnstamms. Hervorzuheben sind in diesem Zusammenhang besonders die kortikorubralen Faserzüge, die nach Umschaltung im Nucleus ruber als Tractus rubrospinalis nach kaudal weiterziehen, sowie die ebenfalls zahlreichen kortikoretikulären Verbindungen, über die eine Beeinflussung der Tractus reticulospinales medialis und lateralis erfolgt.

Neben den bisher aufgezeigten Wegen, die periphere Motorik zu beeinflussen, verfügen die motorischen Cortexareale über die Möglichkeit, im Sinne einer efferenten Kontrolle auf die in den sensiblen Kernen verschiedener zentralnervöser Strukturen (z.B. im Nucleus gracilis bzw. cuneatus sowie im Thalamus) ablaufenden integrativen Prozesse fördernd oder hemmend einzuwirken.

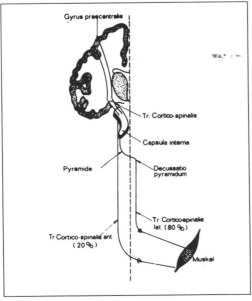

Abb. 14.18: Schematische Darstellung des Verlaufs des Tractus corticospinalis

## 14.8.5 Pathophysiologie des Motorcortex und seiner Efferenzen

Die partielle oder völlige Unterbrechung der kortikalen motorischen Efferenzen als Folge einer Blutung oder eines plötzlichen Gefäßverschlusses im Bereich der Capsula interna führt nach Abklingen der Schockphase zu einer anfänglich schlaffen, in einem späteren Stadium aber spastischen Lähmung der kontralateralen Gesichts- und/oder Extremitätenmuskulatur (**spastische Hemiplegie**). Das Krankheitsbild ist weiter gekennzeichnet durch gesteigerte Eigenreflexe sowie durch das Fehlen bzw. die Abschwächung der kutanen Fremdreflexe.

Das sogenannte **Babinski-Zeichen** – eine langsame, tonische Dorsalflexion der Großzehe bei Bestreichen des lateralen Fußsohlenrandes – dient dabei als diagnostischer Hinweis auf eine Störung im kortikospinalen motorischen System.

Die klinisch-motorischen Störungen **Spastizität** und **Rigor** gehen beide mit einem erhöhten Tonus der betroffenen Muskeln einher; dennoch bestehen zwischen beiden Hypertonus-Formen charakteristische Unterschiede, die im folgenden tabellarisch einander gegenübergestellt werden sollen.

| Gegenüberstellung der beiden Hypertonus-Formen | | |
|---|---|---|
| | Spastizität | Rigor |
| Verhalten bei passiver Dehnung durch Änderung der Gelenkstellung | Auftreten eines von der Geschwindigkeit der Dehnung abhängigen Widerstands | Auftreten eines eher plastischen, wächsernen Dehnungswiderstands, der bei stärkerer Dehnung zum Teil ruckartig nachgibt (Zahnrad-Phänomen) |
| In erster Linie betroffene Muskeln | Antischwerkraftmuskeln, d.h., für die obere Extremität hauptsächlich die Flexoren und für die untere Extremität die Extensoren | Betroffen sind grundsätzlich nahezu alle Muskeln, mit leichtem Übergewicht in den Flexoren |
| Phasische Eigenreflexe | in den meisten Fällen erheblich gesteigert | nicht gesteigert |

## 14.8.6 Anhang: Dissoziierte Empfindungslähmung

Bei der dissoziierten Empfindungslähmung (**Brown-Séquard-Syndrom**) treten infolge einer halbseitigen Durchtrennung des Rückenmarks unterhalb der Läsion die folgenden Sensibilitätsstörungen auf:

- auf der Seite der Verletzung Störungen der Tiefensensibilität und der Druck- und Berührungsempfindungen
- auf der Gegenseite der Verletzung Störungen der Schmerz- und Temperaturempfindungen.

# 15. Somato-viscerale Sensibilität

## 15.1 Funktionsgliederung und Leitungs-Substrate

### 15.1.1 Bereiche der somato-visceralen Sensibilität

Unter Berücksichtigung topographischer Gesichtspunkte läßt sich der Gesamtkomplex der somato-visceralen Sensibilität in drei verschiedene Teilbereiche untergliedern:
- Oberflächensensibilität
- Tiefensensibilität
- Eingeweide- (viscerale) -sensibilität.

Eine Einteilung der somato-visceralen Sensibilität nach funktionellen Aspekten zeigt die folgende Tabelle:

| Modalitäten der somato-visceralen Sensibilität | |
|---|---|
| Hauptsinnesmodalität | Empfindungsqualitäten |
| Mechanorezeption | Druck, Berührung, Vibration |
| Thermorezeption | Wärme, Kälte |
| Nozizeption | dumpfer und heller Schmerz |
| Tiefensensibilität | Stellungssinn, Kraftsinn, Bewegungssinn |
| Nozizeption des übrigen Organismus | |

Innerhalb der somato-visceralen Sensibilität lassen sich zwei unterschiedliche Typen von Sinnesempfindungen einander gegenüberstellen. So bezeichnet man Sinnesempfindungen, die eine stark emotionale bzw. affektive Tönung besitzen, also von Lust- und Unlustgefühlen begleitet sind, als **protopathisch**. Innerhalb der somato-visceralen Erlebniswelt stellen Sexualempfindungen, Schmerz und Hunger Sinnesempfindungen dar, die von weitgehend protopathischem Charakter sind. Demgegenüber bezeichnet man Sinnesempfindungen, bei denen die rationale bzw. diskriminatorische Seite im Erleben überwiegt, als **epikritisch**. Im Bereich der somato-visceralen Sensibilität zeichnen sich vor allem die über die Mechanorezeption vermittelten Sinnesempfindungen durch eine stark epikritische Komponente aus. Die affektbezogene, wenig diskriminatorische Seite im Erleben tritt deutlich in den Hintergrund.

Im folgenden soll kurz auf den Begriff der **multisensorischen Wahrnehmung** eingegangen werden. Wie bereits in einem der vorangegangenen Kapitel dargestellt wurde, wird dem ZNS über die verschiedenen peripheren Rezeptorsysteme eine Fülle von Informationen über die Vorgänge in der Umwelt und Innenwelt des Organismus vermittelt. Aus dieser Vielzahl sensorischer Meldungen gelangt nur ein kleiner Bruchteil ins menschliche Bewußtsein, um sich dort als erlebnismäßige Wahrnehmungseinheit zu manifestieren. Außer der getrennten Informationsverarbeitung in spezifischen Leitungsbahnen und kortikalen Projektionsarealen existieren nun in der menschlichen Großhirnrinde auch zahlreiche Neuronenverbände mit **multimodaler** Konvergenz, deren integrative Tätigkeit eine wesentliche Voraussetzung für eine bewußte Wahrnehmung bildet.

### 15.1.2 Periphere somatosensible Innervation

Wie bereits in Kapitel 12 ausführlich dargestellt wurde, geschieht die Informationsaufnahme durch spezialisierte Rezeptorzellen, indem diese eine adäquate Reizung mit der Ausbildung eines **Rezeptorpotentials** beantworten. Die in Form des Rezeptorpotentials kontinuierlich analog vorliegende Information wird in einem zweiten Schritt in eine Serie von Einzelimpulsen transformiert (Transducerfunktion des Rezeptors), die entlang der primär afferenten Faser nach zentral geleitet werden. An der Synapse zwischen primär afferenter Faser und den dendritischen Fortsätzen des zweiten sensiblen Neurons erfolgt dann der De- bzw. Neucodierungsprozeß der – in Form der Impulsfrequenz – diskret analog vorliegenden Information. Dieser Vorgang wiederholt sich an allen nachfolgenden Synapsen, das heißt, an den synaptischen Schaltstellen zwischen dem zweiten sensiblen Neuron und dem dritten sensiblen Neuron usw.

Eine grobe Zuordnung der Hauptsinnesmodalitäten zu den verschiedenen Nervenfasergruppen sei im folgenden gegeben.

| Einteilung der Nervenfasern | | |
|---|---|---|
| Gruppen nach Lloyd/ Hunt | Gruppen nach Erlanger/ Gasser | Funktion |
| I a I b | Aα | Primäre Muskelspindelafferenzen Sehnenorganafferenzen |
| II | Aβ | Hautafferenzen der Mechanorezeption |
| III | Aδ | Hautafferenzen der Thermozeption (Kälte) und Nozizeption (heller Schmerz); tiefe Drucksensibilität des Muskels |
| IV | C | Hautafferenzen der Thermozeption (Wärme) und Nozizeption (dumpfer Schmerz) |

Die verschiedenen Afferenzen aus der Haut erreichen – gemeinsam mit denen aus Muskeln, Gelenken und Eingeweiden – das Rückenmark über die Hinterwurzeln. Erwähnenswert ist in diesem Zusammenhang das topologische Ordnungsprinzip, dem die eingehenden Hautafferenzen gehorchen:

Die Hautafferenzen einer Hinterwurzel übernehmen die sensible Versorgung eines umschriebenen Hautareals, das als **Dermatom** bezeichnet wird. Bemerkenswert dabei ist, daß benachbarte Dermatome in starkem Maße überlappen. Dies rührt daher, daß sich die Hinterwurzelfasern im Zuge des peripheren

Auswachsvorgangs während der Embryonalperiode umgruppieren, vor allem in den sogenannten Nervenplexus. So setzt sich ein peripherer Nerv aus Fasern zusammen, die mehreren benachbarten Hinterwurzeln entstammen, während umgekehrt jede Hinterwurzel aus Fasern verschiedener peripherer Nerven besteht.

### 15.1.3 Aufsteigende sensible Bahnen, thalamokortikale Projektion

Die afferenten Leitungsbahnen im ZNS können unter Berücksichtigung funktioneller Aspekte in spezifische und nicht-spezifische Systeme unterteilt werden. So bezeichnet man bei der somato-visceralen Sensibilität das spezifische System als **lemniskales**, das unspezifische als **extralemniskales System**. An dieser Stelle soll eine knappe Beschreibung der beiden afferenten Leitungssysteme erfolgen.

Das phylogenetisch junge lemniskale System bildet die Peripherie auf die senso-motorischen Cortexareale (SmI, SmII) ab. Die Projektion erfolgt in erster Linie über:

Hinterstränge des Rückenmarks

↓

Hinterstrangkerne respektive sensorischer Hauptkern des Nervus trigeminus

↓

Ventrobasalkern des Thalamus

↓

Senso-motorische Cortexareale

Zum lemniscalen System wird weiterhin der im Vorderseitenstrang verlaufende **Tractus neospinothalamicus** gezählt. Charakteristisch für den lemniscalen Leitungsweg ist die nur dreimalige synaptische Umschaltung. Als weiteres typisches Merkmal des lemniscalen Systems muß die **somatotopische Organisation** sämtlicher – an der Informationsverarbeitung beteiligten – zentralnervösen Strukturen genannt werden. Man versteht darunter die systematische Zuordnung der peripheren Sinnesfläche zu einem umschriebenen Areal innerhalb des jeweiligen zentralnervösen Gebiets. Nachbarschaftsverhältnisse bleiben bei dieser Form der Zuordnung gewahrt. Man spricht daher auch von Abbildung bzw. Projektion. So ist beispielsweise die gesamte Körperoberfläche auf die Oberfläche des primär senso-motorischen Cortex (Gyrus postcentralis) abgebildet.

Die über das lemniscale System vermittelten Afferenzen stammen vor allem aus den mechano-sensiblen Rezeptoren der Haut (Gruppe-II-Fasern) sowie zum Teil von Thermorezeptoren (Gruppe-III- und IV-Fasern).

Die Anteile des phylogenetisch älteren extralemniscalen Systems konnten bisher noch nicht in der eindeutigen Weise abgegrenzt werden, wie es beim lemniscalen System möglich war. Eine grobe, vorläufige Übersicht über die am Aufbau des extralemniscalen Systems beteiligten Strukturen soll im folgenden gegeben werden (siehe Abbildung gegenüber).

m Gegensatz zum lemniscalen zeichnet sich das extralemniscale Leitungssystem durch eine polysynaptische Organisation aus, das heißt, die peripheren Afferenzen erreichen die kortikalen Areale erst nach mehrfacher synaptischer Umschaltung. Auch die für das lemniscale System charakteristische Somatotopie konnte

---

Periphere Afferenzen
↓
Hinterhorn des Rückenmarks bzw. spinaler Trigeminuskern
↓
Vorderseitenstrang sowie propriospinale Bahnen bzw. Trigeminusbahnen
↓
Formatio reticularis
↓
Unspezifische Thalamuskerne
↓
Cortex

---

beim extralemniscalen System nicht nachgewiesen werden. Die Abbildung der peripheren Sinnesfläche auf kortikale Areale erfolgt vielmehr diffus.

Die Afferenzen des extralemniscalen Systems stammen in erster Linie von Thermo- und Nozizeptoren (Gruppe III- und IV-Fasern) sowie teilweise auch von mechanosensiblen Rezeptoren (Gruppe II-, III- und IV-Fasern).

# 15.2 Mechanorezeption der Haut

## 15.2.1 Raumschwellen

Durch systematische Reizversuche konnte nachgewiesen werden, daß nur an gewissen Punkten der Hautoberfläche Druck – respektive Berührungsempfindungen – hervorgerufen werden können. Diese Stellen werden **Tastpunkte** genannt. Die Verteilung der Tastpunkte auf der menschlichen Haut ist dabei keineswegs gleichmäßig; vielmehr existieren Hautregionen – insbesondere im Bereich der Fingerkuppen und der Lippen – die sich durch eine hohe Tastpunktdichte auszeichnen und damit im Gegensatz stehen zu Hautarealen, deren Anzahl an Tastpunkten pro Flächeneinheit deutlich geringer ist. Derartige Körperzonen sind der Rücken, die Oberarme und die Oberschenkel.

Entsprechend der unterschiedlichen Dichte der Tastpunkte schwankt das **Auflösungsvermögen der Haut**, das sich durch Bestimmung der räumlichen (simultanen oder sukzessiven) Unterschiedsschwelle ermitteln läßt. So zeichnen sich Hautareale mit hoher Tastpunktdichte durch eine kleine simultane Raumschwelle (hohes Auflösungsvermögen) aus, während Hautpartien mit einer geringen Zahl an Tast-

punkten pro Flächeneinheit eine große simultane Raumschwelle (niederes Auflösungs- vermögen) besitzen.

Es zeigt sich bei der Prüfung der simultanen
Raumschwelle der Haut, daß diese an den
Extremitäten von proximal nach distal deutlich
abnimmt, das Auflösungsvermögen mithin zunimmt.

Die kleinsten und die größten in unterschiedlichen Hautarealen meßbaren simultanen
Raumschwellen der Druckempfindung (Zungenspitze ca. 1-2 mm, Rücken 55-75 mm)
verhalten sich etwa wie 1:50. Die folgende
Abbildung 15.1 mag dies verdeutlichen.

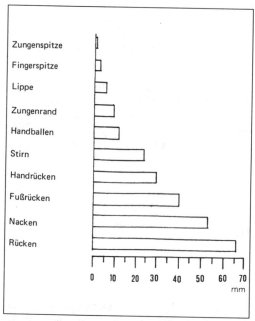

Abb. 15.1: Simultane Raumschwellen beim Erwachsenen (nach Weber und Landois)

In diesem Zusammenhang sollte noch erwähnt
werden, daß die sukzessiven Raumschwellen
gegenüber den simultanen deutlich kleiner
sind. Nicht selten liegt ihre Größe bei einem
Viertel der simultanen Raumschwelle. Dieser
Unterschied ist vor allem durch die Organisationsform der kutanen Innervation sowie durch

die synaptische Verschaltung der entsprechenden Afferenzen bedingt.

## 15.2.2 Spezifische Rezeptortypen und -funktionen, ihre Reizcharakteristiken

In der behaarten und unbehaarten Haut des
Menschen konnten rezeptive Strukturen nachgewiesen werden, die spezifisch auf Druckreize
reagieren und dabei eine nur langsame Adaptation auf den Druckreiz zeigen. Die Abhängigkeit zwischen Reizintensität I und Impulsrate E läßt sich in einem doppelt-logarithmischen Koordinatensystem durch eine Gerade
wiedergeben, was den Schluß erlaubt, daß diese
Abhängigkeit durch eine Potenzfunktion der
Form $E = I^n$ mathematisch darstellbar ist.

Die Funktion derartiger Rezeptoren besteht
darin, die Intensität respektive Eindringtiefe
eines Druckreizes zu messen; entsprechend
bezeichnet man sie als statische Intensitätsde-
tektoren (**Merkel-Rezeptoren**). Aufgrund ihres
**langsamen Adaptationsverhaltens** sind sie außerdem in der Lage, die Dauer eines Druckreizes zu registrieren.

In der behaarten Haut des Menschen findet
sich ein weiterer Rezeptortyp, der sogenannte
**Haarfollikelrezeptor**, der durch eine Haarbe-
rührung adäquat gereizt wird. Die über einen
Haarfollikelrezeptor vermittelte Empfindungsstärke ist abhängig von der Geschwindigkeit,
mit der das Haar bewegt wird; das Ausmaß der
Haarbewegung hingegen spielt keine Rolle.

In der unbehaarten Haut befinden sich Rezeptoren, die sich durch eine den Haarfollikelre-
zeptoren vergleichbare Antwortcharakteristik
auszeichnen. Die Impulsrate dieses Rezeptor-
typs (**Meissner-Rezeptoren**) bei Applikation
eines rampenförmigen Reizes nimmt mit steigender Eindruckgeschwindigkeit des Stifts zu;
die absolute Größe der Eindrucktiefe ist dabei
unbedeutend.

Die Abhängigkeit zwischen der Eindrucksge-
schwindigkeit (respektive der Geschwindigkeit
der Haarbewegung) und der Impulsrate des
Rezeptors (bzw. des Haarfollikelrezeptors) ist

in einem doppelt-logarithmischen Koordinatensystem durch eine Gerade darstellbar; die Beziehung läßt sich demnach mathematisch durch eine Potenzfunktion beschreiben. Funktionell gesehen handelt es sich bei diesen Rezeptoren um **Geschwindigkeitsdetektoren**. Auf rechteckförmige Reize reagieren sie innerhalb von 50 bis 500 ms mit einer nahezu vollständigen Adaptation; sie lassen sich daher als **mittelschnell adaptierend** bezeichnen.

Ein dritter mechanosensibler Rezeptortyp läßt sich sowohl in der behaarten als auch unbehaarten Haut nachweisen. Charakteristisch für diesen Rezeptortyp ist sein **hohes Adaptationsvermögen**. Auf überschwellige rechteckförmige Reize reagiert er mit der Aussendung eines einzelnen Impulses. Eindrucktiefe und Eindruckgeschwindigkeit können demnach von einem solchen Rezeptor nicht registriert werden. Eine sinusförmige Reizung jedoch beantwortet der Rezeptor während jeder Periode mit einer Serie von Aktionspotentialen, wobei die Impulsrate mit zunehmender Reizfrequenz (in einem Bereich von 30 bis 200 Hz) ansteigt. Die Eindrucktiefe des Stifts sei dabei konstant.

Die Beschleunigung der Hautdeformation, das heißt, die zweite Ableitung der Eindrucktiefe nach der Zeit, stellt den adäquaten Reiz dieses Rezeptors dar. Die Bezeichnung derartiger **Vater-Pacini-Rezeptoren als Beschleunigungs- bzw. Vibrationsrezeptoren** wird diesem Sachverhalt gerecht. In diesem Zusammenhang sollte noch einmal betont werden, daß dieser Rezeptortyp von der Gesamtheit der Hautrezeptoren am vollständigsten und raschesten nach einer sprunghaften Reizänderung adaptiert.

## 15.2.3 Freie Nervenendigungen

Ein menschlicher Hautnerv besteht neben den myelinisierten Gruppe II- und Gruppe III-Fasern, die in erster Linie von den spezifischen mechanosensiblen Rezeptoren bzw. den Kaltrezeptoren und Rezeptoren des hellen Schmerzes stammen, auch zu etwa 50% aus unmyelinisierten Gruppe IV-Fasern.

Dabei handelt es sich einerseits um efferente postganglionäre sympathische Fasern, andererseits um afferente Nervenfasern, die sich in der behaarten wie auch unbehaarten Haut unter Ausbildung freier Nervenendigungen aufzweigen.

Hinsichtlich der Rezeptorfunktion dieser **freien Nervenendigungen** besteht noch keine endgültige Sicherheit. Einige fungieren wahrscheinlich als Thermorezeptoren, andere als Nozizeptoren. Außerdem konnte experimentell nachgewiesen werden, daß ein Teil der freien Nervenendigungen selektiv auf mechanische Reize geringer Stärke reagiert. Manche der freien Nervenendigungen zeigen auch eine **unspezifische** – gewissermaßen multimodale – **Empfindlichkeit**, das heißt, sie sprechen auf ganz unterschiedliche Reizmodi an.

## 15.2.4 Komplexe taktile Diskriminierungen

Höhere taktile Diskriminierungsleistungen sind das Resultat einer örtlichen und zeitlichen Integration verschiedener Rezeptorerregungen. Diese integrativen Prozesse laufen hauptsächlich in den Neuronenverbänden der sensomotorischen und assoziativen Cortexareale ab. So ist die intakte Funktionsweise dieser zentralnervösen Strukturen eine unabdingbare Voraussetzung für eine bewußte Wahrnehmung der räumlich-zeitlichen Vorgänge auf der Oberfläche der Haut.

# 15.3 Mechanorezeption im Bereich des Bewegungsapparates: Tiefensensibilität

## 15.3.1 Tiefensensibilität (Propriorezeption): Stellungssinn, Bewegungssinn, Kraftsinn

Der Modalbezirk der Tiefensensibilität, auch als **Propriorezeption** bezeichnet, umfaßt drei unterschiedliche Qualitäten:
* Stellungssinn
* Bewegungssinn
* Kraftsinn.

### Stellungssinn

Der Mensch besitzt die Fähigkeit, auch ohne visuelle Kontrolle recht präzise Angaben über die Lage seiner Extremitäten und die Stellung seiner Gließmaßen zueinander machen zu können. Diese Qualität der Tiefensensibilität bezeichnet man als Stellungssinn. Letztlich werden über den Stellungssinn Informationen über die Winkelstellung der Gelenke vermittelt, woraus dann die bewußte Wahrnehmung der Stellung unserer Gelenke zueinander resultiert. Dabei zeigt der Stellungssinn, wie schon die Alltagserfahrung lehrt, ein nur geringes Adaptationsverhalten.

### Bewegungssinn

Der Bewegungssinn erlaubt uns die bewußte Wahrnehmung von Richtung und Geschwindigkeit einer Gelenkstellungsänderung. Ob nun die Gelenkbewegung aktiv – unter Einsatz der Muskeln – oder aber passiv – durch Einwirkung von außen – vorgenommen wird, die über den Bewegungssinn vermittelte Wahrnehmung bleibt dieselbe.

### Kraftsinn

Der Kraftsinn erlaubt dem Menschen, recht genau die Muskelkraft einzusetzten, die erforderlich ist, um eine bestimmte Gelenkbewegung auszuführen bzw. um eine bestehende Gelenkstellung zu halten.

Zunächst könnte man vermuten, daß die Rezeptoren des Stellungs-und Bewegungssinns in den Hautarealen über den Gelenken gelegen sind, da diese bei einer Änderung der Gelenkstellung deformiert werden. Durch Applikation lokalanästhetischer Pharmaka konnte jedoch nachgewiesen werden, daß die kutanen Rezeptoren für den Stellungs- und Bewegungssinn keinerlei Bedeutung haben.

Die rezeptiven Strukturen der Tiefensensibilität sind in Gewebsschichten außerhalb der Haut lokalisiert. Als Rezeptoren der Tiefensensibilität kommen daher in erster Linie die Rezeptoren der Muskeln, der Sehnen und der Gelenkkapseln in Betracht.

# 15.4 Periphere Thermorezeption

## 15.4.1 Kältesinn und Wärmesinn

Die **Thermorezeption** als Sinnesmodalität kann unter Berücksichtigung objektiv wie auch subjektiv sinnesphysiologischer Befunde in zwei Qualitäten unterteilt werden: **Kältesinn** und **Wärmesinn**.

## 15.4.2 Kalt- und Warmrezeptoren, afferente Kalt- und Warmfasern

Die kutanen Thermorezeptoren stehen nicht nur im Dienste der bewußten Temperaturwahrnehmung; sie sind vielmehr auch als vorgeschobene Meßfühler an der Thermoregulation des

Organismus beteiligt (Begriff der Störgrößen-aufschaltung, siehe Kapitel 8).

Jeder Thermorezeptor weist einen engen Temperaturbereich auf, in dem er mit maximaler Impulsrate entlädt. Die Thermorezeptoren lassen sich dabei in zwei Populationen unterteilen: in **Warm**-und **Kaltrezeptoren**. Die Warmrezeptoren besitzen ihre höchste Empfindlichkeit oberhalb der normalen Körperkerntemperatur, die Kaltrezeptoren unterhalb derselben. Ein charakteristisches Merkmal der Thermorezeptoren ist ihr ausgeprägtes **Proportional-Differential-Verhalten (PD-Verhalten)**. Bei unveränderter Hauttemperatur entlädt der Rezeptor mit nahezu konstanter Frequenz, wobei eine Proportionalität zwischen der Impulsrate und der absoluten Hauttemperatur besteht (**statische Antwort, Proportional-Verhalten**). Auf eine Änderung der Hauttemperatur reagiert der kutane Thermorezeptor mit einem überproportionalen Anstieg (respektive Abfall) der Entladungsrate (**dynamische Antwort, Differential-Verhalten**).

Das dynamische Antwortverhalten eines Kaltrezeptors bei Abkühlung bzw. Wiedererwärmung der Haut ist der Abb. 15.2 zu entnehmen. Das Antwortverhalten eines Warmrezeptors bei Änderungen der Hauttemperatur ist gegenüber dem eines Kaltrezeptors genau umgekehrt. Warmrezeptoren nämlich reagieren auf einen Temperaturanstieg der Haut mit einer Steigerung ihrer Impulsrate, während sie einen Abfall der Hauttemperatur mit einer Abnahme ihrer Entladungsrate beantworten. Anhand dieser gegensätzlichen phasischen (dynamischen) Impulsfrequenzänderungen bei einem Temperatursprung lassen sich Kalt- und Warmfasern voneinander unterscheiden.

## 15.4.3  Adäquate und inadäquate Reizbedingungen

Die Entstehung einer Kalt- und Warmempfindung hängt vor allem von folgenden Reizparametern ab:

- von der **absoluten** Temperatur der Haut bzw. von der Temperatur der in ihr lokalisierten Thermorezeptoren
- von der Steilheit einer Temperatur**änderung**
- von der **Ausgangs**temperatur, von der aus eine Temperaturänderung erfolgt
- von der Größe der **Reizfläche**.

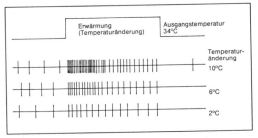

Abb. 15.2: Dynamisches Verhalten eines Kaltrezeptors bei Abkühlung bzw. Wiedererwärmung der Haut.

Daneben lassen sich die Thermorezeptoren auch durch eine Reihe inadäquater Reize erregen. So beantworten die kutanen Kaltrezeptoren eine Applikation von Menthol auf der Hautoberfläche mit der Aussendung einer erhöhten Impulsrate, was mit einer bewußten Kaltempfindung einhergeht. Die intravenöse Gabe von Calcium hingegen führt zu einer Warmempfindung, die durch eine inadäquate Reizung kutaner Warmrezeptoren ausgelöst wird. Auch die in der Mundhöhlenschleimhaut lokalisierten Warmrezeptoren lassen sich inadäquat reizen, nämlich durch die Gabe von Pfeffer und anderen Gewürzen.

## 15.4.4  Sonderformen der Temperaturempfindung, Schmerzschwelle

Erreicht die Hauttemperatur Werte über 45 °C respektive unter 5 °C, so treten Schmerzempfindungen auf, die in erster Linie durch die Miterregung **spezifisch thermosensibler Nozizeptoren** hervorgerufen werden.

# 15.5 Somatische und viscerale Schmerzrezeption (nozizeptive Systeme)

## 15.5.1 Schmerz-Topographie und Schmerz-Qualitäten

Unter Berücksichtigung topographischer sowie objektiv und subjektiv sinnesphysiologischer Gesichtspunkte läßt sich die Sinnesmodalität Schmerz in eine Reihe von Qualitäten unterteilen. So beinhaltet die Modalität Schmerz zunächst einmal die beiden Qualitäten **somatischer** und **visceraler Schmerz**. Ist der Entstehungsort des somatischen Schmerzes in der Haut, dann bezeichnet man ihn als **Oberflächenschmerz**, stammt er hingegen aus Muskeln, Gelenken, Knochen oder Bindegewebsstrukturen, so wird er als **Tiefenschmerz** bezeichnet. Oberflächen- und Tiefenschmerz können demnach als Subqualitäten des somatischen Schmerzes verstanden werden.

Der Oberflächenschmerz selbst umfaßt hinsichtlich seines Empfindungscharakters zwei unterschiedliche Komponenten. So ruft ein Nadelstich in die Haut einen Schmerz mit hellem Charakter hervor, der relativ genau lokalisiert werden kann und nach Beendigung der Reizeinwirkung rasch verstummt. An diesen **ersten Schmerz** schließt sich meistens – vor allem bei hohen Reizstärken – ein **zweiter Schmerz** an, der von eher dumpfem Charakter ist. Dieser Schmerz ist nur schwer zu lokalisieren und wirkt auch nach Aufhören des Reizes recht lange nach.

Tiefenschmerz und visceraler Schmerz sind gleichermaßen von dumpfem Charakter. Sie sind meistens schlecht zu orten und zeigen die Tendenz, in die Umgebung auszustrahlen. Nicht selten kommt es dabei zu vegetativen Reaktionen in Form von Übelkeit, Schweißausbrüchen und Blutdruckschwankungen. Auch affektive Begleitphänomene, wie beispielsweise starke Unlust- und Krankheitsgefühle, sind typisch für den Tiefenschmerz und den visceralen Schmerz. Der Oberflächenschmerz hingegen dient in erster Linie als Auslöser für Flucht- und Abwehrreflexe.

## 15.5.2 Schmerzreize, Schmerzintensität, Frage der Schmerzadaptation

Jeder äußere mechanische, chemische oder thermische Reiz ruft bei Überschreiten einer bestimmten Schwellenintensität eine Schmerzempfindung hervor. Das für alle Schmerzreize letztlich Charakteristische ist die Gewebsschädigung bzw. die Störung der Gewebshomöostase. Demnach läßt sich festhalten:

> ☞ Der adäquate Reiz der Nozizeption ist die Gewebs- respektive Stoffwechselnoxe.

Zahlreiche experimentelle Untersuchungen führten zu dem Ergebnis, daß die kutanen Nozizeptoren eine von den übrigen Hautrezeptoren unabhängige Gruppe darstellen. Weiterhin konnte gezeigt werden, daß sich die Nozirezeptoren hinsichtlich ihres adäquaten Reizes durch eine hohe Empfindlichkeit auszeichnen. So existieren in der Haut Rezeptoren, die ausschließlich für nozizeptive mechanische Reize, nicht jedoch für thermische oder chemische Schmerzreize empfindlich sind. Auch in extrakutanen Strukturen (Muskeln, Gelenken, Knochen usw.) fand man spezifisch mechanosensible und chemosensible Nozizeptoren.

> ☞ Man kann also mit einiger Sicherheit davon ausgehen, daß spezifisch mechanosensible, thermosensible und chemosensible Schmerzrezeptoren existieren.

Im folgenden sollten stichwortartig die wichtigsten Reizbedingungen für den Tiefenschmerz und visceralen Schmerz genannt werden:

- **Tiefenschmerz**
  - Quetschung einer Gliedmaße
  - Schlag gegen den Knochen
  - Druck auf die Muskulatur

- **Visceraler Schmerz**
  - Zerrung seröser Häute
  - Hohlorgan-Dehnung
  - Spastische Kontraktion der glatten Muskulatur mit Ischämie

Von einigen Forschern wurde der Versuch unternommen, die Intensität des dumpfen Oberflächenschmerzes beim Menschen quantitativ zu erfassen. Dabei ermittelte man zunächst die Schwelle zur Auslösung des dumpfen Oberflächenschmerzes durch einfache Druckreize an der Stirn. Als Schmerzschwelle ergab sich ein Wert von etwa 550 g/cm$^2$. Bei Steigerung der Reizintensität auf 6 600 g/cm$^2$ konnten von den Probanden bis zu 15 Unterschiedsstufen wahrgenommen werden. Hardey und Mitarbeiter entwickelten – ausgehend von diesen experimentellen Befunden – eine Schmerzstärkenskala, wobei jeweils zwei Unterschiedsstufen als ein **dol** definiert wurden. Die Skala für den dumpfen Oberflächenschmerz erstreckt sich demnach über einen Bereich von insgesamt 7,5 dol.

In der Folgezeit wurden dann auch Schmerzschwellenmessungen für thermische Reize durchgeführt. Wie bereits in einem der vorangegangenen Abschnitte dargestellt wurde, liegt die Schwelle zur Auslösung eines Hitzeschmerzes bei etwa 45 °C. Bei weiterer Erhöhung der Hauttemperatur ließen sich – bis zum Erreichen der maximalen Schmerzempfindung – durchschnittlich 21 Unterschiedsstufen ermitteln. Die Skala des Hitzeschmerzes umfaßt also ca. 10,5 dol.

Im Gegensatz zu den übrigen Sinnesempfindungen hängt das Schmerzerlebnis in weitem Umfang von der **subjektiven Einstellung** ab. So sind es nicht zuletzt die jeweiligen Begleitumstände, die eine entscheidende Rolle dabei spielen, ob eine Gewebsschädigung als schmerzhaft empfunden wird oder nicht. Man weiß, daß durch Angst Schmerzempfindungen in ihrer Intensität beträchtlich gesteigert werden können. Umgekehrt lassen sich durch Ablenkung, Hypnose oder Applikation von Plazebos Schmerzempfindungen nahezu vollständig unterdrücken. Entscheidend für das Ausmaß der Schmerzempfindung ist demnach neben der Stärke des peripheren nozizeptiven Reizes die Bedeutung, die der Schmerzreiz für das einzelne Individuum gewinnt.

☞ Ein besonderes Charakteristikum der Schmerzrezeptoren stellt das völlige Fehlen einer Adaptation auf einen konstanten Dauerreiz dar.

In der Sprache der Regeltechnik werden die Schmerzrezeptoren daher als Proportionalfühler ohne Differentialquotientenempfindlichkeit bezeichnet.

### 15.5.3 Oberflächenschmerz; Nozizeption und ihre Afferenzen

Durch systematische Reizversuche konnte gezeigt werden, daß die Hautoberfläche nicht überall, sondern nur an bestimmten Stellen für nozizeptive Reize empfindlich ist. Diese Stellen bezeichnet man als **Schmerzpunkte**. Letztere sind in erheblich höherer Zahl nachweisbar als Druckpunkte (9:1) und Kalt- oder Warmpunkte (10:1).

Zahlreiche experimentelle Befunde legen den Schluß nahe, daß die Schmerzrezeption über **freie Nervenendigungen** vermittelt wird. Dabei konnten – wie bereits ausgeführt – spezifisch mechanosensible, thermosensible und chemosensible Nozizeptoren nachgewiesen werden.

An der Versorgung der Rezeptoren des hellen Oberflächenschmerzes sind vor allem schnelle A-Delta-Fasern (Gruppe III-Fasern) beteiligt, während die Rezeptoren des dumpfen Oberflächenschmerzes in erster Linie von langsamen C-Fasern (Gruppe IV-Fasern) innerviert werden.

### 15.5.4. Zentrale Schmerzleitung und -verarbeitung

Im folgenden soll eine knappe Beschreibung der an der zentralen Schmerzleitung und -verarbeitung beteiligten afferenten Bahnsysteme und Kerngebiete gegeben werden.

Die afferenten Fasern der Schmerzrezeptoren
treten über die Hinterwurzeln ins Rückenmark
ein, um an den Neuronen der Substantia
gelatinosa und des Hinterhorns – teils direkt,
teils unter Zwischenschaltung von Interneuro-
nensystemen – synaptisch zu enden. Die axonalen Fortsätze dieser Nervenzellen kreuzen
dann zum größten Teil in der Commissura alba
zur Gegenseite und steigen im Vorderseitenstrang zum Thalamus auf.

Der Hauptteil der spinothalamischen Fasern
endet im Nucleus ventralis posterolateralis des
Thalamus. Dieser Kernkomplex besitzt eine
direkte Verbindung zum primär sensomotorischen Feld im Gyrus postcentralis. Diese tha-
lamo-kortikale Projektion spielt mit Sicherheit
die entscheidende Rolle bei der Entstehung
einer bewußten Schmerzempfindung.

Ein kleiner Teil der spinothalamischen Fasern
endet in thalamischen Kernen, deren Efferenzen nicht zum Cortex, sondern zum Pallidum
und anderen subkortikalen Kerngebieten verlaufen. Diese Verbindungen sind wahrscheinlich für die hohe Affektbezogenheit des
Schmerzgefühles sowie für die motorischen
Äußerungen bei Auftreten einer Schmerzempfindung verantwortlich.

## 15.5.5 Störungen der Schmerzempfindung

Unter dem Begriff der **Hyperalgesie** versteht
man eine allgemein erhöhte Schmerzempfind-
lichkeit. Eine speziell kutane Hyperalgesie
entwickelt sich zumeist auf dem Boden einer
Hautschädigung, wie sie durch Einwirkung
ultravioletter Strahlung oder anderer gewebe-
schädigender Umwelteinflüsse (extreme Kälte
bzw. Wärme, Röntgenstrahlen usw.) hervorgerufen werden kann.

Die Begriffe **Hypalgesie** und **Analgesie** beschreiben den Zustand einer herabgesetzten
bzw. völlig aufgehobenen Schmerzempfindlich-
keit. Derartige Störungen der Schmerzemp-
findlichkeit treten zumeist nur im Zusammenhang mit Beeinträchtigungen oder
Ausfällen anderer kutaner Sinnesmodalitäten
auf.

## 15.5.6 Besondere Schmerzformen

Wie auch der Schmerz läßt sich eine **Juckempfindung** durch mechanische oder chemische
Reize auslösen. Nach einer älteren Lehrmei-
nung ist sie eine besondere Variante der
Schmerzempfindung, der bestimmte pathologische Veränderungen in der Haut zugrunde
liegen. Diese Annahme wird dadurch gestützt,
daß viele der Juckreize mit zunehmender
Reizstärke in Schmerzempfindungen übergehen. Außerdem läßt sich durch eine Durchschneidung des Tractus spinothalamicus lateralis im Vorderseitenstrang jegliche Juckempfindung ausschalten. Des weiteren konnte
nachgewiesen werden, daß die Hautoberfläche
nur an gewissen Stellen für Juckreize empfindlich ist und daß diese Juckpunkte mit den
Schmerzpunkten identisch sind.

Heute neigt man jedoch eher dazu, Jucken als
eine besondere Qualität des Schmerzes zu
betrachten, die wahrscheinlich durch eigene
spezifische Rezeptoren vermittelt wird. Dafür
spricht, daß eine Juckempfindung ausschließlich von den oberflächlichen Schichten der
Epidermis induziert werden kann, wohingegen
eine Schmerzempfindung auch von tieferen
Schichten der Kutis auslösbar ist. Außerdem
lassen sich mit Hilfe einer spezifischen Reizme-
thode sämtliche Intensitätsstufen einer Juckempfindung ohne Schmerz hervorrufen und
umgekehrt.

Man kann mit einiger Sicherheit davon ausgehen, daß die Entstehung einer Juckempfindung
mit der Freisetzung einer chemischen Substanz,
eventuell des Histamins, in Zusammenhang
steht. So führt eine intradermale Applikation
von Histamin zu heftigem Jucken, und bei
Schädigungen der Haut, die von Jucken begleitet sind, wird in den kutanen Gewebsschichten
vermehrt Histamin freigesetzt.

Die Entstehung eines **projizierten Schmerzes**
soll anhand des sogenannten Bandscheibensyn-
droms erklärt werden. Hierbei kommt es durch
eine dislozierte Bandscheibe zur Kompression
eines Spinalnerven im Bereich der Hinterwurzel. Die innerhalb des Spinalnerven verlaufenden nozizeptiven Fasern werden dadurch inadäquat gereizt. Die nach zentral fortgeleiteten

Impulse führen zu einer Schmerzempfindung, die in das Innervationsgebiet der gereizten Fasern projiziert wird. Bei einem projizierten Schmerz handelt es sich also um einen peripher empfundenen Schmerz, der durch die Einwirkung einer Noxe im Verlauf des afferenten Schmerzleitungswegs ausgelöst wird.

Von **übertragenem Schmerz** spricht man dann, wenn nach nozizeptiver Reizung innerer Organe der Schmerz nicht nur am Ort der Reizeinwirkung, sondern auch im Bereich der Hautoberfläche empfunden wird. Die Schmerzübertragung erstreckt sich immer auf die peripheren Körperteile, deren Innervation vom gleichen Rückenmarksegment übernommen wird, welches das innere Organ sensibel versorgt. Bezo-

gen auf die Hautoberfläche erfolgt also die Übertragung in das dem jeweiligen Rückenmarksegment zugeordnete Dermatom (**Head-Zone**).

Die Entstehung eines übertragenen Schmerzes läßt sich vermutlich darauf zurückführen, daß nozizeptive Fasern aus der Haut und den Eingeweiden teilweise an denselben Strangzellen des Tractus spinothalamicus lateralis enden. Die Aktivierung dieser Neurone durch viscerale nozizeptive Fasern wird von den an der Schmerzverarbeitung beteiligten höheren zentralnervösen Strukturen als Schmerz der Peripherie gedeutet, da in der überwiegenden Zahl der Fälle diese Strangzellen von den peripheren nozizeptiven Fasern erregt werden.

# 16.  Sehen

## 16.1 Abbildender Apparat des Auges

### 16.1.1 Geometrische Optik, Aufbau des abbildendes Apparats

Das menschliche Auge ist ein aus mehreren brechenden Medien und sphärischen Grenzflächen bestehendes optisches System, welches mit einem nicht genau zentrierten zusammengesetzten Linsensystem vergleichbar ist. Das Auge erfüllt die Funktion, eine optische Abbildung der Umwelt auf der Netzhaut zu entwerfen.

Der hierzu erforderliche **dioptrische Apparat** setzt sich zusammen aus der transparenten **Cornea** (Hornhaut), der mit Kammerwasser angefüllten **vorderen und hinteren** Augenkammer, der die Pupille umrandenden **Iris**, der in einer Kapsel gelegenen **Linse** sowie aus dem **Glaskörper**, der einen Großteil des Volumens des Augapfels einnimmt.

Bei der Konstruktion einer Abbildung durch ein kompliziertes (zusammengesetztes) optisches System geht man so vor, daß man das System auf zwei – unendlich dünn gedacht – Linsen reduziert. Ein derartiges System, wie es in Abb. 16.1 gezeigt ist, zeichnet sich durch zwei **Hauptebenen**, zwei **Knotenpunkte** sowie durch zwei **Brennpunkte** aus. Hauptebenen, Brenn- und Knotenpunkte bilden zusammen die **Kardinalelemente** des optischen Systems. Die für ein solches System geltenden Abbildungsvorschriften können der Abb. 16.1 entnommen werden:

Ein parallel zur optischen Achse einfallender Lichtstrahl wird zwischen den beiden Hauptebenen $H_1$ und $H_2$ unverändert fortgesetzt, um dann ausgehend von der zweiten Hauptebene durch den zugehörigen Brennpunkt $F_2$ verlängert zu werden. Ein Lichtstrahl, der die optische Achse im Knotenpunkt $K_1$ schneidet, wird

entlang der optischen Achse zum Knotenpunkt $K_2$ hin verschoben und von dort parallel zur Richtung des Einfallsstrahls fortgesetzt. Ein Lichtstrahl, der die optische Achse im Brennpunkt $F_1$ schneidet und auf die Hauptebene $H_2$ trifft, läuft von der Hauptebene $H_2$ aus weiter parallel zur optischen Achse. Mit Hilfe der drei eben erwähnten Hauptstrahlen ist eine Bildkonstruktion in ähnlicher Weise wie für den Fall einer einfachen dünnen Linse möglich.

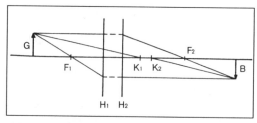

Abb. 16.1: Schematische Darstellung eines zusammengesetzten optischen Systems.
$H_{1,2}$:  Hauptebenen
$K_{1,2}$:  Knotenpunkte
$F_{1,2}$: Brennpunkte

### 16.1.2 Brechende Medien des Auges, Akkomodation

Parallel zur optischen Achse verlaufende Lichtstrahlen, welche auf eine sphärisch gekrümmte Fläche treffen, die zwei durchsichtige Medien von unterschiedlichen Brechungsindizes trennt, werden in den Brennpunkten $F_1$ respektive $F_2$ vereinigt. Die Brechkraft D dieses einfachen optischen Systems ist abhängig von dem Krümmungsradius der Trennfläche sowie von den Brechungsindizes ($n_1$ und $n_2$) der beiden Medien.

Ins Auge einfallende Lichtstrahlen unterliegen einer Brechung:
- beim Übergang Luft – Cornea
- beim Übergang Cornea – Kammerwasser der vorderen Augenkammer
- beim Übergang Kammerwasser der vorderen Augenkammer – Linse
- beim Übergang Linse – Glaskörper.

*Die* **Brechkraft D** *eines optischen Systems errechnet sich aus dem Kehrwert seiner vorderen Brennweite (ausgedrückt in Meter). Als Maßeinheit dient die Dioptrie [dpt].*

In Abb. 16.1 entspricht die Strecke $F_1H_1$ der vorderen Brennweite des Systems, die Brechkraft D ergibt sich demnach wie folgt:

$$D \, [\text{dpt}] = \frac{1}{F_1 H_1} \, [m^{-1}]$$

Bei einer vorderen Brennweite des Auges von 17 mm (0,017 m) im Zustand der Fernakkomodation errechnet sich eine Gesamtbrechkraft von 58,8 dpt.

Die Anpassung der Brechkraft des dioptrischen Apparats des Auges an unterschiedlich weit entfernt liegende Fixationspunkte erfolgt in erster Linie durch Variation des Krümmungsradius der vorderen Linsenfläche. Der Krümmungszustand der Linse hängt einerseits von der Elastizität der sie bildenden Strukturen und andererseits von der Größe der auf die Linsenkapsel wirkenden Zugkräfte ab. So greifen passiv elastische Kräfte der Choroidea und der Sklera unter Vermittlung spezieller Fasern, der sogenannten **Zonulafasern,** an der Linsenkapsel an. Unter dem Einfluß dieser Kräfte wird die Linse gedehnt und damit abgeplattet. Die Größe der passiv elastischen Kräfte wird bestimmt vom Kontraktionszustand des Ziliarmuskels, der die Linse kreisförmig umgibt. Dieser Muskel besteht aus glatten Muskelfasern, die sowohl radiär als auch zirkulär und meridional angeordnet sind. Die Innervation des **Ziliarmuskels** wird nahezu ausschließlich von postganglionären parasympathischen Fasern übernommen.

☞ Eine verstärkte **Kontraktion des Ziliarmuskels** führt zu einer **Abnahme** der von den Zonulafasern auf die Linsenkapsel übertragenen **elastischen Kräfte.** Daraus resultiert eine Entspannung der Linsenkapsel, wodurch der Linse die Möglichkeit gegeben wird, eine eher kugelförmige Gestalt anzunehmen. Dabei nimmt vor allem die Krümmung der Linsenvorderfläche zu, was mit einem Anstieg der Brechkraft einhergeht (**Nahakkomodation**).

Umgekehrt kommt es bei einer Erschlaffung des Ziliarmuskels im Zuge der damit verbundenen Steigerung der auf die Linsenkapsel wirkenden elastischen Kräfte zu einer Abflachung der Linse, wobei diese ihre minimale Brechkraft erreicht (**Fernakkomodation**). Gegenstände, die sich in "unendlicher Entfernung" (über 6 m) vom Auge eines Normalsichtigen befinden, werden dann scharf auf die Netzhaut abgebildet.

*Unter* **Akkommodationsbreite** *versteht man – ausgedrückt in dpt – die Differenz zwischen der Brechkraft des völlig fernakkomodierten Auges und des maximal nahakkomodierten Auges.*

Beim jugendlichen Erwachsenen kann die Akkomodationsbreite höchstens 14 dpt betragen. Mit anderen Worten: Gegenstände, die in einer Entfernung von 1/14 m = 0,07 m = 7 cm vor dem Auge eines normalsichtigen Jugendlichen liegen, werden auf dessen Netzhaut noch scharf abgebildet. Mit zunehmendem Alter verliert die Linse aufgrund struktureller Veränderungen immer mehr an Elastizität, was mit einer entsprechenden Abnahme der Akkomodationsfähigkeit respektive der Akkommodationsbreite verbunden ist. So rückt im Alter der Nahpunkt immer weiter vom Auge weg (**Presbyopie**); mit 50 Jahren beträgt die Nahpunktweite in der Regel einen Meter. Die Presbyopie läßt sich relativ einfach durch das Tragen einer "Lesebrille" (Plusgläser) korrigieren.

Anhand der folgenden Beispiele sollen die bisher gemachten theoretischen Ausführungen illustriert werden:

Der Fernpunkt eines Auges liege bei 2 m, der Nahpunkt bei 20 cm. Errechnet werden soll die Akkommodationsbreite dieses Auges.

$$D_F = \frac{1}{2} \, m^{-1} = 0,5 \, dpt$$

$$D_N = \frac{1}{0,2} \, m^{-1} = 5 \, dpt$$

Die Akkommodationsbreite errechnet sich als Differenz von $D_N$ und $D_F$ mit einem Wert von 4,5 dpt.

Bestimmt werden soll der Nahpunkt eines emmetropen (normalsichtigen) Auges mit einer Akkommodationsbreite von 2 dpt.

$$N = \frac{1}{2} \, dpt^{-1} = 0,5 \, m = 50 \, cm$$

### 16.1.3  Refraktionsanomalien

Im folgenden werden stichwortartig die unterschiedlichen Möglichkeiten einer Störung der geometrischen optischen Abbildung durch den dioptrischen Apparat des Auges dargestellt. Das gemeinsame Charakteristikum all dieser Abbildungsfehler, die unter dem Begriff der **Refraktionsanomalien** subsumiert werden, besteht darin, daß die Gesamtbrechkraft des dioptrischen Apparates und die Länge des Augapfels nicht mehr – wie beim **emmetropen** (normalsichtigen) Auge – funktionell aufeinander abgestimmt sind.

- **Myopie** (Kurzsichtigkeit)
  Im vorangegangenen Abschnitt wurde die Gesamtbrechkraft des dioptrischen Apparats des normalsichtigen Auges mit 58,8 dpt angegeben. Diese Brechkraft ermöglicht eine scharfe Abbildung "unendlich weit" entfernter Gegenstände auf der Netzhaut, wenn Hornhautscheitel und die Fovea centralis der Netzhaut einen Abstand von 24,4 mm voneinander haben. Bei einer Vergrößerung des Sagittaldurchmessers des Augapfels können "unendlich weit" entfernte Gegenstände nicht mehr scharf gesehen werden, da die einfallenden Lichtstrahlen bereits vor der Fovea centralis vereinigt werden. Die Bildebene liegt also vor der Netzhaut (Kurzsichtigkeit, Myopie).
  Eine Myopie läßt sich dadurch korrigieren, daß man die Brechkraft des Auges herabsetzt. Dies wird erreicht, indem der Kurzsich-

tige eine Brille mit zerstreuenden Linsen (-dpt) trägt

- **Hyperopie** (Weitsichtigkeit)
  Bei der Hyperopie ist die Länge des Augapfels in Relation zur Brechkraft des dioptrischen Apparats zu kurz. Lichtstrahlen von "unendlich weit" entfernten Gegenständen werden daher – bei fernakkommodierter Linse – erst hinter der Netzhaut vereinigt. Nur durch eine zusätzliche Nahakkommodation gelingt es dem Weitsichtigen, Gegenstände im Unendlichen auf der Netzhaut scharf abzubilden. Die normale Akkommodationsbreite reicht jedoch nicht aus, um auch in der Nähe befindliche Gegenstände scharf abzubilden. Die Korrektur einer Hyperopie besteht demnach darin, die Gesamtbrechkraft des dioptrischen Apparats des Auges zu erhöhen. Dazu trägt der Weitsichtige eine Brille mit Sammellinse (+dpt).
  Patienten mit unkorrigierter Hyperopie neigen zum Schielen

- **Astigmatismus**
  Die Oberfläche der Hornhaut ist nicht exakt kugelförmig; vielmehr ist sie in Richtung der Körperlängsachse, also in der Vertikalen, stärker gekrümmt als in der horizontalen Richtung. Auf diese Weise kommt eine richtungsabhängige Brechkraftdifferenz zustande (Astigmatismus). Brechkraftunterschiede von bis zu 0,5 dpt werden als physiologische Astigmatismen bezeichnet. Höhergradige Astigmatismen müssen als pathologisch betrachtet werden und bedürfen einer Korrektur. Die Patienten erhalten dazu Brillen mit zylinderförmig geschliffenen Gläsern, die den bestehenden Brechkraftunterschied ausgleichen.

Anmerkung: Die **Presbyopie** (Alterssichtigkeit) fällt nicht unter den Begriff der Refraktionsanomalien.

### 16.1.4  Pupille, Lider, Tränenflüssigkeit

Die über dem lateralen Augenwinkel lokalisierte Tränendrüse produziert kontinuierlich ein Sekret, das hinsichtlich seiner Zusammensetzung einem Ultrafiltrat des Blutplasmas gleicht. Die ständig erfolgenden Lidbewegungen garantieren eine gleichmäßige Benetzung von Conjunctiva und Hornhaut. Ein Teil der Tränenflüssigkeit unterliegt dem Verdunstungsprozeß, der Rest gelangt über die an der Innenfläche beider Lider gelegenen Puncta lacrimalia in den Tränensack (Saccus lacrimalis) und von dort entlang dem Ductus nasolacrimalis in die Nasenhöhle.

Die Tränenflüssigkeit des Menschen erfüllt eine Vielzahl von Funktionen:
- Schutz der Cornea und Conjunctiva vor Austrocknung
- Verbesserung der Lidbewegungen (Funktion der Tränenflüssigkeit als "Gleitmittel"),
- Erhaltung der optischen Eigenschaften der Corneaoberfläche
- Funktion einer Reinigungsflüssigkeit im Zuge einer gesteigerten Sekretion nach Auftreffen eines Fremdkörpers auf der Conjunctivaoberfläche
- Schutz des Auges vor Infektion durch die in der Tränenflüssigkeit enthaltenen Enzyme und Antikörper
- vermehrte Tränensekretion als Begleitreaktion eines affektiven Zustands.

Die Pupillenweite ist keine konstante Größe. Sie schwankt vielmehr zwischen einem maximalen Durchmesser von etwa 8 mm (**Mydriasis**) und einem minimalen von ungefähr 2 mm (**Miosis**). Über eine Änderung der Pupillenweite läßt sich das Ausmaß des Lichteinfalls in gewissem Umfang steuern. Dabei sind die Pupillen um so weiter gestellt, je niedriger die Umweltleuchtdichte ist.

Bittet man eine Versuchsperson, die einem Tageslicht von mittlerer Intensität ausgesetzt ist, die Augen zu schließen und sie nach etwa 20 Sekunden wieder zu öffnen, so kann man beobachten, wie sich die Pupillen nach Öffnen der Augen verengen. Dieser als **Lichtreaktion** bezeichnete Pupillenreflex läßt sich durch die gesonderte Belichtung eines Auges allein weiter untersuchen. So kommt es bei der Belichtung eines Auges – nach einem kurzen freien Intervall von ca. 0,5 Sekunden – zu einer Pupillenverengung nicht nur am belichteten Auge (**direkte Lichtreaktion**), sondern auch am unbelichteten (**konsensuelle Lichtreaktion**).

Die Lichtreaktion entspricht hinsichtlich ihrer neuronalen Organisation einem negativ rückgekoppelten Regelkreis, der dafür sorgt, daß bei hoher Umweltleuchtdichte die auf die Netzhaut fallende Lichtmenge im Zuge einer Pupillenverengung herabgesetzt wird, während bei niedriger Umweltleuchtdichte durch eine Weiterstellung der Pupille die in das Auge einfallende Lichtmenge erhöht wird.

Die menschliche Pupillenweite zeigt außerdem eine deutliche Abhängigkeit von der Entfernung des jeweiligen Fixationspunktes. Betrachtet ein Proband zunächst ein weit entfernt liegendes Objekt und danach einen in geringer Distanz vor dem Auge befindlichen Gegenstand, so verengen sich die Pupillen. Da eine derartige Nahakkommodation mit einer Konvergenz der Sehachsen beider Augen einhergeht, wird diese Pupillenverengung als **Konvergenzreaktion** bezeichnet. Der Brechkraftanstieg der Linse, die Konvergenz der Sehachsen beider Augen sowie die Pupillenverengung laufen synchron nebeneinander ab. Dabei sorgt die mit der Nahakkommodation verbundene Engerstellung der Pupillen für einen Anstieg der Tiefenschärfe.

Die Weite der Pupille wird über zwei in der Iris befindliche glatte Muskelsysteme reguliert. Die Kontraktion des zirkulär angeordneten Muskelfasersystems, das auch als **M. sphincter pupillae** bezeichnet wird, führt zu einer Pupillenverengung, während die Kontraktion des radial angeordneten Muskelfasergeflechts, das in seiner Gesamtheit den **M. dilatator pupillae** bildet, eine Weiterstellung der Pupille bewirkt.

### Innervation des M. sphincter pupillae
Die Innervation des M. sphincter pupillae wird von parasympathischen Nervenfasern übernommen, die aus dem hinter dem Auge gelegenen **Ganglion ciliare** entspringen. Die präganglionären Fasern werden von den axonalen Fortsätzen bestimmter pupillomotorischer Neurone des **Edinger-Westphal-Kerns** gebildet, der den vegetativen Anteil des Okulomotoriuskerns darstellt. Das Erregungsniveau der pupillomotorischen Neurone des Edinger-Westphal-Kerns hängt vom jeweiligen Impulsstrom aus den übergeordneten – vorwiegend in der prätectalen Region lokalisierten –

Kernkomplexen ab. Letztere beziehen ihren afferenten Zustrom in erster Linie aus der Ganglienzellschicht der Retina und aus dem visuellen Cortex.

### Innervation des M. dilatator pupillae

Die Innervation des M. dilatator pupillae erfolgt durch sympathische Nervenfasern, die von Nervenzellen des Ganglion stellatum stammen. Die zugehörigen präganglionären Neurone sind im sogenannten ciliospinalen Zentrum des Rückenmarks lokalisiert, das sich zwischen dem 8. Zervikalsegment und dem 1. bzw. 2. Thorakalsegment erstreckt. Der Erregungszustand des ciliospinalen Zentrums wird durch **vegetative Kerngruppen** des Hirnstamms respektive des Hypothalamus kontrolliert.

## 16.1.5 Kammerwasser

Die Höhe des Augeninnendrucks hängt weitgehend vom Volumen des ständig produzierten und abfließenden Kammerwassers ab. Das Kammerwasser, das von den Epithelzellen des Ziliarkörpers in die hintere Augenkammer abgesondert wird, entspricht in seiner Zusammensetzung etwa einem Ultrafiltrat des Blutplasmas.

Das Kammerwasser strömt aus der hinteren Augenkammer in die vordere. Von dort aus fließt es über das bindegewebige Maschenwerk im Kammerwinkel in den Schlemmschen Kanal, der Anschluß an den venösen Schenkel des Gefäßsystems gewinnt.

Eine Konstanz des Augeninnendrucks ist dann gewährleistet, wenn das Volumen des pro Zeiteinheit sezernierten Kammerwassers dem im gleichen Zeitraum über den Schlemmschen Kanal abfließenden Kammerwasservolumens entspricht. Zu einer Erhöhung des Augeninnendrucks kommt es zumeist durch eine Verengung bzw. Verlegung des Schlemmschen Kanals bei weiterhin normaler Kammerwasserproduktion. Eine verstärkte Sekretion von Kammerwasser bei normalen Abflußbedingungen ist dagegen selten die Ursache für einen Anstieg des Augeninnendrucks. Ein pathologisch erhöhter Augeninnendruck wird als **Glaukom** bezeichnet.

# 16.2 Retina

## 16.2.1 Aufbau der Retina, Rezeptoren, Ganglienzellen und ihre Verbindungen

Die menschliche Retina besteht aus zwei Blättern: aus dem äußeren **Stratum pigmenti** und aus dem inneren **Stratum cerebrale**. Die beiden Blätter sind nur im Bereich der Pupille und der Ora serrata fest miteinander verbunden.

Das Stratum cerebrale setzt sich aus drei Zellagen zusammen. Unmittelbar an das Pigmentepithel grenzt das Stratum neuroepitheliale, die Schicht der Photorezeptoren. Daran schließt sich das Stratum ganglionare retinae an, eine Lage bipolarer Nervenzellen. Schließlich folgt das Stratum ganglionare optici, eine Schicht großer Nervenzellen, deren axonale Fortsätze sich zum Nervus opticus vereinen.

Zwischen den beschriebenen Zellschichten sind Nervenzellen ausgebildet, die als Horizontalzellen und amakrine Zellen bezeichnet werden. Diese Neurone erfüllen in erster Linie assoziative Aufgaben.

Die Photorezeptoren selbst sind keine homogene Population von Sinneszellen; vielmehr lassen sich unter Berücksichtigung morphologischer und funktioneller Kriterien zwei unterschiedliche Typen von Photorezeptoren einander gegenüberstellen:
die **Stäbchen** und die **Zapfen**.

Besonders hervorgehoben sei in diesem Zusammenhang noch einmal die Tatsache, daß sich in der menschlichen Retina die Photorezeptoren auf der dem Lichteinfall abgewandten Seite befinden.

Nähere Einzelheiten hinsichtlich der am Aufbau der menschlichen Retina beteiligten neuronalen Elemente und deren Verbindungen untereinander sind den Lehrbüchern der Anatomie zu entnehmen.

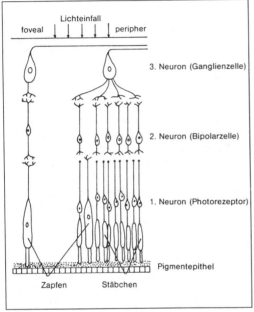

Abb. 16.2: Aufbau der menschlichen Netzhaut im Schema

## 16.2.2 Augenspiegel

Ins Auge einfallende Lichtstrahlen werden von der Netzhaut teilweise reflektiert. Diese Tatsache macht man sich beim Augenspiegeln zunutze.

Beim **Augenspiegel im aufrechten Bild** akkommodieren sowohl Arzt als auch Patient auf unendlich; etwaige Refraktionsanomalien am Auge des Arztes oder des Patienten müssen durch Vorsatz entsprechender Linsen korrigiert werden. Beim Augenspiegeln im aufrechten Bild wird der Augenhintergrund des Patienten etwa 15fach vergrößert im Auge des

Arztes abgebildet, da der dioptrische Apparat – vergleichbar einem Linsensystem – als vergrößernde optische Einrichtung wirkt. Eine schematische Darstellung des Strahlengangs bei dieser Form des Augenspiegelns gibt die Abb. 16.3 wieder.

Beim **Augenspiegeln im umgekehrten Bild** entsteht mit Hilfe einer Sammellinse (Brechkraft etwa 16 dpt) vor dem Auge des Patienten ein umgekehrtes reelles Bild seines Augenhintergrunds. Der Arzt, der in einem Abstand von ca. einem Meter dem Patienten gegenübersitzt, akkommodiert auf dieses Bild. Beim Augenspiegeln im umgekehrten Bild wird der Augenhintergrund nur ca. 4fach vergrößert. Der Vorteil dieser Methode gegenüber dem Augenspiegeln im aufrechten Bild liegt darin, daß der Arzt ein größeres Areal der Netzhaut auf einmal überschauen kann. Außerdem lassen sich auf diese Weise die peripheren Anteile der Netzhaut leichter darstellen. Die Abb. 16.3 zeigt den vereinfachten Strahlengang beim Augenspiegeln im umgekehrten Bild.

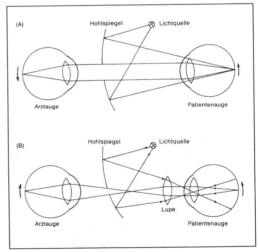

Abb. 16.3: Strahlengang beim Spiegeln im aufrechten Bild (A) und umgekehrten Bild (B)

Der Einsatz des Augenspiegels im Rahmen der ophthalmologischen Diagnostik wird zwecklos, wenn eine fortgeschrittene Linsentrübung (grauer Star: **Katarakt**) vorliegt.

## 16.2.3 Sehfarbstoffe

Das Stratum neuroepitheliale der menschlichen Retina enthält etwa 120 Millionen Stäbchen und 6 Millionen Zapfen. Im Bereich der **Fovea centralis** kommen nur Zapfen vor, während die peripheren Anteile der Netzhaut nahezu ausschließlich von Stäbchen besetzt sind. In der Übergangszone sind beide Rezeptoren gemischt vertreten. Stäbchen und Zapfen unterscheiden sich in ihrem Aufbau nur geringfügig. Das Außenglied eines jeden Photorezeptors enthält ca. 1 000 Membranscheibchen (Stäbchen) respektive Membraneinstülpungen (Zapfen). Ein axonartiger Fortsatz des Außenglieds stellt die Verbindung mit dem übrigen Zellkörper her, in dem auch der Zellkern lokalisiert ist.

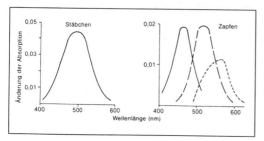

Abb. 16.4:  Ergebnisse mikrospektrophotometrischer Untersuchungen an Stäbchen und Zapfen der menschlichen Netzhaut

In die Membranscheibchen der Außenglieder sind in regelmäßiger Anordnung die Sehfarbstoffmoleküle eingelassen. Mit Hilfe der Mikrospektrophotometrie konnten die spektralen Absorptionskurven von Stäbchen und Zapfen ermittelt werden. Dieses recht komplizierte Verfahren läuft – wie schon im Namen Mikrospektrophotometrie zum Ausdruck kommt – unter mikroskopischer Kontrolle ab. Man schickt einen fein gebündelten Lichtstrahl durch die Außenglieder der Photorezeptoren einer operativ entfernten Retina. Mittels hochempfindlicher Photozellen ermittelt man die Differenz zwischen der einfallenden und ausfallenden Lichtmenge. Die wichtigsten Ergebnisse derartiger Untersuchungen werden im folgenden stichwortartig genannt:

- Die Sehfarbstoffe der Stäbchen und Zapfen zeichnen sich durch unterschiedliche spektrale Absorptionskurven aus
- Es existieren in der menschlichen Retina drei verschiedene Zapfenarten mit einem jeweils unterschiedlichen Sehfarbstoff
- Die spektrale Absorptionskurve der Stäbchen ist identisch mit der des Sehfarbstoffs Rhodopsin.

## 16.2.4 Rezeptorpotentiale

Bei völliger Dunkelheit herrscht an den Photorezeptoren der menschlichen Retina ein Ruhemembranpotential von -20 bis -40 mV. Eine adäquate Reizung, das heißt, eine Belichtung, beantworten die Photorezeptoren mit einer **Hyperpolarisation** des Ruhemembranpotentials. Die Amplitude dieses **sekundären Rezeptorpotentials** (Late receptor potential, LRP) nimmt mit steigender Intensität des applizierten Lichtreizes zu. Der von der Rezeptorzelle erfaßbare Intensitätsbereich erstreckt sich über etwa $2-3^{10}$ log-Einheiten oberhalb der vom jeweiligen Adaptationszustand abhängigen Absolutschwelle $1_0$.

Das sekundäre Rezeptorpotential bildet sich im Zuge einer Änderung des Leitwerts der Rezeptorzellmembran aus, und zwar kommt es bei einer Belichtung der Retina an den Photorezeptoren zu einer Abnahme des Membranleitwerts für $Na^+$-Ionen. Die Membranleitwertänderung führt also letztlich zu einem relativen Anstieg des $K^+$-Ionenauswärtsstroms. Mit anderen Worten: Die Änderung des Leitwerts der Rezeptorzellmembran ist mit einem Verlust der Rezeptorzelle an positiven Ladungsträgern ($K^+$-Ionen) verbunden, woraus die Verschiebung des Ruhemembranpotentials in hyperpolarisierender Richtung resultiert.

☞ Im Gegensatz zu den bisher untersuchten Sinneszellen reagieren die Photorezeptoren auf eine adäquate Reizung nicht mit einer Depolarisation des Ruhemembranpotentials, sondern mit einer **Hyperpolarisation.**

An den Photorezeptoren läßt sich unmittelbar im Anschluß an eine Belichtung (Latenzzeit etwa 1 ms) eine Membranpotentialschwankung, das sogenannte **primäre Rezeptorpotential (early receptor potential, ERP)**, registrieren. Die Amplitude des ERP steigt, wie die des LRP, mit zunehmender Intensität des Lichtreizes über 2-3$^{10}$ log-Einheiten an. Wie experimentelle Untersuchungen wahrscheinlich machen, beruht die Entstehung des ERP nicht auf transmembranösen Ionenströmen. Man vermutet vielmehr, daß es nach einer Belichtung der Retina durch den mehrstufigen Zerfall der Sehfarbstoffmoleküle in den Membranscheiben der Außenglieder zu Ladungsverschiebungen kommt, die zur Ausbildung des ERPs führen. Die funktionellen Zusammenhänge zwischen ERP und LRP sind bislang noch nicht geklärt.

## 16.2.5 Rezeptives Feld, retinale Neurone

Die Signale der Photorezeptoren werden über synaptische Schaltstellen an die Bipolarzellen und Horizontalzellen weitergegeben, wo sie einer integrativen Verarbeitung unterliegen. Die afferenten Impulse der Bipolarzellen erreichen die dendritischen Fortsätze der Ganglienzellen entweder direkt oder über die amakrinen Zellen. Eine Ganglienzelle steht zumeist mit mehreren Bipolarzellen in Verbindung. Diese **Signalkonvergenz** ist um so stärker ausgebildet, je peripherer eine Ganglienzelle in der Netzhaut lokalisiert ist. Das Ausmaß der Signalkonvergenz ist dabei abhängig von der Größe der dendritischen Fortsätze der Ganglienzellen sowie von der Expansion der lateralen Fortsätze der Horizontalzellen und amakrinen Zellen.

Amakrine Zellen und Horizontalzellen stehen vorwiegend im Dienste der Vermittlung lateral inhibitorischer Impulse.

Ein Photorezeptor steht in der Regel mit mehreren Bipolarzellen in Kontakt. Da letztere wiederum zumeist mit mehreren Ganglienzellen verbunden sind, existiert im Neuronenverband der Netzhaut auch eine beträchtliche **Signaldivergenz**. Stellt man jedoch die Zahl von annähernd 126 Millionen Photorezeptoren der Zahl von etwa einer Million Ganglienzellen

gegenüber, so gelangt man zu dem Schluß, daß in der menschlichen Retina das Prinzip der Signalkonvergenz eindeutig dominiert.

Durch Applikation unbunter Lichtreize lassen sich in der menschlichen Netzhaut zwei Gruppen von Ganglienzellen voneinander abgrenzen, deren rezeptive Felder (RF) sich jeweils durch eine antagonistische Organisationsform auszeichnen:

Die sogenannten **on-Zentrum-Neurone** beantworten eine Belichtung ihres RF-Zentrums mit einer Depolarisation, was mit einem Anstieg der Impulsfrequenz einhergeht. Die Belichtung der RF-Peripherie hingegen führt – wie auch eine Verdunklung im RF-Zentrum – zu einer Verschiebung des Membranpotentials in hyperpolarisierender Richtung, woraus eine Abnahme des neuronalen Aktivitätsniveaus resultiert. Werden RF-Zentrum und RF-Peripherie gleichzeitig belichtet, so überwiegt der erregende Einfluß aus dem RF-Zentrum. Die Aktivierung des on-Zentrum-Neurons ist dabei jedoch deutlich geringer als bei ausschließlicher Belichtung des RF-Zentrums, da den erregenden Signalen aus dem RF-Zentrum die inhibitorisch wirksamen Signale aus der RF-Peripherie überlagert sind.

Die rezeptiven Felder der sogenannten **off-Zentrum-Neurone** zeigen gegenüber denen der on-Zentrum-Neurone eine gerade umgekehrte Organisation. So werden die off-Zentrum-Neurone durch eine Abnahme der Beleuchtungsstärke im RF-Zentrum respektive durch einen Anstieg der Beleuchtungsstärke in der RF-Peripherie erregt.

Im weiteren soll ein Beispiel angeführt werden für eine Korrelation zwischen einer sich im subjektiven Erleben manifestierenden optischen Wahrnehmung und der Aktivierung bestimmter Neuronengruppen im visuellen System. Dabei geht man von folgender Abbildungsvorschrift aus: Eine Aktivierung der on-Zentrum-Neurone signalisiert den übergeordneten Zentren des visuellen Systems "heller" für den Bereich ihres RF-Zentrums, während eine Aktivierung der off-Zentrum-Neurone von den übergeordneten Zentren als "dunkler" für den Bereich ihres RF-Zentrums interpretiert wird. Dabei besteht eine positive Korrelation zwischen der mittleren neuronalen Erregungsfrequenz und der Intensität der Hell- respektive Dunkelempfindung.

Nun zum **visuellen Simultankontrast**: Eine graugetönte Fläche auf weißem Untergrund erscheint dunkler als auf schwarzem Unter- grund. Im Verlauf der Hell-Dunkel-Grenze wirkt das helle Areal ein wenig heller, das dunkle Areal ein wenig dunkler als die sich jeweils anschließenden peripheren Anteile (Mach-Bande). Unter Berücksichtigung der Organisationsprinzipien, denen die rezeptiven Felder retinaler Ganglienzellen gehorchen, läßt sich der visuelle Simultankontrast deuten: Das Ausmaß der Erregung retinaler Ganglien- zellen durch einen Hell-Dunkel-Kontrast wird in erster Linie durch die Lage der Hell-Dun- kel-Grenze innerhalb des rezeptiven Feldes bestimmt. Eine maximale Erregung bzw. Hem- mung tritt auf, sobald die Hell-Dunkel-Grenze entlang der Trennlinie zwischen RF-Zentrum und RF-Peripherie verläuft. Die on-Zentrum- Neurone entladen dementsprechend mit maxi- maler Impulsfrequenz, wenn sich ihr RF-Zentrum jenseits der Hell-Dunkel-Grenze im helleren Feld befindet. Die off-Zentrum- Neurone werden dagegen am stärksten erregt, wenn ihr RF-Zentrum jenseits der Hell-Dun- kel-Grenze im dunkleren Feld liegt. Die Im- pulsaktivität sämtlicher on- und off-Zen- trum-Neurone in der Zone einer Hell-Dunkel- Kontur spiegelt in ihrem räumlichen Muster recht genau den subjektiv wahrgenommenen Simultankontrast wieder.

Die Fähigkeit der Kontrastwahrnehmung und die Sehschärfe werden mit abnehmender **Um- weltleuchtdichte** geringer. Die Abhängigkeit dieser Größen von der jeweiligen Umwelt- leuchtdichte ist auf eine funktionelle Umorga- nisation der rezeptiven Felder retinaler Gang- lienzellen zurückzuführen: Ein Anstieg der mittleren Umweltleuchtdichte führt zu einer verstärkten lateralen Umfeldhemmung; da- durch nimmt die Größe der RF-Zentren ab. Bei sehr geringen Umweltleuchtdichten, das heißt, beim skotopischen Sehen, sind RF-Zen- trum und RF-Peripherie absolut identisch or- ganisiert. Der unter photopischen Adaptations- bedingungen bestehende Antagonismus ist völ- lig aufgehoben.

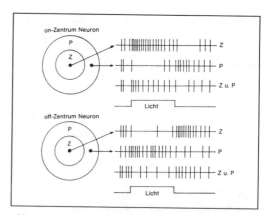

Abb. 16.5: Schematische Darstellung der funktionellen Organisation retinaler Ganglienzellen beim Menschen

Daher rufen sämtliche Photorezeptoren inner- halb eines rezeptiven Feldes bei Auftreffen eines Lichtreizes eine Aktivierung der on-Zen- trum-Neurone und eine Hemmung der off- Zentrum-Neurone hervor. Durch die Abnahme der lateralen Inhibitionsprozesse bei sinkender Umweltleuchtdichte kommt es im Zuge der damit verbundenen erhöhten räum- lichen Bahnung zu einem Anstieg der Licht- empfindlichkeit der Netzhaut. Dieser Mechanismus, der mit einem Anstieg der Sehfarbstoffkonzentration in den Photorezep- toren einhergeht, leistet einen entscheidenden Beitrag bei der **Dunkeladaptation** des Auges.

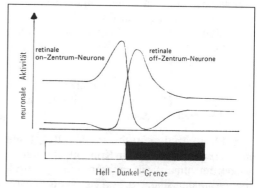

Abb. 16.6: Schematische Darstellung der Abhängigkeit des Aktivitätsniveaus retinaler Ganglienzel- len (on-Zentrum- bzw. off-Zentrum-Neu- rone) von der Lage ihrer rezeptiven Felder im Bezug zur Hell-Dunkel-Grenze

# 16.3 Sehbahn

Der **Nervus opticus**, der von den axonalen Fortsätzen der retinalen Ganglienzellen gebildet wird, gelangt durch den Canalis nervi optici in die Schädelhöhle. An der Basis des Zwischenhirns vereinigen sich die Sehnerven beider Seiten zum **Chiasma opticum**, wo die aus der nasalen Netzhauthälfte kommenden Optikusfasern zur Gegenseite kreuzen; die aus den temporalen Netzhauthälften stammenden Fasern hingegen bleiben ungekreuzt. Beide Fasergruppen bilden zusammen den **Tractus opticus**, der – entlang dem Zwischenhirnboden – lateral am Crus cerebri der jeweiligen Seite vorbeizieht und größtenteils im **Corpus geniculatum laterale** endet. Bereits vor dem Chiasma opticum gehen dünne markarme Fasern vom Sehnerven ab, um nach Perforation der Lamina terminalis in den Hypothalamus zu gelangen (hypothalamische Optikuswurzel).

Im Corpus geniculatum laterale entspringt das vierte Neuron der Sehbahn. Der Großteil der axonalen Fortsätze der Geniculatumzellen verläuft über den hinteren Abschnitt der Capsula interna zum primär visuellen Cortex (Area 17 nach Brodman = Area striata). Mächtige Faserzüge schließlich verbinden den primär visuellen Cortex mit den sekundären und tertiären visuellen Assoziationsarealen.

Nicht alle Fasern des Tractus opticus jedoch sind an der Bildung dieser kortikalen Hauptbahn beteiligt (**Radix lateralis**). Ein kleinerer,

als **Radix medialis** bezeichneter Teil nämlich zieht am Corpus geniculatum laterale vorbei, um nach dem Eintritt in die Substanz des Hirnstamms in den **Colliculi superiores** respektive in der **prätectalen Region** zu enden. Auch der hintere Abschnitt des Thalamus, das Pulvinar thalami, wird von Fasern des Tractus opticus versorgt.

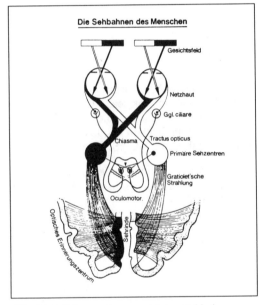

Abb. 16.7: Schema der menschlichen Sehbahn

# 16.4 Adaptation

## 16.4.1 Adaptationsvorgang

Das menschliche Sehsystem ist in der Lage, seine Empfindlichkeit in erheblichem Umfang den sich **ändernden Beleuchtungsbedingungen** anzupassen, das heißt, zu adaptieren. Für

diesen Adaptationsprozeß sind zwei unterschiedliche Rezeptorsysteme verantwortlich:

Die Stäbchen der menschlichen Netzhaut ermöglichen das Sehen in der Dämmerung und in der Nacht (**skotopisches Sehen**), die Zapfen hingegen fungieren als die Photorezeptoren für das Sehen unter Beleuchtungsbedingungen des Tages (**photopisches Sehen**).

Zwischen vollkommener Helladaptation und optimaler Dunkeladaptation treten Empfindlichkeitsveränderungen im Verhältnis von bis zu 1:$10^7$ auf, d.h., ein Photorezeptor des Auges hat einen Arbeitsbereich für Lichtintensitäten bis zu dem $10^7$fachen Schwellenlichtreiz.

Die Abhängigkeit der Reizantwort von der Reizintensität läßt sich durch eine Potenzfunktion mit einem Exponenten zwischen 0 und +1 beschreiben.

Die Dunkeladaptation erstreckt sich über einen wesentlich längeren Zeitraum als die Helladaptation:

Die in der Fovea centralis lokalisierten Zapfen erreichen ihre Absolutschwelle nach einer Dunkeladaptation von ca. 10 Minuten. Im Gegensatz dazu zeigen die Stäbchen ihre höchste Empfindlichkeit erst nach einem Dunkelaufenthalt von etwa 2 Stunden.

An hohe Umweltleuchtdichten passen sich die Photorezeptoren bereits innerhalb von wenigen Sekunden an.

## 16.4.2 Mechanismus der Adaptation

Die Anpassung der Lichtempfindlichkeit des menschlichen Auges an die jeweils herrschenden Beleuchtungsbedingungen der Umwelt wird durch mehrere Mechanismen erreicht.

• **Photochemische Adaptation**
  Bei konstanter Umweltleuchtdichte besteht innerhalb eines Photorezeptors ein dynamisches Gleichgewicht zwischen dem lichtinduzierten Zerfall der Sehfarbstoffmoleküle und deren enzymatisch gesteuerter Resynthese. Mit Abnahme der Beleuchtungsintensität rückt die Lage dieses Gleichgewichts in den Bereich immer höherer Sehfarbstoffkonzentrationen. Der Anstieg der Sehfarbstoffkonzentration geht mit einer erhöhten Lichtempfindlichkeit der Photorezeptoren einher

• **Neuronale Adaptation**
  Für den Übergang des Sehens vom Zapfensystem zum Stäbchensystem im Zuge der Dunkeladaptation sind neuronale Prozesse

verantwortlich.

Die Variation der Größe der RF-Zentren retinaler Ganglienzellen in Abhängigkeit von der mittleren Umweltleuchtdichte erfolgt unter dem Einfluß lateral inhibitorischer Impulse, die durch die Horizontal- respektive amakrinen Zellen vermittelt werden. Wie bereits ausgeführt, zeichnet sich die dunkeladaptierte Netzhaut gegenüber der helladaptierten bei Reizung mit großflächigen Testfeldern durch eine weitaus höhere Empfindlichkeit aus, da unter skotopischen Bedingungen die antagonistische Organisation zwischen RF-Zentrum und RF-Peripherie aufgehoben ist

• **Pupillenreflex**
  Die Änderung der Pupillenweite in Abhängigkeit von der Stärke des Lichteinfalls stellt einen weiteren neuronalen Mechanismus der Hell-Dunkel-Adaptation dar (Einzelheiten siehe 16.1.4).

## 16.4.3 Skotopisches/photopisches Sehen

Im vollkommen dunkeladaptierten Zustand liegt die absolute Schwelle der Stäbchen bei etwa 2-6 x $10^{-10}$ erg. Die absolute Empfindlichkeit der Zapfen, die durch Applikation von Lichtreizen auf die stäbchenfreie Fovea centralis nach einem ca. 15minütigen Dunkelaufenthalt ermittelt wird, wird dagegen bereits bei rund 2-6 x $10^{-7}$ erg erreicht.

Entsprechend zeichnet sich die **Fovea centralis** im dunkeladaptierten Auge durch eine geringere Empfindlichkeit aus als die extrafovealen Bezirke. Das **zentrale Skotom** beim Dämmerungssehen ist demnach Ausdruck der geringen Fähigkeit zur Dunkeladaptation der Zapfen.

Die spektrale Empfindlichkeit des menschlichen Auges zeigt eine deutliche Abhängigkeit vom Adaptationszustand. So zeigt die spektrale Empfindlichkeitskurve unter skotopischen Bedingungen ein Maximum zwischen 505 und 510 nm, wodurch der Bereich charakterisiert ist, in dem eine maximale Lichtabsorption durch die photochemische Stäbchensubstanz erfolgt. Unter photopischen Bedingungen hingegen liegt der Gipfel der spektralen Empfindlichkeit bei etwa 550 nm.

Am Rande hingewiesen werden soll noch abschließend auf eine besondere Form der Funktionsstörung des Stäbchensystems. Patienten mit Beeinträchtigung des Stäbchensystems zeigen keine Störungen der Farb- wahrnehmung, leiden jedoch unter einer erheblich eingeschränkten Dunkeladaptation. Eine mögliche Entstehungsbedingung dieser Nachtblindheit bzw. **Hemeralopie** ist der Mangel an **Vitamin $A_1$**, welches ein Vorläufer des Retinals ist.

# 16.5 Gesichtsfeld, Visus

## 16.5.1 Gesichtsfeld, Blickfeld, Skotome

Als **monokulares Gesichtsfeld** bezeichnet man den Ausschnitt aus der visuellen Umgebung, der mit einem unbewegten Auge erfaßt werden kann. Das **binokulare Gesichtsfeld** stellt demnach die Gesamtheit aller Punkte im Raum dar, die mit beiden (unbewegten) Augen gesehen werden kann. Innerhalb des binokularen Gesichtsfeldes existiert eine Zone, die mit beiden Augen wahrgenommen wird (**binokulares Deckfeld**), sowie jeweils ein lateraler Randbezirk, der ausschließlich vom rechten bzw. linken Auge erfaßt wird.

**Blickfeld** nennt man jenen Teil der visuellen Umgebung, der bei konstanter Kopfstellung, jedoch frei veränderbarer Augenstellung gesehen werden kann. Der Verlust der visuellen Wahrnehmungsfähigkeit in einem umschriebenen Bezirk des Gesichtsfeldes wird als **Gesichtsfeldausfall** oder **Skotom** bezeichnet. Als Ursache von Skotomen kommen Läsionen in der Retina oder Schädigungen im Verlauf der Sehbahn in Betracht.

Das Verfahren der **Perimetrie** erlaubt die Bestimmung der normalen Gesichtsfeldgrenzen sowie von Skotomen. Um eine zuverlässige Beurteilung der mit Hilfe der Perimetrie gewonnen Ergebnisse zu gewährleisten, müssen vorher der Adaptationszustand des Auges sowie die Ausdehnung, Intensität und die spektralen Anteile des applizierten Lichtbündels genau festgelegt werden. Im folgenden soll eine knappe Beschreibung des perimetrischen Untersuchungsverfahrens gegeben werden:

Die Bestimmung des Gesichtsfeldes wird für jedes Auge getrennt durchgeführt. Das Patientenauge befindet sich dabei im Zentrum der Perimeterhalbkugel. Der Patient akkommodiert auf einen am gegenüberliegenden Perimeterpol befindlichen Fixationspunkt. Die Bewegung des Lichtpunkts erfolgt mit Hilfe einer elektronischen Fernsteuerung durch den Arzt. Der Patient wird aufgefordert, ein Zeichen zu geben, sobald er den Lichtpunkt wahrnimmt. Die jeweilige Lage des Lichtpunkts wird dann auf einer Karte aufgezeichnet.

Nicht selten gewinnt der Untersucher allein schon aus der Form der Skotome diagnostisch nützliche Hinweise bezüglich der Lokalisation einer Läsion im Verlauf der Sehbahn. Im folgenden werden einige typische Gesichtsfeldausfälle sowie deren möglicherweise zugrunde liegende Schädigungen im Verlauf der Sehbahn angeführt:

- **Zentralskotom** (z.B.rechts)
  Schädigung der rechten Retina im Bereich der Fovea centralis oder Läsion des rechten Nervus opticus
- **Parazentrales Skotom** ( z.B.rechts)
  Schädigung der rechten Retina im parafovealen Bereich oder Läsion des rechten Nervus opticus
- **Bitemporale** (bilaterale oder heteronyme) **Hemianopsie**
  Läsion im Bereich des Chiasma opticum (Schädigung der hier kreuzenden Fasern aus

den nasalen Anteilen der Retinae beider Seiten)

- **Homonyme Anopsie** (z.B.rechts)
  Schädigung des linken Tractus opticus bzw. des linken zentralen visuellen Systems
- **Rindenblindheit**
  Kortikale Läsionen im Bereich der Area striatae beider Hemisphären.

## 16.5.2 Sehschärfe, Visus

Bei intakter Okulomotorik wird ein fixierter Gegenstand jeweils auf der Fovea centralis jedes Auges abgebildet. Wie aus eigener Erfahrung bekannt sein dürfte, erreicht die Sehschärfe ihr Maximum im Bereich der Fixationsstelle, um dann zur Peripherie des Gesichtsfelds hin kontinuierlich abzunehmen. Die Bestimmung des **Visus** (Sehschärfe an der Stelle des schärfsten Sehens) erfolgt mit standardisierten Schriftprobetafeln oder mit Landolt-Ringen. Für den Visus V gilt folgende Definitionsgleichung:

$$V = 1/\alpha \ [\text{Winkelminuten}^{-1}]$$

Dabei bedeutet $\alpha$ die Größe der Aussparung – ausgedrückt in Winkelminuten –, die von einem Probanden innerhalb des Landolt-Ringes gerade noch wahrgenommen wird. Beträgt $\alpha$ genau eine Winkelminute, so ist der Visus gleich 1.

# 16.6 Farbsehen

## 16.6.1 Trichromatische Basis auf der Rezeptorebene

Die **trichromatische Theorie** des Farbsehens geht von der Existenz dreier unterschiedlicher Zapfentypen aus, die unter photopischen Beleuchtungsbedingungen als selbständige Rezeptorsysteme fungieren und deren bioelektrische Impulse in einem neuronalen Hell-Dunkel-System und einem neuronalen Farbsystem integrativ verarbeitet werden. Diese Theorie wird durch zahlreiche Ergebnisse aus sinnesphysiologischen Untersuchungen gestützt. So konnte nachgewiesen werden, daß an der absoluten Schwelle des photopischen Sehens nur noch drei Farbtöne wahrgenommen werden können: Rot, Grün und Blau.

Eine erste objektive Bestätigung der trichromatischen Theorie des Farbsehens lieferten die mit Hilfe der Mikrospektrophotometrie gewonnenen spektralen Absorptionskurven einzelner Zapfen (siehe Abschnitt 16.2.3). Außerdem konnte tierexperimentell gezeigt werden, daß die auf einen bunten Lichtreiz hin erfolgenden Veränderungen des Ruhemembranpotentials der Zapfen eindeutig farbspezifisch sind.

Eine additive Farbmischung kommt zustande, wenn auf ein und dasselbe Netzhautareal gleichzeitig Licht von unterschiedlicher Wellenlänge trifft. So läßt sich für einen normal Farbsichtigen mit Hilfe des **Anomaloskops** jeder Farbton durch additive Farbmischung aus drei verschiedenen – aufeinander abgestimmten – Farbtönen erzeugen. Dabei gilt folgende Empfindungsgleichung:

$$d[F_S] = a[F_1] + b[F_2] + c[F_3]$$

Entsprechend internationaler Konventionen bedient man sich heutzutage bei der Erstellung der Farbsysteme der drei Spektralfarben mit den Wellenlängen 700 nm (rot), 546 nm (grün) und 435 nm (blau).

## 16.6.2 Gegenfarben

Eine graue Fläche, die von einem kräftig leuchtenden roten Ring begrenzt wird, wirkt aufgrund des **farbigen Simultankontrasts** leicht grün gefärbt. Dieser Befund legt den Schluß nahe, daß bestimmte – für die Farbwahrnehmung verantwortliche – neuronale Strukturen des visuellen Systems einer lateral inhibitorischen respektive lateral exzitatorischen

Beeinflussung unterliegen, da ja – rein physikalisch gesehen – die spektralen Anteile des von der grauen Fläche zurückgeworfenen Lichts durch den begrenzenden roten Ring keinerlei Veränderungen erfahren.

Farbige Reizmuster, die über einen längeren Zeitraum auf die Netzhaut einwirken, rufen infolge des **farbigen Sukzessivkontrasts** Nachbilder in der Gegenfarbe hervor.

Der farbige Simultan- und der farbige Sukzessivkontrast lassen sich mit Hilfe der von Hering entwickelten **Gegenfarbentheorie** erklären:

Hering postuliert für die verschiedenen bunten Farbtöne vier Urfarben: Rot, Gelb, Grün und Blau, die durch zwei jeweils antagonistisch organisierte neuronale Mechanismen – den Grün-Rot-Prozeß und den Gelb-Blau-Prozeß – funktionell verbunden sind. Ein weiterer antagonistischer Prozeß wird von ihm für die Gegenfarben Weiß und Schwarz angenommen.

Die Gegenfarbentheorie geht also von einer farbspezifischen, antagonistischen Organisation bestimmter neuronaler Strukturen im visuellen System aus. Führt beispielsweise die Applikation eines roten Lichtreizes zur Erregung bestimmter farbspezifischer Neurone, so müßte ein grüner Lichtreiz an denselben Neuronen eine Hemmung hervorrufen. Eine derart antagonistische Reaktion konnte tatsächlich an den Horizontalzellen farbtüchtiger Wirbeltieraugen nachgewiesen werden. Trifft auf das rezeptive Feld solcher Rot-Grün-Horizontalzellen Licht von einer Wellenlänge zwischen 400 und 600 nm, so kommt es zu einer Verschiebung des Ruhemembranpotentials in hyperpolarisierender Richtung. Umgekehrt führt die Belichtung ihrer rezeptiven Felder mit Licht von einer Wellenlänge über 600 nm zu einer Depolarisation des Ruhemembranpotentials. Des weiteren konnte auch die Existenz spezifischer Gelb-Blau-Horizontalzellen experimentell nachgewiesen werden.

In der Ganglienzellschicht der Retina sowie in den höheren Stationen der zentralen Sehbahn, wie etwa im Corpus geniculatum laterale, lassen sich ebenfalls Neurone auffinden, die sich durch ein farbspezifisches Antwortverhalten auszeichnen. Gemäß dem Postulat der Gegen-

farbentheorie führt die Applikation von Lichtreizen eines bestimmten Spektralbereichs zu einer Erregung der Neurone, während Lichtreize des übrigen sichtbaren Spektrums eine Hemmung auslösen. Die spektrale Empfindlichkeit der RF-Peripherie ist teilweise gerade umgekehrt gegenüber der des RF-Zentrums, teilweise jedoch auch identisch.

### 16.6.3 Störungen des Farbsehens

Prinzipiell lassen sich drei unterschiedliche Formen von Farbwahrnehmungsstörungen voneinander abgrenzen:

- **Anomalien des trichromatischen Sehens**
  Die wohl leichteste Form von Farbwahrnehmungsstörungen bilden die Farbanomalien, die einem x-chromosomal rezessiven Erbgang unterliegen. Farbanomale Trichromaten sind gegenüber einem gesunden farbtüchtigen Menschen nicht in der Lage, feinere Farbunterschiede wahrzunehmen. Um den Farbraum eines anomalen Trichromaten komplett zu erfassen, bedarf es jedoch – gemäß der in Abschnitt 16.6.1 angeführten Empfindungsgleichung – dreier Primärfarben. Der Protanomale und der Deuteranomale haben Schwierigkeiten, ungesättigtes Rot von ungesättigtem Grün zu unterscheiden. Um durch additive Farbmischung mit den Primärfarben Rot und Grün zu einer Gelbempfindung zu gelangen, muß der Protanomale (Rotschwäche) im Anomaloskop mehr Rot zur Farbmischung beifügen als ein normal Farbsehender, der Deuteranomale (Grünschwäche) hingegen mehr Grün. Eine nur sehr selten vorkommende Farbanomalie stellt die sogenannte Tritanomalie dar, der eine Störung des Gelb-Blau-Systems zugrunde liegt

- **Dichromasie**
  Die einzelnen Formen der Dichromasie sind, wie auch die bereits beschriebenen Farbanomalien, einem x-chromosomal rezessiven Erbgang unterworfen. Bei Dichromaten reichen zwei Primärfarben aus, um die Gesamtheit der Farbvalenzen ihres Farbraums zu erfassen. Beim Protanopen und Deuteranopen liegt eine Funktionsstörung des Rot-Grün-Systems vor. Der Protanope ist un-

fähig, Rot von Schwarz, Grau, Braun oder –
wie auch teilweise der Deuteranope – von
Grün zu unterscheiden. Ein totaler Ausfall
der spektralen Empfindlichkeit findet sich
beim Protanopen in einem Bereich zwischen
480 nm und 495 nm, beim Deuteranopen
zwischen 495 nm und 500 nm.
Charakteristisch für die vergleichsweise selten anzutreffenden **Tritanopen** ist das fehlende Unterscheidungsvermögen für Gelb
und Blau. Den kurzwelligen Bereich des
sichtbaren Spektrums nehmen sie in Grau-
und Schwarztönen wahr. Unbunte Stellen
treten im Spektrum des Tritanopen zwischen
565 nm und 575 nm auf
- **Monochromasie**
Etwa 0,01% der Menschen leiden unter einer

absoluten Farbblindheit. Diese Individuen
erleben ihre Umwelt gewissermaßen grau in
grau. Eine totale Farbblindheit geht außerdem mit einer deutlichen Beeinträchtigung
der Helladaptation einher. Daneben ist die
Sehschärfe an der Stelle des schärfsten Sehens – also im Bereich der Fovea centralis –
in der Regel auf unter 0,1 Winkelminuten$^{-1}$
herabgesetzt.
Die spektrale Helligkeitskurve absolut Farb-
blinder entspricht in etwa der spektralen
Empfindlichkeitskurve eines normal farbtüchtigen Menschen nach vollkommener
Dunkeladaptation. Dieser Befund legt den
Schluß nahe, daß die Zapfen von Monochro-
maten Rhodopsin als Sehfarbstoff eingela-
gert haben.

# 16.7 Augenbewegungen

## 16.7.1 Konjugierte Augen-
bewegungen

☞ Eine rasche, ruckartige Änderung der Augenstellung, die mit einem Wechsel des Fixationspunkts einhergeht, wird als **Saccade**
bezeichnet.

Die Amplitudengröße einer Saccade schwankt
zwischen einigen Winkelminuten (Mikrosacca-
den) und mehreren Graden. Saccaden größeren Ausmaßes erfolgen meistens zusammen mit
einer gleichgerichteten Kopfbewegung.

Die Phasen zwischen den Saccaden, in denen
die Augenstellung kaum verändert wird, bezeichnet man als **Fixationsperioden**. Ihre Dauer beträgt etwa 0,2 bis 0,4 Sekunden.

Die Beobachtung eines bewegten Objekts geht
mit **langsamen Augenfolgebewegungen einher**,
deren Winkelgeschwindigkeit annähernd der
des bewegten Objekts gleichkommt. Dies ist
jedoch nur dann der Fall, solange die Winkelgeschwindigkeit des bewegten Objekts einen
Wert von 120 grad x s$^{-1}$ nicht überschreitet. Die
funktionelle Bedeutung der langsamen Augen-

folgebewegungen besteht letztlich darin, das
Bild des bewegten Gegenstands jeweils auf die
Foveae centrales beider Augen zu projizieren,
da hier die maximale Sehschärfe erreicht wird.
Die langsamen Augenfolgebewegungen sind
praktisch immer mit gleichgerichteten Kopfbe-
wegungen verbunden.

**Nystagmus**
Der **Nystagmus**, bei dem sich Saccaden und
langsame Augenfolgebewegungen abwechseln,
kann als zusammengesetztes Programm einer
konjugierten Augenbewegung verstanden werden. Um bei einer Änderung der Kopfstellung
das Bild eines fixierten Gegenstands im Bereich
der Foveae centrales beider Augen festzuhal-
ten, treten langsame Augenfolgebewegungen
auf, die in der zur Kopfbewegung entgegengesetzten Richtung erfolgen. Noch bevor die
Augen am seitlichen Orbitarand ihre maximale
Auslenkung erreicht haben, kommt es im Zuge
einer Rückstellsaccade, deren Richtung der der
Kopfbewegung entspricht, zur Einstellung eines neuen Fixationspunkts. An diese rasche
Rückholphase schließt sich dann wieder eine
langsame Augenfolgebewegung entgegen der
Richtung des scheinbewegten – tatsächlich

jedoch ruhenden – Fixationspunkts an. Die Auslenkungsrichtung während der schnellen Phase dient nach allgemeiner Vereinbarung zur Angabe der Richtung des Nystagmus. Da in dem beschriebenen Fall bewegte respektive schein-bewegte visuelle Reize für die Auslösung des Nystagmus verantwortlich sind, wird er als **optokinetischer Nystagmus** bezeichnet.

Im Gegensatz dazu steht der durch Erregungen aus dem Vestibularissystem ausgelöste vestibu-läre Nystagmus, dem eine unterstützende Funktion bei der Blickstabilisierung zukommt (nähere Einzelheiten hinsichtlich des vestibu-lären Nystagmus siehe 17.2.3).

## 16.7.2 Konvergenzbewegungen

Bei binokularer Fixation eines unendlich fern gelegenen Gegenstands verlaufen die Sehach-sen beider Augen nahezu parallel. Wird darauf-hin ein in unmittelbarer Nähe des Kopfes befindliches Objekt fixiert, so kommt es zu einer Konvergenzbewegung der Augen. Diese Konvergenzbewegung geht mit einer Enger-stellung der Pupille (Konvergenzreaktion) und einer Brechkraftzunahme der Linse einher (Nahakkommodation).

# 16.8 Räumliches Sehen

## 16.8.1 Monokulares räumliches Sehen

Die Möglichkeit des räumlichen Sehens ist bis zu einem gewissen Grad auch monokular gegeben. Als Hilfsmittel dienen dabei die durch den Gesichtswinkel bestimmte scheinbare Ge-genstandsgröße, Überdeckungen, perspektivi-sche Verkürzungen sowie die Anordnung des auf der Netzhaut entworfenen Bilds (näher befindliche Objekte erscheinen tiefer gelegen als entferntere). Außerdem werden der Licht-respektive Schattenwurf bei Kenntnis des Standorts der Lichtquelle sowie der jeweilige Akkommodationsgrad und die Relativbewe-gungen, welche die Gegenstände gegenüber dem Hintergrund bei entsprechenden Kopfbe-wegungen ausführen, zur Bildung eines räum-lichen Tiefeneindrucks ausgenutzt.

## 16.8.2 Binokulares räumliches Sehen

Ein optimales räumliches Sehen ist nur bin-okular möglich. Die unterschiedliche Lage der Augen innerhalb des Kopfes führt – nach den Gesetzen der geometrischen Optik – zu einer differenten Abbildung der Dinge der Umwelt auf beiden Retinae. Diese unterschiedliche Abbildung stellt die entscheidende Grundlage für die Entstehung eines räumlichen Tiefenein-drucks dar.

Wie die Alltagserfahrung lehrt, werden die jeweils fixierten Gegenstände trotz der diffe-renten Projektion der Umwelt auf beiden Retinae normalerweise einfach wahrgenom-men. Diese **binokulare Fusion** resultiert da-raus, daß das fixierte visuelle Reizmuster auf funktionell einander zugehörigen sogenannten **korrespondierenden Netzhautarealen** der bei-den Retinae abgebildet wird. Die Position der korrespondierenden Netzhautareale läßt sich mit Hilfe des Zyklopenauges bestimmen. In einem Zyklopenauge überlagern sich die Netz-häute beider Augen in der Weise, daß zunächst die Foveae centrales beider Augen zur Dek-kung gebracht werden. Das Koordinatensystem jeder Netzhaut ergibt sich sodann entsprechend der normalen Augenstellung bei einem Blick nach geradeaus.

Die Projektion eines Objekts erfolgt auf kor-respondierende Netzhautareale, wenn es sich auf dem Horopter befindet.

☞ Der **Horopter** stellt eine sphärisch gekrümmte Fläche dar, auf der die Knotenpunkte des dioptrischen Apparats beider Augen sowie der jeweilige Fixationspunkt gelegen sind.

Ein Schnitt durch den Horopter in der Horizontalebene liefert den sogenannten Horopterkreis. Der Horopter ist durch die Stellung der Sehachsen zueinander respektive durch die Position des Fixationspunkts gegeben.

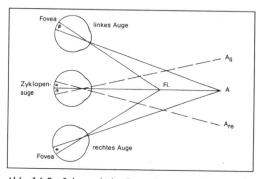

Abb. 16.8: Schematische Darstellung des binokularen Sehens

Ein in endlicher Entfernung vom Betrachter liegender Gegenstand liefert auf den Retinae beider Augen Bilder, die entsprechend den Gesetzen der geometrischen Optik immer eine – als **Querdisparation** bezeichnete – horizontale Differenz aufweisen. Dies sei anhand der Abb. 16.8 erläutert. Die Größe der Querdisparation bei der Projektion des Punkts A auf die rechte und linke Retina ergibt sich als Summe der Winkel $\alpha$ und $\beta$. Der Mechanismus der binokularen Fusion versagt, das heißt, das binokular einfach gesehene, räumliche Bild eines Gegenstands löst sich in Doppelbilder auf, sobald die Querdisparation über einen gewissen Grenzwert hinausgeht. Das Ausmaß der Querdisparation unterhalb dieses Schwellenwerts hingegen ist für die Stärke des räumlichen Tiefeneindrucks verantwortlich. Zusammenfassend läßt sich also festhalten, daß binokulare Fusion und räumlicher Tiefeneindruck zustande kommen, indem das Bild eines Gegenstands auf jeweils korrespondierende Areale beider Retinae projiziert wird, wobei die Größe der Querdisparation einen bestimmten Toleranzwert nicht überschreiten darf.

# 17. Gleichgewichtssinn, Hören, Sprechen

## 17.1 Bau und Funktionsweise des Vestibularapparats

### 17.1.1 Morphologie des Otolithen- und Bogengangapparats

Die Sinneszellen des menschlichen Gleichgewichtsorgans sind im häutigen Labyrinth des Innenohrs lokalisiert. Beim Vestibularapparat kann man aufgrund morphologischer und funktioneller Kriterien zwei verschiedene Anteile unterscheiden, zum einen die sogenannten **Makulaorgane** (Macula utriculi und Macula sacculi), zum andern die sogenannten **Bogengangsorgane** (Cristae ampullares der Ductus semicirculares anterior, lateralis und posterior).

In bestimmten Bereichen von Utriculus und Sacculus sowie der Bogengänge kommt es zur Differenzierung eines spezifischen Sinnesepithels, in dem die einzelnen Rezeptorzellen enthalten sind. Das Sinnesepithel wird von einer mucopolysaccharidhaltigen, gallertigen Schicht bedeckt, in die hinein die Zilien der Rezeptorzellen ragen. Bei den Maculaorganen enthält diese Deckschicht darüber hinaus noch kristalline Teilchen aus Calciumcarbonat; man spricht von einer Statolithen- bzw. Otolithenmembran. Im Gegensatz dazu ist die gallertige Schicht, die das Sinnesepithel der Bogengänge bedeckt, die sogenannte Cupula, frei von kristallinen Einlagerungen.

### 17.1.2 Adäquate Reize

Wie bereits erwähnt, dringen die Zilien der Rezeptorzellen der Maculaorgane in die aufgelagerte Otolithenmembran tief ein. Diese besitzt aufgrund der eingelagerten Kristallpartikel eine größere Dichte als die sie umgebende Endolymphe. Bei Wirksamwerden von **Translationsbeschleunigungen** (Schwerkraft, Anfahren bzw. Abbremsen eines Autos usw.) sind

Endolymphe und Otolithenmembran wegen ihrer unterschiedlichen Massendichte verschieden großen Kräften ausgesetzt. Es wird deshalb zu einer Relativbewegung zwischen Otolithenmembran und Sinnesepithel kommen; eine Abscherung der Zilien ist die direkte Folge.

> ☞ Die Scherung bzw. Biegung der Zilien ist der adäquate Reiz für die Rezeptorzellen.

Auch die Zilien der Rezeptorzellen der Bogengangsorgane sind in der Cupula fest eingebettet. Cupula und Endolymphe sind von gleicher spezifischer Dichte; Translationsbeschleunigungen lassen deshalb die Bogengangsorgane unbeeinflußt.

Treten hingegen **Winkelbeschleunigungen** auf, so kommt es zu einer Relativbewegung zwischen Cupula und Sinnesepithel. Zunächst nämlich bleiben bei Drehbewegungen des Kopfes die Endolymphe der Bogengänge und die Cupula wegen der wirksam werdenden Trägheitskräfte in Ruhe, während das in den Wänden der Bogengänge lokalisierte Sinnesepithel ohne jede zeitliche Verzögerung die Rotationsbewegung ausführt. Daraus resultiert eine Auslenkung der Cupula entgegen der Drehrichtung; eine Abscherung der Cilien mit adäquater Reizung der Rezeptorzellen ist die direkte Folge.

Wird eine länger dauernde schnelle Drehbewegung plötzlich abgestoppt, so zeigen die Bogengangsrezeptoren danach für 5 sec die Drehbeschleunigung in der Gegenrichtung an.

### 17.1.3 Hauptaufgaben des vestibulären Systems

Die bei adäquater Reizung in den Otolithen-bzw. Bogengangsorganen entstehenden Erregungen gelangen über den **Nervus vestibularis** zu den Vestibulariskernen, die in der Medulla oblongata im Bereich der Rautengrube lokalisiert sind. Neben den vestibulären Afferenzen erhalten diese Kernareale noch zusätzlich neuronale Eingänge aus Gelenk- und Muskelrezeptoren des Halses. Durch Integration der Erregungen beider Eingänge gewinnt das Zentralnervensystem die Information über die **Stellung des Körpers** im dreidimensionalen Raum.

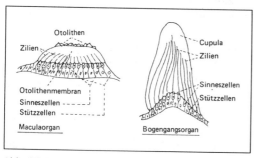

Abb. 17.1: Schematische Darstellung eines menschlichen Macula- bzw. Bogengangorgans

Die zahlreichen Verbindungen der Vestibulariskerne mit weiteren zentralnervösen Strukturen weisen auf die zentrale Rolle des Vestibularissystems für **Blickmotorik und Stützmotorik** hin. So ist das Vestibularissystem in erster Linie an der Steuerung des Muskeltonus sowie der Aufrechterhaltung des Gleichgewichts beteiligt.

- **Blickmotorik**
  Aus den Vestibulariskernen entspringen efferente Faserzüge, die über den Fasciculus dorsalis medialis die motorischen Kerne der einzelnen Augenmuskeln erreichen. Über diese Verbindungszüge werden die vestibulär auslösbaren Augenbewegungen vermittelt
- **Stützmotorik**
  Aus dem Nucleus vestibularis lateralis entspringt der Tractus vestibulospinalis, der in erster Linie erregend auf die Alpha- und Gamma-Motoneurone der Extensormuskulatur wirkt.
  Des weiteren bestehen Verbindungen zur Formatio reticularis, wodurch die Möglichkeit einer Beeinflussung des Tractus reticulospinalis gegeben ist. Zu erwähnen sind noch die Verknüpfungen der Vestibulariskerne mit den Motoneuronen des Zervikalmarks sowie die vestibulären Faserzüge von und zum Kleinhirn.

## 17.2 Vestibuläre Regelung

### 17.2.1 Stellreflexe

Die Fähigkeit höher entwickelter Wirbeltiere, eine normale Körperstellung unabhängig von der jeweiligen Ausgangslage jederzeit sicher einnehmen zu können, setzt eine intakte Funktionsweise bestimmter, im Mittelhirn lokalisierter zentralnervöser Strukturen voraus. Die reflektorischen Vorgänge, die ein Aufrichten in die normale Körperlage garantieren, werden als **Stellreflexe** bezeichnet. Die einzelnen An-teile dieses Reflexprogramms laufen dabei nacheinander, in gegenseitiger funktioneller Abstimmung ab. Unter Verrechnung der aus dem Vestibularapparat eingehenden Informationen nimmt zuerst der Kopf die Normallage ein (**Labyrinth-Stellreflex**). Aus dieser Relativbewegung des Kopfes gegenüber dem Rumpf resultiert eine veränderte Impulsaktivität spezifischer Halsrezeptoren (in Muskeln und Gelenken), wodurch das Zentralnervensystem über die neue Stellung des Kopfes zum übrigen Körper informiert wird. Entsprechend diesen Meldungen wird dann in einer zweiten Phase auch der Rumpf in die Normalstellung gebracht (**Hals-Stellreflex**).

## 17.2.2 Halsreflexe und vestibuläre Reflexe

Unter dem Begriff der **Haltereflexe** versteht man in erster Linie die über den Vestibularapparat bzw. die Halsrezeptoren an den Extremitäten auslösbaren Veränderungen des Muskeltonus bei Kopfbewegungen. Wie schon bei den Stellreflexen unterscheidet man auch innerhalb der Haltereflexe zwischen tonischen Hals- und tonischen Labyrinthreflexen.

## 17.2.3 Vestibulärer Nystagmus

Unter dem Begriff des **vestibulären Nystagmus** versteht man eine über das Vestibularsystem vermittelte Augenbewegung, deren Ziel es ist, eine Blickstabilisierung bei Drehungen des Körpers bzw. des Kopfes zu ermöglichen. Durch Winkelbeschleunigungen in den Bogengangsorganen ausgelöste Erregungen bewirken dabei eine kompensatorische Augenbewegung in Gegenrichtung. Noch bevor die Augen am seitlichen Orbitarand ihre maximale Auslenkung erreichen, erfolgt ein ruckartiges Zurückführen in Richtung der Drehbeschleunigung. Dieser raschen Rückholphase folgt dann wieder eine langsame Augenbewegung entgegen der Drehrichtung. Beide Komponenten, die langsame Folgebewegung und das ruckartige Zurückspringen (Saccade) der Augen, werden unter dem Begriff des **Nystagmus** zusammengefaßt.

> ☞ Die Auslenkrichtung während der schnellen Phase dient nach allgemeiner Vereinbarung zur Angabe der Richtung des Nystagmus.

**Untersuchungsmethoden**
Die Auslösung eines Nystagmus kann als wichtige diagnostische Hilfe bei der Aufdeckung von Störungen des Vestibularsystems dienen. Hierzu läßt man eine Versuchsperson in einem Drehstuhl eine gleichförmige Drehbewegung durchführen, die nach einer gewissen Zeit abrupt abgebrochen wird. Dieser plötzliche Stop führt in den Bogengangsorganen zu einer Auslenkung der Cupula in Richtung der ursprünglichen Drehbewegung. Es kommt zu einer Abscherung der Zilien; die Rezeptorzellen werden adäquat gereizt und die dadurch im Nervus vestibularis ausgelösten Erregungen verursachen einen Nystagmus, der aufgrund des Auslösemodus als **postrotatorischer Nystagmus** bezeichnet wird. Die Richtung dieses Nystagmus wird der ursprünglichen Drehbewegungsrichtung entgegengesetzt sein. Durch das Aufsetzen einer Brille mit stark konvexen Gläsern (Frenzelsche Brille) erzeugt man beim Probanden eine funktionelle Myopie, um eine Unterdrückung der vestibulär ausgelösten Augenbewegungen durch visuelle Fixation zu vermeiden.

Aufgrund der topographischen Beziehung des horizontalen Bogengangs zum äußeren Gehörgang ergibt sich die Möglichkeit, durch Spülung des äußeren Gehörgangs mit warmem Wasser einen sogenannten **kalorischen Nystagmus** auszulösen. Dabei wird durch die lokale Erwärmung der Endolymphe eine Flüssigkeitsströmung im horizontalen Bogengang angeregt, so daß es zu einer Cupulaauslenkung mit entsprechender Abscherung der Zilien und Auslösung eines Nystagmus kommt.

Zur Registrierung der Augenbewegungen beim Nystagmus fertigt man ein sogenanntes **Elektronystagmogramm** an.

Bei dieser Form der Aufzeichnung registriert man die zeitlichen, richtungsabhängigen Veränderungen des durch das **corneo-retinale Bestandspotential** erzeugten Dipols.

## 17.2.4 Vestibularisprojektion

Die aus den Bogengangs- bzw. Maculaorganen in die Vestibulariskerne einlaufenden Erregungen gelangen zum Teil über aufsteigende Fasersysteme in die ventralen Kerngebiete des Thalamus, von wo aus direkte Verbindungen zum Gyrus postcentralis des Parietallappens bestehen.

Diese primäre kortikale Projektion vestibulärer Afferenzen bildet die Voraussetzung für eine bewußte Raumorientierung.

### 17.2.5 Störungen

**Akute einseitige Schädigung des Vestibularapparats**
Die klinischen Symptome bei einem akuten einseitigen Ausfall des Vestibularissystems sind in erster Linie Drehschwindel, Dreh- und Fallneigung zur kranken Seite sowie ein Spontan-Nystagmus zur gesunden Seite.

**Doppelseitige Schädigung des Vestibularapparats**
Das Krankheitsbild bei doppelseitiger Schädigung des Vestibularapparats ist hauptsächlich geprägt durch eine Gleichgewichtsunsicherheit, die sich besonders bei geschlossenen Augen manifestiert.

**Kinetosen**
Besonders starke Erregungen des Vestibularissystems sowie eine Vielzahl relativ ungewohnter Reizformen (z.B. während einer See- oder Luftreise), sind oft begleitet von Unwohlsein,

Schwindel und Brechgefühl. Derartige Symptomenkomplexe bezeichnet man auch als Kinetosen (Bewegungskrankheiten). Eine Diskrepanz zwischen visuellen und vestibulären Afferenzen kann ebenfalls die Auslösung von Kinetosen provozieren.

## 17.3 Morphologie des Mittel- und Innenohrs

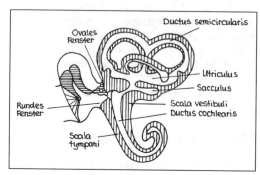

Abb. 17.2:  Schematische Übersicht über das menschliche Innenohr

Einzelheiten über die Morphologie des Mittel- und Innenohrs sind den Lehrbüchern der Anatomie zu entnehmen.

# 17.4 Physiologische Akustik

### 17.4.1 Schallwellen, Schallmeßgrößen, Lautstärkemessung

Schwingungen von Molekülen eines elastischen Stoffs, beispielsweise Luft oder Wasser, die einen wellenförmigen Ausbreitungsvorgang zeigen, bezeichnet man als **Schall**. Die einzelnen Moleküle schwingen unter Anregung benachbarter Moleküle um ihre Ruhelage hin und her. Dieser Vorgang ist mit einer Energieübertragung verbunden; der Schall pflanzt sich fort. Da die Schwingungen der Moleküle in bzw. entgegen der Ausbreitungsrichtung des

Schalls erfolgen, muß man die Schallwellen den Longitudinalwellen zurechnen. Schallwellen eines bestimmten Frequenzbereichs lösen beim Menschen Gehörempfindungen aus.

**Schalldruck**
Durch die Molekülschwingungen bilden sich Bereiche aus, in denen die Moleküle dichter gelagert sind, und Bereiche, die sich durch eine geringere Moleküldichte auszeichnen. Der

Druck in diesen Volumensegmenten ist demgemäß erhöht respektive erniedrigt. Die dabei auftretende maximale Druckamplitude bezeichnet man als **Schallwechseldruck** oder vereinfacht als **Schalldruck**. Seine Dimension ist Kraft pro Fläche mit der Einheit $N/m^2 = 1$ Pa (N=Newton, m=Meter, Pa = Pascal). Gebräuchlich ist daneben noch die Einheit 1 $dyn/cm^2$ = 1 Mikrobar (1 $\mu$bar), wobei 1 $\mu$bar gleich 0,1 Pa ist.

In der physiologischen Akustik ist jedoch als Schallmeßgröße ein anderes Maß weitaus gebräuchlicher, und zwar der sog. **Schalldruckpegel**, der in **dB SPL** (Dezibel Sound Pressure Level) angegeben wird. Der Schalldruckpegel repräsentiert letztlich eine Verhältniszahl, die aus dem Vergleich des registrierten Schalldrucks $p_r$ mit dem im Grunde willkürlich gewählten Schalldruck $p_o$ von $2 \times 10^{-4}$ $dyn/cm^2$ resultiert.

Dabei ermittelt man zunächst den Quotienten $p_r/p_o$. Letzterer wird logarithmiert (dekadischer Logarithmus) und mit 20 multipliziert. Für den Schalldruckpegel ergibt sich mithin folgende Definitionsgleichung:

$$L = 20 \times \log \frac{p_r}{p_o} \text{ [dB SPL]}$$

### Schallintensität
Als Schallintensität bezeichnet man die Schallenergie, die pro Zeiteinheit eine bestimmte Flächeneinheit passiert. Ihre Einheit ist $W/cm^2$ (W = Watt, cm = Zentimeter). Der Zusammenhang zwischen Schalldruck p und Schallintensität I kommt in folgender Gleichung zum Ausdruck:

$$I = \frac{p^2}{2\rho \times c} \text{ [W/cm}^2\text{]}$$

(I = Schallintensität, p = Schalldruck
$\rho$ = Dichte des Ausbreitungsmediums für den Schall,
c = Phasengeschwindigkeit der Schallwellen).

☞ Die Schallintensität ist dem Quadrat des Schalldrucks proportional.

Eine Steigerung des Schalldrucks um den Faktor 10 bedeutet daher eine Zunahme der Schallintensität um das 100fache.

### Lautstärkepegel
Nach Überschreiten der Hörschwelle wird ein Ton – gleich welcher Frequenz – mit steigendem Schalldruckpegel von einem gesunden Individuum als immer lauter empfunden. Der Zusammenhang zwischen Schalldruckpegel und subjektiv empfundenem **Lautstärkepegel** läßt sich quantitativ erfassen.

Dazu spielt man einem Probanden hintereinander zwei Töne vor, einen Testton und einen **Vergleichston von 1000 Hz.** Der Proband wird alsdann aufgefordert, über einen Potentiometer den Schalldruck des Vergleichstons so lange zu variieren, bis er Testton und Vergleichston als gleich laut empfindet. Der Lautstärkepegel beider Töne ist nun gleich. Als Maßzahl dient der Schalldruckpegel des subjektiv als gleich laut empfundenen 1000 Hz-Vergleichstons; die Einheit des Lautstärkepegels ist das **Phon**. Hat der Proband beispielsweise den 1000 Hz-Ton auf 50 dB einreguliert, um dadurch gleiche Lautstärke zu erzielen, so hat der Testton definitionsgemäß einen Lautstärkepegel von 50 phon. Gemäß ihrer Herleitung sind also bei 1000 Hz die Phon-Werte mit den dB-Werten identisch.

Auf der Grundlage einer Vielzahl derart gewonnener Angaben lassen sich innerhalb eines Diagramms mit dem Schalldruck als Ordinate und der Frequenz als Abszisse Kurven ermitteln, die als **Isophone** bezeichnet werden. Auf einer solchen Isophone liegen dann, unabhängig von der Frequenz, all die Töne, die subjektiv als gleich laut empfunden werden und damit die gleichen Phonwerte besitzen. Eine besondere Isophone stellt dabei die Hörschwellenkurve dar, auf der die Töne lokalisiert sind, die eben gerade wahrgenommen werden können und damit die gleiche Phon-Zahl haben.

### Lautheit
Als weiteres quantitatives Maß für die subjektive Schallempfindung dient die sog. Lautheit, die in **sone** angegeben wird. Die Lautheitsskala wird ermittelt, indem man eine Versuchsperson auffordert anzugeben, wann sie einen einge-

spielten Testton um ein bestimmtes Vielfaches (beispielsweise zweimal) so laut empfindet wie einen Referenzton von 1000 Hz und 40 dB SPL. Ein doppelt so laut empfundener Ton hat damit eine Lautheit von 2 sone. Ein nur halb so laut empfundener Ton ist danach durch eine Lautheit von 0,5 sone gekennzeichnet.

## 17.4.2 Hörbereich, Hörschwellen, Audiometrie

Als untere Frequenzgrenze des Hörbereichs eines jungen gesunden Erwachsenen gelten Werte von 15 bis 20 Hz; die obere Frequenzgrenze wird mit 19 000 bis 20 000 Hz angegeben. Mit zunehmendem Alter tritt eine deutliche Empfindlichkeitsabnahme für hohe Frequenzen ein; man bezeichnet dies als **Presbyakusis.**

Die untere Frequenzgrenze des Hauptsprachbereichs liegt bei etwa 300 Hz, die obere bei ca. 3000 Hz Informationssysteme, die der Sprachübertragung dienen (z.B. Telefon), müssen daher, um eine ausreichende sprachliche Kommunikation zu gewährleisten, zumindest den Frequenzbereich von 300 bis 3000 Hz störungsfrei übertragen.

Um ein akustisches Signal wahrnehmen zu können, muß dessen Schalldruckpegel einen bestimmten Wert überschreiten. Dieser Wert repräsentiert die **Hörschwelle,** die eine deutliche Frequenzabhängigkeit zeigt. So besitzt das menschliche Ohr die höchste Empfindlichkeit für Frequenzen zwischen 2000 und 4000 Hz; für hohe respektive tiefe Frequenzen sind dagegen weitaus höhere Schallpegel erforderlich, um die Hörschwelle zu überschreiten.

Ein in der Klinik sehr häufig angewandtes Verfahren zur Prüfung der Hörfähigkeit eines Patienten stellt die **Schwellenaudiometrie** dar. Hierbei werden dem Patienten über Kopfhörer Töne unterschiedlicher Frequenz eingespielt; die Untersuchung erfolgt für jedes Ohr getrennt. Der Untersucher beginnt mit Schalldruckpegeln, die mit Sicherheit unterhalb der Hörschwelle liegen. Mit Hilfe eines Potentiometers wird dann der Schalldruckpegel so lange

erhöht, bis beim Patienten eine Hörempfindung auftritt. Der hierzu erforderliche Wert wird in einem als **Audiogramm** bezeichneten Diagramm festgehalten. In einem Audiogramm ist die normale Hörschwelle als Gerade eingezeichnet und mit dem Wert "0 dB" versehen. Über der normalen Hörschwelle liegende Schalldruckpegel werden nach unten abgetragen. Diese Werte repräsentieren dann die Differenz zwischen der normalen Hörschwelle und der des Patienten; sie dienen damit der Angabe des individuellen Hörverlusts. Die im Audiogramm eingetragenen dB-Werte sind daher nicht zu verwechseln mit den als dB (SPL) bezeichneten Absolutwerten. So beträgt die normale Hörschwelle für einen 128-Hz-Ton beispielsweise 20 dB (SPL). Ein Patient mit einem Hörverlust von 50 dB wird diesen 128-Hz-Ton erst bei Applikation eines Schalldruckpegels von 70 dB (SPL) wahrnehmen können.

Die in der eben erläuterten Weise durchgeführte Schwellenaudiometrie erlaubt nur die Prüfung der **Luftleitung.** Um sich ein Bild über die Funktionsfähigkeit der **Knochenleitung** machen zu können, bedient man sich anstelle des Kopfhörers eines Schwingkörpers, der auf den Processus mastoideus der zu untersuchenden Seite aufgesetzt wird und die Schädelknochen direkt in Schwingungen versetzt.

Der **Webersche Versuch** ist eine einfache klinische Untersuchungsmethode, die bei einohriger Schwerhörigkeit die **Abgrenzung eines Mittelohrschadens von einem Innenohrschaden** erlaubt. Hierzu setzt der Untersucher dem Patienten den Griff einer schwingenden Stimmgabel auf die Mitte des Schädels. Liegt ein Innenohrschaden vor, so gibt der Patient an, den Ton auf der gesunden Seite lauter zu empfinden; bei einem Mittelohrschaden hingegen löst der Ton auf der kranken Seite eine stärkere Hörempfindung aus.

Beim **Versuch nach Rinne** wird am gleichen Ohr ein Vergleich zwischen Luft- und Knochenleitung vorgenommen. Dazu setzt man die schwingende Stimmgabel auf das Mastoid, und zwar so lange, bis der Ton von dem Probanden über Knochenleitung nicht mehr wahrgenommen wird. Unmittelbar daran anschließend hält man die Stimmgabel – ohne diese zwischenzeitlich neu anzuschlagen – vor den äußeren Gehörgang. Der Gesunde und der Patient mit einer Innenohrschädigung (**Schallempfindungsstörung**) hören den Ton dann wieder, da über Luftleitung auch geringere Schallintensitäten noch übertragen werden (Rinne: Positiv). Handelt es sich jedoch um eine Mittelohrschädigung (**Schalleitungsstörung**) dann ist die Luftleitung gegenüber der Knochenleitung herabgesetzt und der Ton wird nicht mehr wahrgenommen (Rinne: Negativ).

Die Bestimmung von Unterschiedsschwellen ist ein beliebtes Verfahren zur Beurteilung des Leistungsvermögens eines Sinnessystems. Unterschiedsschwellen lassen sich für die verschiedensten Reizparameter ermitteln. Besonders interessant im Rahmen der Physiologie des Hörorgans ist die Frage nach der Größe der Unterschiedsschwellen für Lautstärke und Tonhöhen.

Hinsichtlich der **Unterschiedsschwelle für Lautstärke**, das heißt, hinsichtlich der Intensitätsunterschiedsschwelle, ergaben die experimentellen Untersuchungen relativ kleine Werte. Töne gleicher Frequenz werden bereits dann als unterschiedlich laut beurteilt, wenn die Differenz der Schalldruckpegel 1 dB beträgt. Im Bereich hoher Intensitäten wird die Unterschiedsschwelle sogar noch geringer.

Töne unterschiedlicher Frequenz werden im subjektiven Erleben als unterschiedlich hoch empfunden. Die Fähigkeit des Menschen, zwei Töne verschiedener Frequenz voneinander zu unterscheiden, ist bemerkenswert gut. So wurde für den Optimalbereich (bei ca. 1000 Hz) eine Frequenzunterschiedsschwelle von etwa 0,3% ermittelt. Mit anderen Worten: Bereits ein Frequenzunterschied von 3 Hz kann vom menschlichen Ohr wahrgenommen werden.

# 17.5 Schall-Leitung

## 17.5.1 Luftleitung/Knochenleitung

Das am Ende des äußeren Gehörgangs gelegene Trommelfell fungiert als Schalldruckempfänger, indem es die mit dem Schall übertragene Energie aufnimmt und dadurch in Schwingungen versetzt wird. Die Schwingungsenergie des Trommelfells wird schließlich über Hammer, Amboß und Steigbügel an die Perilymphflüssigkeit der Scala vestibuli weitergegeben. Diesen Weg der Schall-Leitung bezeichnet man als **Luftleitung**.

Eine Hörempfindung läßt sich aber auch auslösen, indem man beispielsweise durch Aufsetzen einer schwingenden Stimmgabel auf das Schädeldach die Schädelknochen in Schwingungen versetzt und damit Schwingungsenergie auf die Cochlea überträgt. Diese Form der Schallübertragung wird als **Knochenleitung** bezeichnet.

## 17.5.2 Trommelfell-Gehörknöchelchen-System

Wie bereits dargestellt, wird bei der Luftleitung die Schallenergie letztlich vom Steigbügel auf die Perilymphflüssigkeit des Innenohrs übertragen. Träfe der Luftschall direkt, ohne Vermittlung des Trommelfell-Gehörknöchelchen-Systems, auf das ovale Fenster, so würden nahezu 98% der ankommenden Schallenergie reflektiert, da sich die Medien Luft und Wasser hinsichtlich ihrer Schallwellenwiderstände (Schallkennimpedanzen) beträchtlich voneinander unterscheiden. Durch das im Mittelohr gelegene Trommelfell-Gehörknöchelchen-System werden jedoch die Schallkennimpedanzen von Luft und Innenohr einander sehr stark angeglichen, wodurch die Energieverluste durch Reflexion erheblich verringert werden. Die für diese **Impedanzanpassung** hauptsächlich verantwortlichen Mechanismen werden im folgenden stichwortartig dargestellt:

- Das Trommelfell weist gegenüber der Stapesfußplatte (Steigbügelfußplatte) eine weitaus größere Fläche auf. Die wirksame Fläche des Trommelfells liegt bei etwa 55 mm², die der Stapesfußplatte bei ca. 3,2 mm². Geht man von der Definition des Drucks als Kraft pro Fläche aus, so läßt sich folgern, daß am ovalen Fenster im Vergleich zum Trommelfell ein etwa 17fach höherer Druck wirksam wird
- Eine weitere Druckerhöhung im Verhältnis von ca. 1:1,3 ergibt sich dadurch, daß die wirksamen Hebelarme von Hammer und Amboß unterschiedlich sind.

In seiner Arbeitsweise ist das Trommelfell-Gehörknöchelchen-System einem Transformator vergleichbar, der für eine insgesamt etwa 22fache Druckerhöhung sorgt. Daneben jedoch sind für die Impedanzanpassung noch eine Reihe weiterer Faktoren relevant, so beispielsweise die Massen- und elastischen Eigenschaften der an der Übertragungskette beteiligten Strukturen.

In ihrer Gesamtheit führen die Mechanismen der Impedanzanpassung zu einer Steigerung des Hörvermögens um 15 bis 20 dB. Zu erwähnen bleibt noch, daß die Effizienz der durch das Trommelfell-Gehörknöchelchen-System vermittelten Impedanzanpassung eine deutliche Frequenzabhängigkeit zeigt. Eine optimale Schallübertragung erfolgt im mittleren Frequenzbereich, was sicherlich teilweise für den charakteristischen Verlauf der Hörschwelle verantwortlich ist.

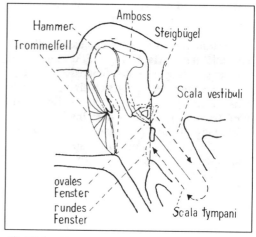

Abb.17.3:   Die Trommelfell-Gehörknöchelchen-Kette in schematischer Darstellung

# 17.6 Innenohrfunktion

## 17.6.1 Wanderwellen-Theorie

Die Wanderwellen-Theorie läßt sich folgendermaßen darstellen: Schwingungen des Trommelfells, wie sie durch eine Beschallung des Ohrs ausgelöst werden, führen zu geringfügigen Bewegungen der Stapesfußplatte. Die durch die Stapesbewegungen hervorgerufenen Volumenverschiebungen pflanzen sich innerhalb der inkompressiblen Perilymphflüssigkeit bis hin zum runden Fenster fort, wo schließlich ein Druckausgleich erfolgt. Eine Einwärtsbewegung der Stapesfußplatte bewirkt dabei eine Vorwölbung der Membran am runden Fenster und umgekehrt.

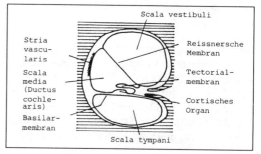

Abb.17.4:   Schematische Darstellung des Ductus cochlearis

Zunächst jedoch führt die durch die Stapesbewegung induzierte Volumenverschiebung der Perilymphflüssigkeit zu einer Auslenkung des Endolymphschlauchs (Scala media mit ihren Hüllen, der Reissnerschen Membran und der Basilarmembran) im unteren, stapesnahen Anteil. Die Auslenkung des Endolymphschlauchs im basalen Abschnitt löst eine Wellenbewegung aus, die entlang dem Endolymphschlauch vom Stapes bis zum Helicotrema verläuft. Bei einer Dauerbeschallung des Ohrs bewegt sich die Stapesfußplatte innerhalb des ovalen Fensters laufend hin und her, so daß am Initialsegment des Endolymphschlauchs ständig Wellenbewegungen erzeugt werden, die sich in Richtung Helicotrema ausbreiten. Man spricht hierbei von Wanderwellen.

Da die Elastizität (Steife) der Basilarmembran vom Stapes zum Helicotrema hin kontinuierlich abnimmt, wird die Ausbreitungsgeschwindigkeit der Wanderwellen in Richtung Helicotrema immer geringer, was mit einer entsprechenden Abnahme der Wellenlängen einhergeht ($c = \lambda \times \nu$). Die eben beschriebene mechanische Besonderheit der Basilarmembran ist außerdem dafür verantwortlich, daß die Amplituden der helicotremawärts verlaufenden Wanderwellen anfangs immer größer werden. So lassen sich in einiger Entfernung von der Stapesregion, dem Entstehungsort der Wanderwellen, recht beachtliche Amplitudenerhöhungen nachweisen.

Aufgrund bestimmter geometrischer Gesetzmäßigkeiten, denen die Anordnung der flüssigkeitsgefüllten Innenohrkompartimente gehorcht, kommt es jedoch zu einer Dämpfung der Wanderwellen, so daß die Amplituden nach Erreichen ihrer Maxima sehr rasch kleiner werden und schließlich vollständig verschwinden.

☞ Es bildet sich zwischen dem Entstehungsort der Wanderwellen und dem Ort ihrer absoluten Dämpfung ein Amplitudenmaximum aus; die Lage dieses Maximums ist frequenzabhängig. Je höher die Frequenz, um so näher rückt das Amplitudenmaximum an den Stapes heran; je tiefer die Frequenz, um so weiter verschiebt es sich in Richtung Helicotrema.

Jede Frequenz des menschlichen Hörbereichs wird also in Form des Schwingungsmaximums an einer ganz bestimmten Stelle des Endolymphschlauchs bzw. der Basilarmembran abgebildet. Diesen Sachverhalt bezeichnet man als **Frequenzdispersion**.

Die Erregung der zilientragenden Rezeptorzellen des Cortischen Organs erfolgt insbesondere am Ort des Schwingungsmaximums; unterschiedliche Frequenzen erregen demgemäß jeweils eine andere Gruppe von Sinneszellen.

## 17.6.2 Elektrophysiologie der Cochlea

Am Ort des Schwingungsmaximums treten Relativbewegungen zwischen der Basilarmembran und der Tektorialmembran auf. Da die Zilien der äußeren Haarzellen in die Substanz der Tektorialmembran eingelassen sind, unterliegen sie hierbei einer Abscherung, was letztlich für die Haarzellen den adäquaten Reiz darstellt.
Die Zilien der inneren Haarzellen, die keinerlei Verbindung zur Tektorialmembran aufweisen, werden wahrscheinlich durch die im Zusammenhang mit den Schwingungen des Endolymphschlauchs auftretenden subtektorialen Flüssigkeitsströmungen abgeschert.

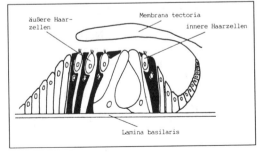

Abb. 17.5: Schema der am Aufbau des Cortischen Organs beteiligten Strukturen

☞ Die Scherbewegung der Zilien stellt den eigentlichen Transduktionsprozeß dar; eine minimale Deformation der Haarzelle führt so zur Ausbildung eines Rezeptorpotentials

Eine entscheidende Voraussetzung für diesen Transduktionsprozeß bildet das sogenannte **cochleäre Bestandspotential**. Mit Hilfe von Mikroelektroden konnte experimentell nachgewiesen werden, daß die im Endolymphschlauch enthaltene Flüssigkeit gegenüber der Perilymphflüssigkeit der Scala vestibuli positiv geladen ist (ungefähr +80 mV). Bezogen auf das Potential der Perilymphflüssigkeit besteht in der Stria vascularis respektive im Cortischen Organ ein negatives Potential von -40 bis -60 mV. Zwischen dem Endolymphraum und dem Inneren der Haarzellen herrscht demnach eine Potentialdifferenz von ungefähr 120 bis 140 mV. In diesem Zusammenhang sollte noch erwähnt werden, daß das Potential der in der Scala vestibuli enthaltenen Perilymphflüssigkeit in etwa dem der interstitiellen Flüssigkeit entspricht.

Bei Beschallung des Ohrs lassen sich am runden Fenster bezogen auf eine beliebig gewählte indifferente Elektrode Potentialdifferenzen ableiten, die als **Mikrophonpotentiale** bezeichnet werden. Sie entstehen an den Haarzellen des Cortischen Organs im Zuge des Transduktionsprozesses und sind aufgrund der hohen elektrischen Leitfähigkeit der Perilymphflüssigkeit auch noch am runden Fenster registrierbar. Dabei geben die Mikrophonpotentiale erstaunlich genau den zeitlichen Verlauf des Schalldrucks wieder; sie sind damit der Ausgangsspannung eines Mikrophons vergleichbar. Für die Mikrophonpotentiale lassen sich folgende charakteristische Merkmale festhalten:

• Zwischen ihrem Auftreten und den sie auslösenden Schallreizen besteht praktisch keine Latenz
• Sie besitzen keine Refraktärzeit
• Eine meßbare Schwelle existiert nicht
• Sie sind nicht ermüdbar.

Wird das Ohr einem einfachen Schallreiz, beispielsweise einem Klick (kurzer Druckpuls), ausgesetzt, so werden die Nervenfasern des Nervus acusticus nahezu synchron erregt. Dadurch kommt es zur Ausbildung eines **Nervenaktionspotentials**, das seiner Natur nach ein Summenpotential darstellt und – wie auch die Mikrophonpotentiale – am runden Fenster ableitbar ist. Bei Dauerbeschallung geht die Synchronisation der Entladeaktivität der einzelnen Fasern verloren, so daß kein Nervenaktionspotential mehr registrierbar ist.

# 17.7 Zentrale Informationsverarbeitung (Hörbahn)

## 17.7.1 Codierung der Schallfrequenz

Jede afferente Faser des Nervus acusticus innerviert nur ein ganz eng umgrenztes Areal der Cochlea respektive eine einzige innere Haarzelle. Da die verschiedenen Schallfrequenzen des menschlichen Hörbereichs auf einen jeweils ganz bestimmten Ort der Cochlea abgebildet werden, kann man den Schluß ziehen, daß jede Hörnervenfaser nur auf eine bestimmte Frequenz optimal reagiert. Diese Frequenz bezeichnet man als die **charakteristische Frequenz einer Hörnervenfaser**. Eine einzelne Faser des Nervus acusticus ist demnach am einfachsten dadurch zu aktivieren, daß man das Ohr einem Schallreiz mit eben dieser charakteristischen Frequenz aussetzt. Beschallt man das Ohr mit anderen Frequenzen, so wird die Faser entweder überhaupt nicht erregt oder erst bei Applikation sehr hoher Schalldruckpegel.

## 17.7.2 Nervale Codierung der Schallintensität

Wird das Ohr gleichzeitig mit Tönen verschiedener Frequenz beschallt, so werden die jeweils zugehörigen Nervenfasergruppen aktiviert. Der zeitliche Verlauf eines Schallreizes wird durch den zeitlichen Verlauf der Erregung, seine Intensität durch das Ausmaß der Erregung codiert. Mit steigendem Schalldruckpegel des polyfrequenten Schallreizes erhöht sich die Impulsrate innerhalb der entsprechenden Nervenfasergruppen.

Der Entladungsrate einer Hörnervenfaser ist jedoch eine obere Grenze gesetzt. Treten höhere Schalldruckpegel auf, so werden nicht nur die frequenzspezifischen Fasern maximal erregt; vielmehr kommt es zusätzlich zu einer Aktivierung benachbarter Fasern (**Rekrutierung**).

### 17.7.3 Kreuzungen der Hörbahn

Im folgenden wird eine knappe Beschreibung des Verlaufs der Hörbahn gegeben. Genauere Einzelheiten hinsichtlich der am Aufbau dieses sensorischen Bahnsystems beteiligten zentralnervösen Strukturen möge man den Lehrbüchern der Anatomie entnehmen.

Die zentralen Fortsätze (Axone) der im Ganglion spirale lokalisierten bipolaren Neurone enden im **Nucleus cochlearis**, der in einen ventralen und dorsalen Kernkomplex zerfällt. Der ventrale Anteil ist Ausgangsstation für ein ventrales Bahnsystem, das sowohl zum ipsilateralen als auch contralateralen **Olivenkomplex** zieht. Vom Nucleus cochlearis dorsalis geht eine dorsale Bahn aus, deren Fasern auf die Gegenseite kreuzen, um im contralateralen **Schleifenkern** erstmals synaptisch zu enden. Die Projektionsfasern der im Olivenkomplex gelegenen Nervenzellen verlaufen teilweise auf der gleichen, teilweise auf der Gegenseite nach zentral.

Nach mehrfacher synaptischer Umschaltung u.a. im **Colliculus inferior** und im **Corpus geniculatum mediale** erreicht die Hörbahn schließlich die primäre Hörrinde im Temporallappen (**Gyri temporales transversi**). Von hier nehmen zahlreiche Fasern ihren Ausgang, die zur sekundären Hörrinde und zu integrativ tätigen Assoziationsfeldern der Großhirnrinde ziehen.

Im weiteren werden wir näher auf die funktionelle Bedeutung der beidseitigen Vertretung eines jeden Innenohrs in den höheren Kernen und in der Hörrinde eingehen.

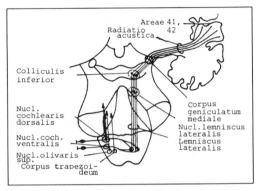

Abb.17.6: Schema der menschlichen Hörbahn

Wie schon die Alltagserfahrung lehrt, ist das auditive System maßgeblich an den der Raumorientierung zugrunde liegenden zentralnervösen Prozessen beteiligt. So lassen sich bei intaktem beidohrigem Hörvermögen recht präzise Angaben bezüglich der Lokalisation einer Schallquelle machen. Die entscheidende physikalische Grundlage für die Fähigkeit des Menschen, räumlich zu hören, ist darin zu sehen, daß in der Regel ein Ohr der Schallquelle näher liegt als das andere. Unter Berücksichtigung der Tatsache, daß Schall eine endliche Ausbreitungsgeschwindigkeit besitzt, kann man folgern, daß der Schall an dem der Schallquelle näher liegenden Ohr früher und mit höherer Intensität auftritt als an dem entfernter liegenden Ohr.

> ☞ Die auftretenden Laufzeit- und Schalldruckpegeldifferenzen bilden die Grundlage des räumlichen Hörens.

Dies konnte durch zahlreiche psychophysische Experimente, auf die an dieser Stelle nicht näher eingegangen werden soll, gezeigt werden. Eine Bestätigung dieser Theorie lieferten schließlich auch die neurophysiologischen Untersuchungen. So konnte nachgewiesen werden, daß im Nucleus accessorius der oberen

Olive, der als erster zentraler Kernkomplex Eingänge von beiden Ohren erhält, Neurone existieren, die nur dann maximal aktiviert werden, wenn der Schall auf einem Ohr früher und mit höherer Intensität auftritt als auf dem anderen. Auch im Colliculus inferior sind Neuronentypen auffindbar, die nur dann eine maximale Erregung zeigen, wenn der Schallreiz ein Ohr mit einer bestimmten zeitlichen Verzögerung bzw. mit einem bestimmten Intensitätsunterschied erreicht. Ihre Erregung ist demnach mit einem Schallreiz korreliert, der unter einem genau definierten Raumwinkel wirksam werden muß. Auch die primäre Hörrinde enthält Neurone, die ausschließlich dann erregt werden, wenn der Schall aus einer ganz bestimmten Richtung kommt.

Die Tatsache, daß die aufsteigenden Hörbahnen teils gekreuzt, teils ungekreuzt verlaufen, bietet des weiteren eine Erklärung dafür, daß es bei einer einseitigen Unterbrechung der Hörbahn respektive bei einem einseitigen Ausfall der primären Hörrinde nicht zu einem vollständigen Hörverlust auf dem kontralateralen Ohr kommt; es tritt vielmehr eine **beidseitige Empfindlichkeitsabnahme** auf.

### 17.7.4 Informationsverarbeitung in höheren Stationen der Hörbahn

Während die im Ganglion spirale gelegenen Bipolarzellen des Nervus acusticus durch mo-

nofrequente Schallreize, also recht einfache akustische Signale aktiviert werden, trifft dies für die Nervenzellen der höheren Stationen der Hörbahn in der Regel nicht mehr zu. Die systematische Analyse des Antwortverhaltens von Neuronen aus höheren Kernkomplexen der zentralen Hörbahn machte deutlich, daß mit zunehmender Entfernung von der Cochlea immer komplexere Schallreize angeboten werden müssen, um die Neurone überhaupt erregen zu können.

So zeigen gewisse Neurone des Corpus geniculatum mediale und der primären Hörrinde eine **selektive Erregung bzw. Hemmung** für bestimmte Frequenzbereiche (on- und off-Neurone). Daneben finden sich Neurone, die nur zu Beginn eines Schallreizes feuern, und andere, die ausschließlich durch dessen Ende erregt werden. Einige Nervenzellen wiederum sprechen nur dann an, wenn der Schallreiz bestimmte Amplituden- bzw. Frequenzänderungen aufweist, das heißt, wenn er spezifisch amplituden- respektive frequenzmoduliert ist. Manche Neurone reagieren auch nur auf Geräusche, also auf eine polyfrequente Beschallung.

Ein Großteil der in der primären Hörrinde lokalisierten Neurone ist jedoch durch die in der akustischen Physiologie experimentell eingesetzten Schallreize überhaupt nicht zu erregen. Man kann davon ausgehen, daß diese Neurone höchst selektiv nur bei Auftreten ganz bestimmter Schallmuster aktiviert werden, die unter den üblichen Versuchsbedingungen nicht ermittelt werden können.

# 17.8 Sprechen

### 17.8.1 Stimmbildung (Phonation)

Eine sprachliche oder gesangliche Äußerung erfolgt immer nach Einleitung einer Exspiration. Dabei ist die Glottis im Gegensatz zu den Gegebenheiten bei der normalen Ruheatmung entweder völlig verschlossen oder aber nur minimal geöffnet. Der Druck im Thorax er-

reicht dadurch deutlich höhere Werte, als es bei einer normalen Exspiration der Fall ist (subglottischer Druck bis zu 20 cmH$_2$O). Durch den hohen Druck werden die Stimmbänder der bis dahin verschlossenen Glottis auseinandergedrängt, so daß ein Luftstrom in Richtung

Mund-Rachen-Raum zustande kommt. Da die Glottis innerhalb der Atemwege ein erhebliches Strömungshindernis darstellt, wird dort die Strömungsgeschwindigkeit der Exspirationsluft weitaus höher sein als in der Luftröhre. Entsprechend den Bernoullischen Gesetzen fällt daher der intratracheale Druck rapide ab, was zu einem Schluß der Glottis führt; der eben beschriebene Vorgang kann erneut ablaufen.

Die Stimmbänder werden also in **Bernoulli-Schwingungen** versetzt, die für eine rhythmische Unterbrechung des exspiratorischen Luftstroms sorgen. Dadurch wird ein Klang, die Stimme, gebildet, deren Grundfrequenz von der Zahl der pro Zeiteinheit erfolgenden Luftstromunterbrechungen bestimmt wird. Da das Wechselspiel von Öffnen und Schließen der Glottis keiner sinusförmigen Gesetzmäßigkeit unterliegt, wird auch kein reiner Ton erzeugt, sondern vielmehr ein an Obertönen reicher Klangkomplex. Die Häufigkeit der Luftstromunterbrechungen pro Zeiteinheit, die ja der Grundfrequenz des gebildeten Klangs entspricht, ist in erster Linie von der Stimmbänderspannung abhängig. Der subglottische Druck spielt nur eine untergeordnete Rolle. Beide für die Stimmbildung verantwortlichen Parameter können unabhängig voneinander durch die Kehlkopf- und Thoraxmuskulatur variiert werden. So wird die Grundfrequenz des gebildeten Klangs mit zunehmender Stimmbänderspannung bzw. mit steigendem subglottischem Druck immer höher. Mit anderen Worten: Die Grundfrequenz des bei einer sprachlichen oder gesanglichen Äußerung entstehenden Klangs läßt sich in gewissen Grenzen willkürlich verändern.

Die Stimmbildung resultiert also aus zeitlich exakt aufeinander abgestimmten Kontraktionen der Kehlkopf- und Thoraxmuskulatur, deren Grundlage ein komplexes zentralnervöses Innervationsmuster bildet. Eine ständige Kontrolle von Tonhöhe und Intensität wird dabei in erster Linie durch die über die Propriozeptoren der beteiligten Muskeln und das auditive System vermittelten Informationen ermöglicht.

## 17.8.2 Bildung der Sprechlaute (Artikulation)

Nach Passieren der Glottis gelangt der exspiratorische Luftstrom zunächst in den Mund-Rachen-Raum, der auch Ansatzrohr genannt wird. Unter diesem Begriff versteht man also den Luftraum in Rachen, Nase und Mundhöhle.

Die Räume des Ansatzrohrs weisen in Abhängigkeit von ihrer jeweiligen Gestalt bestimmte Eigenfrequenzen auf. Darunter versteht man die Frequenzen, die gebildet werden, wenn man die Luft in diesen Räumen in Schwingungen versetzt. In dem an den Stimmbändern erzeugten obertonreichen Klanggemisch sind diese Frequenzen ebenfalls vertreten; sie erregen das Ansatzrohr zur Resonanz. Dadurch kommt es selektiv bei diesen Frequenzen zu einer beträchtlichen Amplitudenerhöhung, wobei Schalldruckpegel erreicht werden, die im überschwelligen, das heißt, hörbaren Bereich liegen. Das Ansatzrohr kann hinsichtlich seiner Gestalt vielfältig variiert werden; die dabei gebildeten Räume zeichnen sich durch jeweils unterschiedliche Eigenfrequenzen aus. Jede Artikulationsstellung macht somit nur ganz bestimmte Frequenzen bzw. Frequenzbänder hörbar, indem jeweils unterschiedlich konfigurierte Lufträume zur Resonanz angeregt werden. Die für eine bestimmte Artikulationsstellung charakteristischen Frequenzbänder bezeichnet man als **Formanten**. Sie werden praktisch ausschließlich durch die Form des Ansatzrohrs bestimmt und nicht durch das an den Stimmbändern erzeugte Klanggemisch der Stimme.

Die Vokale werden beim normalen Sprechen dadurch gebildet, daß die Luft im Ansatzrohr in Schwingungen versetzt wird; die Form des Ansatzrohrs in der jeweiligen Artikulationsstellung ist relativ konstant. Die dadurch erzeugten Formanten sind dann für den charakteristischen Klang der einzelnen Vokale verantwortlich.

# 18.  Geschmack und Geruch

## 18.1 Übersicht

### 18.1.1  Chemische Sinne

Aufgrund gewisser funktioneller Gemeinsamkeiten lassen sich der Geschmack- und Geruchssinn unter dem Oberbegriff **chemische Sinne** zusammenfassen. Geschmacks- und Geruchsempfindungen werden ausgelöst durch Aktivierung der peripheren Rezeptorzellen bei Anwesenheit von Geschmacks- bzw. Duftstoffmolekülen. Die Ausbildung eines Rezeptorpotentials resultiert aus einer molekularen Interaktion der Geschmacks- bzw. Duftstoffteilchen mit hochspezifischen rezeptiven Membranstrukturen der Sinneszelle.

### 18.1.2  Unterschiedsschwelle

Die chemischen Sinne zeigen für gewisse Reize eine relativ niedrige Schwelle, das heißt, sie zeichnen sich in einzelnen Fällen durch eine

hohe Empfinlichkeit aus. Der Arbeitsbereich der chemischen Sinne, also der Bereich, innerhalb dessen Intensitätsunterschiede zwischen einzelnen Reizen wahrgenommen werden können, umfaßt eine Spanne von ungefähr zwei bis drei Dezimalen bis zum ca. 500fachen des Schwellenwerts. Charakteristisch für Geruchs- und Geschmackssinn sind dabei die im Vergleich zu anderen Sinnesmodalitäten relativ **großen Intensitätsunterschiedsschwellen** ($dI/I = 1/5$). Ein Reiz wird also erst dann als merklich stärker empfunden, wenn er den Ausgangsreiz um mindestens 20% übertrifft.

---

☞ Hervorzuheben ist das besonders stark ausgeprägte Adaptationsvermögen der chemischen Sinne; eine bewußte Geruchswahrnehmung verklingt oft schon nach wenigen Minuten.

---

## 18.2 Geschmack

### 18.2.1  Geschmacksqualitäten und Lokalisation der Geschmacksempfindungen

Die Sinnesmodalität Geschmack umfaßt vier verschiedene Geschmacksqualitäten, die auch als Grundempfindungen bezeichnet werden. Diese Qualitäten sind im einzelnen: **süß, sauer, salzig** und **bitter**.

Die absolute Empfindlichkeit für diese Grundempfindungen weist charakteristische regionale Unterschiede auf, und zwar in der Weise, daß eine maximale Empfindung für süß von der Zungenspitze, für sauer von den Rändern, für salzig von der Spitze und den Rändern und für bitter vom Zungengrund auslösbar ist. Erwähnt sei in diesem Zusammenhang noch die Mitwirkung der Geruchsempfindung bei komplexen Geschmackswahrnehmungen.

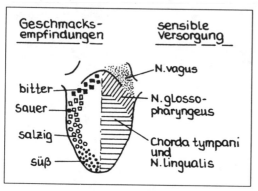

Abb. 18.1: Regionale Unterschiede der Empfindlichkeit für die verschiedenen Geschmacksqualitäten

## 18.2.2 Geschmacksafferenz

Die in den einzelnen Gechmacksknospen zusammen mit Stütz- und Basalzellen lokalisierten Geschmacksrezeptorzellen können als **sekundäre Sinneszellen** betrachtet werden. Terminale Aufzweigungen sensorischer Nervenfasern ziehen dabei zur Basis jeder Rezeptorzelle; die Verbindung zwischen beiden ist eine Kontaktstelle, die alle morphologischen Merkmale einer chemischen Synapse zeigt.

Der Verlauf der afferenten Fasern sei nun im folgenden schematisch skizziert.
* Innervation der **vorderen zwei Drittel der Zunge:**
  Nervus lingualis – Chorda tympani – Nervus intermedius des Nervus facialis – Ganglion geniculi

* Innervation des **hinteren Drittels der Zunge:**
  Nervus glossopharyngeus – Ganglion superius und inferius des N.glossopharyngeus
* Innervation des **Zungengrunds** und der **Epiglottis:**
  Nervus vagus – Ganglion superius und inferius des Nervus vagus.

Die zentralen Fortsätze der in den Ganglien lokalisierten Bipolarzellen gelangen schließlich ins Rautenhirn und enden dort im Nucleus tractus solitarii. Von hier aus ziehen die Nervenfasern der zweiten Neurone der Geschmacksbahn in erster Linie zum Nucleus ventralis posteromedialis des Thalamus. Die Neurone dritter Ordnung gelangen schließlich über die innere Kapsel zur Cortexoberfläche und enden im Bereich des Gyrus postcentralis im Gebiet der somato-sensorischen Gesichtsregion.

## 18.2.3 Reflexe

Neben der Kontrolle der Nahrung ist der Geschmackssinn auch stark beteiligt an der Steuerung der Speichel- und Magensaftsekretion. So kommt es bei Erregung der Geschmacksrezeptoren zu reflektorischen Steigerungen der Speichel- und Magensekretion (**unbedingter Reflex**). Interessanterweise resultiert darauf nicht allein eine generelle Erhöhung des Sekretvolumens, auch eine spezifische Beeinflussung der Sekretzusammensetzung entsprechend der aufgenommenen Nahrung konnte dabei nachgewiesen werden.

# 18.3 Geruch

## 18.3.1 Geruchsqualitäten

Abgesehen von gewissen individuellen Schwankungen ist der Mensch in der Lage, Tausende verschiedener Duftstoffnoten voneinander abzugrenzen. Diese Vielzahl unterschiedlicher Geruchsempfindungen als eigenständige Qualitäten der Sinnesmodalität Geruch zu interpre-

tieren, erscheint problematisch, da beim Geruch eine strenge Klassifizierung der verschiedenen Empfindungen in einzelne Grundqualitäten wie etwa beim Geschmackssinn nicht möglich ist. Berechtigt hingegen erscheint die Zusammenfassung einander ähnlicher Geruchsempfindungen zu sogenannten **Duft- bzw. Qualitätsklassen**, die durch jeweils bestimmte "Standarddüfte" charakterisiert werden (siehe Tabelle).

Neben den eigentlichen Sinneszellen der Regio olfactoria sind an der Vermittlung der Geruchsempfindung auch die in der gesamten Nasenschleimhaut nachweisbaren freien Nervenendigungen von Trigeminusfasern mitbeteiligt.

| Klassifizierung verschiedener Geruchsempfindungen Bildung sogenannter Qualitätsklassen (nach Amoore und Skramlik) | | | |
|---|---|---|---|
| Duftklasse | repräsentative Verbindung | riecht nach | Standardduft |
| ätherisch | Benzylacetat | Birnen | 1,2 - Dichloräthan |
| blumig | Gerianol | Rosen | d-1-$\beta$-Phenyläthylmethylcarbinol |
| moschusartig | Moschus | Moschus | 1,5-Hydroxypentadekansäurelacton |
| kampferartig | Kampfer | Euakalyptus | 1,8-Cineol |
| stechend | Ameisensäure Essigsäure | Essig | Ameisensäure |
| faulig | Schwefelwasserstoff | faulen Eiern | Dimethylsulfid |

## 18.3.2 Rezeptorenempfindlichkeit

Der Geruchssinn zeichnet sich beim Menschen durch eine hohe absolute Empfindlichkeit aus; die Schwelle für eine Geruchsempfindung (d.h. für die sogenannte Erkennungsschwelle) liegt abhängig vom jeweiligen Duftstoff bei Werten zwischen $10^6$ und $10^{15}$ Duftstoffmolekülen pro einem ml Luft.

## 18.3.3 Geruch und Emotion

Die im Riechepithel der Regio olfactoria lokalisierten Riechzellen stellen entsprechend ihrer Struktur primäre, bipolare Sinneszellen dar. An ihrem apikalen Ende tragen sie Riechgeißeln, die in die umgebende Schleimschicht eintauchen. Basal verlassen die Axone der insgesamt ca. $10^6$ Riechzellen das Epithel und verlaufen gebündelt als Fila olfactoria nach zentral zum Bulbus olfactorius. Dort enden sie an spezialisierten Neurone, den sog. Mitralzellen, deren Axone in ihrer Gesamtheit des Tractus olfactorius bilden. Letzteres zieht dann u.a. zur Area praepiriformis und zum Lobus piriformis. Weitere Stationen sind der Hypothalamus, die Formatio reticularis und die unterschiedlichen Anteile des limbischen Systems.

Die Verbingung olfaktorischer Zentren mit Kernarealen im Hypothalamus und limbischen System sind die Grundlage für vegetative und emotionale Begleitreaktionen bei Geruchsempfindungen. So beeinflussen beim Menschen Geruchswahrnehmungen die allgemeine Affektlage; die übrigen Sinneswahrnehmungen erhalten dadurch eine spezifische, von Lust- oder Unlustgefühlen begleitete Tönung.

## 18.3.4 Hyposmie, Anosmie, Parosmie

**Hyposmie:**
herabgesetzte Geruchsempfindung nach Schädigung bzw. Ausfall der Riechschleimhaut bei Tumoren, Katarrhen usw.; Vermittlung der Geruchsempfindung durch die noch intakten freien Nervenendigungen des Nervus trigeminus, des Nervus glossopharyngeus und des Nervus vagus.

**Anosmie:**
völlige Aufhebung der Geruchsempfindungen bei Ausfall der Nn. I, V, IX und X oder bei Schädigung der olfaktorischen Cortexareale.

**Parosmie:**
qualitativ veränderte Geruchsempfindungen.

# 19.    Integrative Leistungen des ZNS

## 19.1 Großhirnrinde und ihre Verbindungen

### 19.1.1 Sensorische Projektionsfelder

Innerhalb der menschlichen Großhirnrinde bestehen hinsichtlich der Zytoarchitektonik, das heißt, bezüglich der Ausprägung der einzelnen kortikalen Schichten sowie der Zahl, Anordnung und Gestalt der sie bildenden Neurone teilweise erhebliche Unterschiede. Unter Berücksichtigung derartiger histologischer respektive zytologischer Unterschiede teilte Brodmann die gesamte Großhirnrinde in ca. 50 Rindenfelder ein. Bis zu einem gewissen Grad entsprechen diese nach zytoarchitektonischen Gesichtspunkten abgegrenzten Rindenfelder den Großhirnbezirken, die aufgrund von Ergebnissen aus physiologischen Untersuchungen mit bestimmten Funktionen in Zusammenhang gebracht werden können.

Das primäre Projektionsfeld der somatosensorischen Systeme ist im Gyrus postcentralis (Areae 1-3 nach Brodmann) des Parietallappens lokalisiert (**primär sensomotorisches Areal, SmI**). Ein weiteres phylogenetisch älteres somatosensorisches Projektionsfeld liegt am Fuß des Gyrus postcentralis und im parietalen Operkulum. Man bezeichnet dieses Projektionsareal auch als **sekundär sensomotorisches Areal (SmII)**.

Die primären Projektionsfelder des visuellen Systems liegen an der Medialfläche des Okzipitallappens zu beiden Seiten des Sulcus calcarinus (**Area striata = Area 17 nach Brodmann**). Ein beidseitiger Ausfall des primär visuellen Cortex führt zu völliger Blindheit, wobei man entsprechend der zugrunde liegenden Schädigung von Rindenblindheit spricht.

Die primären Projektionsfelder des auditiven Systems sind in der Nachbarschaft der Fissura lateralis in den Gyri temporales transversi (**Heschlsche Querwindungen = Area 41 nach Brodmann**) lokalisiert. Eine beidseitige Läsion in diesem Bereich ruft eine völlige Taubheit des Individuums hervor. Diese Form der Gehörlosigkeit wird in Analogie zur Rindenblindheit als Rindentaubheit bezeichnet.

### 19.1.2 Assoziationsfelder, Assoziationsverbindungen

**Assoziationsfelder** *sind Rindenareale, die keine direkte Verbindung zu motorischen oder sensiblen respektive sensorischen Bahnsystemen besitzen; vielmehr sind sie den primär motorischen bzw. primär sensorischen Projektionsfeldern vor- bzw. nachgeschaltet. Ihre Funktion besteht in der Verknüpfung und Integration der vielfältigen Informationen aus den verschiedenen Sinnessystemen und subkortikalen Zentren.*

Diese Regionen sind von entscheidender Bedeutung sowohl für die weitere Verarbeitung afferenter Meldungen aus den peripheren Sinnesorganen als auch für die Bildung efferenter Impulsmuster. Ein Ausfall dieser Cortexareale führt daher immer zu erheblichen Störungen der Sinnesfunktion bzw. der Motorik.

Die Assoziationsareale sind entsprechend ihrer Aufgabe jeweils schalenartig um die primären Projektionsareale angeordnet. So befinden sich die dem primär senso-motorischen Areal nachgeschalteten Assoziationsfelder in direkter Nachbarschaft des Gyrus postcentralis im Bereich des Lobulus parietalis. Auch die Assoziationsfelder des visuellen Systems liegen in unmittelbarer Nähe zum primär visuellen Cortex. Sie umgeben dabei die Area striata an der Außenfläche des Okzipitallappens und greifen weiter auf die vorderen Abschnitte der Gyri occipitales superior, medius und inferior über. Die Assoziationsfelder des auditiven Systems sind im Gyrus temporalis superior lokalisiert, womit sie sich direkt an das primär auditive Projektionsfeld anschließen.

### 19.1.3 Thalamus

Der **Thalamus** nimmt eine überragende Stellung innerhalb des zentralnervösen Geschehens ein. Dementsprechend kann er auch nicht als einheitlicher Kernkomplex betrachtet werden; man muß ihn vielmehr als eine **Ansammlung funktionell unterschiedlich organisierter Kerngruppen** verstehen. Vereinfachend lassen sich fünf verschiedene Typen von Kerngruppen einander gegenüberstellen:

- Spezifische Thalamuskerne
- Unspezifische Thalamuskerne
- Motorische Thalamuskerne
- Vegetative Thalamuskerne
- Thalamische Assoziationskerne.

#### Spezifische Thalamuskerne

Die Afferenzen sämtlicher sensorischer Systeme mit Ausnahme der des Riechsystems verlaufen über einen jeweils spezifischen Thalamuskern, dessen Efferenzen zum entsprechenden primären Projektionsfeld der Großhirnrinde ziehen. Die wichtigsten spezifischen Thalamuskerne sowie deren zugehörige Afferenzen können der nebenstehenden Tabelle entnommen werden.

#### Unspezifische Thalamuskerne

Zu den unspezifischen Thalamuskernen zählen vor allem die medial und intralaminär lokalisierten Kerne. Sie beziehen ihren afferenten Zustrom überwiegend aus den Kernkomplexen des Hirnstamms (Formatio reticularis), aus dem Hypothalamus, dem Globus pallidus und dem Nucleus lateralis thalami. Ihre Efferenzen enden diffus in der gesamten Großhirnrinde bevorzugt jedoch im Bereich der orbitalen und seitlichen Stirnhirnrinde. Man kann mit einiger Sicherheit davon ausgehen, daß die unspezifi-

schen Thalamuskerne an einer Vielzahl von zentralnervösen Funktionen beteiligt sind. Im Vordergrund steht dabei die Steuerung des kortikalen Aktivitätsniveaus und damit des Bewußtseinzustands (Schlaf-Wach-System). Ihre Bedeutung im Rahmen des limbischen Systems wird noch diskutiert.

#### Motorische Thalamuskerne

Hinsichtlich der funktionellen Bedeutung der motorischen Thalamuskerne sei auf das Kapitel 14 verwiesen.

#### Vegetative Thalamuskerne

Im Dienste vorwiegend vegetativer Aufgaben steht die anteriore Kerngruppe des Thalamus, die ihren afferenten Zustrom in erster Linie aus dem Corpus mammillare des Hypothalamus bezieht. Daneben bestehen doppelläufige Verbindungen zum Gyrus cinguli.

#### Thalamische Assoziationskerne

Die thalamischen Assoziationskerne zeichnen sich dadurch aus, daß sie keinerlei extrathalamische Zuflüsse erhalten. Ihre Funktion besteht vielmehr darin, die in die verschiedenen thalamischen Kerngebiete einlaufenden Informationen zu integrieren.

| Spezifische Thalamuskerne | | | |
|---|---|---|---|
| Sensorisches System | Spezifischer Thalamuskern | Afferenter Zustrom | kortikales Endigungsgebiet |
| Somatosensorisches System | Ventrobasalkern (Nuclei ventralis posterolateralis u. ventralis posteromedialis) | Lemniscus **medialis** | Gyrus postcentralis |
| Visuelles System | Corpus geniculatum **laterale** | Tractus opticus | Area striata |
| Auditives System | Corpus geniculatum **mediale** | Lemniscus **lateralis** | Gyri temporales transversi |

### 19.1.4 Kommissurenfasern, Assoziationsfasern, efferente Neocortexverbindungen

Die Neuriten der **kortikalen Assoziationsneurone** verbinden verschiedene Zentren der gleichen Hirnhälfte, indem sie zu teilweise recht dicken Fasersträngen zusammengebündelt das

Marklager über eine kürzere oder längere Distanz durchziehen.

Die axonalen Fortsätze der Kommissurenneurone können als interhemisphäre Assoziationsfasern bezeichnet werden, da sie gleiche Zentren der beiden Hirnhälften miteinander verbinden. Auf diese Weise verschmelzen rechte und linke Hemisphäre zu einer Funktionseinheit. Die wohl bedeutendste Kommissur des Neocortex ist der Balken, das Corpus callosum, der aus annähernd 120 Millionen Fasern besteht. Weitere interhemisphäre Verbindungen

stellen die Commissura anterior und die Commissura posterior dar.

Die von den verschiedenen Cortexarealen ausgehenden Efferenzen zu subkortikalen Strukturen bezeichnet man als Projektionsfasern. Als Beispiele seien in diesem Zusammenhang nur der Tractus corticospinalis, die kortikopontinen Bahnen sowie die kortikothalamischen Bahnen erwähnt. Eine ausführliche Beschreibung der motorischen Efferenzen der Großhirnrinde wurde bereits in Kapitel 14 gegeben.

# 19.2  Elektrische Hirnrindenaktivität: Elektroenzephalogramm (EEG)

## 19.2.1  Ableittechniken des EEG, Auswertprinzipien

Von der intakten Kopfhaut des Schädeldachs eines Menschen lassen sich mittels geeigneter Registriereinrichtungen Potentialschwankungen ableiten. Die Aufschrift dieser Potentialwellen liefert das **Elektroenzephalogramm**, das abgekürzt als **EEG** bezeichnet wird. Das EEG kann als Ausdruck der bioelektrischen Hirnrindenaktivität verstanden werden.

Das Registrieren des EEG wird in der neurologischen Praxis routinemäßig zu diagnostischen Zwecken durchgeführt. Aufgrund der überragenden Bedeutung dieses Diagnoseverfahrens war es notwendig geworden, die Meßbedingungen auf internationaler Ebene festzulegen, um objektive Vergleichsmöglichkeiten zu schaffen. So erzielte man schließlich eine weitgehende Standardisierung bezüglich der Ableitorte auf der Schädeldecke sowie hinsichtlich der übrigen relevanten Ableitbedingungen (Schreibgeschwindigkeit des Registriergeräts, Filtercharakteristik des Meßverstärkers usw.). Die Ableitung des EEG geschieht entweder bipolar, also unipolar zwischen zwei auf der Kopfhaut des Patienten angebrachten Elektroden, oder unipolar zwi-

schen einer differenten Elektrode auf der Schädeldecke und einer weiter entfernt angebrachten indifferenten Referenzelektrode (z.B. am Ohrläppchen).

Die Auswertung des EEG erstreckt sich in erster Linie auf Frequenz, Amplitude, Gestalt, Verteilungsmuster und Häufigkeit der im EEG auftretenden Potentialschwankungen.

## 19.2.2  Phämomenologie des EEG, Grundfrequenz, Amplitude, Formen

Im menschlichen EEG lassen sich unter Berücksichtigung von Frequenz, Amplitude und Form mindestens vier verschiedene Typen von Potentialwellen unterscheiden:

* **Alpha($\alpha$)-Wellen**
  Potentialschwankungen von mittlerer Amplitude und einer Frequenz von 8-13 Hz durchschnittlich 10 Hz (**synchronisiertes EEG**)
* **Beta($\beta$)-Wellen**
  Potentialschwankungen von kleinerer Amplitude und einer Frequenz von 14-30 Hz durchschnittlich 20 Hz (**desynchronisiertes EEG**)

- **Theta ($\vartheta$)-Wellen**
  Potentialschwankungen von größerer Amplitude und einer Frequenz von 4-7 Hz durchschnittlich 6 Hz
- **Delta ($\delta$)-Wellen**
  Potentialschwankungen von noch größerer Amplitude und einer Frequenz von 0,3 Hz-3,5 Hz durchschnittlich 3 Hz

---

☞ Für das EEG eines gesunden Erwachsenen in Ruhe und bei geschlossenen Augen ist der sogenannte $\alpha$-**Grundrhythmus** (-Wellen) charakteristisch. Beim Öffnen der Augen oder anderen sensorischen Reizen sowie bei geistiger Betätigung und emotionaler Belastung erlöschen die $\alpha$-Wellen ($\alpha$-**Blockade**); an ihre Stelle treten die hochfrequenten $\beta$-Wellen: man spricht von einer Desynchronisation der EEG.

---

ge Aktivitätsniveau ist vielmehr erheblichen Schwankungen unterworfen; zwischen entspanntem Wachsein und höchster Erregung sind sämtliche Aktivationsgrade denkbar. Dabei läßt sich eine Korrelation zwischen dem Aktivationszustand umd dem jeweiligen Synchronisationsgrad der EEG-Potentialwellen nachweisen.

---

☞ Vereinfacht gilt folgende Formel:
Mit zunehmendem Aktivitätsniveau wird das EEG immer desynchronisierter.

---

Hingewiesen werden sollte noch auf die Schlüsselrolle des aszendierenden retikulären Aktivierungssystems (**ARAS**) bei der Steuerung der Gehirnrindenaktivität.

### 19.2.4 Klinische Bedeutung des EEG

Die klinische Nutzbarkeit des EEG sei anhand einiger Beispiele demonstriert.

Krampfwellen treten in erster Linie im Zusammenhang mit epileptischen Anfällen auf. Unspezifische Alterationen des Kurvenbilds, wie beispielsweise das Auftreten verlangsamter oder in ihrer Frequenz häufig wechselnder Potentialwellen, werden vor allem bei entzündlichen Gehirnerkrankungen, bei Hirntraumen sowie bei den durch eine Stoffwechselvergiftung bedingten zerebralen Störungen beobachtet.
Das EEG erlaubt außerdem in gewissem Maße eine Beurteilung des Reifungsgrades des Gehirns; auch eine gezielte Narkose- bzw. Schlafüberwachung ist mit Hilfe des EEG möglich.

Hirnrinde und Hirnstamm reagieren auf Sauerstoffmangel sehr empfindlich. Die komplette Unterbrechung der Gehirndurchblutung führt bereits nach einer Latenzzeit von etwa 4 Sekunden zu einer merklichen Beeinträchtigung zerebraler Funktionen; nach 8 bis 12 Sekunden ist die Organfunktion völlig erloschen (Überlebenszeit der Organfunktion), was sich als totaler Bewußtseinsverlust des Individuums manifestiert.
Veränderungen im EEG lassen sich bereits 4 bis 6 Sekunden nach Eintritt der kompletten Ischämie registrieren; nach 20 bis 30 Sekunden

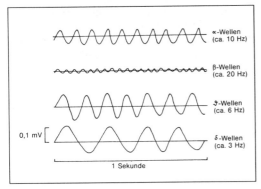

Abb. 19.1: Die unterschiedlichen EEG-Wellen eines gesunden Erwachsenen

### 19.2.3 Desynchronisation und Hypersynchronisation im EEG;Beziehung zu Aktivationszuständen

Wie bereits im vorigen Abschnitt dargestellt wurde, treten desynchronisierte EEG-Phasen im Zusammenhang mit einer erhöhten geistigen Aufmerksamkeit bzw. einer unspezifischen Aktivation (**arousal**) auf.

An dieser Stelle sollte jedoch betont werden, daß auch der Wachzustand keinen einheitlichen Bewußtseinszustand darstellt. Das geisti-

verstummt jegliche Spontanaktivität der zerebralen Strukturen. Nun sind auch keinerlei Potentialschwankungen mehr ableitbar; man erhält ein **isoelektrisches** oder **Null-Linie-EEG**.

Aussagen über Intelligenz etc. sind aufgrund des EEG **nicht** möglich.

## 19.2.5 Sensorisch evozierte Hirnpotentiale

*Die nach Reizung peripherer Rezeptoren, afferenter Nervenfasern, sensorischer Bahnsysteme oder Kerngebiete über der Hirnrinde bzw. Schädeldecke registrierbaren Summenpotentiale (Potentialschwankungen) bezeichnet man als* **evozierte Potentiale.**

So läßt sich beispielsweise nach lokaler elektrischer Hautreizung über den senso-motorischen Rindenarealen (SmI und SmII) nach einem kurzen freien Intervall eine langsame, positiv-negative Potentialschwankung ableiten; man spricht von einem **primär evozierten Potential.**

Die für die Entstehung des primär evozierten Potentials verantwortlichen afferenten Impulse erreichen die kortikalen Strukturen über den schnellen lemniskalen Weg.

Das im weiteren Verlauf auftretende **sekundär evozierte Potential** verdankt seine Entstehung afferenten Impulsen, welche den Cortex über den langsamen extralemniskalen Weg erreichen. Daraus erklärt sich dessen verzögertes Auftreten.

## 19.3 Beziehungen Thalamus-Cortex-sonstigeHirnteile

**Spezifisch und unspezifische Thalamuskerne**
Die funktionelle Unterteilung des thalamischen Kernkomplexes in spezifische (senso-motorische) und unspezifische Projektionskerne sowie Kerngruppen mit vorwiegend motorischen, vegetativen und Assoziationsfunktionen wurde bereits in Abschnitt 19.1.3. dargestellt.

# 19.4 Wachen und Schlafen

## 19.4.1 Schlafverlauf, Schlafstadien; Verhalten des EEG

Der Schlaf wie auch der Wachzustand darf keinesfalls als einheitlicher Bewußtseinszustand gesehen werden; vielmehr ist es möglich, mittels geeigneter Methoden den menschlichen Schlaf in einzelne Stadien zu teilen.

Am einfachsten läßt sich die Schlaftiefe messen, indem man die Intensität des Weckreizes bestimmt, die erforderlich ist, um den Schlaf des Probanden zu beenden. Heutzutage wird jedoch in erster Linie das EEG zur Bestimmung der Schlaftiefe eingesetzt.

Ausgehend von den im EEG registrierbaren Kurvenbildern lassen sich vier bis fünf Schlafstadien voneinander abgrenzen. Eine knappe

Beschreibung der einzelnen Schlafstadien sowie der zugehörigen charakteristischen EEG-Bilder soll auf S. 301 oben gegeben werden.

Hinsichtlich der Schlaftiefe läßt sich normalerweise eine deutliche Periodik nachweisen. So werden die verschiedenen Schlafstadien während einer Nacht mehrmals durchlaufen im Durchschnitt 3 bis 5mal. Dabei konnte gezeigt werden, daß die während einer jeden Periode maximal erreichbare Schlaftiefe mit zunehmender Schlafdauer geringer wird, so daß in den Stunden vor dem Erwachen das Stadium E überhaupt nicht mehr erreicht wird.

| Schlafstadien und EEG | | |
|---|---|---|
| Schlaf-stadium | | EEG |
| A | Entspanntes Wachsein | $\alpha$-Grundrhythmus |
| B | Einschlafen | Rückgang des $\alpha$-Rhythmus; flache $\vartheta$—Wellen erscheinen |
| C | Leichtschlaf | allmählicher Frequenzrückgang bis zu $\delta$-Wellen; Schlafspindeln |
| D | Mitteltiefer Schlaf | $\delta$-Wellen, unterbrochen von sog. K-Komplexen |
| E | Tiefschlaf | fast ausnahmslos langsame $\delta$-Wellen |

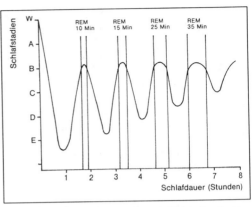

Abb. 19.2: Die unterschiedlichen Schlafstadien im Verlauf einer Nacht.

Die nach dem Einschlafen regelmäßig auftretenden B-Stadien nehmen innerhalb der verschiedenen Schlafphasen eine gewisse Sonderstellung ein. So kommt es während der B-Phasen wie auch im Tiefschlaf zu einer nahezu vollkommenen Erschlaffung der peripheren Skelettmuskulatur. Gleichzeitig lassen sich jedoch Serien rascher Augenbewegungen registrieren. Letztere sind für dieses Stadium derart typisch, daß sich die Bezeichnung **REM-Stadium** (abgeleitet von Rapid Eye Movements) durchgesetzt hat.

Für eine Schlafunterbrechung während der REM-Phasen sind ebenso starke Weckreize erforderlich wie während der Tiefschlafphasen; das im Verlauf des REM-Schlaf wird daher auch recht treffend als **paradoxer** bzw. **desynchronisierter** Schlaf bezeichnet.

Gewöhnlich faßt man alle übrigen Schlafphasen unter Bezeichnung **NREM-Schlaf** (Non-REM-Schlaf respektive synchronisierter Schlaf) zusammen und stellt diesen dem REM-Schlaf gegenüber.

REM-Phasen werden im Verlauf einer Nacht normalerweise 3 bis 5mal durchlaufen; sie erstrecken sich durchschnittlich über einen Zeitraum von 20 Minuten und nehmen mit fortschreitender Schlafdauer an Länge zu.

## 19.4.2 Schlafentzug, Schlafbedürfnis

Die Ergebnisse von Schlafentzugsexperimenten legten den Schluß nahe, daß der Schlaf für die Erholung respektive die Erhaltung der Leistungsfähigkeit des Organismus unbedingt erforderlich ist. Bereits im Jahre 1894 demonstrierte Manaceine, daß bei jungen Hunden eine Schlaflosigkeit von 90 bis 140 Stunden zum Tode führt. In den darauffolgenden Jahren wurden derartige Schlafentzugsexperimente auch an Menschen durchgeführt. Dabei konnte gezeigt werden, daß eine Schlaflosigkeit von bis zu 90 Stunden nur geringfügige Veränderungen der Reaktionslage des Organismus nach sich zieht. In der Regel waren Müdigkeit und Konzentrationsschwäche die einzigen Symptome. Eine Alteration vegetativer Funktionen trat in der überwiegenden Mehrzahl der Fälle nicht auf. Bei einem Schlafentzug von über 90 Stunden kam es dann zu optischen und akustischen Halluzinationen. Eine Schlafentzugsdauer von über 200 Stunden geht mit einer deutlich ausgeprägten schizophrenen Symptomatik einher. Wahnvorstellungen sowie Angst- und Erregungszustände kennzeichneten dann das Verhalten bzw. Erleben der Probanden.

In der Folgezeit wandte sich dann eine Vielzahl von Forschern der Fragestellung zu, wie sich ein selektiver Entzug der REM-Schlafphasen und damit der Traumphasen auf den menschlichen Organismus auswirkt. Bei derartigen Traumentzugsexperimenten wird der Schläfer zu Beginn einer jeden REM-Phase geweckt und so vom Weiterträumen abgehalten.

Das wohl wesentlichste Ergebnis solcher Experimente war, daß in den danach folgenden Erholungsnächten der Anteil der REM-Phasen am Gesamtschlaf deutlich höher lag als unter Kontrollbedingungen. Außerdem kam es bei den Probanden am Tage nach einem völlige Traumentzug vermehrt zu Halluzinationen. Letztere können als der Ersatz für die während der Nacht ausgefallenen Träume verstanden werden.

Insgesamt läßt sich folgern, daß die REM-Phasen für die Erhaltung des Schlafs und damit auch für die psychische Stabilität des Individuums verantwortlich sind.

## 19.4.3 Theorien von Wachen und Schlafen

Es gibt eine Reihe theoretischer Konzepte über die physiologischen Grundlagen von Wachen und Schlafen. Diese theoretischen Modelle sind meistens jedoch experimentell nur wenig gestützt oder aber in wesentlichen Punkten bereits widerlegt. Daher soll im folgenden nur eine knappe Beschreibung der wichtigsten Theorien von Wachen und Schlafen gegeben werden.

### Deafferenzierungs-Theorie
Diese Theorie postuliert, daß die zentralnervöse Aktivität in erster Linie durch äußere Sinnesreize fördernd beeinflußt wird. So ging man von der Vorstellung aus, daß der Wachzustand ein gewisses Minimum an bioelektrischer Rindenaktivität zur Voraussetzung habe, wobei diese kortikale Aktivität hauptsächlich vom sensorischen Input gesteuert werden sollte. Diese Theorie mußte jedoch verworfen werden, nicht zuletzt, weil gezeigt werden konnte, daß sich bei völliger sensorischer Deprivation des Menschen (Schlafkammer-Versuche) die Schlafzeit im Verlauf des Experiments verkürzt. Auch die Tatsache, daß Patienten mit einer hohen Querschnittslähmung gegenüber gesunden Erwachsenen im Mittel eine kürzere Schlafdauer aufweisen, steht im offenen Widerspruch zur Deafferenzierungs-Theorie.

### Reticularis-Theorie
Die Retikularis-Theorie von Wachen und Schlafen zeichnet sich durch eine gewisse inhaltliche Verwandtschaft zur Deafferenzierungs-Theorie aus. Wie auch letztere geht die Reticularis-Theorie von der Vorstellung aus, daß Gehirnrinde und Zwischenhirn die für die Steuerung des Schlafrespektive Wachzustands primär verantwortlichen zentralnervösen Strukturen seien. Darüber hinaus jedoch gewinnt innerhalb dieses Konzepts die Formatio reticularis eine entscheidende funktionelle Bedeutung. Ausgehend von den Ergebnissen neurophysiologischer Untersuchungen folgerte man, daß die in diesem Hirngebiet lokalisierten neuronalen Zellverbände die zur Aufrechterhaltung des kortikalen Aktivitätsniveaus erforderlichen Impulse liefern. Dies hat zur Bezeichnung **aufsteigendes retikuläres aktivierendes System** abgekürzt **ARAS** geführt. Die funktionell zum ARAS zählenden über den Thalamus verlaufenden aszendierenden Bahnsysteme werden als unspezifische Projektionen bezeichnet und den spezifischen (sensorischen) Projektionen gegenübergestellt. Größere quantitative Verschiebungen hinsichtlich der Dichte der aufsteigenden aktivierenden Impulse aus der Formatio reticularis gelten als die primär verantwortlichen Prozesse für den Übergang vom Wach- zum Schlafzustand. Diese Verschiebungen sind ihrerseits vom sensorischen Input sowie vom Impulsstrom absteigender Bahnsysteme aus kortikalen und subkortikalen Zentren in die Zellverbände der Formatio reticularis abhängig.

Geringfügigere Veränderungen des Aktivitätsniveaus innerhalb des ARAS werden im Zusammenhang mit den verschiedenen Graden der Wachheit bzw. der Aufmerksamkeit gesehen.

### Biochemische Theorie
Aufgrund experimenteller Befunde, denen zufolge gewisse Transmittersubstanzen nämlich die Monoamine Serotonin und Noradrenalin eine entscheidende Bedeutung für die Steuerung der Schlaf-Wach-Periodik besitzen, wurde ein biochemische Theorie von Wachen und Schlafen entwickelt. Die wichtigsten Punkte seien im folgenden kurz erwähnt:

- Bestimmte Neurone des im Hirnstamm lokalisierten **Nucleus raphe** zeichnen sich durch einen hohen intrazellulären Gehalt an **Serotonin** aus. Eine Abnahme dieser Serotoninspeicher beispielsweise im Zuge einer Blokkierung des Synthesemechanismus ruft eine starke Schlaflosigkeit hervor, die sowohl den REM- als auch den NREM-Schlaf betrifft. In gleicher Weise wirkt sich eine Zerstörung des Nucleus raphe aus.
- Spezifische Neurone innerhalb des **Locus coeruleus** besitzen relativ große Mengen an **Noradrenalin**. Eine bilaterale Läsion des Locus coeruleus führt zu einem kompletten Ausfall des REM-Schlafs; hinsichtlich des NREM-Schlafs lassen sich jedoch keinerlei Veränderungen feststellen.

Aus diesen Untersuchungsergebnissen läßt sich schließen, daß Noradrenalin eine entscheidende Bedeutung für den REM-Schlaf besitzt, während Serotonin in einem engen funktionellen Zusammenhang mit dem NREM-Schlaf steht. Außerdem wurde experimentell nachgewiesen, daß REM-Phasen nur im Anschluß an einen NREM-Schlaf auftreten können.

# 19.5  Bewußtsein, Bewußtseinsstörungen

## 19.5.1  Bewußtseinszustände

Mit Hilfe des EEG läßt sich eine Skala steigender Bewußtseinsgrade erstellen, deren extreme Pole die "Vigilanz" und das "Koma" bilden. Jeglicher Bewußtseinsgrad ist Ausdruck eines bestimmten zentralnervösen Aktivationszustands, der seinerseits mit einer mehr oder weniger klar definierten hirnelektrischen Aktivität einhergeht. Die Übergänge zwischen den einzelnen Bewußtseinsstufen sind naturgemäß fließend; dennoch hat sich die Einteilung des Bewußtseins in acht Niveaustufen als klinisch nützlich erwiesen.

- Niveau I des
  Bewußtseins:         **Exzessive Vigilanz**
- Niveau II :          **Vigilantes Bewußtsein**
- Niveau III :         **Entspannte Vigilanz**
- Niveau IV :          **Schläfrigkeit**
- Niveau V:            **Leichter Schlaf**
- Niveau VI :          **Tiefschlaf**
- Niveau VII :         **Koma**
- Niveau VIII :        **Eintritt des Todes**

Eine eingehendere Beschreibung der einzelnen Bewußtseinszustände kann den Lehrbüchern der medizinischen Psychologie entnommen werden.

## 19.5.2  Bindung des Bewußtseins an komplexe Hirnstrukturen

Die intakte Funktionsweise bestimmter zerebraler Strukturen bildet die Grundlage für menschliches Bewußtsein. Die strukturellen Voraussetzungen dieses hoch komplexen Gesamtvorgangs respektive die ihm zugrunde liegenden zentralnervösen Mechanismen sind noch weitgehend unerforscht. So viel jedoch kann gesagt werden, daß Bewußtsein einen mittleren Aktivationsgrad der beteiligten Gehirnstrukturen zur Voraussetzung hat; das EEG ist entsprechend desynchronisiert ($\beta$-Rhythmus).
Als weiterhin gesichert gilt, daß Bewußtsein nur durch das Zusammenwirken von kortikalen und subkortikalen Gehirnstrukturen zustandekommt. Eine entscheidende Rolle spielt dabei das aszendierende retikuläre aktivierende System (ARAS), dessen funktionelle Bedeutung bereits im Zusammenhang mit der Steuerung des Schlaf-Wach-Verhaltens dargestellt wurde.

## 19.5.3  Bewußtseinsstörungen

Durch die Applikation (per Infusion oder Inhalation) zentral wirkender Anästhetika lassen sich bei genügend hoher Dosierung bestimmte Funktionen des ZNS unterdrücken. Daraus resultiert letzlich eine Ausschaltung des Bewußtseins, was mit dem Zustand der Analgesie einhergeht.

Die bisherigen Versuche, den Wirkmechanismus derartiger Anästhetika (Narkotika) im einzelnen aufzuklären, können als weitgehend fehlgeschlagen betrachtet werden. Grob vereinfachend geht man von der Vorstellung aus, daß der Hauptangriffsort der zentral anästhesierend wirkenden Pharmaka an den Zellverbänden der Formatio reticularis liegt. Man vermutet, daß sie dort bestimmte strukturelle

Veränderungen an den neuronalen Biomembranen hervorrufen und damit zu einer Abnahme der Erregbarkeit bzw. des Aktivationsniveaus führen.

Bei bilateralen Läsionen oder Funktionsstörungen bestimmter kortikaler oder tiefer Gehirnteile treten nicht selten psychotische Bewußtseinsstörungen auf. Eine genauere pathophysiologische Deutung derartiger Bewußtseinsstörungen ist meistens allein schon aufgrund der Komplexität des zentralnervösen Wirkungsgefüges nicht möglich.

# 19.6  Bedeutung der Hemisphären

## 19.6.1  Balkendurchtrennung (split-brain)

Entscheidende Erkenntnisse für das Verständnis menschlicher Bewußtseinsprozesse lieferten experimentelle Untersuchungen an Patienten, deren Balken (Corpus callosum) und Commissura anterior operativ durchtrennt wurden. Dieser Eingriff war jeweils erforderlich geworden, um ein Übergreifen unilateral entstehender epileptischer Anfälle auf die andere, gesunde Hemisphäre zu vermeiden.

Mit der Durchschneidung dieser neokortikalen Kommissurenbahnen wird bei den "split-brain-Patienten" jegliche Verbindung zwischen den beiden Großhirnhemisphären aufgehoben, so daß dann jede für sich als isolierte funktionelle Einheit betrachtet werden muß.
Hinsichtlich ihres Verhaltens bzw. ihrer subjektiven Erlebnisfähigkeit ließen sich an diesen Patienten postoperativ praktisch keinerlei Veränderungen feststellen (bisweilen beobachtete man eine herabgesetzte motorische Spontanaktivität in der linken Körperhälfte sowie ein vermindertes Reaktionsvermögen auf linksseitig gesetzte Sinnesreize). Mit Hilfe ganz spezieller Tests jedoch gelang Sperry und Mitarbeitern der Nachweis, daß jede Hemisphäre allein eine relativ selbständige Leistungsfähigkeit besitzt.

## 19.6.2  Komplementäre Spezialisation der Hemisphären, Lateralisation

Die wichtigsten Ergebnisse aus den experimentellen Studien Sperrys sollen im folgenden stichwortartig genannt werden:

Hinsichtlich der sich im subjektiven Erleben manifestierenden Bewußtseinsvorgänge sowie bezüglich der Verarbeitung sprachlicher Informationen ist die linke Hemisphäre allein genauso leistungsfähig wie die beiden miteinander verbundenen Großhirnhälften. Diese Feststellung ist aufgrund der Angaben der Patienten und der objektiv gewonnenen Testergebnisse möglich. Man kann also mit einiger Sicherheit davon ausgehen, daß die für Sprache und Bewußtsein verantwortlichen zentralnervösen Strukturen nahezu ausschließlich in der linken Großhirnhälfte lokalisiert sind.

Als wesentliches Faktum bezüglich der Leistungen der rechten Gehirnhälfte läßt sich feststellen, daß sie weder zu einer schriftlichen noch verbalen Äußerung in der Lage ist. Die in dieser Hemisphäre ablaufenden neuronalen Prozesse – seien sie nun motorischer oder sensorischer Natur – werden dem Patienten nicht bewußt. Isoliert von der linken Großhirnhälfte arbeitet die rechte eigenständig und auf sich gestellt.

Dennoch auch die Leistungen der rechten Hemisphäre allein sind beachtlich:

So kann man aus den Untersuchungsergebnissen Sperrys durchaus den Schluß ziehen, daß die für die taktil-visuelle Formerkennung erforderlichen integrativen Vorgänge vorwiegend in der rechten Hemisphäre ablaufen. In ihren Gedächtnis- und Abstraktionsleistungen scheint die rechte Hemisphäre die linke sogar zu übertreffen.

## 19.6.3 Sprechvermögen, sogenannte Sprachzentren

Die entscheidenden Erkenntnisse über die neurophysiologischen Grundlagen der menschlichen Sprache wurden weitgehend aus klinischen Studien gewonnen. So führte die systematische Auswertung neuropathologischer Befunde, die postmortal bei sprachgestörten Patienten erhoben wurde, zu folgendem Schluß:

> ☞ Die für die Sprache verantwortlichen Zentren sind in der Regel nur in der linken Hemisphäre lokalisiert.

Diese Annahme wurde dann später durch die Tests Sperrys an split-brain-Patienten untermauert. Weitere, recht eingehende experimentelle Untersuchungen durch Roberts und Penfield erlaubten schließlich eine Schätzung, wonach die Sprachzentren bei nur etwa 2% der Menschen in der rechten Großhirnhälfte liegen. Die extreme Dominanz der linken Hemisphäre in bezug auf die Fähigkeiten zum sprachlichen Ausdruck und das Sprachverständnis ist weitgehend unabhängig von Rechts- oder Linkshändigkeit. So befinden sich beim Großteil der Linkshänder die Sprachzentren in der linken Hemisphäre; rechtsseitig oder bilateral lokalisierte Sprachzentren bilden dagegen die absolute Ausnahme.

Wie bereits eingangs erwähnt, beruhen unsere Kenntnisse über die strukturellen Voraussetzungen der Sprache in erster Linie auf klinischen Studien, deren erste bereits vor mehr als hundert Jahren durchgeführt wurde. Broca beobachtete als erster, daß Läsionen im Bereich des unteren Abschnitts des Gyrus frontalis inferior zu einer Sprachunfähigkeit (**Aphasie**) führt, bei der das Sprachverständnis vollständig erhalten bleibt. Diese Form des Sprachversagens, bei der die Patienten erst nach mehrmaliger Aufforderung und unter größter Mühe kurze, abgehackte Sätze bilden können, wird als **motorische Aphasie** bezeichnet. Der Patient kann seine Gedanken aber schriftlich niederlegen. Das zugehörige Rindenareal wird motorisches oder – nach seinem Entdecker – **Broca'sches Sprachzentrum** genannt.

Einige Zeit nach der Publikation der Broca'schen Studien beschrieb Wernicke eine andere Form der Aphasie, bei der die Patienten unfähig sind, Sprache – gehörte oder gelesene – zu verstehen; das Sprechvermögen dieser Kranken kann trotz gewisser Einschränkungen als weitgehend intakt bezeichnet werden. Diese sensorische Aphasie geht nahezu immer mit einer Läsion im hinteren Abschnitt des Gyrus temporalis superior einher. Dieses Cortexareal wird daher sensorisches (rezeptives) oder **Wernicke'sches Sprachzentrum** bezeichnet.

### 19.6.4 Zerebrale Sprachstörungen

Die Darstellung der unterschiedlichen Formen von zerebralen Sprachstörungen erfolgte bereits im Zusammenhang mit der Beschreibung der kortikalen Sprachzentren.

# 19.7 Gedächtnis, Lernen

### 19.7.1 Zerebrale Informationsverarbeitung und -reduktion

Die der zerebralen Informationsverarbeitung und -reduktion zugrunde liegenden Mechanismen wurden soweit sie experimentell eingehender untersucht wurden   bereits in Abschnitt 12.13.1 beschrieben.

## 19.7.2 Informationsspeicherung und Extinktion

Aufnahme **(Lernen)**, Speicherung **(Gedächtnis)** und Abruf **(Erinnerung)** von Informationen sind an höchst komplexe neuronale Prozesse gebunden, deren genauere strukturelle Voraussetzungen noch weitgehend ungeklärt sind. Gerade beim Erinnerungsvorgang tappt man hinsichtlich der zugrunde liegenden zentralnervösen Mechanismen praktisch noch völlig im dunkeln. Wir werden uns daher im folgenden auf die Beschreibung der wichtigsten Erkenntnisse bezüglich der Informationsaufnahme und -speicherung beschränken.

Im allgemeinen geht man davon aus, daß es zwei Arten von Gedächtnis gibt: ein **Kurzzeitgedächtnis** und ein **Langzeitgedächtnis**.

Inhalte des Kurzzeitgedächtnisses, wie beispielsweise eine bestimmte Zahlenfolge oder Silbenkombination, die man sich eingeprägt hat, geraten rasch wieder in Vergessenheit **(Extinktion)**, wenn sie nicht durch häufiges Wiederholen (Üben) ins Langzeitgedächtnis überführt werden. Dort werden die Informationen dann relativ dauerhaft gespeichert und die von ihnen gebildeten   hinsichtlich ihrer neuronalen Organisationsform noch weitgehend unbekannten   Gedächtnisspuren **(Engramme)** verfestigen sich mit jeder Ablesung. Die Erhärtung von Engrammen durch ihre wiederholte Benützung bildet die Grundlage für eine dauerhafte Retention der zugehörigen Informationen. Dieser Vorgang wird auch als **Konsolidierung** bezeichnet. Aufgrund der Ergebnisse klinischer Studien kann man mit einiger Sicherheit sagen, daß bei der Übernahme von Informationen aus dem Kurzzeitgedächtnis ins Langzeitgedächtnis vor allem Teile des limbischen Systems eine Schlüsselrolle spielen.

### 19.7.3 Anterograde und retrograde Amnesie

**Anterograde Amnesie**

Unter anterograder Amnesie versteht man die Unfähigkeit, neu aufgenommene Informationen längerfristig zu behalten und abrufbereit zu haben. Diese Form der Gedächtnisstörung, die nach klinischem Sprachgebrauch als Korsakoff-Syndrom bezeichnet wird, tritt sehr häufig bei chronischen Alkoholikern auf. Die Patienten, die unter einer anterograden Amnesie leiden, zeichnen sich durch ein nahezu intaktes Langzeitgedächtnis aus, das heißt, Gedächtnisinhalte aus der Zeit vor der Erkrankung sind jederzeit zugriffbereit; auch ihr Kurzzeitgedächtnis funktioniert weitgehend normal. Sie sind jedoch, wie bereits angedeutet, nicht in der Lage, Informationen aus dem Kurzzeitgedächtnis ins Langzeitgedächtnis zu überführen.

Die anterograde Amnesie beruht also letzlich auf einer Störung der Engrammkonsolidierung.

**Retrograde Amnesie**

Die retrograde Amnesie ist eine Gedächtnisstörung, bei der sich die Patienten an Ereignisse aus der Zeit vor einer Störung der normalen Hirntätigkeit nicht erinnern können. Eine retrograde Amnesie ist auf verschiedene Art und Weise auslösbar, beispielsweise durch Elektroschock, durch mechanische Gewalteinwirkung (Gehirnerschütterung), durch eine Vollnarkose usw. Insgesamt handelt es sich bei der retrograden Amnesie um eine rückwirkende Auslöschung des Kurzzeitgedächtnisses und eine vorübergehende Störung des Zugriffs zum Langzeitgedächtnis. Die im einzelnen zugrunde liegenden pathophysiologischen Mechanismen sind bislang noch wenig erforscht.

# 19.7.4 Klassische und operante Konditionierung

vgl. auch GK Psychologie

### Klassische Konditionierung

Ein Verfahren, beim Tier einen bedingten Reflex auszubilden, wurde erstmals von Pawlow entwickelt. Bei dieser Form der Konditionierung, die auch als klassische Konditionierung bezeichnet wird, geht man so vor, daß zunächst ein unbedingter Reflex ausgelöst wird – beispielsweise beim Hund die Speichelsekretion nach Vorsetzen eines Stücks Fleisch. Zusammen mit dem Reiz des unbedingten Reflexes wird nun jedesmal ein anderer, willkürlich gewählter Reiz gesetzt – z.B. wird gleichzeitig mit dem Anbieten des Stücks Fleisch ein Glockenzeichen ausgelöst. Treten nun unbedingter Reiz und willkürlicher Reiz immer kombiniert auf, so führt alsbald schon der willkürliche Reiz allein zum Reflexerfolg, das heißt, der Hund wird bei Auftreten des Glockenzeichens eine vermehrte Speichelsekretion zeigen, auch wenn ihm keine Nahrung angeboten wird.

Bei der klassischen Konditionierung entwickelt sich also ein zunächst willkürlich gewählter Testreiz (Glockenzeichen) durch die Verknüpfung mit dem adäquaten Reiz eines unbedingten Reflexes (Stück Fleisch) zum Auslöser eines bedingten Reflexes.

### Operante Konditionierung

Die operante Konditionierung stellt ein weiteres Verfahren dar, das beim Tier zur Ausbildung bedingter Reflexe führt. Bei der operanten Konditionierung wird die auf einen bestimmten Testreiz hin gewünschte Reaktion vom Experimentator belohnt, beispielsweise durch die Gabe einer kleinen Menge Futter. Mit jeder Belohnung respektive positiven Verstärkung erhöht sich die Wahrscheinlichkeit, daß nach Auftreten des Testreizes das vom Tier erwünschte Verhalten auch gezeigt wird, das heißt, der einzuübende Reflex verfestigt sich in zunehmendem Maße. Bereits nach einigen Tagen hat das Tier gelernt, auf den Testreiz hin korrekt nahezu immer mit dem von ihm erwarteten Verhalten zu reagieren.

# 19.7.5 Neuronale und molekular-chemische Grundmechanismen

Die dem menschlichen Gedächtnis zugrundeliegenden neuronalen Mechanismen sind bisher noch weitgehend ungeklärt:

Eine Modellvorstellung über die strukturellen Voraussetzungen des Kurzzeitgedächtnisses geht davon aus, daß die über die sensorischen Kanäle eingehenden Impulse innerhalb kortikaler Neuronenverbände in Form kreisender Erregungen ein **spezifisches Raum-Zeit-Muster** weben, das als Korrelat der jeweils zu speichernden Information betrachtet werden kann. Indem die Erregungen diese Neuronenkreise, die nach Art positiv rückgekoppelter Regelsysteme organisiert sein sollen, mehrmals durchlaufen, kommt es zu morphologischen Veränderungen an den beteiligten Synapsen. Man spricht von der **Bildung eines strukturellen Engramms**. Mit den synaptischen Alterationen geht gleichzeitig eine Konsolidierung des zugehörigen Gedächtnisinhalts einher. Der Abruf einer bestimmten gespeicherten Information erfolgt dann durch Aktivierung des jeweils entsprechenden Neuronenkreises.

Über die Möglichkeiten, die Effizienz der synaptischen Übertragung durch eine tetanische Dauerreizung zu modifizieren, wurde bereits in Kapitel 12 gesprochen. Die an bestimmten exzitatorischen Synapsen des Hippocampus nachweisbaren posttetanischen Potenzierungen können durchaus als Resultat der mit der Bildung des strukturellen Engramms in Zusammenhang stehenden synaptischen Veränderungen betrachtet werden.

Mit der erfolgreichen Entschlüsselung des genetischen Codes in den Desoxyribonucleinsäuren und der Veröffentlichung entsprechender Ergebnisse aus den Untersuchungen über das immunologische Gedächtnis begann man verstärkt, auch für das neuronale Gedächtnis und zwar insbesondere für das Langzeitgedächtnis nach Veränderungen auf molekularer Ebene zu forschen, welche die Grundlage für die Ausbildung eines dauerhaften strukturellen Engramms darstellen könnten.

So wurde eine Reihe von experimentellen Untersuchungen gestartet, die klären sollten, ob durch Lernprozesse innerhalb der Nerven- und Gliazellen Veränderungen der Ribonucleinsäuren induziert werden. Mit Hilfe hochempfindlicher biochemischer Analyseverfahren konnte tatsächlich nachgewiesen werden, daß sich während Lernvorgängen bestimmte Veränderungen der RNA und zwar in erster Linie hinsichtlich des relativen Anteils der vier Basen an der Gesamt-RNA-Menge einstellen. Wahrscheinlich muß man jedoch davon ausgehen, daß diese Veränderungen

eher unspezifischer Natur sind und nicht mit der Synthese eines speziellen "Gedächtnismoleküls" in Verbindung stehen. So waren denn auch die Versuche, durch den Transfer von RNA aus den Gehirnzellen trainierter Versuchstiere auf Kontrolltiere des gleichen Stamms letzteren das gelernte Verhalten weiterzugeben, weitgehend gescheitert. Die Veränderungen der RNA beruhen danach viel eher auf einer nicht zuletzt durch die erhöhte transsynaptische Aktivität hervorgerufenen generellen Umstellung bzw. Steigerung der zellulären Stoffwechselleistung.

# 19.8 Durst und Hunger

## 19.8.1 Durstentstehung

Der Anteil des Wassers am Körpergewicht eines erwachsenen Menschen beträgt etwa 70 bis 75% (bezogen auf die fettfreie Körpermasse, lean body mass). Mit Hilfe komplexer Regelmechanismen wird dieser Wassergehalt ohne größere Schwankungen konstant gehalten. Wasserverluste von mehr als 0,5% des Körpergewichts führen zur Entstehung einer Durstempfindung.

Insgesamt resultiert aus den physiologischen Wasserverlusten des Organismus eine Abnahme des Wassergehalts im Extra- und Intrazellulärraum, die von einem leichten Anstieg der Osmolarität in den beiden Flüssigkeitskompartimenten begleitet ist. Gleichzeitig tritt aufgrund der verminderten Speichelsekretion das für den Durst so typische Trockenheitsgefühl im Mund-Rachen-Raum auf.

Zahlreiche experimentelle Untersuchungen führten zu dem Schluß, daß die gleichzeitige Abnahme des Zellvolumens und der Extrazellulärflüssigkeit für die Auslösung einer Durstempfindung verantwortlich ist. Die bei starkem Durst auftretende Trockenheit des Mund-Rachen-Raumes scheint lediglich Ausdruck des allgemeinen Wassermangels zu sein, ohne je-

doch eine entscheidende Rolle für die Durstentstehung zu spielen.

## 19.8.2 Rezeptoren und zentrale Mechanismen

Die an der Regulation des Salz-Wasser-Haushalts beteiligten zentralnervösen Strukturen sind hauptsächlich im Zwischenhirn insbesondere im Hypothalamus und benachbarten Arealen lokalisiert. So ließen sich in einem umschriebenen Bezirk des Hypothalamus **Osmorezeptoren** nachweisen, die auf einen Anstieg der intrazellulären Elektrolytkonzentration bei zellulärem Wassermangel reagieren. Diese Nervenzellen fungieren also als Meßorgane für den zellulären Hydratationszustand. Die efferenten Impulse der Osmorezeptoren gelangen zu hypothalamischen Zentren, wo deren integrative Verarbeitung erfolgt.

Hinsichtlich der Rezeptorsysteme, die an der Registrierung eines extrazellulären Wassermangels beteiligt sein könnten, besteht noch keine endgültige Klarheit. Mit einiger Sicherheit kann man jedoch davon ausgehen, daß die in den Wänden der großen intrathorakalen

Venen lokalisierten **Dehnungsrezeptoren** für die Entstehung einer Durstempfindung mitverantwortlich sind. Die efferenten Impulse dieser Rezeptoren verlaufen über die Nervi vagi nach zentral, um in den bereits beschriebenen integrativ tätigen hypothalamischen Zentren verarbeitet zu werden.

Einige experimentelle Befunde deuten darauf hin, daß neben den neuralen Mechanismen auch hormonale Systeme an der Entstehung einer Durstempfindung mitwirken. Das Hauptaugenmerk der Forschung konzentriert sich heute vor allem auf das **Renin-Angiotensin-Aldosteron-System**. Genauere Aussagen bezüglich dessen Bedeutung für die Durstentstehung sind augenblicklich jedoch noch nicht möglich.

Durst kann also als eine Allgemeinempfindung verstanden werden, an deren Entstehung eine Reihe von Rezeptoren beteiligt ist, die einerseits peripher, andererseits auch direkt im ZNS gelegen sind. In den übergeordneten hypothalamischen Zentren erfolgt dann die integrative Verarbeitung des afferenten Impulsstroms aus den einzelnen Rezeptorsystemen.

## 19.8.3 Durststillung

Vom Zeitpunkt der Wasseraufnahme bis zur vollständigen Beseitung eines Wasserdefizits ist einige Zeit erforderlich, da das Wasser zunächst einmal im Intestinaltrakt resorbiert werden muß. Dennoch, wie schon die Alltagserfahrung lehrt, läßt die Durstempfindung nach, bevor der extra- respektive intrazelluläre Wassermangel aufgehoben ist. Aus dieser Beobachtung, die im übrigen durch zahlreiche tierexperimentelle Untersuchungen gestützt wird, muß man schließen, daß es vor der eigentlichen **resorptiven Durststillung** zu einer **präresorptiven Durststillung** kommt. Die präresorptive Durststillung stellt einen wirksamen Schutz vor einer möglichen Hyperhydratation dar, wie sie durch eine über den tatsächlichen Bedarf hinausgehende Wasseraufnahme hervorgerufen werden könnte.

Die Rezeptoren und Mechanismen der präresorptiven Durststillung sind noch weitgehend unerforscht. Es gibt Hinweise, daß der Trinkvorgang selbst, das heißt, die dabei ablaufenden motorischen und sensiblen Prozesse, zu einer kurzfristigen Durststillung führen. Auch die Dehnung der Magenwände durch die zugeführte Flüssigkeitsmenge soll in gewissem Umfang an der präresorptiven Durststillung beteiligt sein.

## 19.8.4 Entstehung der Hungerempfindung

Der Mensch stellt sich bezüglich der Nahrungsaufnahme (Menge und Art der Nahrung) in der Regel rasch auf die wechselnden Erfordernisse des Alltags ein. Dieser Kurzzeit-Regulierung der Nahrungsaufnahme läßt sich eine Langzeit-Regulierung gegenüberstellen, die längerfristig eine Konstanz des Körpergewichts garantiert.

Hunger ist eine nicht genau lokalisierbare Allgemeinempfindung von protopathischem Charakter, die bei leerem Magen auftritt und nach der Nahrungsaufnahme bei gefülltem Magen verstummt. Ausgehend von dieser Beobachtung wurde schon früh die These aufgestellt, daß das Hungergefühl durch **Leerkontraktionen des Magens** hervorgerufen wird. Die Leerkontraktionen wären demnach der adäquate Reiz für bestimmte, in der Magenwand lokalisierte Mechanorezeptoren, deren afferente Impulse über die Nervi vagi nach zentral gelangen. Eingehende tierexperimentelle Untersuchungen haben jedoch deutlich gemacht, daß die Leerkontraktionen für die Auslösung des Hungergefühls eine nur untergeordnete Rolle spielen. So war das Freßverhalten von Tieren, deren Magen völlig denerviert respektive entfernt wurde, im Vergleich zu dem unbehandelter Kontrolltiere nahezu unverändert. Die Leerkontraktionen des Magens spielen demnach für die Auslösung einer Hungerempfindung eine nur untergeordnete Rolle.

Von weitaus entscheidenderer Bedeutung für die Entstehung des Hungergefühls scheint die im Blut vorhandene Glucose zu sein. Experimentell konnt nachgewiesen werden, daß mit **abnehmender Verfügbarkeit von Glucose** (nicht identisch mit dem Blutzuckerspiegel) die

Hungergefühle immer stärker wurden und die Leerkontraktionen des Magens zunahmen. Für die Richtigkeit dieser **glucostatischen Hypothese** der Hungerentstehung sprechen weiterhin Befunde, die darauf schließen lassen, daß im Zwischenhirn, im Magen und in der Leber Glucoserezeptoren lokalisiert sind, die bei abnehmender Verfügbarkeit von Glucose Hungergefühle induzieren.

Eine Einschränkung der Nahrungsaufnahme führt im Zuge einer vermehrten Ausschüttung lipolytischer Hormone zu einer verstärkten Einschmelzung körpereigener Fettdepots. Dadurch erhöht sich im Blut die Konzentration einzelner Metabolite des Fettstoffwechsels; u.a. kommt es zu einem Anstieg der freien Fettsäuren im Blut. Vorausgesetzt, es existieren spezifische "Lipo-Rezeptoren", so könnte ein erhöhter Fettsäurespiegel im Blut durchaus als Auslöser für Hungergefühle wirken. Gestützt wird diese **lipostatische Hypothese** der Hungerentstehung durch tierexperimentelle Untersuchungen. Es konnte nämlich gezeigt werden, daß bei Tieren, die über einen längeren Zeitraum überfüttert wurden, nach Abbruch der Mast die Nahrungsaufnahme bis zum Abbau der angelegten Fettdepots deutlich geringer war als unter Normalbedingungen.

Der lipostatische Mechanismus bildet wahrscheinlich, wie aus dem eben geschilderten Experiment geschlossen werden kann, die Grundlage für die Langzeit-Regulierung der Nahrungsaufnahme, wohingegen die Leerkontraktionen des Magens und der glucostatische Mechanismus im Dienste der Kurzzeit-Regulierung stehen.

## 19.8.5 Sättigung

In Analogie zum Vorgang der Durststillung unterscheidet man auch bei der Sättigung eine **präresorptive** von einer **resorptiven**. Die Mechanismen der präresorptiven Sättigung garantieren dabei eine dem aktuellen Energiedefizit entsprechende Zufuhr von Nährstoffen. Die Gefahr einer über den tatsächlichen Bedarf hinausgehenden Nahrungsaufnahme ist damit relativ gering. Die mit der Resorption der Nährstoffe aus dem Intestinaltrakt einsetzende

resorptive Sättigung ist dann dafür verantwortlich, daß kein erneuter Hunger entsteht.

Im folgenden soll ein kurzer Abriß über die an der präresorptiven Sättigung beteiligten Faktoren gegeben werden.

Experimentell konnte gezeigt werden, daß die mit der Nahrungsaufnahme einhergehende Reizung von Geruchs-, Geschmacks- und Mechanorezeptoren des Mund-Rachen-Raums und des Ösophagus sowie der Kauvorgang selbst einen, wenn auch nicht entscheidenden, so doch immerhin nachweisbaren Beitrag zur präresorptiven Sättigung leisten. Eine weitere Komponente bildet die Dehnung des Magens durch die aufgenommene Speise. Eine bedeutende Rolle für die präresorptive Sättigung spielen die im Magen und in den oberen Dünndarmabschnitten lokalisierten Chemorezeptoren, die – wie experimentelle Befunde wahrscheinlich machen – in der Lage sind, den Gehalt der Nahrung an Glucose und Aminosäuren zu registrieren.

Man kann mit einiger Sicherheit davon ausgehen, daß die intestinalen Chemorezeptoren auch an der resorptiven Sättigung beteiligt sind, da sie dem Organismus Informationen über die noch im Magen-Darm-Trakt enthaltene Menge an Glucose und Aminosäuren vermitteln können. Nach der Resorption der Nährstoffe induzieren die **erhöhte Verfügbarkeit von Glucose** sowie die **Umstellungen im Fettstoffwechsel** über die jeweiligen Rezeptorsysteme zentralnervöse Prozesse, welche letztlich die Grundlage der resorptiven Sättigung bilden und im subjektiven Erleben das Gefühl der Sattheit auslösen.

## 19.8.6 Psychische Faktoren

Die Regelung der Nahrungsaufnahme stellt einen komplexen Gesamtvorgang dar, an dem außer den bereits geschilderten physiologischen Faktoren auch psychische Faktoren beteiligt sind. So vollzieht sich die Nahrungsaufnahme in Anpassung an die äußeren Lebensbedingungen relativ unabhängig vom momentanen Hungergefühl zu individuell ganz unterschiedlichen Tageszeiten (Ausbildung bestimmter Mahl"zeiten"). Gerade hinsichtlich der Menge und Art der aufgenommenen Speise spielen Gewöhnungseffekte eine nicht zu unterschätzende Rolle.

Der Wunsch nach einer bestimmten Speise wird als **Appetit** bezeichnet. Er ist dem eigentlichen Hungergefühl als richtungsweisende Komponente gewissermaßen überlagert. Teilweise ist der Appetit Ausdruck eines tatsächlichen somatischen Bedürfnisses, wie zum Beispiel der Wunsch nach salzhaltiger Kost im Anschluß an vorangegangene Elektrolytverluste des Organismus. In der Regel ist er jedoch unabhängig von derartigen objektiv nachweisbaren Mangelzuständen und reflektiert dann lediglich die anlagemäßig oder in Lernprozessen erworbene Vorliebe für die eine oder andere Speise.

Abschließend sollte noch die erhebliche Bedeutung der Nahrungsaufnahme bei Neurosen und Psychosen hervorgehoben werden. Hungern oder übermäßiges Essen (Fettsucht, Adipositas) im Sinne psychisch bedingter Störungen der Nahrungsaufnahme werden nicht selten als Protestformen oder Ersatzbefriedigungen bei Versagen in anderen Bereichen menschlichen Triebverhaltens gebraucht. So spiegelt die psychogene Magersucht (Anorexia nervosa), eine besonders extreme Form der Nahrungsverweigerung, die größtenteils bei pubertierenden Mädchen auftritt, die Ablehnung der genetisch determinierten Geschlechtsrolle wieder.

# 19.9 Motivationen, Emotionen, Triebmechanismen

## 19.9.1 Motivationsbegriff, Emotionsbegriff, Triebmechanismen

In diesem Abschnitt soll eine kurze Definition einiger wesentlicher psychologischer Grundbegriffe gegeben werden. Es liegt in der Natur der Sache, daß diese Begriffsdefinitionen unvollkommen und bruchstückhaft ausfallen. Eine eingehendere und umfassendere Darstellung dieser Thematik ist den Lehrbüchern der medizinischen Psychologie zu entnehmen.

### Motivation

*Unter dem Begriff* **Motivation** *subsumiert man all die Variablen, die das menschliche Verhalten hinsichtlich seiner Richtung und Intensität beeinflussen.*

Motivation meint demnach einen der hypothetischen Vorgänge, die das Verhalten neben der Wirkung äußerer Reize, neben Lernprozessen und genetischer Disposition mitbestimmen. Eine genauere Abgrenzung des Motivationsbegriffs ist jedoch schwierig, da es geradezu unmöglich sein dürfte, psychische Vorgänge zu nennen, die nicht dem Bereich der Motivation zugerechnet werden könnten.

### Affektive Zustände

*Als* **affektive Zustände** *bezeichnet man Gefühlserregungen von passagerem Charakter, die in bestimmten Situationen mehr oder weniger intensiv erlebt werden und mit somatischen Begleitreaktionen einhergehen.*

Letztere lassen sich mit Hilfe physiologischer Meßverfahren eindeutig nachweisen. Zu den affektiven Zuständen zählt man beispielsweise Angst, Wut, Freude usw. **Gefühle respektive Emotionen** zeichnen sich gegenüber den reinen Affekten durch einen dauerhafteren Charakter, eine höhere Stabilität sowie durch eine vergleichsweise geringere Empfindungsstärke aus. Als Beispiele für Emotionen lassen sich Liebe, Eifersucht und Sympathie anführen.

### Triebmechanismen

Hinsichtlich des Triebbegriffs sollte zwischen einer allgemeinen und einer ethologischen Definition unterschieden werden:

- **Allgemeine Definition**
  Im allgemeinen versteht man unter Trieb die

dynamisierende Komponente innerhalb eines zielgerichteten Verhaltens, die den Organismus "energetisiert", ein bestimmtes Bedürfnis zu stillen. Dabei lassen sich angeborene von erlernten Trieben abgrenzen

- **Ethologische Definition**

Im Gegensatz dazu betrachtet man in der Ethologie ein triebgesteuertes Verhalten immer als angeboren, das heißt, das Auftreten bzw. die Wiederkehr spezifischer Verhaltensweisen basiert nicht auf Entwicklung und/oder Lernprozessen. Für den ethologischen Triebbegriff ist weiterhin charakteristisch, daß ein triebmäßig determiniertes Verhalten nicht durch äußere Reize ausgelöst werden kann; die dazu erforderliche Energie wird vielmehr durch die **Endhandlungsbereitschaft** freigesetzt. Hervorzuheben ist noch die relative Invarianz eines triebgesteuerten Verhaltens. Damit ist gemeint, daß der äußere Handlungsablauf zwar in gewissem Umfang Modifikationen aufweisen kann, daß jedoch das angestregte Triebziel in jedem Fall unverändert bleibt.

## 19.9.2 Hauptstrukturen für Motivations- und Emotionsentstehung

Die Ergebnisse in bezug auf die Erforschung der strukturellen Voraussetzungen für das emotionale Geschehen sind nur sehr spärlich und recht bruchstückhaft. Auch die Suche nach den für die Motivationsentstehung entscheidenden neuronalen Substraten kann als mehr oder weniger erfolglos bezeichnet werden.

☞ Grob vereinfachend geht man heute davon aus, daß das **limbische System** eine Schlüsselrolle für die Motiviations- und Emotionsentstehung spielt.

Entsprechend einer von Papez entwickelten Modellvorstellung soll gerade für die Emotionsentstehung ein im limbischen System integrierter Neuronenkreis verantwortlich sein, der von der Formatio reticularis des Hirnstamms, vom Corpus mammillare, vom vorderen Thalamus und vom Gyrus cinguli gebildet wird.

Die einzelnen Kernkomplexe dieses Systems stehen untereinander über kräftige Faserbündel in Verbindung. Das Orbitofrontalhirn wird in diesem Zusammenhang als eine Art übergeordnete Kontrollinstanz interpretiert.

Vor dem Hintergrund dieses neuroanatomischen Modells lassen sich auch bestimmte Störungen der Handlungsantriebe und Verhaltensstrategien bei bilateralen Läsionen des Stirnhirns verstehen.

## 19.9.3 Spezielle Emotionsformen, tierexperimentelle Auslösbarkeit

Eine besondere Bedeutung für die Steuerung emotionalen Verhaltens besitzt der Mandelkern. Dieser Schluß ist aufgrund einer Reihe von klinischen Befunden sowie der in tierexperimentellen Untersuchungen gewonnenen Ergebnisse zulässig.

So konnte nachgewiesen werden, daß die Reizung der Mandelkerne beim Tier Wut bzw. Aggressionsreaktionen auslöst; umgekehrt ruft die beiderseitige Zerstörung der Mandelkerne bei den Tieren eine Art Gelassenheit im Sinne von Plazidität hervor. Durch die kombinierte Reizung von Mandelkernen und Hypothalamus lassen sich schließlich Angst und Fluchtverhalten erzeugen.

# Register

## A

Ableitung
  bipolare  29
  unipolare  29
ABO-System  18
Abwehr
  zelluläre  16
Abwehrfunktion
  unspezifische  15, 17
Acetylcholin  26, 175, 202
  Inaktivierung  177
  Metabolismus  177
Acetylcholinesterase  199
Acidose  84
ACTH  158, 164
Adaptation  208, 271, 272
  genetische  128
  Schmerz-  258
Adaptation (Rezeptoren)  254
ADH  139, 152, 155, 156
ADH (antidiuretisches Hormon)
61
Adiadochokinese  244
Adiuretin  155
Adrenalin  26, 51, 162
Adrenocorticotropes Hormon
158, 164
Affektive Zustände  311
Affinität (Transmitter)  177
Akinese  245
Akklimatisation  94, 128
  an Hitze  128
  an Kälte  128
Akkomodation  194, 263
Aktinfilamente  221
Aktionspotential
  Fortleitung  194
  Myokard  21
  Repolarisationsphase  190
  Schwelle  189
  Verlauf  188
Alarm-Reaktion  62
Albuminmangel  57
Aldosteron  141
  Enzyminduktion  141
  Sekretionssteuerung  163
Alkalose  84
Alkylphospate  203

Alles-oder-Nichts-Verhalten  189
Alpha-Blockade (EEG)  299
Alpha-Wellen (EEG)  298
Alveolärer Gaswechsel  77, 79
Alveolarluft, Zusammensetzung
78
Aminoacidurie, renale  138
$\gamma$-Aminobuttersäure,GABA  202
Aminocapronsäure  13
Aminohippursäure  142
  Clearance  131
p-Aminohippursäure  131
Aminosäureresorption (Niere)  138
Ammoniakmechanismus  146
Amnesie
  anterograde  306
  retrograde  306
Analgesie  260
Anämie, Einteilung  9
Anaphylaktische Hypersensibilität
17
Androgene  166
Angiotensin  147
Angiotensinasen  147
Anode  192
Anomaloskop  274
Anosmie  295
Anspannungsphase (Herz)  33
Anti-D-Prophylaxe  19
Antidiurese  139, 144
Antidiuretisches Hormon  61, 139,
152, 155f
Antigene  15
Antikörper  15
Antikörperklassen  15
Antiplasmine  13
Antithrombin II  14
Anulospiralige Endigung  228
Aphasie  305
Apnoe  92
Apnoe-Experiment  90
ARAS  299, 302
Arbeit
  dynamische  97
  statische  98
Arbeitsphysiologie  97f, 100, 102
Area striata  296
arousal  299
Arrythmie

respiratorische  24
Artikulation  291
Asphyxie  92
Assoziationsfasern  297
Assoziationsfelder  296
Astigmatismus  264
Asynergie  244
Ataxie  244
Atemarbeit  75
Atemspende  79
Atemwiderstände  73
  elastische  74
  visköse  74
Atemzeitvolumen  77
Atemzentrum  89
Atemzugvolumen  72
Athetose  246
Atmung  69 ff
  bei Arbeit  100 f
  Grundlagen, physikalische  69
  Regulierung  89f
  Verlauf unter Belastung  92
Atmungsformen  92
ATP-Vorrat  97
ATPS-Bedingungen  69
Audiometrie  284
Auflösungsvermögen
  räumliches  209
  zeitliches  209
Aufstrichphase (AP)  189
Auge  262 ff
  abbildender Apparat  262
Augenbewegungen  276
Augenspiegel  267
Ausdauertraining  101
Austreibungsphase (Herz)  34
Autoimmunkrankheit  15
Automatie
  myogene  107
Autonomes Nervensystem  174ff
AV-Knoten (Atrioventrikularknoten)
20

# B

B-Lymphozyten 16
BABINSKI-Zeichen 249
Bahnung (Synapse) 199
BAINBRIDGE-Reflex 28
ballistische Bewegung 240
Ballistokardiogramm 34
Barorezeptoren 49
Barorezeptoren (Herz) 28
Basalganglien 244f
Basaltonus (Gefässe) 53
base excess 84
Base, korrespondierende 83
BASEDOW Krankheit 159
Basensparmechanismus 88, 144
Basenüberschuss 84, 87
Bauchpresse 114
Bauchspeichelsekretion 111
　Regulation 111
BAYLISS-Effekt 52, 132
BE (base excess) 84
Beatmung, künstliche 79
Bereitschaftspotential 240
BERNOULLI-Schwingungen 291
Bestandspotential,cochleäres 288
Beta-Wellen (EEG) 298
Beugereflex 234
Bewegungssinn 256
Bewusstseinsstörungen 303
Bewusstseinszustände 303
BEZOLD-JARISCH-REFLEX 28
Binärzeichen 205
BIOT-Atmung 92
Blickmotorik 280
Blut 5ff
　Normwerte 11
　Plasma 6
　Sauerstofftransport 80, 82
　Viskosität 44
　Volumenverteilung (Kreislauf) 41
Blutdruck 47
　"Regeltechnik" 48
　bei Belastung 102
　diastolischer 48
　Messung nach RIVA-ROCCI 48
　statischer 59
　systolischer 48
　Wellen 1. Ordnung 61
　Wellen 2. Ordnung 61
Blutgerinnung 12
Blutgerinnung (Schema) 14
Blutgruppen 18f
　ABO-System 18
　Bestimmung 18
　Rhesusfaktor 19

Blutkreislauf 41ff
Blutstillung 12
Blutungszeit 12f
Blutvolumen
　Regulation 60
Blutvolumen, intrathorakales 59
Blutvolumen, zentrales 59
Blutvolumina 5
Blutzellen 7ff
Bogengangsorgane 279
BOHR-Effekt 81
Botulinustoxin 203
Bradykardie 26
Bradykinin 55
Braunes Fettgewebe 123
Brechkraft 263
Brennpunkte 262
Brennwert
　biologischer 115
　physikalischer 115
BROCA Sprachzentrum 305
BTPS-Bedingungen 69
BUNSEN-Absorptionskoeffizient 70

# C

Calcitonin 160
Carbamino-Hämoglobin 85
Carboanhydrase 85, 145
Carrier 3, 136
Chemorezeptoren 90
CHEYNE-STOKES-Atmung 92
Chlorion-Shift 85
Cholezystokinin 109, 112
Cholinesterasehemmer 178
Chorea 246
CHRISTIANSEN-DOUGLAS-HAL-DANE-Effekt 86
Chronaxie 194
Chronotropie 26
Clearance 149
Clearance-Formel 134
$CO_2$
　Transport im Blut 83ff
$CO_2$-Bindungskurve 86
$CO_2$-Elektrode 87
$CO_2$-Partialdruck 86
Coffeinkontraktur 220
Colon 113
Compliance
　der Lunge 76
　von Lunge und Thorax 75
Compliance (Aorta) 45

converting enzyme 147
Cotransport 3
Cystinurie 138

# D

Dale-Prinzip 201
DALTON-Gesetz 70
Darmflora 114
Dauerleistung 98
Defibrillation 23
Dehnungsreflex 234
Dehnungsrezeptoren 152, 156
Dehnungsrezeptoren (Vorhof) 60
Dehydratation 153
Delta-Wellen (EEG) 299
Depolarisation 185
Depolarisation,rhythmische (Herz) 20
Depression (Synapse) 198
Dermatom 252
Dermatome 180
Desoxygenation 80
Determinante,antigene 15
Deuteranomalie 275
Dezibel 283
Diabetes insipidus 140
Diabetes mellitus 138, 161
Diabetes mellitus renalis 138
Diathermie 194
Dichromasie 275
Dickdarm 113
Dicumarol 14
Diffusion 1f
　aus Kapillaren 56
　erleichterte 2, 136
　FICKsches Gesetz 2
Diffusionskoeffizient 2, 70
Digitalis-Glykoside 28
Dikrote Welle 46
Dioptrie 263
Dioptrischer Apparat (Auge) 262
Disinhibition 236
Diurese 139, 144
　osmotische 161
Divergenz 211
Dopamin 202
Dopaminrezeptoren 178
Dromotropie 26
Druck
　Glomerulusfiltration 134
　intrapleuraler 71
　intrapulmonaler 71
　kolloidosmotischer 6

# Genau...

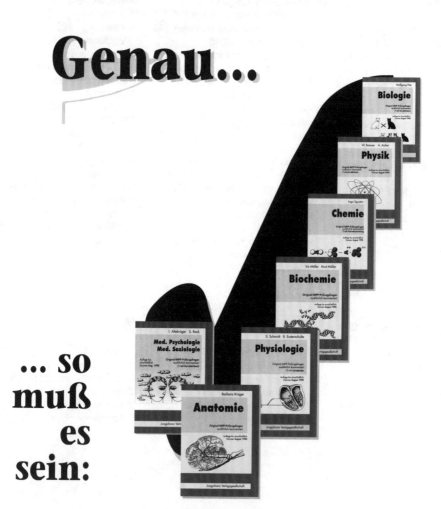

... so
muß
es
sein:

**Die Fragen fürs Physikum auf dem  neuesten Stand\*,
für jedes  Fach genau einen Band, die
Uraltfragen raus\*\*,** \*\* bis auf eine beschränkte Auswahl von didaktisch sinnvollen<br>Fragen wurde auf Uraltfragen von 1974 bis 1985 verzíchtet
**präzise Kommentare – so macht das Fragenlernen
wieder Spaß.**

\* alle Physikumsfragen<br>von März 1986 bis<br>einschl. August 1991<br>vollständig dokumentiert

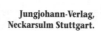

**Jungjohann-Verlag,
Neckarsulm Stuttgart.**

**Ihr Partner für die erfolgreiche
Prüfungsvorbereitung.**

# *Darauf haben Sie vielleicht schon lange gewartet.*

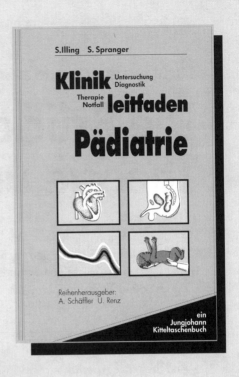

# Der neue Klinik- leitfaden Pädiatrie.

Das **neue, umfassende Kompakt-Nachschlagewerk** für die kinderärztliche Tätigkeit im Krankenhaus.

- **Umfassende Darstellung des gesamten Fachgebietes** mit Neonatologie, Allergologie, Entwicklungs-Neurologie, Kardiologie und Onkologie
- Enthält **alle im klinischen Alltag benötigten Informationen:** Differentialdiagnosen, Pharmaka (mit altersabhängigen Dosierungen), Laborwerte
- Wichtige Hinweise für die praktische Arbeit auf Station und **in der Ambulanz**
- Kurze Darstellung der häufigen pädiatrischen Probleme aus HNO, Augenheilkunde und Chirurgie
- Über 200 Abbildungen und Checklisten zur schnellen Orientierung.
- Über **600 Seiten,** durchgehend **zweifarbiger Druck.**

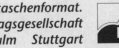

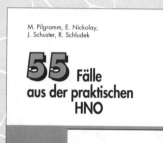
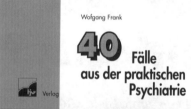
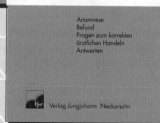